2011年度国家出版基金资助项目

中华医学统计百科全书

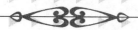

徐天和／总主编

非参数统计分册

景学安　程　琮／主编

中国统计出版社
China Statistics Press

图书在版编目(CIP)数据

中华医学统计百科全书. 非参数统计分册 / 景学安，程琮主编. -- 北京 ：中国统计出版社，2013.5

ISBN 978-7-5037-6808-8

Ⅰ. ①中… Ⅱ. ①景… ②程… Ⅲ. ①医学统计-中国-百科全书 ②医学统计-非参数统计 Ⅳ. ①R195.1-61

中国版本图书馆 CIP 数据核字(2013)第 089341 号

非参数统计分册

作　　者/景学安　程　琮

责任编辑/梁　超

装帧设计/杨　超　李雪燕

出版发行/中国统计出版社

通信地址/北京市西城区月坛南街 57 号　邮政编码/100826

办公地址/北京市丰台区西三环南路甲 6 号　邮政编码/100073

网　　址/http://csp.stats.gov.cn

电　　话/邮购(010)63376907　书店(010)68783172

印　　刷/河北天普润印刷厂

经　　销/新华书店

开　　本/787×1092mm　1/16

字　　数/500 千字

印　　张/30

版　　别/2013 年 5 月第 1 版

版　　次/2013 年 5 月第 1 次印刷

定　　价/67.00 元

序 言

国家统计局局长 马建堂

  随着时代前进和科学技术的进步,我国的统计科学和医学统计工作的发展进入了一个崭新的阶段。统计科学既是认识社会现象与自然现象数量特征的手段,又是获取信息和进行科学研究的重要工具,历来为人们所重视。自20世纪20年代起,统计学理论与方法日益广泛地被应用于医学领域。近些年来,随着基因组学、蛋白质组学、药物开发、公共卫生、计算机和信息等学科的迅猛发展,统计学与医学学科的交叉融合不断深入,统计科学在医学领域中的应用与发展提高到了一个新水平。

  医学统计是统计科学的重要分支,也是国民经济和社会发展统计的重要组成部分,它关系到人民健康水平的提高和国家的长足发展。医学是强国健民学科,医学研究的对象是人及人群的健康,具有复杂性、特殊性及变异性等特点,这无疑需要全面系统的统计分析方法的支持与帮助。随着统计科学的迅猛发展,一些新的统计方法如遗传统计、多水平模型、结构方程模型、健康量表等不断涌现。一方面这些新的统计方法和理论亟需在医学科学领域内推广应用,为医学发展提供支持和帮助,另一方面,医学科研工作者为了科学研究工作的需要也迫切要求了解和掌握一些最新的、全面系统的统计方法和理论。因此,对当代医学科学研究中的统计分析方法进行全面系统的研究与介绍,是十分重要的一件事情,《中华医学统计百科全书》正是在这样的背景下编纂而成的,它满足了当前医学科学发展的需要,不失为一部好的大型医学统计参考书。

  《中华医学统计百科全书》自2009年1月开始编写,由国内外著名医学院校的统计学教授和专家担任主编和编委,可谓编写力量强大,在编写过程中,他们本着精益求精的精神,精雕细琢,采百家之所长,融国内外华人统计学专家之所成。历时三年,终成其册。本套书内容浩繁,共八个分册,包含描述性统计分册、单变量推断统计分册、多元统计分册、非参数统计分册、管理与健康统计分册、医学研究与临床统计设计分册、健康测量分册和遗传统计分册。各分册在内容上相互衔接并互为补充,贯穿"从简单到复杂","从一般、传统到先进、前沿"的循序渐进的编纂思路,一改目前医学统计著述中普遍存在的方法之间或评价指标之间缺乏相互联系、过于分散和单一的状况,使医学统计理论与方法更加具备了系统性、完整性与时代前沿性。本套书结构严谨,层次分明,科学性强,既突破了传统的辞典式编撰方法,又吸取了辞典的某些特点,在实用性、知识性、可读性、可查性等方面均具独到之处。

《中华医学统计百科全书》适应了我国医学科学研究发展对统计分析方法的需要,本书的出版,势必会大大促进我国现代医学的发展。本书既是我国医学统计工作者、医疗卫生统计信息工作者、高等医学院校师生以及广大医务工作者必备的大型医学统计参考工具书,也适合于医学各不同层次和不同专业的读者阅读。我相信本书的出版,不仅对于促进我国医学统计发展,促进我国与国际生物医学统计间的交流,繁荣社会主义先进文化具有重要意义,而且该书也必定会成为广大医学科学研究工作者的良师益友,故欣然为之作序。

编者的话

近年来,医学统计科学发展迅速,如遗传统计、多水平模型、结构方程模型、健康量表等新的统计理论与方法不断涌现,并被应用到医学科研实践中。这些新的统计理论与方法在医学科学研究中的不断拓展应用,要求广大的医学科技工作者在工作中必须学习和掌握这些新知识。所以,怎样使这些新的统计理论与方法易于被广大的医学科技工作者接受和使用,以提高医疗卫生工作质量,成为统计学专家的首要解决的任务。为此,组织编纂一部适合于广大医学科技工作者学习和使用的工具书,成为当前形势之必需。《中华医学统计百科全书》(下文简称"全书")正是基于这样的背景而孕育产生的。

编纂"全书"的想法一经提出,就得到了国内高等医学院校和科研院所的统计学专家们的赞同。专家们云集一堂,进行商讨,达成共识——要集全国高等医学院校和科研院所的统计学专家之力,编纂出一部内容全面、概念精确、表述完整、接近世界医学统计学先进水平、编辑形式简洁的大型医学统计学工具书。2008年,"全书"开始酝酿筹备,几经讨论,搭成框架条目,确定编写格式,并开始全面着手编写,终于于2011年初编纂出初稿。值得欣喜的是,在中国统计出版社的大力支持下,"全书"项目先后成功申报了国家出版基金(项目编号 2011C$_2$—003)和全国统计科学研究(计划)课题(立项编号 2011LY080),皆荣获批准。有了国家出版基金和全国统计科学研究(计划)课题的支持,"全书"的编纂工作如虎添翼,更上台阶。

通过国内外数十所大学、医学院校与医学科研院所近百位统计学专家教授的共同努力,"全书"终于能够付梓成册,得以与广大读者见面,编者倍感欣慰。"全书"既全面介绍了医学统计学的基本理论、基本知识与方法,又介绍了大量新的统计理论与方法,对生物医学统计的传统方法及最新进展进行了全面梳理,同时还改变了目前医学统计著述中普遍存在的统计方法或指标之间缺乏相互联系,过于分散与单一的现象。这就形成了"全书"的特点:全面、系统、实用、前沿。

"全书"共8个分册:描述性统计分册、单变量推断统计分册、多元统计分册、非参数统计分册、管理与健康统计分册、医学研究与临床统计设计分册、健康测量分册、遗传统计分册,均由著名高校医学统计学教授担任主编,同时聘请国内外知名医学统计教授担任顾问。可谓举全国名校之力,集百家精英之长。在编写过程中,专家们严谨认真,精益求精,在注重科学性、知识性、先进性、可读性的前提下,紧紧把握医学科学研究与医疗卫生工作的特殊性和复杂性,精心研究论证各种统计理论与方法在医学领域的适用性与应用条件。为了便于读者学习和理解应用,书中不仅有理论分析,还提供了实例运用,并把计算机软件程序应用于其中,对统计方法或体系的科学性与可行性进行检验,使统计理论与医学实际得到紧密结合。在每一分册的内容安排上,遵循从简单到复杂、从一般到先进、从传统到前沿的原则,使各分册在内容上既相互衔接补充,融为一体,又能各自独立成册。为方便读者查阅,书中各条目层次分明,结构严谨,醒目易读,是广大医学科学工作者学习和使用、必备案头的大型医学统计工具用书。

　　"全书"在编写过程中,引用了相关专著及教材的部分资料,在此对引用资料的原作者表示衷心感谢!引用资料中多数已在书中注出,也有部分没有一一注出,对于没有注出的部分,在此敬请原作者给予谅解!中国统计出版社教材编辑部和滨州医学院的领导及同仁们为"全书"的编辑和出版付出了大量心血,在此致以诚挚感谢!

　　由于编者水平有限,书中难免会存在错误和不足之处,恳请广大读者提出宝贵意见。

　　最后,感谢您学习和使用"全书",希望它能使您开卷有益。

总主编　徐天和

前　言

非参数统计方法自20世纪30年代中期出现以来,已经历70多年。它已成为统计学家及科研工作者进行数据分析的常用方法。非参数方法的主要优点和特点是:它提供了方便、简单的分析方法和广泛的应用条件;对于样本所来自的基本总体并不需要假设为正态总体。当总体为非正态分布时,非参数方法的效率远高于正态理论方法。非参数方法的应用包括多个研究领域:农业科学、生物学、犯罪学、教育学、工程学、环境科学、生态学、航空学、家庭经济学、医学、海洋学、物理学、心理学、社会学及空间科学等。包含有非参数统计方法的统计软件有多种。主要有:SAS、SPSS、Stata、Minitab及 StatXact 等。

国外非参数统计学发展迅速,已出版许多非参统计专著。其中著名的作者有:Kendall(1948年)、Siegel(1956年)、Conover(1971年),Hollander 和 Wolfe(1973年),Gibbons(1976年),Daniel(1978年)、Krauth(1988年)和 Prent(1989年)等。近30年来,前述非参数统计专家平均每5～10年再版一次他们的著作,再版的内容不断更新,其广度和深度不断加强。所有这些专著对非参数统计学的发展及影响具有重要作用,并已成为非参数领域的经典著作。由于非参数方法应用的广泛性、有效性以及其方法不依赖于严格的参数及分布假设,使得非参数统计学的研究及技能的发展充满活力并具有挑战性。

《中华医学统计百科全书:非参数统计分册》共80个条目,主要介绍以应用为主的非参数统计方法,并列举了丰富的科研实例,实例内容主要涉及医学及生物学,本书介绍的不少非参数方法在国内书刊中没有出现过。对全书条目的安排是以非参数统计方法的分类为主线,主要内容及条目安排如下:

(1)非参数统计理论简要介绍:包括非参数方法的基本概念及理论、非参数方法的稳健性、次序统计量、概率密度的核估计等。

(2)单样本分析方法:包括单样本位置检验、符号检验、极差分析、配对资料检验、可信区间估计等。

(3)两样本分析方法:包括两样本位置检验、秩和检验、变异度检验、可信区间估计、正态计分检验、两样本平方秩检验、两样本变异系数检验等。

（4）单因素设计多样本分析方法：包括两种伞形效应检验、两种顺序效应检验、多样本的 H 检验、K 个独立样本的 Smirnov 检验、多样本正态计分检验、多样本平方秩检验、多样本变异系数检验、单因素设计资料的多重比较方法等。

（5）双因素设计分析方法：包括随机区组设计的 Friedman 检验、随机区组设计两分类数据的 Cochran 检验、随机区组设计的 Quade 检验、平衡不完全区组设计资料的 Durbin 检验、随机区组设计数据的多重比较方法等。

（6）分类数据的分析方法：包括四格表 χ^2 检验、行列表 χ^2 检验、两分类及多分类配对 χ^2 检验、Kappa 一致性检验、Ridit 分析、行列相关的测度等。

（7）随机性检验方法：包括游程检验及趋势检验。

（8）CPD 分析法（交叉积差法）：包括列联表分析、两样本分析、二因素及三因素分析、配对资料分析等。

（9）对数线性模型分析方法：包括 2×2 表的对数线性模型及多维表的饱和模型。

（10）相关分析：包括 Kendall 秩相关、Kendall W 一致性检验、Kendall 偏秩相关、Spearman 独立性检验等。

（11）回归分析包括：非参数回归基本理论、回归线斜率的 Theil 检验、斜率的点估计及区间估计、非参数单调回归等。

（12）圆形分布数据分析：包括非参数两样本及多样本平均角检验、圆形分布分类数据的游程检验。

（13）数据分布的分析：包括 Shapiro－Wilk 正态性检验、指数分布的 Lilliefors 检验等。

本书的完成得益于全体编者的共同努力、辛勤劳动和无私奉献，也得益于广大读者的大力支持。主编在此对他们表示衷心和诚挚的感谢。由于主编和编者水平所限，疏漏和错误之处在所难免，希望读者提出宝贵意见和建议。

景学安　程　琮

2012 年 11 月

目　录

非参数统计

　　统计方法一般分为两类:描述统计与推断统计。描述统计是通过计算一些指标来描述资料特征。常用的描述性指标有均数、中位数、方差以及极差等。用来描述总体分布特征的量数称为参数。在一个概率分布族中,参数通常是未知的常数。假如从某一总体中随机抽取一个样本,这个样本可以反映总体的特征,但如用样本信息推断总体信息时,则需要采用推断统计方法,包括参数估计与假设检验。它们可以对结论的可靠性和估计的精确程度给以概率描述或评价。但是,如果不了解随机变量的概率分布,则不能进行科学的评价。可见,对样本分布类型的描述更为重要。传统的推断统计方法,大都是对总体的分布特征进行假设,描述总体的分布类型及其参数。对于一些假设可以用数学方法描述检验统计量。对于一些分布理论需要满足某些限定条件。所以,只要满足条件,用这些方法得到的结论都是有效的。在教科书中,通常都是假定这些条件是满足的,如"假定总体是正态分布,则如何如何"。然而在实际应用中,不可能每个问题都指出原始分布,搞清总体的分布类型。如果在实际应用中,或因样本太小,或根据经验不能确定总体的分布类型,则不宜采用传统的推断统计方法,而适用本书所介绍的非参数统计方法。现代推断统计方法可分为两类:参数统计与非参数统计。凡推断假设是建立在样本所由抽取的总体具有已知的分布型和分布函数,且只有有限个未知参数基础上的推断方法,称参数统计。而将那些推断假设不依赖于总体分布的具体函数形式,或推断假设与总体参数无关的推断方法,称为非参数统计。实际上非参数统计亦包含两部分内容,即无分布推断(distribution free inference)与非参数推断。所谓无分布推断是建立在样本函数基础上的,而样本随机变量的分布与其所由抽取的总体分布函数无关,因而不需要作出有关总体的假设。而非参数推断则意味着一种检验假设是与总体参数无关的。二者的意义尽管不同,但习惯上学者们仍将其统称为非参数统计。当然这种命名至今亦尚未取得所有统计学者的一致意见。实际上也确有一些情况很难断定究竟应属于参数还是非参数统计。因而有的学者从实际应用角度对非参数统计作出如下定义,即凡符合下列三种情况之一者便为非参数统计方法:

　　(1)用于分析名义分类数据的统计方法;

　　(2)用于分析有序分类数据的统计方法;

　　(3)用于分析用区间或比例尺度测量的资料,而构成此种资料的随机变量的分布函数无论是特定的或非特定的,均不能用有限个实参数表达者。

　　上述定义不管从学术上看来根据如何,但确有其实际应用价值。总之,有关非参数统计的命名与划分,在实际应用上倒并非显得那么迫切重要。然而有关在实际统计分析应用中,那种认为非参数统计方法只不过是一种粗糙的简便的辅助性方法的错误认识与偏见,倒是急需克服与纠正的。当然,在能获得实际观测值情况下,却不用于统计推断,而用秩号代替,这似乎要损失一些信息。因此,从理论上讲,在完全满足参数统计假设条件下,非参数统计的势(power)或功效相当于参数统计的 95%,即参数统计用 10 例得出的结果,非参数统计须用 11 例方能得出同样结果。但实际上并非如此。须知,实际数值大小的信息,在统计推断中只与相应的分布有关,而与无分布推断无关。只有当假设条件完全得到满足时,实测值的大小才能使推断结果最为有效,当然非参数推断也是有效的。然而这种情况只是理论上存在,实际应用当中,假设条件根本得不到完全满足,特别是样本较小,或根据经验不能确定总体的分布类型时。比如参数统计中的 t 检验与方差分析方法等,只有当样本是来自正态分布总体而且是等方差情况下,推断分析的结果方是最有效的。而实际应用时很难验证这些条件是否成立,更不要说完全成立了。但推断分析得出的结论显然已包含了这些假设条件,可见参数统计分析结果是否真有意义,完全取决于检验假设是否真正成立和成立的程度。而非参数方法由于没有这些严格的假设条件的限制,因而具有一种天然的稳健性(robustness)。就同一测量数据资料,同时用参数检验方法与非参数检验方法分析的结果相比较为例,如果两种分析结果相同时,则认为样本数据符合了参数统计假设所要求的条件。反之,如分析结果不一致时,则可能非参数方法分析的结果更为可信,此时倒需要检查一下原始数据,必有不符合参数统计假设条件之处。此点在应用统计方法时是很有参考价值的。一般公认的非参数统计的优点是容易掌握、使用简便和速度快。这是因为非参数方法只涉及极简单的算术运算,且其理论只与统计量的性质有关。这些性质的讨论需要推导统计量的随机抽样分布,它涉及复杂的数学方法较少。在大多数情况下,对于非零概率分布的离散型随机变量的检验统计量及其精确的抽样分布,一般可以通过列举或简单的复合公式表示。其渐近分布通常是正态分布、χ^2 分布或其他已知的函数,推导比较容易。很明显,非参数统计中的假设其合法性一般是很容易得到满足的。另外,在多数情况下,假设只是充分的,但不是必要的。对检验的有效性来说,关于抽样过程的假设(通常是随机抽样),在非参数方法中亦未降低。尤其是所获得的基本数据可以不必是实际观测值。如果检验是以秩号为基础的,则只需要秩号,因此搜集样本资料的过程比较省时省事。

参数统计出现的时间比较早,从理论到实践研究都较为完备。而非参数统计虽说用秩转换的统计方法最早可追溯到 1710 年 Arbuthnot 所用的符号检验,但真正发展是从 Hotelling 与 Pabst(1936),Friedman(1937)、Kendall(1938)、Smirnov(1939),乃至 20 世纪 40 年代初期的 Wald 和 Wolfowitz 诸学者发表的论文开始,特别是 Wilcoxon1948 年发表的论文,奠定了秩次检验的基础。之后,相继涌现出大量论文,Savage1962 年所作非参数统计论文索引中就有 3000 项之多,目前发展的规模不知已增加多少倍了。过去非参数统计只能作检验,目前在估计方面也取得相当进展。因此,虽说非参数统计起步较晚,但大有后来居上之势。现在看来,从理论到应用,都有力地批驳了那种仍视参数统计为“正宗”的观点。甚至有的学者呼吁,在初等统计教材中应以非参数统计方法为主。其实,这倒并非是争什么主次名分问题,实属一种实际情况的反映。特别是医学统计中,所涉及的资料很大部分属于名义分类数据及有序分类数据,即或是区间分类数据,除掉那些离散型定量数据(可视为有序分类数据)之外,剩下的纯属连续型定量数据,又有多少情况是完全符合参数统计所要求的假设条件的呢?因此,非参数统计在医学界更有其发展余地。

鉴于列联表资料在医学统计中占有相当大的比例,因此关于列联表的分析方法亦显得比较重要。过去绝大部分用 χ^2 检验法,近 10 年来国外多采用对数线性模型方法。为便于初学者参考,本书专设条目较详细地加以介绍。

(王广仪)

非参数统计方法的稳健性

1 稳健性

所有的统计方法都对数据所抽自的总体分布作出某些假定。通常参数方法对总体的假定较强,例如 t 检验假定总体为正态分布。这样,剩下的问题只是对其参数进行推断,故称参数方法。然而当总体分布偏离正态分布时再对数据用 t 检验做分析,常会导致检验水准及功效偏离名义上的水平,这是一般参数方法所面临的风险。因为现实中的数据其背后的分布常常是难以明确判断的。为此,人们开始寻找一种方法,当总体分布符合假定时此方法的统计性质与原来设想的几乎一样好,而当总体分布不符合假定时此方法的统计性质也不会变得太糟,这就是稳健统计研究的内容。在稳健性的讨论中,一般这样来衡量总体分布对假定分布的偏离:考虑数据中有一小部分"异常值",它们来自与其他大多数数据分布差异甚大的分布;或者数据中有相当一部分其分布与其他大多数数据分布有不大的差异。所谓差异常指分布的位置或离散程度或分布形状等不相同。这样,稳健性可简单地说成:当数据中存在少数取值异常的观察值或数据中相当一部分的分布受到一个不大的扰动时,用某个统计方法分析仍能保持预期的统计性质的程度。若能较好保持预期的统计性质,则称此方法稳健性好。

稳健性越来越受到重视,因为在通过调查得到的大样本数据中,常常有一些数据看起来很特别(例如特别大),它们也许是些错误数据但也可能是些正确数据,即看不出在数据采集过程中有什么错误。而在小样本数据中,更是难以确定数据分布或异常值。类似问题也存在于实验研究中,Huber(1977)曾说过,在实验研究的数据中高达 10% 的数据来自与其他大多数数据不同的分布,通常是更长尾而有相同均值的分布,这样的情况是并不罕见的。因此,一种方法如果对少数特别的数值很敏感,用来分析这样的样本数据就很难办:在剔除这些数据之后分析的结论与未剔除时的结论相去甚远,这样的结论是难以让人信服的。而若一种方法对数据中的少数异常数值不敏感,用来分析这样的数据就很合适。现在,由于广泛使用计算机来处理数据,这个问题就更显突出。例如若一个数据是 33 或 32,却被误输为 332,这很可能,因为敲 3 时碰着了 2 或敲 2 时碰着了 3 这样的事是非常容易发生的。这时若用像 t 检验这样的方法来分析,这种录入错误就会带来灾难性的影响。

2　Pitman 渐近相对效率

为了评价两种方法优劣,定义它们的相对效率为:在某个相同分布和检验假设下当两个检验达到相同的水准和效率时所需样本含量之反比。

例　设总体是方差为 1 的正态分布,要检验两总体均数 m_1 与 m_2 是否不同,原假设是 $m_1 = m_2$,对立假设分别为:$m_1 - m_2 = 0.5$,$m_1 - m_2 = 1$ 和 $m_1 - m_2 = 1.5$。若采用 Wilcoxon 符号秩和检验,$\alpha = 2/63$,两组样本含量均为 5。则当 $m_1 - m_2 = 0.5$,$m_1 - m_2 = 1$ 和 $m_1 - m_2 = 1.5$ 时,功效 $1 - \beta$ 分别为 0.072、0.210 和 0.431。而若用 t 检验要达到同样的 α 和 $1 - \beta$,两组例数相等时,分别需要 4.840、4.890 和 4.805 例。这样,在所设条件下 Wilcoxon 符号秩和检验对 t 检验的相对效率分别为:4.840/5(即 0.968)、4.890/5(即 0.978)和 4.805/5(即 0.961)。

由于相对效率同时受分布、检验水准、样本含量和对立假设的影响,难以掌握。为了使它不受检验水准、样本含量和对立假设的影响而只与总体分布有关,Pitman 提出了渐近相对效率(ARE,asympttic relative efficiency)的概念。其基本做法是取极限,细节可参阅参考文献[1]的 134～150 页。ARE 的意义与相对效率一样:若 A 方法对 B 方法的 ARE 大于 1,则 A 方法(在相应分布条件下)优于 B 方法,反之则 A 方法劣于 B 方法。通过比较不同分布条件下不同方法的 ARE,可以评价各种方法的优劣。

3　非参数方法的稳健性

由于非参数方法对总体分布的假定十分宽泛,在使用中就不容易出现总体分布偏离假定的情况,因而非参数方法先天性地就具备稳健性。但是如果总体分布确实符合某些较窄的假定,而且存在着一种针对该假定的优良统计方法,则与之相比,非参数方法的效率一般较低。例如 Smirnov 检验对任何分布都可使用,但若总体分布为正态时,其效率就低于 t 检验。然而并不是所有的非参数方法都这样,有些方法即使在较强的分布假定下与专为此假定条件而设计的优良方法相比也相差无几,而在分布偏离假定条件时更是优于专用方法,这样的方法就特别理想。例如 Wilcoxon 符号秩和检验,表 1 中计算了 4 种分布条件下,Wilcoxon 符号秩和检验对 t 检验的渐近相对效率 ARE_1 及符号秩检验对 t 检验的渐近相对效率 ARE_2。

从中可以看出,即使在正态条件下 Wilcoxon 符号秩和检验与 t 检验相比也差别很小,而在其他三个分布条件下它都不劣于 t 检验。书中还进一步论述了当样本含量大时,Fisher－Yates 检验和 Van der Waerden 检验这两种非参数检验都不劣于 t 检验的结论。

表 1　4 种分布条件下 Wilcoxon 符号秩和检验对 t 检验的渐近相对效率

分布	ARE_1	ARE_2
正态	$3/\pi$	$2/\pi$
均匀	1	$1/3$
Logistic	$\pi * \pi/9$	$\pi * \pi/12$
重指数	$3/2$	2

这充分说明了"非参数方法粗糙,仅在不得已时才使用"的看法是对非参数方法的一种严重误解。

由于在稳健性研究中衡量某种分布与假定的分布之间的差异时,常常涉及到一些具体的参数,故一般认为稳健性的研究基本上属于参数统计的范畴。我们虽然可以用像 ARE 这样的指标来评价非参数方法,但非参数方法和稳健性是不应混为一谈的。

参考文献

[1]　陈希孺. 非参数统计教程. 华东师范大学出版社,1993.

[2]　Sprent P. Applied Nonparametric Statistical Methods. 1st ed. Chapman and Hall,1989.

(薛禾生)

次序统计量

定义　设有一维样本 $(X_1,\cdots,X_n)$,令其按从小到大的次序排列为

$$X_{(1)} \leqslant X_{(2)} \leqslant \cdots \leqslant X_{(n)} \tag{1}$$

则称 $(X_{(1)},\cdots,X_{(n)})$ 为原样本 $X_1,\cdots,X_n$ 的次序统计量(order statistics)。

通常,式(1)的任何一部分,特别是单个的 $X_{(i)}$,也称为次序统计量,更确切地,可称 $X_{(i)}$ 为第 i 个次序统计量。$X_{(1)}$ 为样本极小值,而 $X_{(n)}$ 为极大值,两者有时统称为"极值"。应用极值去进行统计推断的方法称为"极值统计"。

有时我们说:从总体中抽取次序样本 $X_{(1)},\cdots,X_{(n)}$,是指先抽取 $X_1,\cdots,X_n$,然后按由小到大排成式(1)。

1　次序统计量的确切分布

假定 $X_1,\cdots,X_n$ 是抽自具有分布函数 F 的总体的简单样本,其次序统计量为式(1)。

1)单个次序统计量的分布　固定自然数 $r \leqslant n$，以 F_r 记 $X_{(r)}$ 的分布函数。按定义，有

$$F_r(x) = P(X_{(r)} \leqslant x) = P(X_1, \cdots, X_n \text{ 中，至少有 } r \text{ 个} \leqslant x)$$

$$= \sum_{i=r}^{n} P(X_1, \cdots, X_n \text{ 中，恰好有 } i \text{ 个} \leqslant x) \qquad (2)$$

此时，$X_{(r)}$ 的分布函数为

$$F_{(r)}(x) = \sum_{i=r}^{n} \binom{n}{i} F^i(x)(1-F(x))^{n-i} = \frac{n!}{(r-1)!(n-r)!} \int_0^{F(x)} t^{r-1}(1-t)^{n-r} dt \qquad (3)$$

如果分布 F 有密度函数 f，由式(3)可知 F_r 也有密度函数 f_r，此处

$$f_r(x) = \frac{n!}{(r-1)!(n-r)!} [F(x)]^{r-1} [1-F(x)]^{n-r} f(x) \qquad (4)$$

特别地，当 $r=1$ 和 $r=n$ 时，式(3)和式(4)为次序统计量的极小值与极大值分布：

$$F_1(x) = 1-(1-F(x))^n \qquad (5)$$
$$f_1(x) = n(1-F(x))^{n-1} f(x)$$

$$F_n(x) = F^n(x) \qquad (6)$$
$$f_n(x) = nF^{n-1}(x) f(x)$$

作为例子，考虑总体分布 F 为(0,1)区间上的均匀分布的情况：当总体为(0,1)区间上的均匀分布 $R_{(0,1)}$ 时，其密度函数 $f(x) = I_{(0,1)}(x)$。在此情况下，式(4)有特别简单的形式

$$f_r(x) = \frac{n!}{(r-1)!(n-r)!} x^{r-1}(1-x)^{n-r} I_{(0,1)}(x) \qquad (7)$$

此处

$$I_{(0,1)}(x) = \begin{cases} 1 & \text{当 } x \in [0,1] \\ 0 & \text{其他} \end{cases} \qquad (8)$$

此时，不仅其形式简单，而更重要的是有结果：设随机变量 X 的分布函数 F 在 $(-\infty, +\infty)$ 处连续，记 $Y = F(X)$，则 Y 服从(0,1)上的均匀分布 $R_{(0,1)}$。由此结论可知，若 $X_{(1)} \leqslant \cdots \leqslant X_{(n)}$ 是从连续分布 F 中抽取的次序样本，记 $U_{(i)} = F(x_{(i)})$，$i=1,\cdots,n$，则 $U_{(1)} \leqslant \cdots \leqslant U_{(n)}$ 是从 $R_{(0,1)}$ 中抽取的次序统计量样本。注意 $R_{(0,1)}$ 是一个完全确定的分布，与原总体分布无关。这就是说，不管原样本来自的总体的分布如何，我们都可以通过其次序统计量，生成(0,1)区间上的均匀分布 $R_{(0,1)}$。正是这一点导致它在非参数统计中的应用，在理论上说，它可以把某些针对一般分布的问题转化为均匀分布之下的问题。

2)n 个次序统计量的联合分布　一般地，当随机样本 $X_1, X_2, \cdots, X_n$ 为简单样本，即其来自独立同分布总体具有相同的密度函数 f，则其联合密度函数

$$f_{x_1,x_2,\cdots,x_n}(x_1,x_2,\cdots,x_n) = \prod_{i=1}^{n} f(x_i) \qquad (9)$$

由此出发可得到 n 个次序统计量的联合分布密度函数

$$f_{x_{(1)},\cdots,x_{(n)}}(y_1,\cdots,y_n) = n! \prod_{i=1}^{n} f(x_i) \qquad 当 y_1 < \cdots < y_n \tag{10}$$

在其他处密度为 0。作为特例,当 $X_1,X_2,\cdots,X_n$ 为取自正态分布 $N(\mu,\sigma)$ 的独立同分布样本时,式(10)变为

$$f_{x_{(1)},\cdots,x_{(n)}}(y_1,\cdots,y_n) = \frac{n!}{(2\pi\sigma^2)^{n/2}} \exp\left[-\frac{1}{2\sigma^2}\sum(y_i-\mu)^2\right] \tag{11}$$

当 $y_1 < \cdots < y_n$ 时,其他处为 0。

3)中位数及极差的分布 设 $X_1,\cdots,X_n$ 是抽自具有分布函数 F 的总体的简单样本,则其中位数和极差可由式(1)所定义的次序统计量来描述:

样本的中位数

$$M(X_1,\cdots,X_n) = \begin{cases} X_{(\frac{n+1}{2})} & 当 n 为奇数时 \\ (X_{(\frac{n}{2})} + X_{(\frac{n}{2}+1)})/2 & 当 n 为偶数时 \end{cases} \tag{12}$$

样本极差

$$R(X_1,\cdots,X_n) = X_{(n)} - X_{(1)} \tag{13}$$

总体中位数是一种反映总体指标在某种意义下的平均度量,这个指标有时比总体均数(期望值)更合理。而式(12)所定义的样本中位数作为总体中位数的估计具有相对的稳健性,这一点对于应用有时是很重要的。因此,目前国外在谈到一些社会指标时多采用中位数。当然,中位数相对于均数其性质要复杂,基于此原因,中位数还不能取代均数的优越地位。

样本中位数的分布可由单个次序统计量的分布和联合分布获得。

当 n 为奇数时,在式(4)中,令 $n=2m+1,r=(n+1)/2=m+1$,则中位数 M 的密度为

$$f_M(x) = f_{m+1}(x) = \frac{n!}{(m!)^2}[F(x)]^m[1-F(x)]^m f(x) \tag{14}$$

此处,$m=(n-1)/2,n$ 为样本容量,F 和 f 分别为样本所来自的总体的分布函数和密度函数。

当 n 为偶数时,中位数 $M=(X_{(\frac{n}{2})}+X_{(\frac{n}{2}+1)})/2$,其密度函数可由两个次序统计量的联合密度获得。在次序统计量 $X_{(1)} \leqslant X_{(2)} \leqslant \cdots \leqslant X_{(n)}$ 中任取两个 $X_{(r)}$ 和 $X_{(s)}$,则其联合密度为

$$f_{x_{(r)},x_{(s)}}(x,y) = \frac{n!}{(r-1)!\,(s-r-1)!\,(n-s)!}[F(x)]^{r-1}[F(y)-F(x)]^{s-r-1}$$
$$\cdot [1-F(y)]^{n-s}f(x)f(y), \quad 对一切 x<y 成立 \tag{15}$$

令 $M=(X_{(\frac{n}{2})}+X_{(\frac{n}{2}+1)})/2,n=2m$,取 $r=\frac{n}{2}=m,s=\frac{n}{2}+1=m+1$,由式(15)可得

$$f_{x_{(m)},x_{(m+1)}}(x,y) = \frac{(2m)!}{[(m-1)!]^2}[F(x)]^{m-1}[1-F(y)]^{m-1}f(x)f(y),对一切 x<y 成立 \tag{16}$$

再令 $u=(x+y)/2, v=y$，由雅各比(Jacobian)方法可得中位数密度

$$f_M(u) = \frac{(2m)!}{[(m-1)!]^2} \int_u^{+\infty} [F(2u-v)]^{m-1}[1-F(v)]^{m-1}f(2u-v)f(v)dv \quad (17)$$

极差是度量样本离散程度的一个指标，这个指标在总体中没有定义。因此在"极差"前面不必冠以"样本"的字眼。由式(13)定义的极差的密度函数也可由两个变量的联合分布式(15)获得：

$$f_{x_{(1)}, x_{(n)}}(x,y) = n(n-1)[F(y)-F(x)]^{n-2}f(x)f(y) \quad x<y \quad (18)$$

令 $u=y-x, v=y$，则对一切 $u>0$ 有

$$f_R(u) = n(n-1) \int_u^{+\infty} [F(v)-F(v-u)]^{n-2}f(v-u)f(v)dv \quad (19)$$

此式计算很复杂，只有少数几种简单形式时，才能算出简单的结果。特别地，在均匀分布时，其密度函数为

$$f_R(u) = n(n-1)u^{n-2}(1-u) \quad 其中 \ 0<u<1 \quad (20)$$

4)次序统计量的精确矩　从理论上讲，次序统计量的矩可由式(9)和(15)获得。然而，实际计算上却非易事。此处，我们仅给出总体分布比较简单的情况时的结果。当总体分布为(0,1)区间上的均匀分布时，其简单样本的次序统计量的 k 阶矩为：

$$E(X_{(r)}^k) = \frac{(r+k-1)(r+k-2)\cdots(r+1)r}{(n+k)(n+k-1)\cdots(n+2)(n+1)} \quad (21)$$

对任何 $1 \leqslant r \leqslant n$ 和整数 k 成立。特别地，当 $k=1$ 时即为其均值

$$E(X_{(r)}) = \frac{r}{n+1} \quad (22)$$

其方差

$$Var(X_{(r)}) = E(X_{(r)}^2) - [E(X_{(r)})]^2 = \frac{r(n-r+1)}{(n+2)(n+1)^2} \quad (23)$$

任意两个次序统计量 $X_{(r)}, X_{(s)}$ 的协方差为

$$Cov(X_{(r)}, X_{(s)}) = E(X_{(r)}X_{(s)}) - E(X_{(r)})E(X_{(s)}) = \frac{r(n-s+1)}{(n+1)^2(n+2)} \quad (24)$$

相关系数

$$Corr(X_{(r)}, X_{(s)}) = \left[\frac{r(n-s+1)}{s(n-r+1)}\right]^{\frac{1}{2}} \quad (25)$$

特别地有

$$Corr(X_{(1)}, X_{(n)}) = \frac{1}{n}$$

2　次序统计量的极限分布

次序统计量的确切分布很复杂,直接用它进行统计推断并不方便。而且,次序统计量的分布与总体分布有很强的依赖关系。在非参数模型中,对总体所知很少,这就使得直接使用确切分布(小样本方法)很困难。因此,对大样本分布(极限分布)的了解和使用就尤为重要。

下面要讨论次序统计量的大样本问题,次序统计量如(1)式所定义。

1)第 r 个次序统计量的均值与方差的大样本近似　由上面的讨论可知,若 $X_{(1)}\leqslant\cdots\leqslant X_{(n)}$ 是从连续分布 F 中抽取的次序统计量样本,而记 $U_{(i)}=F(X_{(i)})$,$i=1,\cdots,n$,则 $U_{(1)}\leqslant\cdots\leqslant U_{(n)}$ 是从 $(0,1)$ 区间上的均匀分布 $R_{(0,1)}$ 中抽取的次序统计量样本。即有

$$X_{(r)}=F^{-1}(U_{(r)})$$

由此及式(22),(23)可得到第 r 个次序统计量的均值为

$$E(X_{(r)})\approx F^{-1}\left(\frac{r}{n+1}\right) \tag{26}$$

方差

$$Var(X_{(r)})\approx\frac{r(n-r+1)}{(n+1)^2(n+2)}\cdot\left\{f\left[F^{-1}\left(\frac{r}{n+1}\right)\right]\right\}^{-2} \tag{27}$$

此处,F^{-1} 为原总体分布 F 的反函数,f 为 F 对应的密度函数。

当 f 和 F 列表给出具体的分布值时,式(26)和(27)很容易算出具体值。例如当 F 服从标准正态分布 $N(0,1)$、样本容量 $n=19$ 时,第 4 个次序统计量的渐进均值和方差分别为

$$E(X_{(4)})\approx\Phi^{-1}(0.20)=-0.84$$

$$Var(X_{(4)})\approx\frac{4\times16}{20^2\times21}[\varphi(-0.84)]^{-2}=\frac{0.16}{21}\times0.2803^{-2}=0.097$$

Ruben(1954)和 Sarban、Greenberg(1962)曾给出在标准正态分布下的次序统计量的精确均值与方差。当 $n=19$ 时,$E(X_{(4)})=-0.8859$,$Var(X_{(4)})=0.107406$。

2)总体分布分位数的区间估计　设随机变量 X 的累计分布函数为 F,对于任何的 $0\leqslant p\leqslant1$,我们定义 k_p 为其总体 p-分位数,如果它满足等式 $F(k_p)=p$。当 F 是严格单调增函数时,此方程的解存在并且唯一。特别地,当 $p=1/2$ 时,$k_{1/2}$ 即是中位数。另外两个常用的分位数是 $k_{1/4}$ 和 $k_{3/4}$,称为四分位数。

通过次序统计量,我们可以简单地定义样本的 p-分位数为一个特定的次序统计量值 $x_{(r)}$,对于任何的正整数 n 和 $0\leqslant p\leqslant1$,选择

$$r=\begin{cases}np & \text{当 }np\text{ 为整数时}\\[np+1] & \text{当 }np\text{ 不是整数时}\end{cases}$$

此处,$[x]$ 表示不超过 x 的最大整数。$x_{(r)}$ 当然可以作为 k_p 的一个点估计,但更多的情况

下我们考虑的是 k_p 的区间估计。对给定的 $0<\alpha<1$,计算 k_p 的 $(1-\alpha)\times100\%$ 的可信区间,即是要寻求两个正整数 r 和 s(不妨假定 $r<s$),使其满足

$$P(X_{(s)}\geqslant k_p)=\alpha \tag{28}$$

和

$$P(X_{(r)}\geqslant k_p)=1-\alpha \tag{29}$$

由式(28)可导出

$$\sum_{i=s}^{n}\binom{n}{i}p^i(1-p)^{n-i}=\alpha \tag{30}$$

以求出上限。当 n 很大且 p 不太接近 0 或 1 时,则可用正态分布逼近式(30)左边的和:

$$\sum_{i=s}^{n}\binom{n}{i}p^i(1-p)^{n-i}\approx1-\Phi\left(\frac{s-\frac{1}{2}-np}{\sqrt{np(1-p)}}\right)=\alpha \tag{31}$$

其中,Φ 为 $N(0,1)$ 的分布函数。由式(31)可近似地得到

$$s\approx np+\frac{1}{2}+u_\alpha\sqrt{np(1-p)} \tag{32}$$

其中,u_α 由等式 $\Phi(u_\alpha)=1-\alpha$ 确定。一般地,s 不为整数,可用舍入法定出一个整数,并由此得到可信区间上限 $X(s)$。但此时其置信系数只是近似地为 $1-\alpha$。类似地可由式(29)导出

$$\sum_{i=0}^{r-1}\binom{n}{i}p^i(1-p)^{n-i}=\alpha$$

并由此得出 r,当 n 很大时仍可用正态逼近。

3)连续分布的容忍限和容忍区间　次序统计量的另一个应用是建立连续分布的容忍限和容忍区间。

设 $X_1,\cdots,X_n$ 是抽自具有连续分布函数 $F(x)$ 的总体的简单样本。对于给定的很小的概率 β,构造一个样本 $X_1,\cdots,X_n$,统计量 $I=I(X_1,\cdots,X_n)$,使其满足:

$$P(X\leqslant I)=F(I)\leqslant\beta \tag{33}$$

由于样本有随机性,一般说来,不论如何选择统计量 I,也不能百分之百地保证式(33)成立。因此,我们只能以一定的概率 $1-\gamma(\gamma>0$,通常很小)来保证式(33)成立,即要求

$$P\Big(F(I(X_1,\cdots,X_n))\leqslant\beta\Big)\geqslant1-\gamma \tag{34}$$

对于给定的 (β,γ),若统计量 $I=I(X_1,\cdots,X_n)$ 满足式(34),则称它是总体分布 $F(x)$ 的容忍下限。类似地,我们可以定义 $F(x)$ 的容忍上限。

对于已知分布 F 为正态时,我们可以利用样本的均值 $\overline{X}$ 和标准差 S,来构造型如 $\overline{X}\pm cS$ 的样本统计量。此种情况,是属于参数统计的问题,对于给定的 (β,γ) 和 n,可以通

过查表获得 c 值。

然而,当 $F(x)$ 除连续外别无所知时,问题即属于非参数统计范围。以 $X_{(1)} \leqslant \cdots \leqslant X_{(n)}$ 记次序统计量。可以考虑前面几个即 $X_{(1)}, X_{(2)}, \cdots,$ 应接近容忍下限。因此,可用次序统计量来构造型如 $X_{(r)}$ 的容忍下限。由前面节的讨论,可知 $Y = F(x)$ 服从 $(0,1)$ 区间上的均匀分布 $R_{(0,1)}$。将式(3)用于 $Y = F(x)$ 服从 $R_{(0,1)}$ 的情况得

$$P(F(X_{(r)}) \leqslant \beta) = \sum_{i=r}^{n} \binom{n}{i} \beta^i (1-\beta)^{n-i}$$

将此式与式(34)结合,可得出确定 r 的关系式:

$$\sum_{i=0}^{r-1} \binom{n}{i} \beta^i (1-\beta)^{n-i} < \gamma \tag{35}$$

可以使用二项分布表,用"try and error"的方法去决定一个满足此式的最大的 r,然后取 $X_{(r)}$ 作为容忍下限。常见的情况是寻求 r_0,使得

$$\sum_{i=0}^{r_0-1} \binom{n}{i} \beta^i (1-\beta)^{n-i} < \gamma < \sum_{i=0}^{r_0} \binom{n}{i} \beta^i (1-\beta)^{n-i}$$

此时,$X_{(r_0-1)}$ 的保证概率将略大于 $1-\gamma$。

只要 n 较大,则二项概率一致地很小,因而这个差在应用上一般不很重要。当 n 很大时,可以通过正态逼近去确定 γ。

类似地,可以给出 (β, γ) 的容忍上限 $J = J(X_1, \cdots, X_n)$ 的定义

$$P\left(F(J(X_1, \cdots, X_n)) \geqslant 1-\beta\right) \geqslant 1-\gamma$$

若要寻求 $X_{(s)}$ 型的容忍上限,则有

$$\sum_{i=0}^{n-s} \binom{n}{i} \beta^i (1-\beta)^{n-i} \leqslant \gamma$$

使用二项分布表,用"try and error"的方法去决定一个满足此式的最小的 s,然后取 $X_{(s)}$ 作为容忍上限。与下限类似,一般保证概率将略大于 $1-\gamma$。当 n 很大时,也可以通过正态逼近去确定 s。

以上讨论的是容忍限,现考虑容忍区间。称 $[I, J]$ 是总体分布 $F(x)$ 的 (β, γ) 容忍区间,若其满足

$$P\left(F(J) - F(I) \geqslant 1-\beta\right) \geqslant 1-\gamma \tag{36}$$

容忍区间可以通过容忍上、下限寻求。事实上,若 J 和 I 分别是 $F(x)$ 的 $(\beta/2, \gamma/2)$ 容忍上、下限,则 $[I, J]$ 就是 $F(x)$ 的 (β, γ) 容忍区间。因此,可按上述方法构造出形如 $[X_{(r)}, X_{(s)}]$ 的容忍区间。此方法一般地略显保守,使用次序统计量的理论,也可以求出形如 $[X_{(r)}, X_{(s)}]$ 的精确解,但在此我们就不详细讨论了。

4)经验分布函数　　非参数统计方法是对总体分布进行估计和推断。通常,我们把样本分布函数作为总体累积分布函数的估计,并称之为经验分布函数,其定义如下:

假定 $X_1,\cdots,X_n$ 是抽自具有未知分布函数 $F(x)$ 的总体的简单样本,其次序统计量为(1)式所定义的 $X_{(1)},\cdots,X_{(n)}$。其样本的经验分布函数 $F_n(x)$ 定义如下

$$F_n(x) = \begin{cases} 0 & \text{当 } x < X_{(1)} \text{ 时} \\ k/n & \text{当 } X_{(k)} \leqslant x < X_{(k+1)} \text{ 时} \\ 1 & \text{当 } x \geqslant X_{(n)} \text{ 时} \end{cases}$$

对于总体分布进行检验的经典的统计方法有 χ^2 拟合优度检验和 Kolmogorov 检验。前者适合于定性分类数据,而后者适合于连续数据,并且是建立在经验分布函数的基础上的。

（盖学良）

概率密度的核估计

核估计(kernel estimation)是以样本数据估计总体分布密度函数的一种方法,是直方图方法的发展。为方便起见,下面以一个实例,结合直方图来介绍核估计方法。我们常用直方图或频数表来描述某项医学指标的分布状况,在应用中会遇到直方图出现折齿等"异常情况"(图 1a)。核估计可较好地解决这类问题(图 1b)。

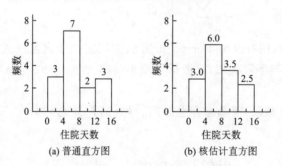

图 1　普通直方图与核估计直方图比较

1　普通直方图的缺陷

例 1　某医院统计某次杆菌性痢疾病人的住院天数如下,试描述其分布情况。

$$1，1，2，4，5，5，6，6，6，7，8，9，12，12，13$$

注：本例样本不大只为与核估计对照，方便列表计算。

用直接法求得均数和标准差分别为 6.47 天和 3.81 天，中位数 6 天；按等组距分组，取组距 $i=4$，第一组下限为 0，得普通直方图如图 1a 所示，由图可知第二组的频数最多，其组中值 6 天便是众数。

从图 1a 可见，普通直方图出现了折齿形，并且第二块方条特高。以往，这类"异常型"被认为是由于例数过少、分组不当或数据质量问题而引起的。其实，这些原因是表面的，因为即使样本数据好并且分组方法规范，亦不易获得理想的直方图。其根本原因在于样本的每一个数据都是按一定的概率被抽到的，数据本身含有随机误差和其他误差，分组归属具有模糊性。普通直方图清晰的组段界限使得一个数据只能归属于一个组，数据的微小差异亦可能引起组段上的跳跃，因而难免出现异常型直方图。例如，例 1 中两个"12"都归在第四组，若考虑到"12"的真值有可能是"11.9"的话，应当将"12"按一定的概率分别归属于第三组（8～12）和第四组（12～16）才比较合理。

2　核估计定义

直方图法用区间的频率作为总体概率的估计值，它对组段中心部分（组中值）的概率估计比较精确而对端点附近则较差，这不但直观上容易理解，而且得到理论分析的证明。可设想，如果每个 x 都类似于组中值，则每个 x 的概率密度都可较精确地估计。

1）核函数　设 x 为横坐标值，则

$$K(x)=\begin{cases}0.5 & \text{当} -1\leqslant x<1 \\ 0 & \text{其他} x\end{cases} \tag{1}$$

称为 x 的一个核函数。这里 $K(x)$ 是一个均匀分布密度函数，称为均匀核。式（1）中"$-1\leqslant x<1$"是一个左闭右开区间，即 $[-1,1)$，可直观地称之为"窗口"，其中心位置 $x=0$，半径 $h=1$，窗宽 $w=2h=2$。式（1）可理解为：窗口内处处 $K(x)=0.5$，窗口外处处 $K(x)=0$。类似地，对给定的 x 作一个以它为核心的窗口 $[x\pm h]$（即 $[x-h,x+h]$，下同），这里 $h>0$ 是一个与例数 n 有关的、适当选定的常数（类似于直方图组距的一半），引入样本数据 X_j，得类似于式（1）的核函数

$$K\left(\frac{X_j-x}{h}\right)=\begin{cases}0.5 & \text{当} x-h\leqslant X_j<x+h \\ 0 & \text{其他} X_j\end{cases} \tag{2}$$

式（2）意指：窗口 $[x\pm h]$ 内 X_j 对应的核函数 $K=0.5$，窗口外 X_j 对应的 $K=0$（窗口外处处 $K=0$）。式（2）适用于任意分布，是一个很有实用意义的核函数。为使核函数 K 不全为 0 而有实用意义，x 的取值范围应是一个左开右闭的大区间（窗口是左闭右开），即

$$(\min(X_j)-h, \max(X_j)+h] \tag{3}$$

其中 $\min(X_j)$ 和 $\max(X_j)$ 分别是样本数据的最小值和最大值。

2）核估计　有了核函数便可对给定的 x 估计概率密度，Rosenblatt 提出的核估计为

$$f_n(x) = \frac{1}{nh} \sum_{j=1}^{n} K\left(\frac{x - X_j}{h}\right) \qquad (4)$$

$f_n(x)$ 称为总体密度 $f(x)$ 的一个核估计,核函数 K 用式(2)定义(请注意,式(4)不含参数)。因窗口$[x \pm h]$外处处 $K = 0$,故 $f_n(x)$ 实际上仅利用一个窗口内的数据 X_j 进行估计。窗口位置(x)连续、大小($2h$)固定,而窗口内的样本点数是随机的。

3 核估计的应用

例 2 对例 1 数据作核估计。以列表计算为例,方法步骤如下:

1)确定窗口半径 h　一般根据直方图分组经验,取 1/2 组距为半径 h。本例 n 小,拟分 3 至 4 组,组距 $i = (13-1)/3 = 4$,因而取 $h = i/2 = 2$。

2)列出 x 的范围(表 1 的(1)栏)　本例由式(3)得有实用意义的范围是$(1-2, 13+2) = (-1, 15)$。考虑天数为非负整数,则实为$[0, 15]$,即 0~15(天)。

3)列出 x 的窗口(表 1 的(2)栏)　窗口范围是$[x \pm h]$。本例$[x \pm 2]$,例如,当 $x = 0$ 时窗口为$[0-2, 0+2)$,即$[-2, 2)$,或 $-2 \leqslant x < 2$。实际上本例 x 可取 0~15 内的任意值,如取 $x = 0.5, 3.3, 9.9$ 等,这里未取小数位只为方便列表计算而已。

4)列出 X_j 对应的核函数值(表 1 的(3)栏)　每一个窗口都对所有 X_j 考察一遍,若某个 X_j 落在窗口内,则对应的核函数 $K = 0.5$;如果某个 X_j 落在窗口外,则 $K = 0$。如在 $x = 0$ 窗口$[-2, 2)$内有两个数据"1,1",对应的 $K = 0.5$;其余 13 个数据均在此窗口外,因而 $K = 0$。在 $x = 1$ 窗口$[-1, 3)$内有 3 个数据"1,1,2",对应的 $K = 0.5$;其余 12 个数据均不在此窗口,因而 $K = 0$。余可类推。

本例数据从小到大排队并不是方法上的需要,只为便于计算和分析核函数值而已。例如,$X_j = 12$ 在 $x = 11, 12, 13, 14$ 的四个窗口内都可见,相当于"12"将以 1/4 的概率归属于组段 $8 \leqslant x < 12$,以及 3/4 的概率归属于组段 $12 \leqslant x < 16$。

5)求核函数值的合计 $\sum K$(表 1 的(4)栏)　如 $x = 0$ 窗口,$\sum K = 0.5 + 0.5 = 1.0$。

6)求核估计密度 $f_n(x)$(表 1 的(5)栏)　$f_n(x) = \sum K / (nh)$,例如,

$$f_n(0) = 1.0/(15 \times 2) = 0.0333 \text{ 以及 } f_n(1) = 1.5/(15 \times 2) = 0.0500$$

7)由核估计求众数 $mode$　从表 1 的(5)栏可知,当 $x = 6, 7$ 时核估计密度值最大(0.1167),用平均方法得众数为$(6+7)/2 = 6.5$ 天(直方图法是 6 天)。若最大值只有一个,对应的 x 值便是众数。与直方图法相比,核估计法对众数的定义较严谨,结果较精确、稳健(易重复)。

8)制作核估计直方图(图 1b)　首先求出核估计频数 f_n,公式为

$$f_n = n f_n(x) \Delta x \qquad (5)$$

其中 Δx 为 x 的增量,即相邻窗口之间的距离,表 1 中所有 $\Delta x = 1$。例如

$$x = 0 \text{ 时}, f_n = 15 \times 0.0333 \times 1 = 0.50; x = 1 \text{ 时}, f_n = 15 \times 0.0500 \times 1 = 0.75$$

结果如表 1 的(6)栏所示,本例 f_n 总和恰好等于 n(可因舍入误差而稍有出入)。

然后对 f_n 参照例 1 等距离分组,同样取第一组下限为 0,组距 $i = 2h = 4$,例如,第一

组段 $0\leqslant x<4$，核估计频数为 $0.50+0.75+0.75+1.00=3.00$。用各组核估计频数制作的直方图如图 1b 所示。显然，核估计直方图规律性比普通直方图好得多，更接近于总体。

注：实际应用时一般不必列表分步计算，有些软件如 SAS for Windows、STATA 等有核估计功能，也可用 SAS for DOS、Excel、dBASE 等常见软件计算，编写计算语句便可实现。

表 1　概率密度的核估计计算表

核函数：
$$K\left(\frac{X_j-x}{h}\right)=\begin{cases}0.5 & \text{当 } X_j \text{ 在}[x\pm2)\text{内}\\ 0 & \text{其他 } X_j\end{cases}$$

坐标 x (1)	窗口 [x±2] (2)	1	1	2	4	5	5	6	6	6	7	8	9	12	12	13	$\sum K$ (4)	$\sum\dfrac{K}{nh}$ (5)	$nf_n(x)\cdot\Delta x$ (6)
0	[−2,2)	0.5	0.5														1.0	0.0333	0.50
1	[−1,3)	0.5	0.5	0.5													1.5	0.0500	0.75
2	[0,4)	0.5	0.5	0.5													1.5	0.0500	0.75
3	[1,5)	0.5	0.5	0.5	0.5												2.0	0.0667	1.00
4	[2,6)			0.5	0.5	0.5	0.5										2.0	0.0667	1.00
5	[3,7)				0.5	0.5	0.5	0.5	0.5	0.5							3.0	0.1000	1.50
6	[4,8)				0.5	0.5	0.5	0.5	0.5	0.5	0.5						3.5	0.1167	1.75
7	[5,9)					0.5	0.5	0.5	0.5	0.5	0.5	0.5					3.5	0.1167	1.75
8	[6,10)							0.5	0.5	0.5	0.5	0.5	0.5				3.0	0.1000	1.50
9	[7,11)										0.5	0.5	0.5				1.5	0.0500	0.75
10	[8,12)											0.5	0.5				1.0	0.0333	0.50
11	[9,13)												0.5	0.5	0.5		1.5	0.0500	0.75
12	[10,14)													0.5	0.5	0.5	1.5	0.0500	0.75
13	[11,15)													0.5	0.5	0.5	1.5	0.0500	0.75
14	[12,16)													0.5	0.5	0.5	1.5	0.0500	0.75
15	[13,17)															0.5	0.5	0.0167	0.25
																			15.00

（表头 X_j 一行：1 1 2 4 5 5 6 6 6 7 8 9 12 12 13；列 (3) 为核函数取值）

* 本例相邻窗口之间的距离均是 1，即所有 $\Delta x=1$。

4　核估计性质及其应用

4.1　核函数的形式

其形式可根据经验和需要来定义。常用形式还有下述三种：

$$K(x)=\begin{cases}\dfrac{c}{2}\cos(cx) & \text{当 } |x|\leqslant\pi/2c\\[2mm] 0 & \text{当 } |x|>\pi/2c\end{cases}\tag{6}$$

$$K(x) = \begin{cases} \dfrac{3}{4a}\left(1 - \dfrac{x^2}{a^2}\right) & \text{当 } |x| \leqslant a \\ 0 & \text{当 } |x| > a \end{cases} \tag{7}$$

$$K(x) = \frac{1}{\sqrt{2\pi}\sigma}\exp\left(-\frac{x^2}{2\sigma^2}\right) \qquad -\infty < x < \infty \tag{8}$$

这里 c, a, σ 都是适当选择的正常数,应用时还要引入 X_j。(6)和(7)式的窗口是左右都封闭的区间,(8)式的窗口是微小区间。

4.2 核估计的大样本性质

在核函数与未知的概率密度满足很宽泛条件的情况下,核估计有以下的性质:

1)渐近无偏性 当 n 趋向于无穷大时核估计的期望趋向于总体密度函数,即

$$\lim_{n\to\infty} E f_n(x) = f(x) \tag{9}$$

2)均方相合性 当 n 趋向于无穷大时核估计的误差趋向于 0,即

$$\lim_{n\to\infty} E[f_n(x) - f(x)]^2 = 0 \tag{10}$$

窗口半径 h 和核函数 K 的选择可影响核估计误差的大小,但目前尚缺乏选择 h 和 K 的便利方法。

4.3 核估计的应用

1)核估计的用途:核估计可较精确地反映总体分布情况,尤其适用于未知分布的资料;对已知分布的资料,若 K 和 h 选择得当,则常可获得比参数法更理想的效果。核估计密度函数可较精确地用于:

① 制作核估计直方图(可修匀误差);

② 估计众数(核估计值最大处);

③ 拟合累积分布曲线;

④ 估计百分位数(据累积分布)。

通过对核估计误差的深入研究,可望产生比现有非参数检验更优的假设检验方法。

2)样本含量 n 问题:与直方图法比较,核估计对概率密度的估计较精确,用于制作直方图时对误差有一定的修匀作用,因而 n 可小些(如 $n \geqslant 30$)。

3)核函数 K 的选择:若对总体分布比较了解并且有所在领域的应用经验,应尽量选择接近总体分布的核函数,以提高核估计的精度。否则,以采用适用于任意分布的(2)式定义为好。

4)窗口半径 h 的选择:半径取得太小时,随机性的影响增加而核估计 $f_n(x)$ 呈现很不规则的形状,这可能掩盖总体密度 $f(x)$ 的重要特性;反之,半径太大则 $f_n(x)$ 将受到过度的平均化而使得 $f(x)$ 的比较细致的性质不能显露出来。一般可根据制作直方图的经验,取 $h = i/2$ 即可获得较理想的效果。如果 $h < i/2$,将使部分数据仍旧只归属于一个组段,因而核估计直方图与普通直方图差别不大;尤其当 $h \to 0$ 时,两种直方图便没有差别了。若 $h > i/2$ 则可能使部分数据归属于二个以上的组段而不合情理。

5)多维核估计:以上讲的是总体为一维的情况,医学上有时会遇到多维总体,如疾病

的地理分布是二维的,细菌的空间分布是三维的。多维情况可类似推广,只要将(2)~(4)式中的 x,X_j,h 看作是向量或矩阵便可。

参考文献

[1]　陈希孺,等. 非参数统计. 上海科技出版社,1989.

[2]　芩咏霆. 模糊质量管理学. 贵阳科技出版社,1994.

[3]　陈希孺. 最邻近密度估计的渐近均方误差(英文). 数学年刊,1981,2(4):425－430.

[4]　陈桂景. 概率密度函数及其导函数. 众数核估计的强收敛速度. 中国科学(A),1983,7:577－585.

（骆福添）

相等数据秩的确定

在非参数统计的秩和检验或与秩有关的一些统计检验中,经常出现相同数据,特别是等级资料(有序分类数据),各分类组内部都是相同数据。数据相同排列的秩次相同,在计算检验统计量时,对这些相同秩次如不加以校正,则势必影响计算结果的准确性。但为何需要校正? 校正什么? 怎样校正? 应用者必须心中有数,否则在校正时不但增加麻烦,有时亦会出现错误。

如计算方差时,在含量为 n 的样本中,出现 k 个具有相同秩次的群,此 k 个群中含有相同秩次的数据个数分别为 $t_1,t_2,t_3,\cdots,t_k$,则此含量为 n 个数据的样本相应秩次应为:

$$\overbrace{\frac{t_1+1}{2},\cdots,\frac{t_1+1}{2}}^{t_1\uparrow},\overbrace{t_1+\frac{t_2+1}{2},\cdots,t_1+\frac{t_2+1}{2}}^{t_2\uparrow},\overbrace{t_1+t_2+\frac{t_3+1}{2},\cdots,t_1+t_2+\frac{t_3+1}{2}}^{t_3\uparrow},$$

$$\overbrace{\cdots,t_1+t_2+\cdots+t_{k-1}+\frac{t_k+1}{2},\cdots,t_1+t_2+\cdots+t_{k-1}+\frac{t_k+1}{2}}^{t_k\uparrow}$$

其中 $t_1+t_2+\cdots+t_k=n$。例如有一个含量为 10 的样本,具体数据如下:

$$1\quad 2\quad 2\quad 4\quad 4\quad 4\quad 5\quad 5\quad 5\quad 5$$

共有 3 个相同数据群,排秩时亦必然有 3 个相同秩次群,$t_1=1,t_2=2,t_3=3,t_4=4$,即 1,2.5,2.5,5,5,5,8.5,8.5,8.5,8.5。假如没有相同数据,则 10 个数据的秩次平方和应为

$$1^2+2^2+3^2+\cdots+10^2=\frac{n(n+1)(2n+1)}{6}=\frac{10(10+1)(2\times10+1)}{6}=385$$

然而有相同秩次的平方和则为：$1^2+2.5^2+2.5^2+5^2+5^2+5^2+8.5^2+8.5^2+8.5^2+8.5^2=$ 377.5。比没有相同秩次的平方和减少了 7.5，即减少了 $\sum_{j=1}^{k}(t_j^3-t_j)/12=[(2^3-2)+(3^3-3)+(4^3-4)]/12=7.5$。在计算统计量时，如果用 $n(n+1)(2n+1)/6$ 计算秩次平方和，如本例则必须减去 7.5。否则计算方差时要大于实有的方差。对这个问题的解决方法，可以有各种形式，通过实例加以说明。

例 1　比较婴儿一般肝炎与重症肝炎患者血清总胆红质（mg%），有无差别？数据见表 1。

表 1　两组肝炎婴儿的血清胆红质比较

总胆红质 (mg%)	人 数		合 计
	一般组	重症组	
<1	4		4
1~5	11		11
5~10	15	2	17
10~15		10	10
15~20		1	1
20~25		4	4
>25		2	2
合 计	30	19	49
秩和 T_j	480	745	

本例用 Wilcoxon 秩和检验，用校正公式：

$$u=\frac{|T_1-n_1(n+1)/2|-0.5}{\sqrt{\dfrac{n_1 n_2}{12n(n-1)}[n^3-n-\sum(t_j^3-t_j)]}} \tag{1}$$

$$u=\frac{|480-30(49+1)/2|-0.5}{\sqrt{\dfrac{30\times19}{12\times49(49-1)}[49^3-49-(4^3-4)-\cdots-(2^3-2)]}}=5.71$$

公式（1）虽为一般通用公式，但不如改成式（2）形式，计算时更简便些。

$$u=\frac{|T_1-n_1(n+1)/2|-0.5}{\sqrt{\dfrac{n_1 n_2}{12n(n-1)}(n^3-\sum t_j^3)}} \tag{2}$$

本例 $u=\dfrac{|480-30(49+1)/2|-0.5}{\sqrt{\dfrac{30\times19}{12\times49(49-1)}(49^3-4^3-\cdots-2^3)}}=5.71$

例 2　五种病人阴道涂片按巴氏细胞学分级的检查结果见表 2，问五种病人的细胞分级有无程度上差别？

表 2　五种病人阴道涂片的细胞学分级比较

巴氏分级	慢性炎症伴有化生	轻度不典型增生	重度不典型增生	原位癌	浸润癌	合计
Ⅰ	21	19	0	0	0	40
Ⅱ	4	4	41	3	0	52
Ⅲ	0	0	6	11	31	48
Ⅳ	0	2	3	15	42	62
Ⅴ	0	0	0	21	77	98
合计	25	25	50	50	150	300
R_i(秩和)	696.5	998.5	3940	9335	30180	
Cpd_j	6132	5528	7170	−3620	−15210	

用 Kruskal-Wallis H_c 检验

$$H_c = \frac{\left[\dfrac{12}{n(n+1)} \sum \dfrac{R_i^2}{n_i} - 3(n+1) \right]}{\left[1 - \dfrac{\sum(t_j^3 - t_j)}{n^3 - n} \right]} \tag{3}$$

本例

$$H_c = \left[\frac{12}{300(300+1)} \left(\frac{696.5^2}{25} + \frac{998.5^2}{25} + \frac{3940^2}{50} + \frac{9335^2}{50} + \frac{30180^2}{150} \right) - 3(300+1) \right] \Big/$$

$$\left[1 - \frac{(40^3-40)+(52^3-52)+(48^3-48)+(62^3-62)+(98^3-98)}{300^3-300} \right] = 195.50$$

本例如果用 CPD H 检验，其表达式要更简便些。公式如下：

$$H = \frac{3(n-1)}{n^3 - \sum n_{i.}^3} \sum \frac{Cpd_j^2}{n_{.j}} \tag{4}$$

本例

$$H = \frac{3 \times (300-1)}{300^3 - 40^3 - 52^3 - 48^3 - 62^3 - 98^3} \times \left[\frac{6132^2}{25} + \frac{5528^2}{25} + \frac{7170^2}{50} + \frac{(-3620)^2}{50} \right.$$

$$\left. + \frac{(-15210)^2}{150} \right] = 195.50$$

公式(4)如果用于没有相同秩次的样本时，则变成 $n^3 - \sum n_i^3$。计算 Cpd_j 比计算秩和更简单，详见 CPD 分析条目。

校正时出现的错误，表 2 多个样本间两两比较的秩和检验，用推广了的 t 检验，公式如下：

$$t = \frac{\bar{R}_A - \bar{R}_B}{\sqrt{\dfrac{n(n+1)(n-1-H)}{12(n-k)} \left(\dfrac{1}{n_A} + \dfrac{1}{n_B} \right)}} \tag{5}$$

上式(5)是未校正的公式,如果需要校正时用下式:

$$t = \frac{\bar{R}_A - \bar{R}_B}{\sqrt{\frac{n(n+1)(n-1-H_c)}{12(n-k)}\left(\frac{1}{n_A}+\frac{1}{n_B}\right)}} \tag{6}$$

用公式(6)作为校正则欠妥。如果用公式(6)时则必须再加校正,改成下式:

$$t = \frac{\bar{R}_A - \bar{R}_B}{\sqrt{\frac{n(n+1)(n-1-H_c)}{12(n-k)}\left(\frac{1}{n_A}+\frac{1}{n_B}\right)\left[1-\frac{\sum(t_j^3-t_j)}{n^3-n}\right]}} \tag{7}$$

或更简化些改成下式:

$$T = \frac{\bar{R}_A - \bar{R}_B}{\sqrt{\frac{(n^3-\sum n_{i.}^3)(n-1-H_c)}{12(n-1)(n-k)}\left(\frac{1}{n_A}+\frac{1}{n_B}\right)}} \tag{8}$$

如对表 2 中慢性炎症伴有化生组与不典型增生轻症组两组加以比较时,用公式(7)则有:

$$t = \frac{\frac{696.5}{25}-\frac{998.5}{25}}{\sqrt{\frac{300(300+1)(300-1-195.5)}{12(300-5)}\left(\frac{1}{25}+\frac{1}{25}\right)\left[1-\frac{(40^3-40)+\cdots+(98^3-98)}{300^3-300}\right]}}$$

$$= 0.855212$$

代入公式(8)则有,

$$T = \frac{\frac{696.5}{25}-\frac{998.5}{25}}{\sqrt{\frac{(300^3-40^3-52^3-48^3-62^3-98^3)(300-1-195.5)}{12(300-1)(300-5)}\left(\frac{1}{25}+\frac{1}{25}\right)}} = 0.855212$$

可见公式(7)与公式(8)完全等价。公式(7)与(8)是正确的,而公式(6)是不正确的。

参考文献

[1] Lehmann EL. Nonparametrics,1975.

[2] Conover WJ. Practial Nonparametric Statistics,1982.

[3] Kruskal WH, Wallis WA. Use of Ranks on One－Criterion Variance Analysis. Journal of the American Statistical Assocication,1952,47:583－621.

[4] 杨树勤. 卫生统计学. 3 版. 北京:人民卫生出版社,1998.

[5] 王广仪. CPD 分析及其应用. 长春:吉林科学技术出版社,1992.

（景学安）

中位数检验

中位数检验(Westenberg 1948,Mood 1950)是一个最简单和应用最广的检验两总体或多总体的中位数是否有差别的检验。其零假设 H_0 是各总体的分布相同,备择假设 H_1 是各总体中位数不同或不全相同。在 H_0 假设的前提下,各组资料合并算得的中位数的上下每组应各有约一半观察值,故可通过检验其中位数上下各有观察值数目的差异在各组是否有统计意义达到检验的目的。适用于数值变量资料。

1　两样本比较

其方法步骤如下:

1)将两样本观察值混合由小到大排列;

2)求出混合数据中的中位数 M,分别数出各样本中大于 M 及小于 M 的观察值的个数,列成表1的四格表。

表1　中位数检验示意表

	甲	乙	合　计
大于 M	a	b	$a+b$
不大于 M	c	d	$c+d$
合　计	$a+c=n_1$	$b+d=n_2$	$n=n_1+n_2$

对观察值等于 M 的频数的处理法有三:①将其归入不大于 M 一类或大于 M 一类;②当样本含量 n 较大,而等于 M 的频数较少时,将其舍去;③其他归类法。应使拒绝检验假设的可能性最小为宜。

3)若两样本含量够大,符合四格表 χ^2 检验条件时,可用四格表 χ^2 检验,否则,用四格表的确切概率法。

例1　某年某厂20名未接触汞作业者和40名接触汞作业工人发汞含量见表2,问接触与未接触汞作业工人的发汞含量是否相同?

H_0:两组发汞含量的总体分布相同

H_1:两组发汞含量的总体中位数不同

$\alpha=0.05$。

求 M:$n=20+40=60$,中位数是秩次为第30与第31两变量值的平均,即 $M=(2.23+2.5)/2=2.365$。分别数出未接触组与接触组大于 M 的个数 a,b 列成表3。

表 2　两组工人的发汞含量　　　　　　　　　　　　单位:PPM

未接触组		接触组			
含量	秩次	含量	秩次	含量	秩次
0.75	2	0.62	1	2.88	37
1.06	5	0.88	3	3.00	38
1.13	6	1.00	4	3.13	39
1.13	7	1.13	8	3.13	40
1.25	13	1.13	9	3.25	43
1.25	14	1.25	10	3.38	44
1.25	15	1.25	11	3.50	45
1.31	16	1.25	12	3.75	47
1.38	17	1.50	19	4.32	49
1.38	18	1.63	20	4.38	50
1.75	22	1.68	21	4.38	51
2.18	28	1.86	23	4.50	52
2.19	29	2.00	24	4.62	53
2.23	30	2.00	25	4.63	54
2.50	31	2.13	26	8.50	55
2.56	34	2.13	27	8.88	56
3.13	41	2.50	32	10.25	57
3.18	42	2.56	33	11.50	58
3.63	46	2.75	35	12.50	59
4.00	48	2.75	36	31.50	60

表 3　中位数检验用表

	未接触组	接触组	合计
>2.365	6	24	30
≤2.365	14	16	30
合计	20	40	60

$$\chi^2 = \frac{(6 \times 16 - 14 \times 24)^2 \times 60}{30 \times 30 \times 20 \times 40} = 4.8, \quad \nu = 1$$

查 χ^2 分布界值表(附表3),$P < 0.05$,按 $\alpha = 0.05$ 水准拒绝 H_0,接受 H_1,认为两组工人发汞含量的总体中位数不同,接触组高于未接触组。

检验效率:若样本来自正态总体,Mood(1954)指出其渐近相对效率约为 64%,在任何情况下,其效率都低于 Mann-Whitney 检验。

2　多个样本比较

方法步骤如下：

1)将各样本观察值混合后由小到大排列。

2)求出混合数据的中位数 M。

3)分别列出各组中大于 M 及不大于 M 的观察值的个数,列成如表4的行×列表。对于观察值等于 M 的频数的处理同两样本的中位数检验。

4)用式(1)计算 χ^2 值,自由度＝组数－1,查 χ^2 分布界值表(附表3),得 P 值,按 α 水准下结论。

$$\chi^2 = n\left(\sum \frac{A^2}{n_R n_c} - 1\right) \tag{1}$$

式中 A 为各实际频数, n_R 及 n_c 分别为 A 所在行与列的合计数, n 为总例数。

例2　以"Kruskal-Wallis 检验"条目中的例1为例,数据见其表1。

H_0:四组对应的四个总体分布相同

H_1:四组对应的四个总体中位数不等或不全相等

$\alpha = 0.05$

四组统一排序的秩次见"Kruskal-Wallis 检验"表1中的(2)、(4)、(6)、(8)栏。四组共有32例,中位数 M 是秩次为16及17两个变量值的平均,即 $M = (43.01 + 45)/2 = 44.005$,则四组中大于 M 及不大于 M 的变量值个数列成表4。

表4　四组中位数比较用表

	对照组	淹死组	损伤组	绞死组	合计
>44.005	1	4	4	7	16
≤44.005	7	4	4	1	16
合　计	8	8	8	8	32

将表4数据代入式(1)得　$\nu = 4 - 1 = 3$

$$\chi^2 = 32 \times \left(\frac{1^2}{8 \times 16} + \frac{4^2}{8 \times 16} + \frac{4^2}{8 \times 16} + \frac{7^2}{8 \times 16} + \frac{7^2}{8 \times 16} + \frac{4^2}{8 \times 16} + \frac{4^2}{8 \times 16} + \frac{1^2}{8 \times 16} - 1\right)$$
$$= 9$$

查 χ^2 分布界值表(附表3),得 $P < 0.05$,按 $\alpha = 0.05$ 水准拒绝 H_0,接受 H_1,故可以认为四组对应的总体中位数不等或不全相等。

参考文献

[1] 杨树勤. 中国医学百科全书·医学统计学. 上海:上海科学技术出版社,1985:132.

(黄水平)

单样本中位数可信区间估计

样本中位数是总体中位数的点估计值,点估计值正好等于总体中位数的概率几乎为零,同时,点估计本身也不能告知估计值的可信程度。而总体中位数的区间估计则可以告知对估计的未知总体中位数的可信程度。也就是说,可信区间以多大概率覆盖了未知的总体中位数。估计可信区间时,一般取显著性水平 $\alpha=0.05$ 或 $\alpha=0.01$,相应的可信系数为 $1-\alpha$,可信度为 $100(1-\alpha)\%$,通常按可信度估计可信区间。$\alpha=0.05$ 和 $\alpha=0.01$ 是两个最常选用的 α 值,其相应的可信度为 95% 和 99%。也可根据所取 α 的不同,制定不同的可信度如 80%,85% 和 90% 等的可信区间。估计单样本总体中位数的可信区间有两种非参数方法:①符号检验法;②Wilcoxon 符号秩检验法。

1 符号检验法

此方法以符号检验法为基础,由 Thompson 和 Savur 在 1936 年和 1937 年提出。具体方法如下:

1)取一定的 α 值,则可信系数为 $1-\alpha$,可信度为 $100(1-\alpha)\%$。指定可信区间的下限为 M_L,上限为 M_U。

2)确定 K' 值公式为:

$$P(K \leqslant K' \mid n, 0.50) \leqslant \alpha/2 \tag{1}$$

式中 n 为样本含量,式中的 0.50 为样本观察值中出现正号或负号的概率 P 值。根据符号检验的原理,样本中观察值大于中位数者记为正号,小于中位数者记为负号,正号或负号出现的概率相等,即 $P=0.50$。按照 $P=0.50$ 和一定的样本含量 n,查二项分布表(附表 4),可求出在累积概率 $\leqslant \alpha/2$ 时的相应的 K' 值。K' 值是在二项分布中当 $P=0.50$,样本含量为 n 时,出现正号或负号的最大个数。

3)估计可信区间:将样本观察值由小到大排列,则总体中位数 $100(1-\alpha)\%$ 的可信区间为:$M_L \sim M_U$。

下限 $M_L=$ 第 $(K'+1)$ 位最小观察值,即从最小值开始往大值方向计位数。

上限 $M_U=$ 第 $(K'+1)$ 位最大观察值,即从最大值开始往小值方向计位数,或:$M_U=$ 第 $(n-K')$ 位最小观察值,即从最小值开始往大值方向计位数。

例 1 调查 16 名 50 岁到 60 岁健康男性的 0 期睡眠时间的百分比。数据由表 1 所示。试估计总体中位数 95% 的可信区间。

表 1　健康男性 0 期睡眠时间百分比

| 1.90 | 3.08 | 9.10 | 3.53 | 1.99 | 3.10 | 10.16 | 0.69 |
| 1.74 | 2.41 | 4.01 | 3.71 | 8.11 | 8.23 | 0.07 | 3.07 |

具体估计方法及步骤如下。

1)本例 $n=16$，$\alpha=0.05$，可信系数为 $1-\alpha=0.95$，可信度为 $100(1-\alpha)\%=95\%$。将样本数据由小到大排列如表 2 所示。

表 2　将样本数据由小到大排序

编号	观察值	编号	观察值
1	0.07	9	3.10
2	0.69	10	3.53
3	1.74	11	3.71
4	1.90	12	4.01
5	1.99	13	8.11
6	2.41	14	8.23
7	3.07	15	9.10
8	3.08	16	10.16

2)确定 K' 值　根据 $n=16$，$P=0.50$，$\alpha/2=0.025$，查二项分布表(附表 4)，表中的 y 值即为所需的 K' 值。查表结果为：

$K'=3$ 时，累积概率 $=0.0106$；$K'=4$ 时，累积概率 $=0.0384$。

注意，在查二项分布表时可以发现，当出现 K' 值的累积概率不一定正好等于指定的 $\alpha/2=0.025$ 时，可以选择最靠近 $\alpha/2=0.025$ 的累积概率所对应的 K' 值。本例：

①选择 $K'=3$，则 $K'+1=4$，且 $n-K'=16-3=13$。根据表 2 中观察值顺序，有：$M_L=$ 第 4 位最小值 $=1.90$；$M_U=$ 第 4 位最大值 $=8.11$，或 $M_U=$ 第 13 位最小值 $=8.11$。精确的可信度 $=100(1-\alpha)\%=100(1-0.0106\times2)\%=97.88\%$。总体中位数 97.88% 的可信区间为 $(1.90,8.11)$。

②选择 $K'=4$，则 $K'+1=5$，且 $n-K'=12$。$M_L=$ 第 5 位最小值 $=1.99$；$M_U=$ 第 5 位最大值 $=4.01$，或 $M_U=$ 第 12 位最小值 $=4.01$。精确的可信度 $=100(1-\alpha)\%=100(1-0.0384\times2)\%=92.32\%$。总体中位数 92.32% 的可信区间为 $(1.99,4.01)$。

用本法估计可信区间，由于二项分布表中的累积概率不一定恰好等于 $\alpha/2$，故应根据情况选择最接近 $\alpha/2$ 的累积概率所对应的 K' 值。

大样本近似法　当样本含量 $n>20$ 时，可应用大样本近似法估计可信区间。此法由 Hollander 和 Wolfe 在 1973 年提出。计算公式如下：

$$K'+1\approx n/2-U_{\alpha/2}\sqrt{n}/2 \qquad (2)$$

例 2　仍以例 1 作为计算实例，说明计算过程和方法。

已知：$n=16$，$\alpha/2=0.025$，$U_{0.025}=1.96$，可信系数为 $1-\alpha=1-0.05=0.95$，可信度 $=$

$100(1-\alpha)\% = 95\%$，则 $K'+1 \approx n/2 - U_{\alpha/2}\sqrt{n}/2 = 16/2 - 1.96\sqrt{16}/2 = 4.08$。取整数 $K'+1=4$。$M_L =$ 第 4 位最小值 $=1.90$；$M_U =$ 第 4 位最大值 $=8.11$。总体中位数 95％ 的可信区间的近似值为 $(1.90, 8.11)$。

2 用 Wilcoxon 符号秩检验法估计可信区间

如果总体分布是对称的，也可用此法估计可信区间。Tukey 在 1949 年奠定了此方法的理论基础。计算方法和步骤如下：

1）计算 U_{ij} 值　将 n 个样本观察值由小到大排列，列表计算 U_{ij} 值。公式为：

$$U_{ij} = \frac{X_i + X_j}{2} \qquad (3)$$

此式的意义为，样本中的观察值 X_i 和 X_j 经两两相加再求均值。U_{ij} 值的个数为：

$$U_{ij} \text{值的个数} = n(n-1)/2 + n \qquad (4)$$

这些 U_{ij} 值以中心呈对称分布。

2）确定 K 值　$K = T + 1$。根据样本含量 n，$P = \alpha/2$，查 Wilcoxon 符号秩检验概率表（附表 5），得到 T 值。如果表中的累积概率不一定正好等于 $\alpha/2$，可选择最接近 $\alpha/2$ 的累积概率所对应的 T 值。估计的可信区间为：$M_L =$ 第 K 位 U_{ij} 值的最小值；$M_U =$ 第 K 位 U_{ij} 值的最大值。

例 3　7 名成年男性白血病患者的白细胞计数如下：

$$19000 \quad 31000 \quad 1300 \quad 1500 \quad 43000 \quad 14000 \quad 14000$$

试估计总体中位数 95％ 的可信区间。

计算方法及步骤如下：

1）列表计算 U_{ij} 值　由于 $U_{ij} = \dfrac{X_i + X_j}{2} = \dfrac{X_i}{2} + \dfrac{X_j}{2}$，为计算方便，将原始数据由小到大排列并除以 2，列入表 3 的上方和左侧。直接将各行和各列相应数据相加，得表中数字为 U_{ij} 值。注意，只计算对角线左下方的数据，包括对角线上的数据。应用公式（4）可以验证表 3 中计算的 U_{ij} 值个数是否正确。将 n 代入公式得：$[n(n-1)/2] + n = [7(7-1)/2] + 7 = 28$。计算的 U_{ij} 值个数应为 28，与表 3 中 U_{ij} 值个数相符。

表 3　U_{ij} 值的计算

编 号		1	2	3	4	5	6	7
		650	750	7000	7000	9500	15500	21500
1	650	1300	—	—	—	—	—	—
2	750	1400	1500	—	—	—	—	—
3	7000	7650	7750	14000	—	—	—	—
4	7000	7650	7750	14000	14000	—	—	—
5	9500	10150	10250	16500	16500	19000	—	—
6	15500	16150	16250	22500	22500	25000	31000	—
7	21500	22150	22250	28500	28500	31000	37000	43000

2)确定 K 值　根据 $n=7,P=\alpha/2=0.025$,查 Wilcoxon 符号秩检验概率表(附表 5)得:当 $n=7$,最接近 $\alpha/2$ 的累积概率 $P=0.0234$,这时 $T=2$。因此,$K=T+1=2+1=3$。

3)估计可信区间　由于表 3 中 U_{ij} 值的大小排列很有顺序和规律,故容易数出可信区间的最小值和最大值的相应位数:$M_L=$ 第 3 位 U_{ij} 值的最小值 $=1500$;$M_U=$ 第 3 位 U_{ij} 值的最大值 $=31000$。

精确的可信度 $=100(1-\alpha)\%=100(1-0.0234\times2)\%=95.32\%$。结果:白血病患者白细胞数的总体中位数 95.32% 的可信区间为 $(1500,31000)$。

大样本近似法　当 $n>30$ 时,超出 Wilcoxon 符号秩检验概率表,可应用大样本近似法确定 K 值。计算公式为:

$$K\approx\frac{n(n+1)}{4}-U_{\alpha/2}\sqrt{\frac{n(n+1)(2n+1)}{24}} \tag{5}$$

注意,K 是 U_{ij} 值的最小值和最大值的位数。

例 4　有 32 名心脏前壁梗塞和前壁坏死的病人,测量他们的心脏病发作指数值。数据由小到大排列如表 4 所示。试估计心脏病发作指数的总体中位数 95% 的可信区间。

表 4　32 名病人心脏病发作指数数据

8	9	11	12	13	16	17	17	17	18	20
20	20	20	21	23	24	25	25	25	26	26
26	30	30	31	32	36	37	37	46	54	

计算方法及步骤如下:

1)本例 $n=32$,取 $\alpha=0.05$,$U_{\alpha/2}=U_{0.025}=1.96$,可信系数为 $1-\alpha=1-0.05=0.95$,可信度为 $100(1-\alpha)\%=100(1-0.05)\%=95\%$,$U_{ij}$ 值共有 $n(n-1)/2+n=32(32-1)/2+32=528$ 个数值。

2)确定 K 值　应用公式(5),有:

$$K\approx\frac{n(n+1)}{4}-U_{\alpha/2}\sqrt{\frac{n(n+1)(2n+1)}{24}}$$

$$=\frac{32(32+1)}{4}-1.96\sqrt{\frac{32(32+1)(2\times32+1)}{24}}=264-1.96\times53.48=159.18$$

取整数则 $K\approx159$。

95% 可信区间为:$M_L=$ 第 159 位 U_{ij} 值的最小值,$M_U=$ 第 159 位 U_{ij} 值的最大值。可根据表 4 中的样本数据列计算表,只计算由小到大排列的 U_{ij} 值的前 159 位,和由大到小排列的 U_{ij} 值的后 159 位,即可得到具体的可信区间数值。

随着样本含量 n 的增大,需要计算的 U_{ij} 值个数急剧增多,故计算十分冗长。例如:

$n=10$ 时,U_{ij} 值的个数为 $n(n-1)/2+n=10(10-1)/2+10=55$;

$n=20$ 时,U_{ij} 值的个数为 210;

$n=30$ 时,U_{ij} 值的个数为 465;

$n=40$ 时，U_{ij} 值的个数为 820。

因此，对于大样本应用 Wilcoxon 符号秩检验法估计可信区间是很不方便的。而应用前述的符号检验法则很方便。以本例为计算实例，应用公式（2）则有：$(K+1)\approx(32/2)-1.96\sqrt{32}/2=10.46$。取整数有 $K+1\approx10$。据表 4 数据有：$M_L=$ 第 10 位最小值 $=18$，$M_U=$ 第 10 位最大值 $=26$。结果：32 名病人心脏病发作指数 95% 的可信区间为 $(18,26)$。

参考文献

[1] Daniel WW. Applied Nonparametric Statistics. 2nd ed. PWS－KENT Publishing Company, 1990, 45－56.

[2] Thompson WR. On Confidence Ranges for the Median and Other Expectation Distribution for Populations of Unknown Distribution Form, Ann Math Statist, 1936, 7:122－128.

[3] Savur SR. The Use of the Median in Tests of Significance, Proc Indian Acad Sci, 1937, A5:564－567.

[4] Tukey JW. The Simplest Signed-Rank Test, Mimeographed Report Number 17, Statistical Research Group, Princeton University, 1949.

（程　琮）

极差分析

极差也称全距，是反映一组观察值变异程度的指标，计算简单是其主要优点。公式为：

$$R = 最大值 - 最小值 \tag{1}$$

式中 R 为极差。极差只反映出一组观察值的两端的差异，并没有反映出各个观察值之间的差异，所以是一个比较粗略的变异指标，而且极差不太稳定，易受极端值变化的影响。应用极差分析资料，主要有两方面内容：一是参数估计，二是假设检验。特点是计算快速而简便。

1 参数估计

1）总体标准差的估计 要求样本来自正态总体或近似正态总体。公式为：

$$\hat{\sigma} = \frac{1}{c}R \tag{2}$$

式中 c 为 R 估计 $\hat{\sigma}$ 的系数。可根据样本含量 n 查"系数 c 值表"求得。样本例数 n 较大时，可将数据随机分成 K 个例数相等的子样本，按下式计算：

$$\hat{\sigma} = \frac{1}{c_{n,k}}\bar{R} \tag{3}$$

式中 $\bar{R}$ 为各子样本的平均极差，$c_{n,k}$ 值可由表 2 查得。

表 1　极差分析用的系数 c 值表

样本含量	c	相对效率
2	1.130	1.000
4	2.060	0.975
6	2.530	0.933
8	2.850	0.890
10	3.080	0.850
20	3.730	0.700
30	4.080	0.604
40	4.330	0.536
50	4.500	0.490

表 2　极差分析用的系数 $c_{n,k}$ 值表

组数 k	每组例数，n								
	2	3	4	5	6	7	8	9	10
1	1.41	1.91	2.24	2.48	2.67	2.83	2.96	3.08	3.18
2	1.28	1.81	2.15	2.40	2.60	2.77	2.91	3.02	3.13
3	1.23	1.77	2.12	2.38	2.58	2.75	2.89	3.01	3.11
4	1.21	1.75	2.11	2.37	2.57	2.74	2.88	3.00	3.10
5	1.19	1.74	2.10	2.36	2.56	2.73	2.87	2.99	3.10
6	1.18	1.73	2.09	2.35	2.56	2.73	2.87	2.99	3.09
7	1.17	1.73	2.09	2.35	2.56	2.72	2.86	2.99	3.09
8	1.17	1.72	2.08	2.35	2.55	2.72	2.86	2.98	3.09
9	1.16	1.72	2.08	2.34	2.55	2.72	2.86	2.98	3.09
10	1.13	1.69	2.06	2.33	2.55	2.70	2.85	2.97	3.08

2）总体均数的区间估计　公式为：

$$95\%可信区间 \quad \bar{X} \pm A_{0.05} \sum R \tag{4}$$

$$99\%可信区间 \quad \bar{X} \pm A_{0.01} \sum R \tag{5}$$

式中 A 为系数，可由极差分析用的系数 A 值表（附表 6）中查得。

例 1　20 只豚鼠出生体重如表 3 所示。试估计总体标准差和总体均数可信区间。

表 3　20 只豚鼠出生体重　　　　　　　　　　　　　　　单位：克

分组	观察值					R
1	30	26	30	29	36	10
2	25	32	28	38	34	13
3	30	32	23	31	30	9
4	34	24	27	31	30	10
R	9	8	7	9	6	

1)求 $\hat{\sigma}$　已知 $n=20,R=38-23=15$，查极差分析用的系数 c 值表（表 1）得 $c=3.73$，应用公式（2）有：$\hat{\sigma}=\dfrac{1}{c}R=\dfrac{1}{3.73}\times15=4.021$。按表 3 中每行分组，则 $k=4,n=5,\bar{R}=10+13+9+10=10.5$，查表 2 得 $c_{5,4}=2.37$，应用公式（3）有 $\hat{\sigma}=\dfrac{1}{c_{n,k}}\bar{R}=\dfrac{1}{2.37}\times10.5=4.430$。

2)求总体均数可信区间　按每行分组，已知 $\bar{X}=30,n=5,k=4$，查 A 值表得：$\sum R=42,A_{0.05}=0.050,A_{0.01}=0.070$。

95%可信区间：$\bar{X}\pm A_{0.05}\sum R=30\pm0.050\times42$，即（27.90,32.10）；

99%可信区间：$\bar{X}\pm A_{0.01}\sum R=30\pm0.070\times42$，即（27.06,32.94）。

3)容许区间估计　容许区间是指总体中个体值的分布范围。公式为：

$$95\%容许区间\quad \bar{X}\pm I_{0.05}\sum R \tag{6}$$

$$99\%容许区间\quad \bar{X}\pm I_{0.01}\sum R \tag{7}$$

4)求容许区间　已知 $\bar{X}=30,n=5,k=4$，查由 R 作容许区间估计的系数 I 值表（附表 7）得 $I_{0.05}=0.224,I_{0.07}=0.313$。

95%容许区间：$\bar{X}\pm I_{0.05}\sum R=30\pm0.224\times42$，即（20.592,39.408）；

99%容许区间：$\bar{X}\pm I_{0.01}\sum R=30\pm0.313\times42$，即（16.854,43.146）。

2　假设检验

1)样本均数与总体均数的比较　应用 L 检验，检验统计量为 L，要求资料为正态分布或近似正态分布。公式为

$$L=\frac{|\bar{X}-\mu|}{R} \tag{8}$$

式中 $\bar{X}$ 为样本均数，μ 为总体均数，R 为极差。判断：根据 n,α，查极差分析用 L 界值表（附表 8）。如果计算的 L 值大于表中 L 界值，则拒绝 H_0，接受 H_1。

例 2　调查某校 18 岁女生 8 人，身高（厘米）为

$$157\quad162\quad155\quad165\quad156\quad168\quad164\quad159$$

一般认为 18 岁女生平均身高为 159 厘米。该 8 名女生的身高与一般的平均身高是否相同？

已知 $n=8,\bar{X}=160.75,\mu=159,R=13$

$H_0:\mu=159,H_1:\mu\neq159$，双侧 $\alpha=0.05$

应用公式（8）有

$$L=\frac{|\bar{X}-\mu|}{R}=\frac{|160.75-159|}{13}=0.1346$$

根据 $n=8$，双侧 $\alpha=0.05$，查极差分析用 L 界值表（附表 8），得 $L_{(8,0.05)}=0.288$，本例

计算的 $L=0.1346$ 小于 L 界值,则 $P>0.05$,不拒绝 H_0,可认为这 8 名女生的平均身高与一般的平均身高没有不同。

2)配对计量资料比较　公式为

$$L=\frac{|\bar{d}|}{R} \tag{9}$$

式中 $\bar{d}$ 为配对数据差值的平均数,R 为差值的极差。根据对子数 n,α,查极差分析用 L 界值表(附表 8),得 L 界值并作出判断。

例 3　测量血液某指标在服用某药前后的 8 个差值为

$$13 \quad 3 \quad 4 \quad 6 \quad -1 \quad 1 \quad 5 \quad 1$$

问该药是否引起血液指标的变化。

已知 $n=8,\bar{d}=4,R=14$,双侧 $\alpha=0.05$

$H_0:\mu_d=0,H_1:\mu\neq0$

应用公式(9)有

$$L=\frac{|\bar{d}|}{R}=\frac{|4|}{14}=0.286$$

根据 $n=8$,双侧 $\alpha=0.05$,查极差分析用 L 界值表(附表 8),得 $L_{(8,0.05)}=0.288$。本例计算的 $L=0.286$,小于 L 界值,则 $P>0.05$,不拒绝 H_0,可认为该药物不引起血液指标的变化。

3)两样本均数的比较　应用 M 检验,公式为

$$M=\frac{|\bar{X}_1-\bar{X}_2|}{R_1+R_2} \tag{10}$$

式中 $\bar{X}_1$ 和 $\bar{X}_2$ 分别为两个样本的均数,R_1 和 R_2 为两个样本极差。令 $n_1\leqslant n_2$,根据 n_1,n_2,α 查极差分析用 M 界值表(附表 9),得相应 M 界值。如果计算的 M 大于 M 界值,则 $P<\alpha$,拒绝 H_0,接受 H_1。

例 4　调查不同地区 20 岁的两个女性人群的体重状况。结果为:$n_1=10,\bar{X}_1=41.5\text{kg},R_1=3.5\text{kg},n_2=12,\bar{X}_2=39.2\text{kg},R_2=3.2\text{kg}$。问两人群的体重是否不同?

$H_0:\mu_1=\mu_2,H_1:\mu_1\neq\mu_2$,双侧 $\alpha=0.05$

应用公式(9)有

$$M=\frac{|\bar{X}_1-\bar{X}_2|}{R_1+R_2}=\frac{|41.5-39.2|}{3.5+3.2}=0.3433$$

根据 $n_1=10,n_2=12$,双侧 $\alpha=0.05$,查极差分析用 M 界值表(附表 9),得 $M_{0.05}=0.141$。本例计算的 $M=0.3433$,大于 $M_{0.05}$ 界值,则 $P<0.05$。在 $\alpha=0.05$ 水平上拒绝 H_0,接受 H_1,可以认为两个女性人群的体重不相同。

4)方差分析的快速检验

该检验由 Link 和 Wallace 在 1952 年提出。可以检验两个或两个以上样本所代表的

总体均数是否相等。假设检验 $H_0 : \mu_1 = \mu_2 = \cdots = \mu_i = \cdots = \mu_k$；$H_1 : \mu_i$ 不全相等。要求资料为正态分布,方差齐性及各组样本含量 n 相等。检验统计量为 K 值,公式为:

$$K = \frac{nR(\overline{X}_i)}{\sum R_i} \tag{11}$$

式中 R_i 为各样本的极差,$R(\overline{X}_i)$ 为各样本平均数的极差。判断:根据 n,组数 K 及 α,查 Link 及 Wallace 检验用 K 值表($P = 0.05$)(附表 10),得 K 界值。如果计算的 K 值大于 K 界值则拒绝 H_0,接受 H_1。此时,可进行均数的两两比较,检验统计量为 K_1 值,公式为:

$$K_1 = \frac{K \sum R_i}{n} \tag{12}$$

如果两均数之差 D 值大于 K_1 值,则认为两均数存在差异。

例 5 有三组数据,如表 4 所示。问三组数据的均数是否不同。

已知 $n = 8, K = 3$

$H_0 : \mu_1 = \mu_2 = \mu_3$；$H_1 : \mu_i$ 不全相等,$\alpha = 0.05$。

应用公式(11)有 $K = \dfrac{nR(\overline{X}_i)}{\sum R_i} = \dfrac{8 \times 3.125}{17} = 1.47$

表 4 三组数据资料

编号	A 组	B 组	C 组	
1	3	4	6	
2	5	4	7	
3	2	3	8	
4	4	8	6	
5	8	7	7	
6	4	4	9	
7	3	2	10	
8	9	5	9	
$\overline{X}_i$	4.750	4.625	7.750	$R(\overline{X}_i) = 3.125$
R_i	7	6	4	$\sum R_i = 17$

判断:根据 $n = 8, K = 3, \alpha = 0.05$,查 Link 及 Wallace 检验用 K 值表($P = 0.05$)(附表 10),得 $K_{(8,3,0.05)} = 1.18$。本例 $K = 1.47$,大于 K 界值,则 $P < 0.05$,拒绝 H_0,接受 H_1。可认为三组均数不全相等。

均数的两两比较

已知 $n = 8, K_{(8,3,0.05)} = 1.18, \sum R_i = 17$,应用公式(12)有:

$$K_1 = \frac{K \sum R_i}{n} = \frac{1.18 \times 17}{8} = 2.51$$

求各均数差值 D:

$$D_{AB} = |\overline{X}_A - \overline{X}_B| = |4.750 - 4.625| = 0.125$$

$$D_{AC} = |\overline{X}_A - \overline{X}_C| = |4.750 - 7.750| = 3.00$$

$$D_{BC} = |\overline{X}_B - \overline{X}_C| = |4.625 - 7.750| = 3.125$$

其中 $D_{AC} = 3.00$，$D_{BC} = 3.125$，均大于 $K_1 = 2.51$，则 $P < 0.05$，可认为 A 组与 C 组之间，B 组与 C 组之间的均数不相同。$D_{AB} = 0.125$ 小于 $K_1 = 2.51$，则 $P > 0.05$。可认为 A 组与 B 组之间的均数无差异。

参考文献

[1]　杨树勤. 中国医学百科全书·医学统计学. 上海：上海科技出版社，1985：116.

[2]　Lothar Sachs. Applied Statistics：A Handbook of Techniques. 5th edition. Springer-Verlag New York Inc，1982：542.

（程　琮）

配对资料中位数可信区间估计

当分析资料为配对数据 (X_i, Y_i) 时，估计的中位数可信区间实际上是每对数据差值的总体中位数的可信区间。差值 $D_i = X_i - Y_i$，或 $D_i = Y_i - X_i$。估计的方法有两种，即符号检验法和 Wilcoxon 检验法。

1　符号检验法

估计配对资料差值的总体中位数的可信区间与估计单样本总体中位数的可信区间方法相同。所不同的是，将配对资料的差值 D_i 构成的随机变量取代单样本随机变量。估计的方法及步骤如下：

1）确定差值 D_i　差值 D_i 是每对数据的差值，公式为：

$$D_i = Y_i - X_i \text{ 或 } D_i = X_i - Y_i \tag{1}$$

2）确定最大 K' 值　公式为：

$$P(K \leqslant K' | n, 0.50) \leqslant \alpha/2 \tag{2}$$

式中 n 为对子数，其他符号的意义与估计单样本总体中位数可信区间的公式（1）的意义相同。取显著性水平为 α，则可信系数 $= 1 - \alpha$，可信度 $= 100(1 - \alpha)\%$。根据 n，$P = 0.50$，$\alpha/2$，查二项分布表（附表 4）。当表中累积概率不一定正好等于 $\alpha/2$ 时，应求出累积概率

最接近 $\alpha/2$ 时相对应的最大 K' 值。

3）估计可信区间　将样本差值 D_i 由小到大排列，可信区间下限为 M_L，上限为 M_U。则有：

M_L＝第（$K'+1$）位最小差值

M_U＝第（$K'+1$）位最大差值，或 M_U＝第（$n-K'$）位最小差值

例1　调查9名男性和3名女性健康成人。研究碘对他们血清甲状腺素（T_4）的血清浓度的影响。实验对象每天服用碘 190mg，连用10天。测量他们在服用碘前后的 T_4 的血清浓度，数据由表1所示。试估计配对资料总体中位数的95％可信区间。

表1　12名健康成人服用碘前后的血清 T_4 浓度

编号	1	2	3	4	5	6	7	8	9	10	11	12
服碘前（X）	7.9	9.1	8.1	4.2	7.2	5.4	4.9	6.6	4.7	5.2	9.2	7.3
服碘后（Y）	10.2	10.2	8.0	6.6	7.4	7.7	7.2	8.2	6.2	6.0	11.5	8.7

计算方法及步骤如下。

1）求差值 D_i　本例 $D_i=Y_i-X_i$，将 D_i 由小到大排列得

$$-0.1\quad 0.2\quad 0.8\quad 1.1\quad 1.4\quad 1.5\quad 1.6\quad 2.3\quad 2.3\quad 2.3\quad 2.3\quad 2.4$$

2）确定 K' 值　$\alpha=0.05$，可信系数＝$1-\alpha=0.95$，可信度＝$100(1-\alpha)\%=95\%$。根据 $n=12$，$P=0.50$，$\alpha/2=0.025$，查二项分布表（附表4）得：

当 $n=12$，累积概率 $\alpha/2=0.0193$ 时，$K'=2$；

当 $n=12$，累积概率 $\alpha/2=0.0730$ 时，$K'=3$。

3）估计可信区间

①选择 $K'=2$，则 $K'+1=3$，$n-K'=12-2=10$，M_L＝第3位最小差值＝0.8；M_U＝第3位最大差值＝2.3，或 M_U＝第10位最小差值＝2.3。精确可信度＝$100(1-0.0193\times2)\%=96.14\%$。

②选择 $K'=3$，则 $K'+1=4$，$n-K'=12-3=9$，M_L＝第4位最小差值＝1.1；M_U＝第4位最大差值＝2.3，或 M_U＝第9位最小差值＝2.3。精确可信度＝$100(1-0.0730\times2)\%=85.40\%$。

按照所取 $\alpha=0.05$ 水平，选择第一种精确可信度更接近 α。结果：12名健康成人血清 T_4 浓度差值的总体中位数 96.14％的可信区间为（0.8,2.3）。

大样本近似法　当 $n>20$ 时，可用此法。

计算公式为：

$$K'+1\approx n/2-u_{\alpha/2}\sqrt{n}/2 \tag{3}$$

式中 $u_{\alpha/2}$ 可查二项分布表（附表4）得到。

例2　有24个配对数据的差值 $D_i=Y_i-X_i$，按由小到大顺序排列如表2所示。试估计差值 D_i 的总体中位数95％的可信区间。

表 2　24 个配对数据的差值

−0.75	1.00	3.00	3.50	3.50	5.75	6.25	7.55
7.75	8.75	9.25	10.50	11.00	12.25	12.50	13.75
14.50	14.75	15.25	15.50	16.00	16.50	17.00	17.50

1）本例 $n=24, \alpha=0.05$，可信系数 $=1-\alpha=0.95$，可信度 $=100(1-\alpha)\%=95\%$，$u_{\alpha/2}=u_{0.025}=1.96$。

2）计算 $K'+1$ 值

$K'+1 \approx n/2 - u_{\alpha/2}\sqrt{n}/2 = 24/2 - 1.96\sqrt{24}/2 = 7.20$；取整数 $K'+1 \approx 7.0$，$n-K' = 24 - 6.20 \approx 18$。

3）估计可信区间

$M_L =$ 第 7 位最小差值 $=6.25$；$M_U =$ 第 7 位最大差值 $=14.75$，或 $M_U =$ 第 18 位最小差值 $=14.75$。结果：24 个配对数据差值的总体中位数的 95% 可信区间近似值为 $(6.25, 14.75)$。

2　Wilcoxon 检验法

此方法以 Wilcoxon 配对符号秩检验法为基础，将所要分析的配对数据 (X_i, Y_i) 求差值 D_i，并以 D_i 值作为新的原始数据，估计这些原始数据的总体中位数的可信区间。方法和步骤如下。

1）求差值 D_i　$D_i = X_i - Y_i$，或 $D_i = Y_i - X_i$。将 D_i 值由小到大排列，然后列表求 U_{ij} 值。U_{ij} 值的公式为：

$$U_{ij} = \frac{D_i + D_j}{2}, \quad 1 \leqslant i \leqslant j < n \tag{4}$$

$$U_{ij} \text{值总个数} = n(n-1)/2 + n \tag{5}$$

2）确定 K 值　$K=T+1$。根据差值个数 n，$P=\alpha/2$，查 Wilcoxon 符号秩检验概率表（附表 5），得到 T 值。如果表中没有恰好等于 $\alpha/2$ 的累积概率时，可求出最接近 $\alpha/2$ 的累积概率值所对应的 T 值。

3）估计可信区间　$M_L =$ 第 K 位 U_{ij} 值的最小差值；$M_U =$ 第 K 位 U_{ij} 值的最大差值，或 $M_U =$ 第 $(n+1-K)$ 位 U_{ij} 值的最小差值。

例 3　研究白天紧张锻炼对 8 名健康男性在夜晚的血浆皮质醇含量的影响。在锻炼前后，测量他们的夜晚血浆皮质醇含量。数据如表 3 所示。试估计该配对资料总体中位数的 95% 可信区间。

表 3　锻炼前后的夜晚血浆皮质醇含量

编号	1	2	3	4	5	6	7	8
锻炼前夜晚（X）	69.9	46.0	63.7	55.9	53.9	72.9	53.9	36.5
锻炼后夜晚（Y）	49.9	45.9	47.5	57.9	47.1	50.3	36.7	31.4

计算方法及步骤如下。

1)求差值 D_i $D_i = X_i - Y_i$,将 D_i 由小到大排列。8 个差值为:

$$-2.0 \quad 0.1 \quad 5.1 \quad 6.8 \quad 16.2 \quad 17.2 \quad 20.0 \quad 22.6$$

求 U_{ij} 值:为方便计算,将 8 个差值除以 2,列于表 4 的上方和左侧中。将表 4 中相应各行和各列的数据直接相加,即得 U_{ij} 值。只需计算对角线左下方的数据,包括对角线上的数据。验证计算的 U_{ij} 值总个数:$n(n-1)/2+n = 8(8-1)/2+8 = 36$,与表 4 中 U_{ij} 值个数相等。

表 4 U_{ij} 值的计算

编号		1	2	3	4	5	6	7	8
		−1.00	0.05	2.55	3.40	8.10	8.60	10.00	11.30
1	−1.00	−2.00	—	—	—	—	—	—	—
2	0.05	−0.95	0.10	—	—	—	—	—	—
3	2.55	1.55	2.60	5.10	—	—	—	—	—
4	3.40	2.40	3.45	5.95	6.80	—	—	—	—
5	8.10	7.10	8.15	10.65	11.50	16.20	—	—	—
6	8.60	7.60	8.65	11.15	12.00	16.70	17.20	—	—
7	10.00	9.00	10.05	12.55	13.40	18.10	18.60	20.00	—
8	11.30	10.30	11.35	13.85	14.70	19.40	19.90	21.30	22.60

2)确定 K 值 根据 $n=8$,$P=\alpha/2=0.025$,查 Wilcoxon 符号秩检验概率表(附表 5),得:当 $n=8$,累积概率 $P=0.0195$ 时,$T=3$;当 $n=8$,累积概率 $P=0.0273$ 时,$T=4$。

3)估计可信区间

①选择 $T=3$,则 $K=T+1=4$,$M_L=$ 第 4 位 U_{ij} 值的最小差值 $=1.55$,$M_U=$ 第 4 位 U_{ij} 值的最大差值 $=19.9$。精确可信度 $=100(1-2P)\% = 100(1-2\times0.0195)\% = 96.1\%$;

②选择 $T=4$,则 $K=T+1=5$,$M_L=$ 第 5 位 U_{ij} 值的最小差值 $=2.4$;$M_U=$ 第 5 位 U_{ij} 值的最大差值 $=19.4$。精确可信度 $=100(1-2P)\% = 100(1-2\times0.0273)\% = 94.54\%$。

结果:上述两个可信区间的可信度都接近 95%,故可任选其中之一作为差值总体中位数的可信区间。

大样本近似法 当 $N>30$ 时,可用此方法估计可信区间。公式为:

$$K \approx \frac{n(n+1)}{4} - u_{\alpha/2}\sqrt{\frac{n(n+1)(2n+1)}{24}} \tag{6}$$

例 4 有 40 对配对数据,求出 40 个差值 D_i。具体数据在此省略。试估计该资料 95% 可信区间。

计算方法和步骤如下。

1)本例 $n=40$,$\alpha=0.05$,可信系数 $1-\alpha=0.95$,可信度 $=100(1-\alpha)\% = 95\%$,

$u_{a/2} = u_{0.025} = 1.96$。

2）求 K 值

$$K \approx \frac{n(n+1)}{4} - u_{a/2} \sqrt{\frac{n(n+1)(2n+1)}{24}}$$

$$= \frac{40(40+1)}{4} - 1.96 \sqrt{\frac{40(40+1)(2 \times 40+1)}{24}} = 410 - 145.82 = 264.18$$

3）估计可信区间　95％可信区间为：$M_L =$ 第 264 位 U_{ij} 值的最小差值，$M_U =$ 第 264 位 U_{ij} 值的最大差值。

注意：当 $n=40$ 时，U_{ij} 值的总个数 $=n(n-1)/2+n=40(40-1)/2+40=820$，如果列表计算 820 个 U_{ij} 值，然后再找出第 264 位最小值和最大值，则计算工作十分繁重。因此，当 n 较大时，Wilcoxon 检验法在实际应用时很不方便，只适用于小样本情形。如遇较大样本时，可应用前述的符号检验法中的大样本近似法，计算既简单又方便。

参考文献

[1] Daniel WW. Applied Nonparametric Statistics. 2nd ed. PWS-KENT Publishing Company, 1990, 156－162.

[2] Thompson WR. On Confidence Ranges for the Median and Other Expectation Distribution for Population of Unknown Distribution Form, Ann Math Statist, 1936, 7：122－128.

[3] Savur SR. The Use of the Median in Tests of Significance, Pro Indian Acad Sci, 1937, A5：564－567.

[4] Tukey JW. The Simplest Signed-Rank Test, Mimeographed Report Number 17, Statistical Research Group, Princeton University, 1949.

（程　琮）

配对计数资料的 McNemar 检验

该检验由 McNemar 在 1947 年提出，用于配对计数资料的分析，主要分析配对资料中对照组和处理组的频数或比率是否有差异。也可以分析同一批观察对象用药前后或试验前后的结果有否差异。配对资料中对照组和处理组的实验结果是两分类结果如"是或否"，"阳性或阴性"，"有反应或无反应"等。应用条件是，配对的样本为随机样本，对子之间相互独立，资料为两类结果的计数资料，令样本 1 的率为 π_1，样本 2 的率为 π_2。检验假设：①双侧 $H_0：\pi_1 = \pi_2$。对照组和处理组阳性率相等；$H_1：\pi_1 \neq \pi_2$。两组阳性率不相等。②单侧 $H_0：\pi_1 \leqslant \pi_2$，$H_1：\pi_1 > \pi_2$。③单侧 $H_0：\pi_1 \geqslant \pi_2$，$H_1：\pi_1 < \pi_2$。检验统计量为 u

值,公式如下:

$$u = \frac{B-C}{\sqrt{B+C}}, \quad B+C \geqslant 10 \tag{1}$$

$$\hat{P}_1 = \frac{A+B}{N} \tag{2}$$

$$\hat{P} = \frac{A+C}{N} \tag{3}$$

两样本率之差为:

$$\hat{P}_1 - \hat{P}_2 = \frac{A+B}{N} - \frac{A+C}{N} = \frac{B-C}{N} \tag{4}$$

公式(1)~(4)中 A、B、C、D 及 N 所代表的数字见表1。

检验假设 H_0 就是假设 $(B-C)/N$ 的期望值为0。

表1 配对计数资料的 2×2 列联表

对照的对象	对照组		合 计
	是	否	
是	A	B	$A+B$
否	C	D	$C+D$
合 计	$A+C$	$B+D$	N

判断原则:①双侧检验:按正态分布取 $U_{\alpha/2}$ 值作为界值。如果计算的 $|U|$ 大于或等于界值的绝对值 $|U_{\alpha/2}|$,则在 α 水平上拒绝 H_0,接受 H_1。②单侧检验:如果计算的 U 值大于或等于右尾界值 U_α,则在 α 水平上拒绝 H_0,接受 H_1。③单侧检验:如果计算的 U 值小于或等于左尾界值 U_α,则在 α 水平上拒绝 H_0,接受 H_1。

例 研究人员将患何杰金氏病的病人和非病人按同性别及年龄在五岁以内的差别进行配对,其配比85对病人。两组人群中扁桃体切除的为"是",未切除的为"否",数据如表2所示。试问配对的两组人群扁桃体切除率有否差别。

表2 两组人群扁桃体切除情况

(病人组)处理组	(非病人组)对照组		合 计
	是	否	
是	26	15	41
否	7	37	44
合 计	33	52	85

检验方法及步骤如下。

1)检验假设 $H_0:\pi_1=\pi_2$,配对的两组人群扁桃体切除率相同;$H_1:\pi_1\neq\pi_2$,两组人群扁桃体切除率不同。$\alpha=0.05$。

2)计算检验统计量 u　将表 2 中数据代入公式有：$u = \dfrac{B-C}{\sqrt{B+C}} = \dfrac{15-7}{\sqrt{15+7}} = 1.71$。

3)判断　取 $\alpha = 0.05$，则 $u_{\alpha/2}$ 的绝对值为 1.96。本例计算的 u 值 1.71 小于 1.96，则 $P > 0.05$，在 $\alpha = 0.05$ 水平上不拒绝 H_0。结论：配对资料中病人组与非病人组的扁桃体切除率无差异。

参考文献

[1]　Daniel WW. Applied Nonparametric Statistics. Second Edition，PWS－KENT Publishing Company，1990；163－168.

[2]　McNemar Q. Note on the Sampling Error of the Difference between Correlated Proportions or Percentages，Psychometrika，1947，12；153－157.

（程　琮）

符号检验

符号检验(sign test)是根据正、负号进行假设检验的方法。以下介绍常用的二种检验方法。

1　配对资料的符号检验

当配对计量资料不具备参数检验条件时，可采用符号检验法进行分析。它以各对数值间的差值的正负号为依据，来检验两种处理或一组受试对象处理前后的效果有无差别。

设甲组和乙组为配对资料，可将甲组数据大于乙组者记为"＋"，小于者记为"－"，等于者记为"0"。分别数出"＋"、"－"号的个数，并以个数较少的定为统计量 K，"＋"号与"－"号个数之和为 n。根据 n 值和 K 值查表 2 符号检验用 K 界值表，得到 P 值，最后按所选择的检验水准作出结论。

例 1　同一批受试对象接种某药的标准制剂和改良制剂后的红润区大小(cm^2)，数据见表 1 第(2)、(3)栏，试比较两种制剂的反应有无差别。

H_0：差值总体的中位数等于 0；H_1：差值总体的中位数不等于 0。$\alpha = 0.05$。

差值的"＋"、"－"及"0"见表 1 第(4)栏，其中有 5 个"0"，10 个"＋"，2 个"－"，故 $n = 10 + 2 = 12$。$K = 2$，查符号检验用 K 界值表(表 2)，得 $P < 0.05$，按 $\alpha = 0.05$ 水准拒绝 H_0，接受 H_1，故可认为两种制剂的接种反应有差别，改良制剂的反应较小。

表 1　配对资料符号检验的计算接种某药标准制剂与改良制剂后的

红润区大小　　　　　　　　　　　　　　　单位:cm²

编号 (1)	标准制剂 X_i (2)	改良制剂 Y_i (3)	$d = X_i - Y_i$ 的符号 (4)
1	6	40	−
2	0	0	0
3	1	0	+
4	0	0	0
5	0	0	0
6	20	1	+
7	1	0	+
8	8	6	+
9	6	6	0
10	0	0	0
11	6	15	−
12	1	0	+
13	15	8	+
14	12	1	+
15	35	6	+
16	20	1	+
17	15	6	+

表 2　符号检验用 K 界值表

n	$P(1)$ $P(2)$	0.10 0.20	0.05 0.10	0.025 0.05	0.01 0.02	0.005 0.01
4		0				
5		0	0			
6		0	0	0		
7		1	0	0		
8		1	1	0	0	
9		2	1	1	0	0
10		2	1	1	0	0
11		2	1	1	1	0
12		3	2	2	1	1
13		3	3	2	1	1
14		4	3	2	2	1
15		4	3	3	2	2

摘自:山内二郎. 统计数值表. JSA,1972;306.

2　样本中位数与总体中位数比较的符号检验

将样本中位数与总体中位数(常为标准值或大量观察的稳定值)作比较,目的是推断样本是否来自已知中位数的总体,即样本所代表的总体的中位数是否等于某一已知的总体中位数。检验的方法与前面相同,只是这里将各观察值大于、小于与等于已知总体中位数者分别记为"+"、"−"与"0"。

例 2 已知某地正常人尿氟的中位数为 0.045mmol/L。今在该地某厂随机抽取 12 名工人,测得尿氟含量(mmol/L)如下:0.044,0.045,0.046,0.049,0.051,0.053,0.055,0.057,0.063,0.067,0.071,0.096。问该厂工人的尿氟量是否高于当地正常人?

H_0:总体中位数等于 0.045,H_1:总体中位数大于 0.045。单侧 $\alpha = 0.05$。

求各观察值与 0.045 之差,得"−"号 1 个,"0"号 1 个,"+"号 10 个,于是 $K = 1$,$n = 11$,查表 2 符号检验用 K 界值表,得 $P < 0.05$,按 $\alpha = 0.05$ 水准拒绝 H_0,接受 H_1,故可认为该厂工人尿氟含量高于当地正常人。

符号检验的基本思想是假定 H_0 成立,则"+"、"−"号的个数应相近;若"+"、"−"号的个数相差悬殊,即 K 值特别小,则假设成立的可能性也小。从表 2 也可看出:当 n 确定后,K 值愈小,P 值也愈小,因而可根据小概率事件来拒绝假设;反之,若 P 值不小,则不能拒绝假设。

要注意的是,表 2 内界值的确切概率一般均小于其上端的 α 水准。例 1 中,$n = 12$,$K = 2$,以双侧 $\alpha = 0.05$ 水准判断,此 K 值正好等于界值,但实际上 $K = 2$ 时的确切概率小于 0.05。

参考文献

[1] 郭祖超. 医用数理统计方法. 3 版. 北京:人民卫生出版社,1988:632.
[2] 杨树勤. 中国医学百科全书·医学统计学. 上海:上海科学技术出版社,1985:130.

(景学安)

配对资料的秩和检验

配对资料的秩和检验亦称配对符号秩和检验法(Wilcoxon 配对比较法),是配对资料符号检验法的改进,用于配对设计资料中比较二处理效应。由于利用了差值大小的信息,所以其效率较配对资料的符号检验为高。配对资料秩和检验的基本思想是:若两种处理的效应相同,则每对变量的差数之总体分布是以 0 对称的,这时差数总体的中位数为 0。因此若 H_0(差值的总体中位数为 0)成立,则样本的正、负秩和应相近,T 值较大;反之,若正、负秩和相差愈大,则 T 值愈小,假设检验成立的可能性也愈小。从表 1 符号秩和检验用 T 界值表可看出:当 n 确定后,T 值愈小,P 值也愈小,因而就越倾向于拒绝 H_0;反之,若 P 值不小,则不拒绝 H_0。

表 1　符号秩和检验用 T 界值表

n	$P(1)$ $P(2)$	0.05 0.10	0.025 0.05	0.01 0.02	0.005 0.01	n	$P(1)$ $P(2)$	0.05 0.10	0.025 0.05	0.01 0.02	0.005 0.01
5		0				16		35	29	23	19
6		2	0			17		41	34	27	23
7		3	2	0		18		47	40	32	27
8		5	3	1	0	19		53	46	37	32
9		8	5	3	1	20		60	52	43	37
10		10	8	5	3	21		67	58	49	42
11		13	10	7	5	22		75	65	55	48
12		17	13	9	7	23		83	73	62	54
13		21	17	12	9	24		91	81	69	61
14		25	21	15	12	25		100	89	76	68
15		30	25	19	15						

摘自:山内二郎. 统计数值表. JSA,1972;267.

方法步骤如下:

1) 求各对数据的差值,如表 2 第(4)栏。

2) 按差值的绝对值从小到大编秩:1,2,3,…,n,并标明原差值的正负号。编秩时,若差值为 0,弃去不计;若有几个差值的绝对值相等,则取其平均秩次。例如,若秩次 6、7 两个差值的绝对值相等,但前者为正、后者为负,两者的平均秩次为(6+7)/2=6.5,则前者编为+6.5,后者编为-6.5。

3) 分别求正、负秩次之和,并以绝对值较小者为统计量 T 值,以正、负差值的总个数为 n。

4) 以 n 及 T 查表 1 符号秩和检验用 T 界值表得 P 值,按所取检验水准作出推断结论。注意:此表 T 值愈小,P 值也愈小;当统计量 T 值恰等于表 1 中的界值时,其确切概率常小于表中相应的 P 值。

表 1 符号秩和检验用 T 界值表可查 $n \leqslant 25$ 时的 T 界值。当 $n > 25$ 时,可按式(1)计算 u 值。

$$u = \frac{|T - n(n+1)/4| - 0.5}{\sqrt{n(n+1)(2n+1)/24}} \tag{1}$$

因为当 n 逐渐增大时,T 值分布将逐渐逼近于均数为 $n(n+1)/4$,标准差为 $\sqrt{n(n+1)(2n+1)/24}$ 的正态分布,故可按正态分布进行 u 检验并做出结论。

例 1　对 9 个水样分别用重量法和 EDTA 法测定硫酸盐含量,结果见表 2。问两法测定结果有无差别。

H_0:差值的总体中位数为 0;H_1:差值的总体中位数不为 0。$\alpha = 0.05$。

将表 2 第(4)栏按绝对值大小编秩,标明正负,见第(5)栏。分别计算正负秩和,得 $T = 12$。查表 1 符号秩和检验用 T 界值表,今 $n = 8$,$T_{0.1(8)} = 5$,$T > T_{0.1(8)}$,则 $P > 0.1$,按

表 2　配对资料符号秩和检验的计算两种方法测定水中硫酸盐的含量比较

单位：mmol/L

水样号 (1)	EDTA 法 (2)	重量法 (3)	差数 (4)＝(2)－(3)	秩次 (5)
1	6.07	6.07	0.00	
2	18.71	18.63	0.08	4
3	17.70	17.77	−0.07	−3
4	11.33	11.70	−0.37	−8
5	8.40	8.23	0.17	5
6	3.03	2.98	0.05	2
7	3.13	3.09	0.04	1
8	34.30	34.59	−0.29	−6
9	41.41	41.72	−0.31	−7
				12，−24

$\alpha=0.05$ 水准不拒绝 H_0，故可认为两方法测定结果无差别。

参考文献

[1]　郭祖超. 医用数理统计方法. 3 版. 北京：人民卫生出版社，1988：.632.
[2]　杨树勤. 中国医学百科全书·医学统计学. 上海：上海科学技术出版社，1985：130.
[3]　徐宝华，张一鸣. 预防医学统计学. 济南：山东大学出版社，1991：99.

（景学安）

配对资料的 Van der Waerden 正态计分检验

正态计分检验也可用于配对计量资料或称为单样本资料的比较，类似于 Wilcoxon 符号秩检验。应用条件要求配对数据 (x_i,y_i) 来自二维随机变量 (X,Y)，且每对数据的差值 D_i 的分布对称，相互独立，D_i 有相同中位数，且为计量资料。检验假设：①双侧检验 $H_0:M_d=0$，即每对数据的差值的中位数等于 0，$H_1:M_d\neq0$。②单侧假设 $H_0:M_d=0$，$H_1:M_d>0$。③单侧假设 $H_0:M_d=0$，$H_1:M_d<0$。检验统计量 T 及有关计算公式如下。

$$D_i=Y_i-X_i \tag{1}$$

$$P=\frac{1}{2}\left(1+\frac{R_i}{N+1}\right) \tag{2}$$

$$T = \sum_{i=1}^{n} A_i \Bigg/ \sqrt{\sum_{i=1}^{n} A_i^2} \tag{3}$$

式中 D_i 为每对数据之差, R_i 为每对数据之差 D_i 的秩次; P 为由秩次转换的相应的正态分布下的面积或概率值; A_i 是正态计分值,它实际上是在标准正态分布下的左侧面积 P 所对应的横坐标上的标准正态离差 u 值,亦即用符号表示的 u_p 值。例如, $P = 0.05$ 时,查正态分布界值表(附表1),得 $A_i = u_p = u_{0.05} = -1.96$。判断原则:计算的 T 值与正态分布的适当取值 u_a 进行比较,作出判断。如果 $|T| > |u_a|$,则在 α 水平上拒绝 H_0,接受 H_1。反之亦然。

例 随机抽样调查12对双胞胎进行心理测试。测试数据如表1所示。高分倾向于更有进取心。据此资料是否可以认为,在双胞胎中先出生者比后出生者更有进取心。

表1 双胞胎心理测试数据

先出生者(X)	86	71	77	68	91	72	77	91	70	71	88	87
后出生者(Y)	88	77	76	64	96	72	65	90	65	80	81	72

检验方法及步骤如下。

1)检验假设 H_0:先出生者与后出生者进取心相同。H_1:先出生者进取心更强。单侧 $\alpha = 0.05$。

2)计算检验统计量 列表2,计算每对数据之差 D_i,取 D_i 的绝对值由小到大编排秩次,然后对每个秩次加上原差值的正号或负号,再将带正负号的秩次转换为正态计分 A_i。遇到差值为0时,舍去不计,并使数据对子数 n 减去出现0值的对子个数。

表2 有关指标及数据的计算

编号	X_i	Y_i	D_i	$\lvert D_i\rvert$ 的秩次	带符号的秩次 R_i	正态计分 A_i	A_i^2
1	86	88	+2	3	+3	0.3186	0.1015
2	71	77	+6	7	+7	0.8134	0.6616
3	77	76	−1	1.5	−1.5	−0.1560	0.0243
4	68	64	−4	4	−4	−0.4316	0.1863
5	91	96	+5	5.5	+5.5	0.6098	0.3719
6	72	72	0	—	—	—	—
7	77	65	−12	10	−10	−1.3852	1.9188
8	91	90	−1	1.5	−1.5	−0.1560	0.0243
9	70	65	−5	5.5	−5.5	−0.6098	0.3719
10	71	80	+9	9	+9	1.1503	1.3232
11	88	81	−7	8	−8	−0.9661	0.9333
12	87	72	−15	11	−11	−1.7279	2.9856
					合计	−2.5405	8.9027

表 2 中带符号的秩次 R_i 转换为正态计分 A_i 的计算:例如 $R_i=+3$,则代入公式(2)得 $P=\frac{1}{2}\left(1+\frac{R_i}{N+1}\right)=\frac{1}{2}\left(1+\frac{3}{11+1}\right)=0.625$,查正态分布界值表(附表 1),若 $P=0.625$,则 $A_i=u_p=u_{0.625}=0.3186$。注意,因有一对数据差值为 0,故从 12 对数据中减 1,则为 $N=12-1=11$。

由表 2 数据计算检验统计量 T 值。

$$T=\frac{\sum\limits_{i=1}^{n}A_i}{\sqrt{\sum\limits_{i=1}^{n}A_i^2}}=\frac{-2.5405}{\sqrt{8.9027}}=-0.8514$$

3)判断 取正态分布下单侧 $u_{0.05}=-1.64$ 作为界值。本例 $T=-0.8514$,$|T|<|u_\alpha|$,$P>0.05$。在 $\alpha=0.05$ 水平上不拒绝 H_0。结论:可以认为在双胞胎中,先出生者不比后出生者进取心更强,即两者进取心相同。

参考文献

[1] Conover WJ. Practical Nonparametric Statistics. 2nd ed,1980:320—321.

（程　琮）

Mann-Whitney U 检验

Mann-Whitney U 检验(H. B. Mann and Whitney, 1947)利用两样本观察值的秩来推断两样本分别代表的总体中位数有无差别。检验假设 H_0 是两总体分布相同,备择假设 H_1 是两总体分布形式相同但位置不同。适用于数值变量和有序分类变量资料。其方法步骤如下:

1)将两样本含量从小到大统一编秩,遇有相同变量值取平均秩次。

2)求出第一个样本的秩和 S,则统计量 T 为:

$$T=S-\frac{n_1(n_1+1)}{2} \tag{1}$$

3)以 n_1,n_2 及 T 查 Mann-Whitney 检验统计量分位数表(附表 11),得 P 值,查表时:若是双侧检验,则查 $T_{\alpha/2}$,且以式(2)求出 $T_{1-\alpha/2}$:

$$T_{1-\alpha/2}=n_1n_2-T_{\alpha/2} \tag{2}$$

若 T 在 $[T_{\alpha/2}, T_{1-\alpha/2}]$ 范围内,则 $P>\alpha$;若 T 在这范围外,则 $P<\alpha$;若 T 恰等于上下界值,则 $P=\alpha$。若是单侧检验,则查 T_α,或以式(3)求出 $T_{1-\alpha}$:

$$T_{1-\alpha}=n_1 n_2 - T_\alpha \tag{3}$$

且根据不同的 H_1 假设,选择 T_α 或 $T_{1-\alpha}$。

若 n_1, n_2 较大,超出附表 11 的范围,则以正态近似法作出结论,其 u 值如式(4):

$$u=\frac{\left| T-\dfrac{n_1 n_2}{2} \right|-0.5}{\sqrt{\dfrac{n_1 n_2 (n_1+n_2+1)}{12}}} \tag{4}$$

当相同秩次较多时,尤其在有序分类资料中,式(4)的分母须代以式(5)作校正:

$$\sqrt{\frac{n_1 n_2}{12(n_1+n_2)(n_1+n_2-1)}\left[(n_1+n_2)^3-(n_1+n_2)-\sum(t_i^3-t_i)\right]} \tag{5}$$

式中 t_i 为第 i 个相同秩次的个数。

例 1 某医生测得 10 例湿疹和 15 例银屑病汗液分泌型 IgA 值的数据如表 1,问两种疾病的汗液分泌型 IgA 值有无差别?

表 1　两组患者的汗液分泌型 IgA 值　　　　　　　　　　　　单位:μg/ml

湿疹	秩次	银屑病	秩次
0.86	2	0.84	1
1.00	3	1.08	4.5
1.08	4.5	1.20	6
1.24	7	1.50	9.5
1.32	8	1.80	13
1.50	9.5	2.08	14
1.56	11	2.16	15.5
1.60	12	2.32	18
2.16	15.5	2.32	18
2.96	20	2.32	18
		3.60	21
		4.20	22
		5.60	23
		6.10	24
		6.80	25
合　计	92.5		232.5

H_0:两种患者汗液分泌型 IgA 数值分布相同。H_1:两种患者汗液分泌型 IgA 数值分布的位置不同。$\alpha=0.05$。

编秩:将全部 25 个观察值从小到大标出其秩次,见表 1 第(2)、(4)栏;其中相同数值 1.08,1.50,2.16,2.32 分别取原秩次的平均;求秩和 T:先求第一组的秩和 $S=92.5$,代入式(1)得 $T=92.5-10\times(10+1)/2=37.5$;查附表 11 得:$n_1=10$,$n_2=15$ 时,$T_{0.05/2}=40$,由式(2)得 $T_{1-0.05/2}=10\times15-40=110$,而 T 在 40~110 的范围外,得 $P<0.05$,按 $\alpha=0.05$ 水准,拒绝 H_0,接受 H_1,故可认为两种患者汗液分泌型 IgA 数值的位置不同。

例 2 用 V_{k3} 药水对近视患者作治疗,同时用生理盐水拟作安慰剂,对两组疗效进行观察,结果见表 2,问 V_{k3} 眼药水是否有效?

表 2　两种药对近视的疗效

转　归	V_{k3}治疗组 (1)	生理盐水组 (2)	合计 (3)	秩次范围 (4)	平均秩次 (5)	秩　和 V_{k3}组 (6)	生理盐水组 (7)
退　步	8	20	28	1~28	14.5	116	290
不　变	93	60	153	29~181	105	9765	6300
进　步	11	10	21	182~202	192	2112	1920
恢　复	4	1	5	203~207	205	820	205
合　计	116	91	207			12813	8715

H_0:两组对应的疗效总体分布相同。H_1:两组对应的疗效总体分布不同。$\alpha=0.05$。

编秩:本例转归分四个等级,每个等级中两组对应的秩次应相同,故取两组的合计见表 2(3)栏,编秩见(4)栏,并取平均秩次见表 2(5)栏;求 T 值:先求出 V_{k3}治疗组的秩和 $S=12813$,用式(1)得 $T=12813-116\times(116+1)/2=6027$;此例 n_1,n_2 已超出附表 11 的范围,可用式(4)算 u 值。又由于此资料的相同秩次很多,须按式(5)作校正。其中,

$$(n_1+n_2)^3-(n_1+n_2)-\sum(t_i^3-t_i)$$
$$=(116+91)^3-(116+91)-(28^3-28)-(153^3-153)-(21^3-21)-(5^3-5)$$
$$=5256828$$

则

$$u=(|6027-116\times91/2|-0.5)/\sqrt{116\times91/[12\times207\times(207-1)]\times5256828}$$
$$=2.2689$$

查正态分布界值表(附表 1),得 $P<0.05$,按 $\alpha=0.05$ 水准,拒绝 H_0,接受 H_1,故认为 V_{k3}治疗组与生理盐水组对应的疗效总体分布不同。

检验效率:等价于 Wilcoxon 秩和检验,高于其他用于位置差别的检验。其渐近相对效率见表 3。

表 3 Mann-Whitney 检验的渐近相对效率

总体分布	渐近相对效率值(%)
正态分布	95
Poisson 分布	95
二项分布	100
几何分布	75
均匀分布	100
任何分布	86

参考文献

[1] 郭祖超. 医用数理统计方法. 3 版. 北京：人民卫生出版社，1988：664.
[2] Wayne, Daniel W. Applied Nonparametric Statistics. 2nd ed. PWS－KENT Pubishing Company, 1990：90.

（黄水平）

Kolmogorov-Smirnov 两样本检验

Kolmogorov-Smirnov 两样本检验（Smirnov NV, 1939 and Kolmogorov AN, 1933）是以变量的经验分布为基础的检验。适用于数值变量资料及有序分类资料，其目的是推断两样本分别代表的两总体分布是否相同。其方法步骤如下：将两样本的观察值 X, Y 统一由小到大排列，并写出相应 X, Y 的频数（见表 1 中的（2）、（3）列），分别计算 X, Y 的累计频率 $S_1(X), S_2(X)$，确定最大距离 $D = \max|S_1(X) - S_2(X)|$ 作为双侧检验的统计量，$D^+ = \max[S_1(X) - S_2(X)]$ 或 $D^- = \max[S_2(X) - S_1(X)]$ 为单侧检验的统计量。按 n_1 或 n_2，$D(D^+$ 或 $D^-)$ 及所取检验水准查表 2 "Smirnov 检验的临界值 $(D_{n_1, n_2, \alpha})$ 表"得界值。若 $D \geqslant D_{n_1, n_2, \alpha}$，则 $P \leqslant \alpha$。反之，$D < D_{n_1, n_2, \alpha}$，则 $P > \alpha$，按所取检验水准作出结论。

例 1 13 名男性肺癌患者与 13 名女性肺癌患者发现症状的年龄如表 1，问两者有无差别？

表 1　男女患者的年龄分布表

年龄（岁） (1)	例　数		$\lvert S_1(x)-S_2(x)\rvert$ (4)
	男 (2)	女 (3)	
26	1	0	0.077
36	1	0	0.154
37	1	1	0.154
41	2	1	0.231
48	0	1	0.154
49	0	1	0.077
50	2	1	0.154
52	1	2	0.077
53	1	0	0.154
54	0	1	0.077
55	1	0	0.154
56	0	1	0.077
57	1	1	0.077
58	0	1	0.000
61	1	0	0.154
66	1	0	0.154
67	0	1	0.077
70	0	1	0.000
合计	13	13	2.002

H_0：两者的年龄分布相同；H_1：两者的年龄分布不同。$\alpha=0.05$。

其排序及相应的频数和 $\lvert S_1(X)-S_2(X)\rvert$ 值见表 1 中的 (1)、(2)、(3)、(4) 列。则 $D=\max\lvert S_1(x)-S_2(x)\rvert=0.231$。根据 $n_1=13$ 或 $n_2=13$，$\alpha=0.05$，查表 2 "Smirnov 检验的临界值（$D_{n_1,n_2,\alpha}$）表"，得 $D_{13,0.05}=0.4615$，由于计算的 $D=0.231 < D_{13,0.05}=0.4615$，则 $P>0.05$，按 $\alpha=0.05$ 水准，不拒绝 H_0，认为男女患者出现症状的年龄分布相同。

检验效率：若用于两总体位置是否相同的推断时，其效率显然不如专门用于此类问题的检验（除中位数检验），且随样本容量的增大其效率降低至 64%，Dixon(1954) 指出对于小样本其效率约为 96%。

表2　Smirnov 检验的临界值($D_{n_1,n_2,\alpha}$)表

双侧 α	0.10	0.05	0.03	0.01	0.005	双侧 α	0.10	0.05	0.03	0.01	0.005
单侧 α	0.20	0.10	0.05	0.02	0.01	单侧 α	0.20	0.10	0.05	0.02	0.01
$n=3$	0.6667	0.6667				$n=20$	0.3000	0.3500	0.4000	0.4500	0.5000
4	0.7500	0.7500	0.7500			21	0.2857	0.3333	0.381	0.4286	0.5000
5	0.6000	0.6000	0.8000	0.8000	0.8000	22	0.3182	0.3636	0.3636	0.4091	0.4545
6	0.5000	0.6667	0.6667	0.8333	0.8333	23	0.3043	0.3478	0.3913	0.3913	0.4348
7	0.5714	0.7143	0.7143	0.7143	0.7143	24	0.2917	0.3333	0.3750	0.4167	0.4583
8	0.5000	0.5000	0.6250	0.6250	0.6250	25	0.2800	0.3200	0.3600	0.4000	0.4400
9	0.4444	0.5556	0.5556	0.6667	0.6667	26	0.2692	0.3077	0.3462	0.3846	0.4231
10	0.4000	0.5000	0.6000	0.6000	0.7000	27	0.2593	0.2963	0.3333	0.4074	0.4074
11	0.4545	0.4545	0.5455	0.6364	0.6364	28	0.2857	0.3214	0.3571	0.3929	0.4256
12	0.4167	0.4167	0.5000	0.5833	0.5833	29	0.2759	0.3103	0.3448	0.3793	0.4138
13	0.3846	0.4615	0.4615	0.5385	0.6154	30	0.2667	0.3000	0.3333	0.3667	0.4000
14	0.3571	0.4286	0.5000	0.5000	0.5714	31	0.2581	0.2903	0.3226	0.3548	0.3871
15	0.3333	0.4000	0.4667	0.5333	0.5333	32	0.2500	0.2813	0.3125	0.3750	0.3750
16	0.3750	0.3750	0.4375	0.5000	0.5625	34	0.2353	0.2941	0.3235	0.3529	0.3824
17	0.3529	0.4118	0.4118	0.4706	0.5294	36	0.2500	0.2778	0.3056	0.3333	0.3611
18	0.3333	0.3889	0.4444	0.5000	0.5000	38	0.2368	0.2632	0.2895	0.3421	0.3684
19	0.3158	0.3684	0.4211	0.4737	0.4737	40	0.2250	0.2500	0.3000	0.3250	0.3500
						$n>40$ 时的近似值	$\dfrac{1.52}{\sqrt{n}}$	$\dfrac{1.73}{\sqrt{n}}$	$\dfrac{1.92}{\sqrt{n}}$	$\dfrac{2.15}{\sqrt{n}}$	$\dfrac{2.30}{\sqrt{n}}$
						$n_1,n_2>40$ 且 $n_1\neq n_2$ 时的近似值*	$1.07a$	$1.22a$	$1.36a$	$1.52a$	$1.63a$

注:$a=\sqrt{\dfrac{1}{n_1}+\dfrac{1}{n_2}}=\sqrt{\dfrac{n_1+n_2}{n_1 n_2}}$。

参考文献

[1] 胡克震. Kolmogorov-Smirnov 检验法的应用. 中国卫生统计,1985,2(3):12.

[2] Daniel WW. Applied Nonparametric Statistics. 2nd ed. PWS-KENT Pubishing Company,1990: 330.

（黄水平）

Hollander 极端反应检验

该检验由 Hollander 在 1963 年提出。研究人员在对试验组和对照组进行研究时发现,试验组在接受处理因素后出现的反应有时并不是倾向于一个方向的,而是倾向于出现向两个相反方向反应,称为极端反应。如一种药物可使某些观察对象出现抑制,而使另一些观察对象出现兴奋,这就是实验效应的两方向极端反应。检验极端反应,必须设置对照组。应用条件包括:两个随机样本相互独立,总体分布连续,且 X 和 Y 两样本分别为 $X_1, X_2, \cdots, X_{n_1}$ 和 $Y_1, Y_2, \cdots, Y_{n_2}$。检验假设 H_0 为两样本来自同一个总体,H_1 为一个总体的观察在两个方向上产生极端反应。检验方法和步骤包括:

1)将两样本合并并由小到大排列,然后编排秩次。

2)计算对照组即 X 样本的平均秩次 $\bar{r}$ 和检验统计量 G。计算公式为 $G = \sum_{i=1}^{n_1}(r_i - \bar{r})^2$,式中 r_i 是第 i 位 X 值的秩次,$\bar{r}$ 是 X 样本中 n_1 个 X 值的平均秩次。计算公式为 $\bar{r} = \sum_{i=1}^{n_1} r_i / n_1$。如果试验组的效应倾向于两方向极端反应,则对照组的反应相对集中,G 值就相对较小。

3)判断原则 根据 n_1,$N = n_1 + n_2$ 和 α 查 Hollander 极端反应检验近似界值 C_α 表(附表 12),得 C_α 值。如果计算的 G 值小于或等于表中相应的 C_α 值,则在 α 水平上拒绝 H_0,接受 H_1,可认为试验组出现了两方向极端反应。如果计算的 G 值大于相应的界值 C_α 值,则不拒绝 H_0,认为试验组并未产生两方向极端反应。

例1 研究人员进行一项试验来评价某种抗抑郁药的效果。将 19 名轻度抑郁症患者随机分为两组。一组接受试验药物,另一组接受安慰剂。研究人员猜测,药物可能对某些病人有抗抑郁作用,对另一些病人则产生抑郁作用。两组病人在服用药物和安慰剂以后,检测他们的抑郁水平,测量数据如表 1 所示。这些数据能否证实药物会产生极端反应?

表 1 两组病人的抑郁水平

安慰剂组(X)	83	80	73	86	82	79	70	81	76	
用药组(Y)	85	96	97	58	84	67	72	74	75	54

检验方法及步骤如下:

1)检验假设 H_0:两样本来自相同总体,即用药组不产生极端反应;H_1:用药组产生极端反应。$\alpha=0.05$。

2)计算检验统计量 本例 X 样本的 $n_1=9$,Y 样本的 $n_2=10$,$N=n_1+n_2=9+10=19$。将两样本数据分别由小到大排序并将两样本统一编排秩次,求 X 样本的平均秩次 $\bar{r}$ 及其秩次的离均差平方和 $\sum(r_i-\bar{r})^2$ 即检验统计量 G。结果如表 2 所示。其中 $\bar{r}=\sum r_i/9=96/9=10.67$。

由表 2 计算得 $G=\sum_{i=1}^{n_1}(r_i-\bar{r})^2=128.00$。

表 2 两样本的秩次及 $\sum(r_i-\bar{r})^2$ 计算结果

X组 (1)	秩次 r_i (2)	Y组 (3)	秩次 r_i (4)	$(r_i-\bar{r})^2$ (5)
70	4	54	1	44.44
73	6	58	2	21.78
76	9	67	3	2.78
79	10	72	5	0.44
80	11	74	7	0.11
81	12	75	8	1.78
82	13	84	15	5.44
83	14	85	16	11.11
86	17	96	18	40.11
		97	19	
$\sum r_i=96$				$\sum(r_i-\bar{r})^2=128.00$

3)判断 根据 $n_1=9$,$N=n_1+n_2=9+10=19$,$\alpha=0.05$,查 Hollander 极端反应检验近似界值 C_α 表(附表 12),得 $C_{0.05}=148.90$。计算的 $G=128.0<C_{0.05}$,故在 $\alpha=0.05$ 水平上,$P<0.05$,拒绝 H_0,接受 H_1。结论:实验数据提供的证据显示,用药组病人可以产生极端反应。

大样本近似法 当样本含量 n_1 及 N 超出 Hollander 极端反应检验近似界值 C_α 值表(附表 12)的范围时,可利用大样本近似法,应用下列公式计算 u 值,并按照标准正态分布,取适当的 u 值如双侧 $u_{0.05}=1.96$ 作出判断。

$$u=\frac{|G-\mu_G|}{\sqrt{\sigma_G^2}} \tag{1}$$

$$\mu_G=\frac{(n_1-1)(N^2+N)}{12} \tag{2}$$

$$\sigma_G^2 = E(G^2) - \mu_G^2 \tag{3}$$

$$E(G^2) = \frac{(n_1-1)^2}{720}\left[\frac{-6}{n_1}(N^4+2N^3+N^2)+(\frac{n_1+1}{n_1-1})(5N^4+6N^3-5N^2-6N)\right] \tag{4}$$

例 2　以例 1 的资料作为计算实例来说明该检验的大样本近似法的计算过程及方法。尽管例 1 的 n_1 和 N 在 Hollander 检验用表的范围之内,但已接近该表的最大范围,故用来说明之。本例 $n_1=9$,$N=n_1+n_2=9+10=19$。

1)计算公式中所需各指标

① $\mu_G = \frac{(n_1-1)(N^2+N)}{12} = \frac{(9-1)(19^2+19)}{12} = 253.33$

② $E(G^2) = \frac{(n_1-1)^2}{720}\left[\frac{-6}{n_1}(N^4+2N^3+N^2)+(\frac{n_1+1}{n_1-1})(5N^4+6N^3-5N^2-6N)\right]$

$= \frac{(9-1)^2}{720}\left[\frac{-6}{9}(19^4+2\times19^3+19^2)+(\frac{9+1}{9-1})(5\times19^4+6\times19^3-5\times19^2-6\times19)\right]$

$= 0.0889\times(-0.6667\times144400+1.25\times690840) = 0.0889\times767278.52$

$= 68211.06$

③ $\sigma_G^2 = E(G^2) - \mu_G^2 = 68211.06 - 253.33^2 = 4035$

④ $u = \frac{|G-\mu_G|}{\sqrt{\sigma_G^2}} = \frac{|128-253.33|}{\sqrt{4035}} = \frac{|-125.33|}{63.52} = 1.97$

2)判断　取双侧 $u_{0.05}=1.96$,本例计算的 u 值为 1.97,大于界值 1.96,则 $P<0.05$,故在 $\alpha=0.05$ 水平上,拒绝 H_0,接受 H_1。结论:可以认为用药组病人会产生极端反应。

参考文献

[1]　Daniel WW. Applied Nonparametric Statistics. 2nd ed. PWS-KENT Publishing Company, 1990:116-120.

[2]　Hollander M. A Nonparametric Test for the Two-Sample Problem. Psychometrika, 1963, 28:395-403.

[3]　Moses LE. A Two-Sample Test. Psychometrika, 1952, 17:239-247.

[4]　Arnold JC, Briley TS. A Distribution-Free Test for Extreame Reactions. Educ Psychol Measurement, 1973, 33:301-309.

（程　琮）

两样本比较的秩和检验

本检验方法(Wilcoxon 两组比较法)适用于完全随机设计两组计量资料和等级资料

的比较。比较的目的是检验两样本分别代表的总体(其分布形式相同)的位置有无差别。

方法步骤如下:

1)编秩 将两样本观察值统一由小到大编秩;凡属不同样本的相同观察值一律取平均秩次。

2)求统计量 T 值 以 n_1 和 n_2 分别代表两样本含量,并规定 $n_1 \leqslant n_2$。以 n_1 组的秩和为统计量 T 值,若 $n_1 = n_2$,可取任一组的秩和为 T 值。

设含量为 n_1 和 n_2 两样本的秩和分别为 T_1 和 T_2,则式(1)可用于检查计算有无错误:

$$T_1 + T_2 = \frac{N(N+1)}{2} \tag{1}$$

式中 $N = n_1 + n_2$。

3)确定 P 值并作出推断结论。

查表法:以 n_1、$n_2 - n_1$ 及 T 值查秩和检验用 T 界值表(附表15),得 P 值,按所取检验水准作出推断结论。查表时,若统计量 T 值在某一行的上、下界值范围内,其 P 值大于表中相应的 P;若 T 值在上、下界值范围外,其 P 值小于表中相应的 P;若 T 值恰等于上、下界值,其 P 值等于表中相应的 P 值。

正态近似法:n_1 或 $n_2 - n_1$ 超出秩和检验用 T 界值表范围时可用式(2)计算 u 值,以正态近似法作出推断。

$$u = \frac{|T - n_1(N+1)/2| - 0.5}{\sqrt{n_1 n_2 (N+1)/12}} \tag{2}$$

当样本含量较大,同时相同秩次较多时,尤其在频数表资料的秩和检验中,是以各组段的平均秩次代表该组段的所有观察值的秩次,如表2,这时用式(2)算得的 u 值偏小,宜将公式中的分母作校正,即用式(3)代替式(2)。如用式(2)计算的 u 值已经大于显著性界值,可不必校正。

$$u = \frac{|T - n_1(N+1)/2| - 0.5}{\sqrt{\dfrac{n_1 n_2}{12N(N-1)}\left[N^3 - N - \sum(t_i^3 - t_i)\right]}} \tag{3}$$

式中 t_i 为第 i 个相同秩次的个数。

例1 测得铅作业与非铅作业工人的血铅值(μg/100g)如表1(1)、(3)栏(已从小到大排列),问铅作业工人血铅值是否高于非铅作业工人?

检验步骤如下:

检验假设 H_0:两组工人血铅值的总体分布相同;H_1:铅作业工人的血铅值高于非铅作业工人。单侧 $\alpha = 0.05$。

1)编秩 将全部17个观察值从小到大标出其秩次,见表1第(2)、(4)栏;两组中各有一个18,因分属两组,均取原秩次10及11的均数10.5。

2)求秩和 以样本含量较少组的秩和为 $T = 93.5$。用式(1)检查计算结果:93.5+

59.5＝153,17(17＋1)/2＝153,表明计算无误。

表1 两组工人血铅值的比较

非铅作业组 (1)	秩 次 (2)	铅作业组 (3)	秩 次 (4)
5	1	17	9
5	2	18	10.5
6	3	20	12
7	4	25	14
9	5	34	15
12	6	43	16
13	7	44	17
15	8		
18	10.5		
21	13		
$n_2=10$	$T_2=59.5$	$n_1=7$	$T_1=93.5$

3)确定 P 值 以 $n_1=7, n_2-n_1=3$,查秩和检验用 T 界值表,单侧 $T_{0.005}$ 的上、下界值范围为 37～89,本例 $T=93.5$,在其范围之外,故 $P<0.005$,按 $\alpha=0.05$ 水准拒绝 H_0,接受 H_1,故可以认为铅作业工人的血铅值高于非铅作业工人。

例2 为了制定尿 $\delta-$ALA 正常值上限,某单位根据正常值制定的条件,选择本市健康成年男子 149 人,健康成年女子 100 人,用乙酸乙脂法测得 24 小时尿 $\delta-$ALA(μmol/L)的含量,数据见表2。问男女间 24 小时尿 $\delta-$ALA 的含量有无差别。

表2 某市男女 24 小时尿 $\delta-$ALA 含量的比较 单位:μmol/L

$\delta-$ALA (1)	男 (2)	女 (3)	合计 (4)= (2)+(3)	秩序范围 (5)	平均秩次 (6)	秩 和 男 (7)=(2)×(6)	女 (8)=(3)×(6)
3.5～7.5	12	15	27	1～27	14	168	210
7.5～11.5	52	33	85	28～112	70	3640	2310
11.5～15.5	45	19	64	113～176	144.5	6502.5	2745.5
15.5～19.5	12	13	25	177～201	189	2268	2457
19.5～23.5	17	13	30	202～231	216.5	3680.5	2814.5
23.5～27.5	6	5	11	232～242	237	1422	1185
≥27.5	5	2	7	243～249	246	1230	492
合 计	149	100	249	—	—	18911	12214

此资料是按数量大小分组,最后一个组段无上限值,且从各组段人数可看出资料呈偏态分布,不能用两样本比较的 t 检验,只能用秩和检验。

检验步骤如下:

检验假设 H_0:男女尿 $\delta-ALA$ 含量的总体分布相同,H_1:男女尿 $\delta-ALA$ 含量的总体位置不同。$\alpha=0.05$。

1)编秩 首先求男女两组各组段人数的合计,见表 2 第(4)栏,按组段顺序统一编秩次,如 3.5~7.5 组段男女合计为 27 人,应编秩次 1~27,见第(5)栏。求各组段的平均秩次,如 3.5~7.5 组段为 $(1+27)/2=14$,余类推,见第(6)栏。

2)求两组的秩和 将第(6)栏分别乘以第(2)、(3)栏相加即得两组各自的秩和,见第(7)、(8)栏合计。因 $n_1=100$,故取 $T=12214$。用公式(1)检查:$T_1+T_2=12214+18911=31125$,$N(N+1)/2=249(249+1)/2=31125$,说明计算无误。

3)计算 u 值 今 $n_1=100$,$n_2-n_1=149-100=49$,超出了附表 15 的范围。又因本资料为频数表资料,各组段均以平均秩次作为代表,可视为相同秩次,由于相同秩次过多,故按公式(3)计算 u 值。今 $N=149+100=249$,

$$\sum(t_i^3-t_i)=(27^3-27)+(85^3-85)+(64^3-64)+(25^3-25)+(30^3-30)$$
$$+(11^3-11)+(7^3-7)$$
$$=940002$$

$$u=\frac{|12214-100(249+1)/2|-0.5}{\sqrt{\dfrac{100\times149}{12\times249(249-1)}(249^3-249-940002)}}=0.529$$

4)确定 P 值并作出推断结论 查表 3 u 界值表得 $u_{0.50}=0.6745$,今 $u<u_{0.50}$,则 $P>0.50$,按 $\alpha=0.05$ 水准不拒绝 H_0,可认为男女间 24 小时尿 $\delta-ALA$ 含量无差别,故制定正常值上限时男女间不必分组。

表 3 u 界值表(标准正态分布的分位数简表)

$P(1)$:	0.25	0.10	0.05	0.025	0.01	0.005
$P(2)$:	0.50	0.20	0.10	0.05	0.02	0.01
u	0.6745	1.2816	1.6449	1.9600	2.3263	2.5758

本法的基本思想是:如果 H_0 成立,则当 n_1 与 n_2 确定后,样本的 T 值与其平均秩和 $n_1(N+1)/2$ 应相差不大;若相差悬殊,超出了秩和检验用 T 界值表中按 α 水准的范围,说明随机抽得现有样本统计量 T 值的概率 P 小于 α,因而在 α 水准上拒绝 H_0;相反,如果 P 大于 α,则在 α 水准上不拒绝 H_0。

参考文献

[1] 郭祖超. 医用数理统计方法. 3 版. 北京:人民卫生出版社,1988:.636.

[2] 杨树勤. 中国医学百科全书·医学统计学. 上海:上海科学技术出版社,1985:135.

[3] 徐宝华,张一鸣. 预防医学统计学. 济南:山东大学出版社,1991:101.

(景学安)

Ansari-Bradley 变异度检验

该检验由 Ansari 和 Bradley 在 1960 年提出。它的基本原理是,如果 X 和 Y 两样本的总体中位数相等,则变异度较大的总体其样本变异度也较大,而排列的秩次则较小。如果 X 样本变异度较大,则求出的统计量 T 倾向于更小;X 样本变异度较小时,统计量 T 则倾向于更大。应用条件是:两个随机样本相互独立且它们的总体中位数相等,总体分布连续。检验假设:①双侧 $H_0:\sigma_1=\sigma_2$,即两总体变异度相等;$H_1:\sigma_1\neq\sigma_2$,即两总体变异度不等。②单侧 $H_0:\sigma_1=\sigma_2$,$H_1:\sigma_1>\sigma_2$。③单侧 $H_0:\sigma_1=\sigma_2$,$H_1:\sigma_1<\sigma_2$。求出 X 样本观察值的检验统计量 $T=\sum R_i$,其中 R_i 为第 i 位 X 样本观察值的秩次。根据 n_1,n_2,α,$\alpha/2$ 或 $1-\alpha/2$ 查 Ansari-Bradley W 统计量上尾概率表(附表 14),得到 T 的上下临界值。判断原则:计算出的 T 值,如果落入表中的上下界值范围内,则 $P>\alpha$,不拒绝 H_0;计算的 T 值落入界值范围以外,则当 T 小于下临界值时,则 $P>\alpha$,拒绝 H_0,接受 H_1,且 $\sigma_1>\sigma_2$;如果 T 大于上临界值,则 $P>\alpha$,拒绝 H_0,接受 H_1,且 $\sigma_1<\sigma_2$。

例1 两组患有主动脉瓣膜疾病的患者,进行瓣膜替换修复术。术后测得心指数数据如表 1 所示。其中 A 组是具有正常瓣膜功能的病人,B 组是具有异常瓣膜功能的病人。我们期望知道这两个样本所代表的总体变异度有无差异。检验方法及步骤如下。

1)检验假设 $H_0:\sigma_1=\sigma_2$,两组病人心指数变异度相同。$H_1:\sigma_1\neq\sigma_2$,两组病人心指数变异度不同。$\alpha=0.05$。

表 1　两组病人心指数资料　　　　　　　　　　　　　　单位:升/分/米²

A 组(X)	3.84	2.60	1.19	2.00	
B 组(Y)	2.50	2.70	3.97	3.36	2.30

2)计算检验统计量 令 n_1 为 X 样本含量,n_2 为 Y 样本含量,且 $n_1\leqslant n_2$。将两样本合并且由小到大排序。排秩次方法为:每个最小值和最大值分别排秩次为 1,第二个最小值和第二个最大值分别排秩次为 2,并以此方式将所有测量值编排秩次。如果 n_1+n_2 是偶数,则秩次的排列为 $1,2,3,\cdots,n'/2,n'/2,\cdots,3,2,1$。如果 n_1+n_2 为奇数,则秩次的排列为 $1,2,3,\cdots,(n'-1)/2,(n'+1)/2,(n'-1)/2,\cdots,3,2,1$。排秩次的结果见表 2。

表 2　两组数据合并排序并编排秩次

测量值	1.19	2.00	2.30	2.50	2.60	2.70	3.36	3.84	3.97
分组	X	X	Y	Y	X	Y	Y	X	Y
秩次	1	2	3	4	5	4	3	2	1

根据表 2 排秩次结果,求 X 样本的检验统计量:$T = \sum R_i = 1 + 2 + 5 + 2 = 10$。

3)判断结果　据 $n_1 = 4, n_2 = 5, \alpha/2 = 0.025, 1 - \alpha/2 = 0.975$,查 Ansari-Bradley W 统计量上尾概率表(附表 14),由于表中无精确的 $\alpha/2$ 和 $1 - \alpha/2$ 的概率值,可选择最接近的概率值。本例的上界值为:当 $n_1 = 4, n_2 = 5, \alpha/2 = 0.025$ 时,查表知,最接近 $\alpha/2 = 0.025$ 的概率值为 0.0159,与此概率相对应的左栏的上界值 X 为 16。当 $n_1 = 4, n_2 = 5, 1 - \alpha/2 = 0.975$ 时,查表知,最接近 $1 - \alpha/2 = 0.975$ 的概率值为 0.9603,此概率值相对应的下界值 X 为 8。判断原则是,如果计算的 T 值落入表中查得的上下界值范围内,则不拒绝 H_0,否则就拒绝 H_0。本例计算的 $T = 10$,落入 8~16 之间,故在 α 水平上不能拒绝 H_0。结论:两组病人心指数的总体变异度没有差别。

大样本近似法　当样本含量 $n_1 > 10, n_2 > 10$ 时,则超出 Ansari-Bradley W 统计量上尾概率表(附表 14)的范围,可先求出 T 值再按下列公式计算 u 值。

如果 $n_1 + n_2$ 为偶数,则

$$u = \frac{T - [n_1(n_1 + n_2 + 2)/4]}{\sqrt{n_1 n_2 (n_1 + n_2 + 2)(n_1 + n_2 - 2)/[48(n_1 + n_2 - 1)]}} \tag{1}$$

如果 $n_1 + n_2$ 为奇数,则

$$u = \frac{T - [n_1(n_1 + n_2 + 1)^2/4(n_1 + n_2)]}{\sqrt{n_1 n_2 (n_1 + n_2 + 1)[3 + (n_1 + n_2)^2]/[48(n_1 + n_2)^2]}} \tag{2}$$

由上式计算的 u 值按标准正态分布的适当取值,如双侧 $u_{0.05} = 1.96$ 或 $u_{0.01} = 2.58$ 作出判断。

相同数据的处理　小样本中遇有相同数据时,应先求相应的平均秩次再计算 T 值。大样本遇有相同数据时,要对公式(1)和(2)进行修正如下。

用(3)式取代公式(1)中的分母:

$$\frac{n_1 n_2 \left[16 \sum_{j=1}^{g} t_j r_j^2 - (n_1 + n_2)(n_1 + n_2 + 2)^2\right]}{16(n_1 + n_2)(n_1 + n_2 - 1)} \tag{3}$$

用(4)式取代公式(2)中的分母:

$$\frac{n_1 n_2 \left[16(n_1 + n_2) \sum_{j=1}^{g} t_j r_j^2 - (n_1 + n_2 + 1)^4\right]}{16(n_1 + n_2)^2(n_1 + n_2 - 1)} \tag{4}$$

公式(3)和(4)中,g 是有相同数据的组的个数,t_j 是第 j 个具有相同数据组的样本含量,r_j 是第 j 个具有相同数据的组中的测量值的平均秩次。

参考文献

[1]　Daniel WW. Applied Nonparametric Statistics. 2nd ed. PWS—KENT Publishing Company,1990:102—106.

[2] Ansari AR，Bradley RA． Rank－Sum Tests for Dispersion. Ann Math Statist，1960，31：1174－1189.

[3] David FN，Barton DE． A Test for Birth－Order Effects． Ann Hum Gen，1958，22：250－257.

[4] Freund JE，Ansari AR． Two－Way Rank Sum Test for Variances． Technical Report Number 34，
Blacksburg，Va：Virginia Polytechnic Institute，1957.

（程　琮）

Moses 变异度检验

该检验是关于两总体变异度的检验,由 Moses 在 1963 年提出,其最主要的优点是不要求两总体中位数相等,这就使得该检验有更广泛的应用。应用条件要求两个随机样本相互独立,总体分布连续,两样本分别由 $X_1,X_2,\cdots,X_{n_1}$ 和 $Y_1,Y_2,\cdots,Y_{n_2}$ 构成。检验假设 ①双侧：$H_0:\sigma_1=\sigma_2$,即两样本变异度相等；$H_1:\sigma_1\neq\sigma_2$,即两样本变异度不等。②单侧：$H_0:\sigma_1=\sigma_2$；$H_1:\sigma_1<\sigma_2$。③单侧：$H_0:\sigma_1=\sigma_2$,$H_1:\sigma_1>\sigma_2$。Moses 检验的基本思路和方法是,将 X 和 Y 样本随机地分别分为含量相等的数个子样本,计算每个子样本中观察值的离均差平方和即 $\sum(X-\bar{X})^2$ 和 $\sum(Y-\bar{Y})^2$,然后对离均差平方和编排秩次,并应用 Mann-Whitney 位置检验法检验结果。具体方法及步骤如下。

1)将 X 样本随机分为含量为 K 的 m_1 个子样本,将 Y 样本随机分为含量为 K 的 m_2 个子样本。将随机分组后剩余的观察值舍去,K 尽可能大些,但不能大于 10,且 m_1 和 m_2 也可尽可能大些。

2)计算各子样本的离均差平方和 $\sum(X-\bar{X})^2$ 和 $\sum(Y-\bar{Y})^2$。令 X 样本中 m_1 个子样本的离均差平方和为 $C_1,C_2,\cdots,C_{m_1}$,令 Y 样本中 m_2 个子样本的离均差平方和为 D_1,$D_2,\cdots,D_{m_2}$。

3)将所有子样本的离均差平方和由小到大排列并排秩次,求出 X 样本中 m_1 个子样本的离均差平方和的秩次之和为 S,然后代入下式计算检验统计量 T：

$$T=S-m_1(m_1+1)/2 \tag{1}$$

4)判断原则：根据 m_1,m_2（相当于所查表中 n_1 和 n_2）和 α 查 Mann-Whitney 检验统计量分位数表(附表 11),得到界值 $W_{\alpha/2}$,并据此计算另一界值 $W_{1-\alpha/2}$。计算公式为：

$$W_{1-\alpha/2}=m_1m_2-W_{\alpha/2} \tag{2}$$

或

$$W_{1-\alpha}=m_1m_2-W_{\alpha} \tag{3}$$

双侧检验时,如果计算的 T 值小于 $W_{a/2}$ 或大于 $W_{1-a/2}$,则拒绝 $H_0:\sigma_1=\sigma_2$,接受 $H_1:\sigma_1\neq\sigma_2$。单侧检验时,如果计算的 T 值小于 W_a,则拒绝 $H_0:\sigma_1=\sigma_2$,接受 $H_1:\sigma_1<\sigma_2$;如果计算的 T 值大于 W_{1-a},则拒绝 $H_0:\sigma_1=\sigma_2$,接受 $H_1:\sigma_1>\sigma_2$。

例 1 研究两组人群即患有特发性血小板减少性紫癜(ITP)病人和健康人的血小板产生及其生存期。测量数据是结合血小板的放射活性物质的百分比,如表 1 所示。我们期望知道两组人群所代表的两总体的变异度有无差异。

表 1 两组人群放射活性物质的百分比 单位:%

病 人	26	30	52	17	21	27	26	44
	35	14	18	18	17	23	29	18
	13	36	28	23	24	34	32	35
健康人	47	66	51	44	80	65	58	65
	61	64	51	56	76	58	61	48
	55	68	59	60	58			

检验方法与步骤如下:

1)检验假设 $H_0:\sigma_1=\sigma_2$,两总体变异度相等;$H_1:\sigma_1\neq\sigma_2$,两总体变异度不等。$\alpha=0.05$。

2)计算检验统计量 令每个子样本的含量 $K=4$,将 X 样本的 24 个测量值随机分为 $m_1=6$ 个子样本,Y 样本的 21 个测量值随机分为 $m_2=5$ 个子样本,将随机分组后剩余的一个测量值 65 舍去。求各子样本的离均差平方和,结果如表 2 和表 3 所示。

表 2 X 样本的各子样本离均差平方和

子样本	观 察 值				$\sum(X-\bar{X})^2$
1	26	32	35	24	78.75
2	26	36	18	23	172.75
3	18	18	30	13	156.75
4	35	27	29	28	38.75
5	52	17	14	17	978.00
6	21	44	23	34	341.00

表 3 Y 样本的各子样本离均差平方和

子样本	观 察 值				$\sum(Y-\bar{Y})^2$
1	60	58	48	61	106.75
2	80	58	58	61	336.75
3	64	56	51	51	113.00
4	55	44	66	65	317.00
5	59	76	68	47	465.00

表 2 中第一个子样本的离均差平方和的计算为:

$$\sum(X-\bar{X})^2=\sum X^2-\frac{(\sum X)^2}{n}=(26^2+32^2+35^2+24^2)-\frac{(26+32+35+24)^2}{4}$$

$$=3501-\frac{(117)^2}{4}=3501-3422.25=78.75$$

其他各子样本的计算依此类推。然后,将 11 个子样本的离均差平方和由小到大排列并排秩次,遇有相同数据时求相应的平均秩次。结果如表 4 所示。

表 4　离均差平方和及相应秩次

X 的 $\sum(X-\overline{X})^2$	秩次	Y 的 $\sum(Y-\overline{Y})^2$	秩次
38.75	1	106.75	3
78.75	2	113.00	4
156.75	5	317.00	7
172.75	6	336.75	8
341.00	9	465.00	10
978.00	11		
合　　计	$S=34$		

根据表 4 的数据求检验统计量 T 值。$T=S-m_1(m_1+1)/2=34-6(6+1)/2=13$。

3)判断　根据 m_1 和 m_2(相当于表中的 n_1 和 n_2),$\alpha=0.05$,查 Mann-Whitney 检验统计量分位数表(附表 11),得 $W_{\alpha/2}=4$,则由公式(2)可求出:$W_{1-\alpha/2}=m_1m_2-W_{\alpha/2}=6\times5-4=26$。本例计算得 $T=13$,T 值落入界值 4~26 范围内,则 $P>0.05$,在 $\alpha=0.05$ 水平上,我们不能拒绝 $H_0:\sigma_1=\sigma_2$。结论:病人和健康人中,结合血小板的放射活性物质百分比的变异度没有差异。

大样本近似法　如果 m_1 或 m_2(相当于表中 n_1 和 n_2)大于 20,则超出查 Mann-Whitney 检验统计量分位数表(附表 11)的范围,可用下列公式计算。

$$u=\frac{T-m_1m_2/2}{\sqrt{m_1m_2(m_1+m_2+1)/12}} \tag{4}$$

计算出的 u 值按标准正态分布的适当取值如双侧 $u_{0.05}=1.96$ 或 $u_{0.01}=2.58$ 作出判断。

如果各子样本之间遇到相同数据,应对公式(4)的分母进行校正。对出现相同数据时的校正公式为:

$$\frac{m_1m_2(\sum t^3-\sum t)}{12(m_1+m_2)(m_1+m_2-1)} \tag{5}$$

式中 t 为相同秩次的个数。将公式(5)代入公式(4)中的分母,得式(6),即为校正公式的分母。

$$\sqrt{\frac{m_1m_2(m_1+m_2+1)}{12}-\frac{m_1m_2(\sum t^3-\sum t)}{12(m_1+m_2)(m_1+m_2-1)}} \tag{6}$$

参考文献

[1] Daniel WW. Applied Nonparametric Statistics. 2nd ed. PWS－KENT Publishing Company，1990：107－112.

[2] Moses LE. Rank Tests of Dispersion. Ann Math Statist，1963，34：973－983.

[3] Shorack GR. Testing and Estimating Ratios of Scale Parameters. J Amer Statist Assoc，1969，64：999－1013.

[4] Hollander M. Certain Un－Correlated Nonparametric Test Statistics. J Amer Statist Assoc，1968，63：707－714.

（程　琮）

Siegel-Tukey 变异度检验

　　该检验是关于两总体变异度的检验，由 Siegel 和 Tukey 在 1960 年提出，这是一种以 Wilcoxon 检验为基础的检验方法。应用条件要求两个随机样本相互独立，总体分布连续且对称。当两总体的位置参数如中位数或均数相等时，该检验对变异度的差异非常敏感，这是此检验方法的一个重要特点。检验假设 H_0 为 $\sigma_1 = \sigma_2$，即两总体变异度相等；H_1 为 $\sigma_1 \neq \sigma_2$，即两总体变异度不等。检验方法和步骤如下。

　　1）令 X 样本和 Y 样本的样本含量分别为 n_1 和 n_2，且 $n_1 \leqslant n_2$。将两个样本混合，统一由小到大排列。

　　2）排秩次　第一个最小值秩次为 1，第一个和第二个最大值分别排秩次为 2 和 3；然后第二、第三个最小值排秩次为 4 和 5；第三和第四个最大值排秩次为 6 和 7，其余依此类推，直到将所有观察值排上秩次。如果 $n_1 + n_2$ 为奇数，则中间的观察值不排秩次。因此，最高秩次总是在一个序列值为偶数的观察值上。

　　3）计算检验统计量 I_1 和 I_2　两样本变异度差异越大，则 I_1 和 I_2 的差异越大。I_1 为 X 样本的秩和，I_2 为 Y 样本的秩和。下列公式是检验 $I_1 + I_2$ 是否正确的对照检验公式：

$$I_1 + I_2 = \frac{(n_1 + n_2)(n_1 + n_2 + 1)}{2} \tag{1}$$

　　4）判断　以 I_1 作为计算的检验统计量，根据 n_1，n_2 和 α 查 Siegel-Tukey 变异度检验用表（附表 13）。当 $n_1 \leqslant n_2$ 且为双侧检验时，如果 I_1 值等于或超出表中界值范围，则拒绝 $H_0: \sigma_1 = \sigma_2$，接受 $H_1: \sigma_1 \neq \sigma_2$。单侧检验时，当计算的 I_1 小于或等于表中界值的下限时，则拒绝 $H_0: \sigma_1 = \sigma_{22}$，接受 $H_1: \sigma_1 > \sigma_2$。当计算的 I_1 大于或等于界值的上限时，则拒绝 $H_0: \sigma_1 = \sigma_2$，而接受 $H_1: \sigma_1 < \sigma_2$。附表 13 中给出的检验水平为：双侧检验 $\alpha = 0.05$，单侧检

验 $\alpha=0.025$ 。

例 1　研究某病患者与健康人的某种血液指标,测量的数据如表 1 所示。我们期望知道两人群的该血液指标的测量值的变异度有无差异。

表 1　病人和健康人某血液指标的测量值

病人(X)	10.1	7.3	12.6	2.4	6.1	8.5	8.8	9.4	10.1	9.8
健康人(Y)	15.3	3.6	16.5	2.9	3.3	4.2	4.9	7.3	11.7	13.1

检验方法和步骤如下。

1)检验假设　$H_0:\sigma_1=\sigma_2$,两人群该指标的总体变异度相等;$H_1:\sigma_1\neq\sigma_2$,两人群该指标的总体变异度不等。$\alpha=0.05$ 。

2)计算检验统计量 I_1 和 I_2　将两样本混合由小到大排列并按前述排秩次方法将观察值排上秩次,结果如表 2 所示。

根据表 2 计算:$I_1=1+13+16+20+19+18+15+14+11+7=134$

$I_2=4+5+8+9+12+17+10+6+3+2=76$

应用对照检验公式:$I_1+I_2=\dfrac{(n_1+n_2)(n_1+n_2+1)}{2}$,则有:$134+76=\dfrac{(10+10)(10+10+1)}{2}=210$ 。

等式的两边结果相等,说明计算的 I_1 和 I_2 正确无误。

表 2　两样本观察值排序及排秩次结果

观察值	所属样本	秩次	观察值	所属样本	秩次
2.4	X	1	8.8	X	19
2.9	Y	4	9.4	X	18
3.3	Y	5	9.8	X	15
3.6	Y	8	10.1	X	14
4.2	Y	9	10.1	X	11
4.9	Y	12	11.7	Y	10
6.1	X	13	12.6	X	7
7.3	X	16	13.1	Y	6
7.3	Y	17	15.3	Y	3
8.5	X	20	16.5	Y	2

3)判断　根据 n_1,n_2 和双侧 $\alpha=0.05$,查 Siegel-Tukey 变异度检验用表(附表13),得上下界值范围为 $78\sim132$ 。本例计算的检验统计量 $I_1=134$,超出上界值 132,故在 $\alpha=0.05$ 水平上,拒绝 $H_0:\sigma_1=\sigma_2$,接受 $H_1:\sigma_1\neq\sigma_2$ 。由于 I_1 值越大,说明 X 样本变异度越小,当 I_1 超出表中上界值时,则接受 $H_1:\sigma_1<\sigma_2$ 。结论:病人与健康人的该血液指标变异

度不等,病人指标的变异度小于健康人。

大样本近似法　当 n_1 和 n_2 均大于 9 时,也可按公式计算 u 值。当 $2I_1 \leqslant n_1(n_1+n_2+1)$ 时,应用下式:

$$u = \frac{2I_1 - n_1(n_1+n_2+1)+1}{\sqrt{n_1(n_1+n_2+1)(n_2/3)}} \tag{2}$$

当 $2I_1 > n_1(n_1+n_2+1)$ 时,则将(2)式分子中最后一项"$+1$"换为"-1",即应用下式:

$$u = \frac{2I_1 - n_1(n_1+n_2+1)-1}{\sqrt{n_1(n_1+n_2+1)(n_2/3)}} \tag{3}$$

如果两样本含量 n_1 和 n_2 差异很大时,可用下式对计算的 u 值进行校正,求校正的 u 值即 u_c。

$$u_c = u + \left(\frac{1}{10n_1} - \frac{1}{10n_2}\right)(u^3 - 3u) \tag{4}$$

根据上式计算的 u 值或 u_c 值,按照标准正态分布对 u_α 的适当取值如 $u_{0.05}$ 和 $u_{0.01}$ 判断结果。

如果一个样本中有 1/5 以上的数据与另一样本中数据相等,结果会受到影响。则公式(2)和(3)中的分母应由下式取代。

$$\sqrt{n_1(n_1+n_2+1)(n_2/3) - 4[n_1 n_2/(n_1+n_2)(n_1+n_2-1)](s_1-s_2)} \tag{5}$$

式中 s_1 为相同数据的秩平方和,s_2 是相同数据的平均秩次的平方和。例如,对于序列 9.7,9.7,9.7,9.7,通常的秩次为 1,2,3,4;而平均秩次为 2.5,2.5,2.5,2.5。因为 $1+2+3+4=2.5+2.5+2.5+2.5$。注意,在同一样本内出现相同数据时并不影响检验结果。

例 2　仍以例 1 数据说明大样本近似法的应用。

1)计算 u 值　已计算的两样本秩和 $I_1 = 134$,$I_2 = 76$,经对照检验说明 I_1 和 I_2 的计算正确无误。选择 u 值计算公式:$2I_1 = 2 \times 134 = 268$,$\frac{(n_1+n_2)(n_1+n_2+1)}{2} = \frac{(10+10)(10+10+1)}{2} = 210$。

由于 $2I_1 = 268 > \frac{(n_1+n_2)(n_1+n_2+1)}{2} = 210$,则应用公式(2)有:

$$u = \frac{2I_1 - n_1(n_1+n_2+1)-1}{\sqrt{n_1(n_1+n_2+1)(n_2/3)}} = \frac{2 \times 134 - 10(10+10+1)-1}{\sqrt{10(10+10+1)(10/3)}} = \frac{57}{\sqrt{700}} = 2.154$$

2)判断　计算的 $u = 2.154$,大于双侧 $u_{0.05} = 1.96$,所以 $P < 0.05$,拒绝 $H_0 : \sigma_1 = \sigma_2$,接受 $H_1 : \sigma_1 \neq \sigma_2$。由于秩和 $I_1 > I_2$,则秩和越大,相应样本变异度越小,则 X 样本即病人血液指标变异度小于健康人血液指标的变异度。

相同数据的处理　本例两样本之间的相同数据仅为 10%,即表 2 所示的 X 样本的 7.3 和 Y 样本的 7.3。另有不影响结果的 X 样本内的两个相同数据为 10.1 和 10.1。

尽管如此，我们仍以本例的相同数据为例，说明公式（5）的使用方法。依表 2 知，秩次 11 和 14 的平均秩次为 12.5，秩次 16 和 17 的平均秩次为 16.5。计算 s_1 和 s_2：$s_1 = 11^2 + 14^2 + 16^2 + 17^2 = 862$；$s_2 = 12.5^2 + 12.5^2 + 16.5^2 + 16.5^2 = 857$。代入公式（5）有：$\sqrt{10(10+10+1)(10/3) - 4[10 \times 10/(10+10)(10+10-1)](862-857)} = \sqrt{700-100/19} = \sqrt{694.74} = 26.36$。将数据代入公式（2）有：$u = \dfrac{57}{26.36} = 2.162$。

参考文献

[1] Sachs L. Applied Statistics—A Handbook of Techniques. Springer-Verlag New York Inc., 1982：286—289.

[2] Gibbons JD, Chakraborti S. Nonparametric Statistical Inference. 3rd ed. Marcel Dekker Inc., 1992：270—272.

[3] Siegel S, Tukey JW. A Nonparametric Sum of Ranks Procedure for Related Spread in Unpaired Samples. J Amer Statist Assoc, 1960，55：429—445.

（程　琮）

Wilcoxon 变异度检验

该检验以 Wilcoxon 符号秩检验法为基础。应用条件要求两样本为相互独立的随机样本，变量是连续的且为计量资料，但不要求两个总体中位数相等。计算方法及步骤如下。

1）检验假设　$H_0: \sigma_1 = \sigma_2$，两总体变异度相等；$H_1: \sigma_1 \neq \sigma_2$，两总体变异度不相等。此处的 σ 表示变异度。

2）计算检验统计量 T　先对 X 和 Y 两样本数据进行转换，公式为：

$$X' = |X_i - M_X| \tag{1}$$

$$Y' = |Y_i - M_Y| \tag{2}$$

或

$$X' = |X_i - m_X| \tag{3}$$

$$Y' = |Y_i - m_Y| \tag{4}$$

式中 X' 和 Y' 为已转换的数据，M_X 和 M_Y 分别为两样本总体中位数。如果总体中位数未知，可用两样本中位数 m_X 和 m_Y 代替。

列计算表将 X 和 Y 分别按由小到大排列,进行数据转换后,将两样本 X' 和 Y' 统一由小到大编排秩次,遇到相同数据时,求出相应的平均秩次。两样本秩和,以秩和小者为 T。

3)判断　根据 $N = n_1 + n_2$,双侧检验为 $\alpha/2$,或单侧检验为 α,查 Wilcoxon 符号秩检验统计量分位数表(附表 16),得临界值。如果计算的 T 小于或等于临界值,则在 α 水平上拒绝 H_0,接受 H_1,可认为两总体变异度不同。样本秩和小的,变异度则小。

例 1　研究 9 名抑郁儿童和 9 名正常儿童血小板对某物质的吸收。数据如表 1 所示。据此资料,能否认为两组儿童吸收值的变异度不同。

表 1　两类儿童血小板对某物质的吸收值

编　号	1	2	3	4	5	6	7	8	9
正常儿童	289	301	328	347	433	478	560	607	656
抑郁儿童	312	320	336	372	406	425	428	438	446

检验方法及步骤如下。

1)检验假设　$H_0 : \sigma_X = \sigma_Y$,两总体变异度相等;$H_1 : \sigma_X \neq \sigma_Y$,两总体变异度不相等。双侧 $\alpha = 0.05$。

2)计算检验统计量 T　如表 2。将两样本数据分别由小到大排列,求 X' 和 Y',并对它们编排秩次。遇到零值应删除,n 也相应减小。

表 2　检验统计量 T 的计算

X	Y	$X' = \|X_i - 433\|$	$Y' = \|Y_i - 406\|$	X' 的秩次	Y' 的秩次
289	312	144	94	14	10
301	320	132	86	13	8.5
328	336	105	70	11	7
347	372	86	34	8.5	4
433	406	0	0	—	—
478	425	45	19	6	1
560	428	127	22	12	2
607	438	174	32	15	3
656	446	223	40	16	5
$m_X = 433$	$m_Y = 406$			95.5	40.5

本例 X' 和 Y' 共出现两个 0 值,则删除,n 相应减小,即 $n = 18 - 2 = 16$。选秩和小的为 T,则 $T = 40.5$。

3)判断　根据 $n = 16, \alpha/2 = 0.025$,查 Wilcoxon 符号秩检验统计量分位数表(附表 16),得临界值 $W_{0.025} = 30$。本例计算的 $T = 40.5 > W_{0.025} = 30$,则 $P > 0.05$。在 $\alpha = 0.05$ 水平上不拒绝 H_0,可认为两总体变异度相同。结论:据此资料,尚不能认为抑郁儿童和正常儿童血小板对某物质的吸收值的变异度有差异。

大样本近似法 当 $n>50$ 时,超出附表 16 的范围。可应用下列方法。计算公式:

$$T'=\frac{T-n(n-1)/4}{\sqrt{n(n+1)(2n+1)/24}} \tag{5}$$

如果样本中出现较多相同数据,则应进行校正。校正因子为:

$$C=\frac{\sum t^3-\sum t}{48} \tag{6}$$

式中 t 为相同秩次的个数。将校正因子代入公式(5)的分母中,有:

$$\sqrt{\frac{n(n+1)(2n+1)}{24}-\frac{\sum t^3-\sum t}{48}} \tag{7}$$

为说明校正因子的计算,举例如表 3。

表 3 校正因子的计算

观察值	秩次	t	t^3
3	1.5	2	8
3	1.5		
4	3		
6	5		
6	5	3	27
6	5		
8	7.5	2	8
8	7.5		
9	10.5		
9	10.5	4	64
9	10.5		
9	10.5		
		$\sum t=11$	$\sum t^3=107$

校正因子为:$C=\dfrac{107-11}{48}=2$

判断的界值 W_P 按下式计算:

$$W_P=[n(n+1)/4]+u_p\sqrt{n(n+1)(2n+1)/24} \tag{8}$$

式中 u_p 按正态分布适当取值。

参考文献

[1] Gibbons JD, Chakraborti S. Nonparametric Statistical Inference. 3rd ed. Marcel Dekker, Inc., 1992:282—284.

［2］ Daniel WW. Applied Nonparametric Statistics. 2nd ed. PWS－KENT Publishing Company，1990：38－45.

（程　琮）

两样本离散度的 Miller 检验

两样本的离散度有多种检验方法。若数据为正态分布，可以使用两样本的方差齐性检验即 F 检验。若数据为非正态分布且中位数相等时，可以使用 Ansari-Bradley 离散度检验。若数据为非正态分布且中位数不相等时，则可以使用两样本离散度的 Miller 检验（Miller test for two-sample dispersion）。

1　应用条件

设：$X_1,\cdots,X_m$ 和 $Y_1,\cdots,Y_n$ 为独立随机样本，两样本来自连续总体并具有分布函数 F 和 G。检验假设为：$H_0:\gamma^2=1$，为总体方差相等。其中，γ^2 为两总体方差之比，计算公式为：

$$\gamma^2 = \frac{Var(X)}{Var(Y)} \tag{1}$$

2　方法

考虑 X 样本，将第一个数据去除后，有：

$$\overline{X}_1 = \sum_{s=2}^m \frac{X_s}{m-1} \tag{2}$$

$$D_1^2 = \sum_{s=2}^m \frac{(X_s-\overline{X}_1)^2}{m-2} \tag{3}$$

于是，$\overline{X}_1$ 和 D_1^2 是 X 样本中去除数据 X_1 后，数据集 $X_2,\cdots,X_m$ 的样本均数和样本方差。同样，有：

$$\overline{X}_i = \sum_{s\neq i} \frac{X_s}{m-1} \tag{4}$$

$$D_i^2 = \sum_{s\neq i} \frac{(X_s-\overline{X}_i)^2}{m-2} \tag{5}$$

上式为：在 X 样本中去除数据 $X_i(i=1,\cdots,m)$ 后，数据集 $X_1,\cdots,X_{i-1},X_{i+1},\cdots,X_m$ 的样

本均数和样本方差。同理,有:

$$\overline{Y}_j = \sum_{t \neq j} \frac{Y_t}{n-1} \tag{6}$$

$$E_j^2 = \sum_{t \neq j} \frac{(Y_t - \overline{Y}_j)^2}{n-2} \tag{7}$$

上式为:在 Y 样本中去除数据 $Y_j(j=1,\cdots,n)$ 后,数据集 $Y_1,\cdots,Y_{j-1},Y_{j+1},\cdots,Y_n$ 的样本均数和样本方差。

定义:$S_1,\cdots,S_m$ 和 $T_1,\cdots,T_n$ 为下式:

$$S_i = \ln D_i^2 \qquad i=1,\cdots,m \tag{8}$$

$$T_j = \ln E_j^2 \qquad j=1,\cdots,n \tag{9}$$

再令:

$$S_0 = \ln\left[\sum_{s=1}^{m} \frac{(X_s - \overline{X}_0)^2}{m-1} \right] \tag{10}$$

$$T_0 = \ln\left[\sum_{t=1}^{n} \frac{(Y_t - \overline{Y}_0)^2}{n-1} \right] \tag{11}$$

式中:

$$\overline{X}_0 = \frac{\sum\limits_{s=1}^{m} X_s}{m} \tag{12}$$

$$\overline{Y}_0 = \frac{\sum\limits_{t=1}^{n} Y_t}{n} \tag{13}$$

公式(12)和(13)是两个完整样本 $X_1,\cdots,X_m$ 和 $Y_1,\cdots,Y_n$ 所对应的统计量。

计算 A_i 和 B_i,公式有:

$$A_i = mS_0 - (m-1)S_i \qquad i=1,\cdots,m \tag{14}$$

$$B_j = nT_0 - (n-1)T_j \qquad j=1,\cdots,n \tag{15}$$

进一步计算公式有:

$$\overline{A} = \sum_{i=1}^{m} \frac{A_i}{m} \tag{16}$$

$$\overline{B} = \sum_{j=1}^{n} \frac{B_j}{n} \tag{17}$$

$$V_1 = \sum_{i=1}^{m} \frac{(A_i - \overline{A})^2}{m(m-1)} \tag{18}$$

$$V_2 = \sum_{j=1}^{n} \frac{(B_j - \overline{B})^2}{n(n-1)} \tag{19}$$

最后,计算检验统计量。公式为:

$$Q = \frac{\overline{A} - \overline{B}}{\sqrt{V_1 + V_2}} \qquad (20)$$

1)单侧上侧检验 $H_0 : \gamma^2 = 1$,即两样本方差相等;$H_1 : \gamma^2 > 1$,即 X 样本方差大于 Y 样本方差。

推断结论:在 α 显著水准上,如果 $Q \geqslant u_\alpha$,则拒绝 H_0;否则,就不拒绝 H_0。u_α 为标准正态离差,可查 t 分布界值表(附表2)得到。

2)单侧下侧检验 $H_0 : \gamma^2 = 1$,即两样本方差相等;$H_1 : \gamma^2 < 1$,即 X 样本方差小于 Y 样本方差。推断结论:在近似 α 显著水准上,如果 $Q \leqslant -u_\alpha$,则拒绝 H_0;否则,就不拒绝 H_0。

3)双侧检验 $H_0 : \gamma^2 = 1$,即两样本方差相等;$H_1 : \gamma^2 \neq 1$,即两样本方差不相等。推断结论:在近似 α 显著水准上,如果 $|Q| \geqslant u_\alpha$,则拒绝 H_0;否则,就不拒绝 H_0。

注意:①当 m 和 n 较小且相等时,可查自由度为 $\nu = m + n - 2$ 的 t 值表,得到界值 $t_{\alpha,\nu}$。②当样本中出现相同数据时,不需要对秩次进行调整。

3 实例

例 科研人员调查南方和北方蠕虫干燥排泄物的重量,数据见表1。试分析两类蠕虫干燥排泄物重量的离散度是否有差异。

表1 平均干燥排泄物重量   单位:mg

编号	南方蠕虫(X)	北方蠕虫(Y)
1	6.2	9.5
2	5.9	9.8
3	8.9	9.5
4	6.5	9.6
5	8.6	10.3

检验步骤如下:

1)建立检验假设 $H_0 : \gamma^2 = 1$,即两样本方差相等;$H_1 : \gamma^2 > 1$,即 X 样本方差大于 Y 样本方差。取单侧 $\alpha = 0.05$。

2)计算检验统计量 在 X 样本中,去除任一个数据后,其数据的子集为:

$G_1 = \{5.9, 8.9, 6.5, 8.6\}$,$G_2 = \{6.2, 8.9, 6.5, 8.6\}$,$G_3 = \{6.2, 5.9, 6.5, 8.6\}$,$G_4 = \{6.2, 5.9, 8.9, 8.6\}$,$G_5 = \{6.2, 5.9, 8.9, 6.5\}$。

由公式(2)和(3),子集 G_1 的样本均数及样本方差为:

$$\overline{X}_5 = \frac{6.2 + 5.9 + 8.9 + 6.5}{4} = 6.8750$$

$$D_5^2 = \frac{(6.2 - 6.875)^2 + (5.9 - 6.875)^2 + (8.9 - 6.875)^2 + (6.5 - 6.875)^2}{3} = 1.8825$$

按同样方法,计算出所有子集,见表2。

表 2 X 样本各子集的均数及方差

编号	均数($\overline{X}_i$)	方差(D_i^2)
1	7.4750	2.2425
2	7.5500	1.9500
3	6.8000	1.5000
4	7.4000	2.4600
5	6.8750	1.8825

Y 样本各子集数据如下：

$H_1=\{9.8,9.5,9.6,10.3\},H_2=\{9.5,9.5,9.6,10.3\},H_3=\{9.5,9.8,9.6,10.3\},$
$H_4=\{9.5,9.8,9.5,10.3\},H_5=\{9.5,9.8,9.5,9.6\}$。

表 3 Y 样本各子集的均数及方差

编号	均数($\overline{Y}_j$)	方差(E_j^2)
1	9.8000	0.1267
2	9.7250	0.1492
3	9.8000	0.1267
4	9.7750	0.1425
5	9.6000	0.0200

由公式(8)和公式(9)计算 X 样本的 S_i 和 T_i，有：

$S_1=0.6326,S_2=0.9002,S_3=0.4055,S_4=0.6678,S_5=0.8076$；
$T_1=-3.9120,T_2=-1.9484,T_3=-2.0659,T_4=-1.9025,T_5=-2.0659$

最后，由 X 样本数据计算下列结果：$\overline{X}_0=7.22,S_0=\ln\left[\sum_{s=1}^{5}\frac{(X_s-7.22)^2}{4}\right]=$
$\ln 2.007=0.6966$。

同样，由 Y 样本数据计算下列结果：$\overline{Y}_0=9.74,T_0=\ln\left[\sum_{t=1}^{5}\frac{(T_t-9.74)^2}{4}\right]=$
$\ln 0.113=-2.1804$。

应用上述结果及公式(14)和公式(15)，计算下列结果：

$A_1=5\times0.6966-4\times0.6326=0.9526,A_2=5\times0.6966-4\times0.9002=-0.1178,$
$A_3=5\times0.6966-4\times0.4055=1.8610,A_4=5\times0.6966-4\times0.6678=0.8118,$
$A_5=5\times0.6966-4\times0.8076=0.2526$。

并且

$B_1=5\times(-2.1804)-4\times(-3.9120)=4.7460,$
$B_2=5\times(-2.1804)-4\times(-1.9484)=-3.1084,$
$B_3=5\times(-2.1804)-4\times(-2.0659)=-2.6384,$
$B_4=5\times(-2.1804)-4\times(-1.9025)=-3.2920,$
$B_5=5\times(-2.1804)-4\times(-2.0659)=-2.6384$。

再计算下列结果：

$$\overline{A}=\sum_{i=1}^{m}\frac{A_i}{m}=\frac{0.9526+(-0.1178)+1.8610+0.8118+0.2526}{5}=0.7520,$$

$$V_1 = \sum_{i=1}^{5} \frac{(A_i - \overline{A})^2}{5(5-1)} = 0.1140。$$

同样，计算结果有：

$$\overline{B} = -1.3862, V_2 = \sum_{j=1}^{5} \frac{(B_j - \overline{B})^2}{5(5-1)} = 2.3669。$$

最后计算检验统计量，有：

$$Q = \frac{\overline{A} - \overline{B}}{\sqrt{V_1 + V_2}} = \frac{0.7520 - (-1.3862)}{\sqrt{0.1140 + 2.3669}} = 1.3575。$$

3）确定 P 值并推断结论　本例，两样本例数较少。根据 $\alpha = 0.05$，$\nu = 5 + 5 - 2 = 8$，查 t 分布界值表（附表2）。得界值 $t_{0.05,8} = 3.306$。

本例计算的 Q 值为 1.3575，小于界值 $t_{0.05,8} = 3.306$。在 $\alpha = 0.05$ 水准上，不拒绝 H_0，即 $\gamma^2 = 1$。

结论：可以认为 X 样本（南方蠕虫排泄物平均重量）变异度与 Y 样本（北方蠕虫排泄物平均重量）变异度相同。

参考文献

[1]　Hollander M. Wolfe DA. Nonparametric Statistical Methods. 2nd ed. A Wiley—Interscience Publication John Wiley & Sons, Inc. , 1999：158—168.

[2]　Miller RG. A Trustworthy Jackknife. Ann. Math. Stat. , 1964,35:1594—1605.

[3]　Miller RG. Jackknifing Mariances. Ann. Math. Stat. , 1964，38:567—582.

（刘一志）

两组变异度比较的 Klotz 正态计分检验

该检验由 Klotz 在 1962 年提出，用于比较两样本变异度的差异。应用条件要求两样本为独立随机样本，资料类型为计量资料，两样本代表的总体均数可以相等或不相等。检验假设 H_0 为两总体变异度相同，H_1 为两总体变异度不相等。检验统计量 T 及有关公式如下：

$$P = R_i / (N+1) \tag{1}$$

$$A_i = u_P \tag{2}$$

式中 R_i 为秩次；P 为由秩次转换的正态分布下的面积或概率值；A_i 为正态计分，是正态分布下左侧面积 P 所对应的标准正态离差 u 值，即 u_P。

$$T = \frac{\sum_{i=1}^{n} A_i^2 - \frac{n}{N} \sum_{i=1}^{N} A_i^2}{\left\{ \frac{nm}{N(N-1)} \left[\sum_{i=1}^{N} A_i^4 - \frac{1}{N} \left(\sum_{i=1}^{N} A_i^2 \right)^2 \right] \right\}^{\frac{1}{2}}} \tag{3}$$

判断原则：在一定的 α 水平上，按照正态分布，取适当界值 u_α。如果计算的 $|T|$ 大于 $|u_\alpha|$，则 $P < \alpha$。在 α 水平上拒绝 H_0，接受 H_1。

例 用两组狗研究药物对心肌坏死的作用。对照组不给予药物，处理组给予药物。有关心肌坏死的百分比数据如表 1 所示。据此资料，我们能否得出结论，认为两总体的变异度有差异？

表 1 两组狗的心肌坏死百分比数据　　　　　　　　单位：%

对照组(X)	44.4	81.0	23.6	62.1	39.1	25.5	44.2	43.3	39.8	61.3
处理组(Y)	0	45.0	56.0	6.1	22.6	30.8	13.4	1.3	45.0	30.3

检验方法及步骤如下：

1）检验假设　H_0：两组狗的心肌坏死数据的变异度相同；H_1：两组狗的心肌坏死数据的变异度不相同。$\alpha = 0.05$。

2）计算检验统计量　X 样本 $n = 10$，Y 样本 $m = 10$，$N = n + m = 10 + 10 = 20$。列表 2，将两组数据分别由小到大排列。求两样本观察值与各自的总体均数之差，即 $X_i - \mu_1$ 和 $Y_i - \mu_2$。如果 μ_1 和 μ_2 未知，可用样本均数取代，求出差值 $X_i - \overline{X}$ 和值 $Y_i - \overline{Y}$。然后为差值编排秩次，依次求出相应的 P，A_i，A_i^2 和 A_i^4，在表 2 中最下边一行求出 A_i^2 和 A_i^4 的合计值 $\sum A_i^2$ 和 $\sum A_i^4$。出现相同差值时，求出相应平均秩次。

由表 2 数据计算下列指标及检验计量 T。

① $\sum_{i=1}^{n} A_i^2 = 5.8529$，$\sum_{i=1}^{m} A_i^2 = 9.1819$

② $\frac{n}{N} \sum_{i=1}^{N} A_i^2 = \frac{10}{20}(5.8529 + 9.1819) = 7.5174$

③ $\sum_{i=1}^{N} A_i^4 = (9.9727 + 15.7241) = 25.6968$

④ $\frac{1}{N} \left(\sum_{i=1}^{N} A_i^2 \right)^2 = \frac{1}{20}(5.8529 + 9.1819)^2 = \frac{1}{20}(226.0452) = 11.3023$

⑤ $T = \dfrac{\sum_{i=1}^{n} A_i^2 - \frac{n}{N} \sum_{i=1}^{N} A_i^2}{\left\{ \frac{nm}{N(N-1)} \left[\sum_{i=1}^{N} A_i^4 - \frac{1}{N} \left(\sum_{i=1}^{N} A_i^2 \right)^2 \right] \right\}^{\frac{1}{2}}}$

$\qquad = \dfrac{5.8529 - 7.5174}{\left[\frac{10 \times 10}{20(20-1)}(25.6968 - 11.3023) \right]^{\frac{1}{2}}} = \dfrac{-1.6645}{(0.2632 \times 14.3945)^{\frac{1}{2}}}$

$\qquad = \dfrac{-1.6645}{1.9464} = -0.8552$

表 2 有关指标及数据的计算

X_i (1)	Y_i (2)	$X_i-\bar{X}$ (3)	$Y_i-\bar{Y}$ (4)	的秩次 (5)	的秩次 (6)	的P (7)	的P (8)	的A_i (9)	的A_i (10)	的A_i^2 (11)	的A_i^2 (12)	的A_i^4 (13)	的A_i^4 (14)
23.6	0	-22.83	-25.05	3	1	0.143	0.048	-1.0669	-1.6646	1.1383	2.7709	1.2957	7.6778
25.5	1.3	-20.93	-23.75	4	2	0.190	0.095	-0.8779	-1.3106	0.7707	1.7177	0.5940	2.9504
39.1	6.1	-7.33	-18.95	7	5	0.333	0.238	-0.4316	-0.7128	0.1863	0.5081	0.0347	0.2581
39.8	13.4	-6.63	-11.65	8	6	0.381	0.286	-0.3029	-0.5651	0.0917	0.3193	0.0084	0.1020
43.3	22.6	-3.13	-2.45	9	10	0.429	0.476	-0.1789	-0.0602	0.0320	0.0036	0.0010	0.00001
44.2	30.3	-2.23	5.25	11	13	0.524	0.619	0.0602	0.3029	0.0036	0.0917	0.00001	0.0084
44.4	30.8	-2.03	5.75	12	14	0.571	0.667	0.1789	0.4316	0.0320	0.1863	0.0010	0.0347
61.3	45.0	14.87	19.95	15	17.5	0.714	0.833	0.5651	0.9661	0.3193	0.9333	0.1020	0.8711
62.1	45.0	15.67	19.95	16	17.5	0.762	0.833	0.7128	0.9661	0.5081	0.9333	0.2581	0.8711
81.0	56.0	34.57	30.95	20	19	0.952	0.905	1.6646	1.3106	2.7709	1.7177	7.6778	2.9504
$\bar{X}=$ 46.43	$\bar{Y}=$ 25.05								合计	5.8529	9.1819	9.9727	15.7241

3）判断 取正态分布的双侧 $u_a = u_{0.05} = -1.96$ 为界值。本例计算的 $T = -0.8552$，大于界值 -1.96，则 $P > 0.05$。在 $\alpha = 0.05$ 水平上，不拒绝 H_0。结论：可认为两组实验狗的心肌坏死百分比的变异度没有差异。

参考文献

[1] Conover WJ. Practical Nonparametric Statistics. 2nd ed，1980：321－322.
[2] Klotz J. Nonparametric Tests for Scale. Ann Math Statis，1962，33：498－512.

（程 琮）

两样本方差的平方秩检验

符合正态分布的计量资料，可以使用 F 检验来判断两样本所代表的总体方差是否齐性。对于非正态分布的资料或尚不能确定其分布类型的资料，可以使用本检验来判断两总体方差是否有差异。应用条件要求两样本为独立的计量资料的随机样本。X 样本含量为 n，Y 样本含量为 m，则两样本分别由 $X_1, X_2, \cdots, X_n$ 和 $Y_1, Y_2, \cdots, Y_m$ 构成。检验假设：①双侧检验 H_0 为 X 和 Y 分布方差相等，但两分布的均数可以不同；H_1 为两个分布不相同，即两分布的方差不相等。②单侧检验 H_0 为两分布方差相等，H_1 为 X 总体方差小于 Y 总体方差。③单侧检验 H_0 为两分布方差相等，H_1 为 X 总体方差大于 Y 总体方差。通过列表计算检验统计量 T 值。计算公式如下：

$$T = \sum_{i=1}^{n} [R(U_i)]^2 \tag{1}$$

需要计算的其他相关指标及公式包括 X 和 Y 样本的离均差的绝对值：

$$U_i = |X_i - \mu_1| \tag{2}$$

$$V_j = |Y_j - \mu_2| \tag{3}$$

式中 μ_1 和 μ_2 为 X 和 Y 两样本的总体均数，在两者未知的情况下，可用样本均数 $\overline{X}$ 和 $\overline{Y}$ 取代。$R(U_i)$ 和 $R(V_i)$ 分别表示为 X 和 Y 样本的离均差的绝对值所编排的秩次。如果一个样本内出现相同数据时并不影响结果，也不必求平均秩次。如果两个样本之间出现相同数据，则应求出相应的平均秩次，并按下式计算检验统计量 T_1。

$$T_1 = \frac{T - n\overline{R^2}}{\sqrt{\dfrac{nm}{N(N-1)} \sum_{i=1}^{N} R_i^4 - \dfrac{nm}{N-1}(\overline{R^2})^2}} \tag{4}$$

式中 $N=n+m$，$\overline{R^2}$ 为两个联合样本平方秩的平均值，$\sum R_i^4$ 表示秩的 4 次方之和：

$$\overline{R^2} = \frac{1}{N}\left\{\sum_{i=1}^{n}\left[R(U_i)\right]^2 + \sum_{j=1}^{m}\left[R(V_i)\right]^2\right\} \tag{5}$$

$$\sum_{i=1}^{N}R_i^4 = \sum_{i=1}^{n}\left[R(U_i)\right]^4 + \sum_{j=1}^{m}\left[R(V_i)\right]^4 \tag{6}$$

判断原则：

①双侧检验 根据 n,m,α，查平方秩检验统计量分位数表（附表 17），得到界值 W。如果算得的 T 值小于 $\alpha/2$ 的分位数或大于 $1-\alpha/2$ 的分位数，则在 α 水平上拒绝 H_0，接受 H_1。

②单侧检验 如果计算的 T 值小于 α 的分位数，则拒绝 H_0，接受 H_1，即 X 总体方差小于 Y 总体方差。

③单侧检验 如果计算的 T 值大于 $1-\alpha$ 的分位数，则拒绝 H_0，接受 H_1，即 X 总体方差大于 Y 总体方差。

对于公式（4）计算的 T_1 值，可按标准正态分布取适当的 u 值并作出判断。当 n 或 m 大于 10 时，平方秩检验统计量分位数的界值 W_p 由下式计算：

$$W_p = \frac{n(N+1)(2N+1)}{6} + u_p\sqrt{\frac{mn(N+1)(2N+1)(8N+1)}{180}}$$

式中 $N=n+m$，u_p 为标准正态离差，由正态分布表查得。

例 对男女供血者的心率进行研究。测得的心率数据如表 1 所示。据此资料能否认为男性心率的变异度比女性的要大？

表 1 男女性心率测量数据

男性(X)	58	76	82	74	79	65	74	86	
女性(Y)	66	74	69	76	72	73	75	67	68

检验方法及步骤如下。

1）检验假设 $H_0:\sigma_1=\sigma_2$，男女性心率变异度相同。$H_1:\sigma_1>\sigma_2$，男性心率变异度更大。单侧 $\alpha=0.05$。

2）计算检验统计量 T 已知 $n=8$，$m=9$，$N=n+m=8+9=17$。列出表 2，将两样本分别由小到大排列，并计算相应的各指标和所需数据。注意，在同一样本内出现相同数据时，可以求平均秩次，也可以不求平均秩次。

表 2 中绝对差的男（U）和女（V）栏中数字，分别由原始数据的男（X）和女（Y）栏中数据与其相应的平均数相减而得。如男（U）栏中的 $16.25=|58-74.25|$，其余类推。

由表 2 计算结果，检验统计量为：$T = \sum_{i=1}^{n}\left[R(U_i)^2\right] = 1107.5$。根据 $n=8$，$m=9$，单侧 $\alpha=0.05$（即查表中的 $P=1-\alpha=0.95$）查平方秩检验统计量分位数表（附表 17）得界值 $W_{0.95}=1159$。本例计算的 $T=1107.5$ 小于 $W_{0.95}=1159$，则 $P>0.05$。故在 $\alpha=0.05$ 水

表 2　有关各指标及数据的计算

原始数据		绝对差		秩　次		平方秩	
男(X)	女(Y)	男(U)	女(V)	R(U)	R(V)	$[R(U)]^2$	$[R(V)]^2$
58	66	16.25	5.11	17	13	289	169
65	67	9.25	4.11	15	10	225	100
74	68	0.25	3.11	1.5	8	2.25	64
74	69	0.25	2.11	1.5	6	2.25	36
76	72	1.75	0.89	4	3	16	9
79	73	4.75	1.89	11	5	121	25
82	74	7.75	2.89	14	7	196	49
86	75	11.75	3.89	16	9	256	81
	76		4.89		12		144
$\overline{X}=74.25$　$\overline{Y}=71.111$						1107.5	677

平上不拒绝 $H_0:\sigma_1^2=\sigma_2^2$。结论:男性心率变异度与女性的无差异。

如果两样本之间出现相同数据,应求出相应的平均秩次,然后按公式(4)计算检验统计量 T_1 值。尽管例1的两样本之间没有出现相同数据,但为说明计算方法和计算过程,仍以例1作为计算实例。

1)由表2数据计算下列各指标:

① $\overline{R^2} = \dfrac{1}{N}\left\{\sum_{i=1}^{n}[R(U_i)]^2 + \sum_{j=1}^{m}[R(V_i)]^2\right\} = \dfrac{1}{17}(1107.5+677) = 104.97$

② $\displaystyle\sum_{i=1}^{N}R_i^4 = \sum_{i=1}^{n}[R(U_i)]^4 + \sum_{j=1}^{m}[R(V_i)]^4$

$\qquad = (17^4 + 15^4 + 1.5^4 + 1.5^4 + 4^4 + 14^4 + 16^4) + (13^4 + 10^4 + 8^4 + 6^4 + 3^4 + 5^4$
$\qquad\quad + 7^4 + 9^4 + 12^4)$

$\qquad = 253005.125 + 74357 = 327362.125$

③ $T_1 = \dfrac{T - n\overline{R^2}}{\sqrt{\dfrac{nm}{N(N-1)}\displaystyle\sum_{i=1}^{N}R_i^4 - \dfrac{nm}{N-1}(\overline{R^2})^2}}$

$\qquad = \dfrac{1107.5 - 8(104.97)}{\sqrt{\dfrac{8\times9}{17(17-1)}(327362.125) - \dfrac{8\times9}{17-1}(104.97)^2}}$

$\qquad = \dfrac{267.74}{\sqrt{86654.68 - 49584.15}} = \dfrac{267.74}{192.54} = 1.39$

2)判断结果　按标准正态分布,取单侧 $u_{0.05}=1.64$。计算的 $T_1=1.39 < u_{0.05}=1.64$,则 $P>0.05$ 故在 $\alpha=0.05$ 水平上,不能拒绝 $H_0:\sigma_1^2=\sigma_2^2$。

结论:男性心率变异度不比女性的更大。

参考文献

[1] Conover WJ. Practical Nonparametric Statistics. 2nd ed. John Wiley & Sons, Inc., 1980：239 —
248.

（程 琮）

变异系数的显著性检验

1 基本概念

变异系数（coefficient of variation）是指一组数据的标准差与其算术均数的比值或百分比。它是一个无量纲的指标，常用符号 CV 或 V 来表示。变异系数主要用于不同单位的数据变异度的比较，或是相同单位的数据但均数差别较大时变异度的比较。

变异系数计算公式为：

$$V=\frac{S}{\overline{X}}，或 V=\frac{S}{\overline{X}}\times100\%\tag{1}$$

例1 调查某地成年男性 20 名。身高均数为 170cm，标准差为 5.5cm；体重均数为 55kg，标准差为 5.0kg。试计算身高与体重的变异系数。

身高变异系数：$V=\frac{5.5}{170}=0.0324$；体重变异系数：$V=\frac{5.0}{55}=0.0909$。

变异系数也存在抽样误差。变异系数之间也可以进行显著性检验，主要有单样本检验、两样本检验和多样本检验。

2 单样本变异系数的检验

该检验由 Miller 在 1991 年提出。应用条件：①双侧检验：总体变异系数 σ/μ 不大于 0.67，样本含量 n 不小于 10，总体为正态分布。②单侧检验：总体变异系数 σ/μ 不大于 0.33，样本含量 n 不小于 10，总体为正态分布。检验所指定的总体变异系数为 $(\sigma/\mu)_0$。

检验假设为：

双侧检验：$H_0:\sigma/\mu=(\sigma/\mu)_0$，$H_1:\sigma/\mu\neq(\sigma/\mu)_0$。

单侧检验：$H_0:\sigma/\mu=(\sigma/\mu)_0$，$H_1:\sigma/\mu>(\sigma/\mu)_0$；$H_0:\sigma/\mu=(\sigma/\mu)_0$，$H_1:\sigma/\mu<(\sigma/\mu)_0$。

检验统计量为：

$$u=\frac{\sqrt{n-1}\,|V-(\sigma/\mu)_0|}{(\sigma/\mu)_0\,\sqrt{0.5+(\sigma/\mu)_0^2}}\tag{2}$$

计算的检验统计量 u 与 u_a 临界值比较,确定 P 值并作出判断。

例 2　调查某高校大学生女生 100 人。身高均数为 162cm,标准差为 5.6cm。一般大学生女生身高变异系数为 0.0375。试分析:某高校大学生女生与一般大学生女生身高变异系数有无差异。

1) 建立检验假设　$H_0:\sigma/\mu=(\sigma/\mu)_0=0.0375$,$H_1:\sigma/\mu\neq(\sigma/\mu)_0=0.0375$。取双侧 $\alpha=0.05$。

2) 计算统计量 u 值　样本变异系数为 $V=\dfrac{S}{\overline{X}}=\dfrac{5.6}{162}=0.0346$,总体变异系数为 0.0375。

$$u=\frac{\sqrt{n-1}\,|V-(\sigma/\mu)_0|}{(\sigma/\mu)_0\,\sqrt{0.5+(\sigma/\mu)_0^2}}=\frac{\sqrt{100-1}\,|0.0346-0.0375|}{0.0375\,\sqrt{0.5+(0.0375)^2}}=1.087$$

3) 判断结果　由于 $u=1.087<u_{0.05/2}=1.96$,故不拒绝 H_0。

结论:可以认为某高校大学生女生与一般大学生女生身高变异系数的差异无统计学意义。

3　两样本变异系数的检验

该检验由 Miller 在 1991 年提出,可以对不同单位或相同单位的变异系数进行比较,要求两样本的样本含量分别大于 10。检验统计量为:

$$u=\frac{|V_1-V_2|}{\sqrt{\left(\dfrac{V_p^2}{n_1-1}+\dfrac{V_p^2}{n_2-1}\right)(0.5+V_p^2)}}\tag{3}$$

式中:

$$V_p=\frac{(n_1-1)V_1+(n_2-1)V_2}{(n_1-1)+(n_2-1)}\tag{4}$$

V_p 指的是合并变异系数(pooled coefficient of variation)。如果无效假设成立,V_p 则是两个总体所共有的变异系数。它是总体变异系数 σ/μ 的最好估计值。

应用 u 临界值作为判断标准。

例 3　调查某高校大学生男生 20 名。测量得到身高及体重的均数分别为 170cm 和 60kg,标准差分为 6 和 5。试进行身高及体重变异系数的检验。

1) 建立检验假设　$H_0:\sigma_1/\mu_1=\sigma_2/\mu_2$,即体重与身高的变异系数相同;$H_1:\sigma_1/\mu_1\neq\sigma_2/\mu_2$,即体重与身高的变异系数不相同。取双侧 $\alpha=0.05$。

2) 计算检验统计量 u 值　已知:

身高　$\overline{X}_1=170$,$S_1=6$;$V_1=\dfrac{6}{170}=0.0353$;体重 $\overline{X}_2=60$,$S_2=5$;$V_2=\dfrac{5}{60}=0.0833$。

$$V_p=\frac{(n_1-1)V_1+(n_2-1)V_2}{(n_1-1)+(n_2-1)}=\frac{(20-1)0.0353+(20-1)0.0833}{(20-1)+(20-1)}=0.0593$$

$$u = \frac{|V_1 - V_2|}{\sqrt{\left(\dfrac{V_p^2}{n_1-1} + \dfrac{V_p^2}{n_2-1}\right)(0.5 + V_p^2)}} = \frac{|0.0353 - 0.0833|}{\sqrt{\left(\dfrac{0.0593^2}{20-1} + \dfrac{0.0593^2}{20-1}\right)(0.5 + 0.0593^2)}}$$

$$= 3.5159$$

3)判断结果　由于本例的 $u=3.5159 > u_{0.05/2} = 1.96$，故拒绝 H_0，接受 H_1。

结论：可以认为某高校大学生男生身高与体重变异系数的差异有统计学意义，体重的变异度相对较大。

4　多样本变异系数检验

该检验也称为变异系数齐性检验（homogeneity of coefficients of variation），由 Feltz 和 Miller 在 1996 年提出。它是两样本变异系数检验的一般化及扩展，可以检验样本个数 $k \geqslant 3$ 的情形。检验公式如下：

$$\chi^2 = \frac{\sum_{i=1}^{k} \nu_i V_i^2 - \dfrac{\left[\sum_{i=1}^{k} \nu_i V_i\right]^2}{\sum_{i=1}^{k} \nu_i}}{V_p^2(0.5 + V_p^2)} \tag{5}$$

式中：$\nu_i = n_i - 1$，为各样本自由度；V_i 为各样本变异系数。V_p 为共变异系数（common co-efficient of variation）。V_p 计算公式为：

$$V_p = \frac{\sum_{i=1}^{k} \nu_i V_i}{\sum_{i=1}^{k} \nu_i} \tag{6}$$

检验统计量 χ^2 值服从自由度为 $k-1$ 的 χ^2 分布。若 $k=2$ 时，该检验与两样本变异系数检验的结果相同。当无效假设成立时，V_p 是 k 个总体共变异系数最好的估计值。

例 4　调查某地不同年龄女童的身高，数据见表 1。试比较不同年龄女童身高（cm）的变异系数有无差异。

表 1　调查某地不同年龄女童的身高指标

年龄	n_i	ν_i	$\overline{X}$	S_i	V_i^*	$\nu_i V_i$	$\nu_i V_i^2$
1~2 月	20	19	56.3	2.1	3.7	70.3	260.11
5~6 月	18	17	66.5	2.2	3.3	56.1	185.13
3~3.5 岁	22	21	96.1	3.1	3.2	67.2	215.04
5~5.5 岁	24	23	107.8	3.3	3.1	71.3	221.03
合　计	80	—	—	—	—	264.9	881.31

注：* 上表中 V_i 是乘以 100 以后的数据。

1)建立检验假设　$H_0:\sigma_1/\mu_1=\sigma_2/\mu_2=\sigma_3/\mu_3=\sigma_4/\mu_4$；即四个年龄组女孩的变异系数相同。$H_1$：至少两个 σ_i/μ_i 不相同；即四个年龄组女孩的变异系数不全相同。

2)计算统计量　由表1计算得到

① $\sum \nu_i V_i = 264.9$，$\sum \nu_i V_i^2 = 881.31$，$\sum \nu_i = 80$

② $V_p = \dfrac{\sum\limits_{i=1}^{k} \nu_i V_i}{\sum\limits_{i=1}^{k} \nu_i} = \dfrac{264.9}{80} = 3.3113$

③ $V_p^2 = (3.3113)^2 = 10.9647$

④ $\chi^2 = \dfrac{\sum\limits_{i=1}^{k} \nu_i V_i^2 - \dfrac{\left[\sum\limits_{i=1}^{k} \nu_i V_i\right]^2}{\sum\limits_{i=1}^{k} \nu_i}}{V_p^2(0.5+V_p^2)} = \dfrac{881.31 - \dfrac{(264.9)^2}{80}}{10.9647(0.5+10.9647)} = \dfrac{4.1599}{125.7070} = 0.0331$

3)判断结果　根据 χ^2 自由度 $k-1=4-1=3$，查 χ^2 分布界值表（附表3），得 $\chi^2_{0.05,3}=7.81$。本例 $\chi^2=0.0331$，小于临界值 7.81，故不拒绝 H_0，可以认为四个不同年龄组的女孩身高变异系数的差异无统计学意义。

参考文献

[1]　Jerrold H. Zar. Biostatistical Analysis. 4th ed. Prentice—Hall, Inc. ,1999;114—115,204—205.

[2]　Miller GE. Asymptotic Test Statistics for Coefficeints of Variation. Communic. Statist. —Theor Meth. 1991, 20;2251—2262.

[3]　Feltz CJ, Miller GE. An Asymptotic Test for the Equality of Coefficeints of Variation from k Populations. Statist. in Med. ,1996,15;647—658.

（程　琮　刘一志）

两样本位置的 Fligner-Policello 稳健秩检验

1　原理

两样本位置问题的稳健秩检验（Fligner-Policello robust rank test for the tow-sample location problem），也称为 Fligner-Policello 稳健秩检验，由 Fligner 和 Policello 在

1981 年提出。

1.1 应用条件

设: $X_1, \cdots, X_m$ 和 $Y_1, \cdots, Y_n$ 为来自连续分布的独立随机样本。连续分布分别对称于总体中位数 θ_X 和 θ_Y。注意,应用条件并没有要求 X 和 Y 分布来自相同的分布,也没有假设两个分布的总体方差相等。其检验假设为: $H_0 : \theta_X = \theta_Y$, $H_1 : \theta_X < \theta_Y$ 或 $\theta_X > \theta_Y$ 或 $\theta_X \neq \theta_Y$ 。

1.2 方法

1)计算 X 与 Y 的位置

$$P_i = X_i \text{ 大于 } Y_j \text{ 的 } j \text{ 的个数} \qquad i = 1, \cdots, m \tag{1}$$

$$Q_j = Y_j \text{ 大于 } X_i \text{ 的 } i \text{ 的个数} \qquad j = 1, \cdots, n \tag{2}$$

式中 P_i 和 Q_j 分别称为 X_i 和 Y_j 的位置。

2)计算 X 与 Y 位置的均值

$$\bar{P} = \frac{1}{m} \sum_{i=1}^{m} P_i \tag{3}$$

$$\bar{Q} = \frac{1}{n} \sum_{j=1}^{n} Q_j \tag{4}$$

3)计算检验统计量 $\hat{U}$ 值

$$V_1 = \sum_{j=1}^{m} (P_i - \bar{P})^2 \tag{5}$$

$$V_2 = \sum_{j=1}^{n} (Q_j - \bar{Q})^2 \tag{6}$$

$$\hat{U} = \frac{\sum_{j=1}^{n} Q_j - \sum_{i=1}^{m} P_i}{\sqrt{2(V_1 + V_2 + \bar{P}\bar{Q})}} \tag{7}$$

① 单侧上侧检验 $H_0 : \theta_X = \theta_Y$, $H_1 : \theta_Y > \theta_X$ 。

在近似 α 显著性水准上,如果: $\hat{U} \geqslant u_a$,则拒绝 H_0 ;否则,不拒绝 H_0 。式中: u_a 为常数,满足 $P_0(\hat{U} \geqslant u_a) \approx \alpha$ 。 u_a 值可以查 Fligner-Policello U 统计量上侧概率表(附表 18)得到。注意:两个样本中,样本含量小者为 Y 样本,其样本含量为 n 。若 $m = n$ 时,可任选一个样本为 Y 样本。

② 单侧下侧检验 $H_0 : \theta_X = \theta_Y$, $H_1 : \theta_Y < \theta_X$ 。

在近似 α 显著性水准上,如果: $\hat{U} \leqslant -u_a$,则拒绝 H_0 ;否则,不拒绝 H_0 。

③ 双侧检验 $H_0 : \theta_X = \theta_Y$, $H_1 : \theta_Y \neq \theta_X$ 。

在近似 α 显著性水准上,如果: $|\hat{U}| \geqslant u_a$,则拒绝 H_0 ;否则,不拒绝 H_0 。

4)大样本近似法   当 $H_0:\theta_X=\theta_Y$ 成立时,n 趋向于无穷,则统计量 $\hat{U}$ 服从正态分布。于是,可根据标准正态分布的 u 值大小作出判断。

5)出现相同数据   如果在 N 个观察值中出现相同数据,也称为相持(ties)时,则用下列公式计算:

$$P_i=X_i \text{ 大于 } Y_j \text{ 的 } j \text{ 的个数}+\frac{1}{2}X_i \text{ 等于 } Y_j \text{ 的 } j \text{ 的个数} \tag{8}$$

并且

$$Q_j=Y_j \text{ 大于 } X_i \text{ 的 } i \text{ 的个数}+\frac{1}{2}Y_j \text{ 等于 } X_i \text{ 的 } i \text{ 的个数} \tag{9}$$

2 实例

例   研究人员在 1976 年检测了健康鹅和铅中毒鹅的血糖值(mg/100ml 血清)。数据见表 1。试分析:健康鹅和铅中毒鹅的血糖值有无差异?

表 1 血糖测量值

编号	健康鹅(X)	铅中毒鹅(Y)
1	297	293
2	340	291
3	325	289
4	227	430
5	277	510
6	337	353
7	250	318
8	290	
合计	$m=8$	$n=7$

检验步骤如下:

1)建立检验假设 $H_0:\theta_X=\theta_Y$ 两总体中位数相等;$H_1:\theta_Y>\theta_X$ 铅中毒鹅总体中位数更大。

2)计算统计量 $\hat{U}$

①计算 X 与 Y 的位置   计算每个 X 大于 Y 的 Y 的个数:

P_i 的计算方法:

$X_1=297$,大于 Y 的有 293,291 和 289 共 3 个数,则 $P_1=3$。

$X_2=340$,大于 Y 的有 293,291,289 和 318 共 4 个数,则 $P_2=4$。

$X_3=340$,大于 Y 的有 293,291,289 和 318 共 4 个数,则 $P_3=4$。

$X_4=227$,大于 Y 的数为 0 个,则 $P_4=0$。

余类推。P_i 的全部计算结果如下:$P_1=3,P_2=4,P_3=4,P_4=0,P_5=0,P_6=4,$

$P_7 = 0, P_8 = 1$;$\sum P_i = 16$。

计算每个 Y 大于 X 的 X 的个数:

$Y_1 = 293$,大于 X 的有 227,277,250 和 290 共 4 个数,则 $Q_1 = 4$。

$Y_2 = 291$,大于 X 的有 227,277,250 和 290 共 4 个数,则 $Q_2 = 4$。

$Y_3 = 289$,大于 X 的有 227,277 和 250 共 3 个数,则 $Q_3 = 3$。

余类推。Q_j 的全部计算结果如下:$Q_1 = 4, Q_2 = 4, Q_3 = 3, Q_4 = 8, Q_5 = 8, Q_6 = 8, Q_7 = 5$;$\sum Q_j = 40$。

② 计算均数 $\overline{P}$ 和 $\overline{Q}$:

$$\overline{P} = \frac{1}{m} \sum_{i=1}^{m} P_i = \frac{16}{8} = 2$$

$$\overline{Q} = \frac{1}{n} \sum_{i=1}^{n} Q_j = \frac{40}{7} = 5.7143$$

③ 计算 V_1 和 V_2 值:

$$V_1 = (3-2)^2 + (4-2)^2 + (4-2)^2 + (0-2)^2 + (0-2)^2 + (4-2)^2 + (0-2)^2 + (1-2)^2$$
$$= 26$$

$$V_2 = (4-5.7143)^2 + (4-5.7143)^2 + (3-5.7143)^2 + (8-5.7143)^2 + (8-5.7143)^2$$
$$+ (8-5.7143)^2 + (5-5.7143)^2 = 29.4286$$

④ 计算统计量 $\hat{U}$ 值

$$\hat{U} = \frac{\sum_{j=1}^{n} Q_j - \sum_{i=1}^{m} P_i}{\sqrt{2(V_1 + V_2 + \overline{P}\,\overline{Q})}} = \frac{40 - 16}{\sqrt{2(26 + 29.4286 + 2 \times 5.7143)}} = 2.0755$$

3)确定 P 值,推断结论

查 Fligner-Policello U 统计量上侧概率表(附表 18),得单侧界值 $u_{0.05} = 1.807$。本例 $\hat{U} = 2.0755$ 大于界值 $u_{0.05} = 1.807$,则 $P < 0.05$。在 $\alpha = 0.05$ 水准上,拒绝 H_0。

结论:可以认为健康鹅和铅中毒鹅血糖含量的差异有统计学意义,即两样本血糖含量不相同。

参考文献

[1] Hollander M, Wolfe DA. Nonparametric Statistical Methods. 2nd ed. A Wiley－Interscience Publication John Wiley & Sons,Inc. , 1999:135－139.

[2] Fligner MA, Policello Ⅱ GE. Robust Rank Procedures for the Behrens-Fisher Problem. J. Amer. Statist. Assoc. , 1981,76:162－174.

(程 琮)

1 检验假设

顺序效应检验有 Page 检验、Hollander 检验等。这种顺序效应是单方向的效应。Mack 和 Wolfe 在 1981 年将这种顺序效应的检验思想扩展到更广泛的效应类型，称为已知峰处理组伞形效应的 Mack-Wolfe 检验（Mack-Wolfe test for umbrella alternatives-peak-known）。他们使用了词"伞形（umbrella）"来表达此效应的特点。伞形效应是指，若干个处理组的效应由小到大，达到高峰后，再由大到小，形成了"伞形"的特点。伞形效应的检验假设为：

$H_0 : \tau_1 = \tau_2 = \cdots = \tau_k$；

$H_1 : \tau_1 \leqslant \tau_2 \leqslant \cdots \leqslant \tau_{p-1} \leqslant \tau_p \geqslant \tau_{p+1} \geqslant \cdots \geqslant \tau_k$（至少有一对不等），$p \in \{1, 2, \cdots, k\}$。

其中在 H_1 中，"伞形"表现为在 τ_p 时的总体效应达到高峰，τ_p 两边的效应均逐渐下降。"伞形"效应一般用于单因素设计（one-way layout）。在药理学研究中，常会出现"伞形"效应。例如，随药物浓度增加，药物的效应先由低到高，药物达到适宜浓度后，效应也达到高峰。然后，效应再由高峰降到较低水平。当处理效应不是单向顺序效应时，而是"伞形"效应时，可用此检验来处理数据。注意：伞形效应的高峰 p 在数据收集前可以是已知的，也可以是未知的。

2 方法

首先标识各处理组及峰处理组 p，并且展示伞形关系。为了计算已知峰处理组的伞形统计量 A_p，首先应计算出 $p(p-1)/2$ 个 Mann-Whitney 计数 U_{uv}。U_{uv} 为每一个处理组与小于或等于峰处理组的成对计数，即 $1 \leqslant u < v \leqslant p$。

另外，还应计算 $(k-p+1)(k-p)/2$ 个 Mann-Whitney 计数 U_{vu}。此时 U_{vu} 为每一个处理组与大于或等于峰处理组的成对计数，即 $p \leqslant u < v \leqslant k$。

Mack-Wolfe 已知峰统计量 A_p，是峰左侧 Mann-Whitney 计数的合计值，再加上峰右侧 Mann-Whitney 计数的合计值。检验统计量计算公式为：

$$A_p = \sum_{u=1}^{v-1} \sum_{v=2}^{p} U_{uv} + \sum_{u=p}^{v-1} \sum_{v=p+1}^{k} U_{vu} \tag{1}$$

在 α 显著水准上,若 $A_p \geqslant a_{p,\alpha}$,则拒绝 H_0,否则不拒绝 H_0。式中:$a_{p,\alpha}$ 是临界值。根据 p 和 k,可通过查已知峰处理组 Mack-Wolfe A_p 统计量精确临界值表(附表 19)得到界值 $a_{p,\alpha}$。

3 大样本近似法

附表 19 的应用范围较小。组数 k 为 4~6 组,每组样本含量为 2~5。如果超出该表范围,则采用大样本近似法计算检验统计量。大样本时,统计量 A_p 近似正态。需要计算 A_p 的期望值和方差。期望值和方差的公式为:

$$E_0(A_p) = \frac{N_1^2 + N_2^2 - \sum_{i=1}^{k} n_i^2 - n_p^2}{4} \tag{2}$$

$$Var_0(A_p) = \frac{1}{72}\Big[2(N_1^3 + N_2^3) + 3(N_1^2 + N_2^2) - \sum_{i=1}^{k} n_i^2(2n_i + 3) - n_p^2(2n_p + 3)$$
$$+ 12n_p N_1 N_2 - 12n_p^2 N \Big] \tag{3}$$

式中:$N_1 = \sum_{i=1}^{p} n_i$,$N_2 = \sum_{i=p}^{k} n_i$。注意:$N = N_1 + N_2 - n_p$。

A_p 的标准化统计量为:

$$A_p^* = \frac{A_p - E_0(A_p)}{\sqrt{Var_0(A_p)}}$$

$$= \left[A_p - \frac{N_1^2 + N_2^2 - \sum_{i=1}^{k} n_i^2 - n_p^2}{4} \right] \div \left\{ \left[2(N_1^3 + N_2^3) + 3(N_1^2 + N_2^2) - \sum_{i=1}^{k} n_i^2(2n_i + 3) \right. \right.$$
$$\left. \left. - n_p^2(2n_p + 3) + 12n_p N_1 N_2 - 12n_p^2 N \right] \div 72 \right\}^{\frac{1}{2}} \tag{4}$$

式中:当 H_0 成立时,A_p^* 为近似正态分布。按照正态近似法判断:若 $A_p^* \geqslant u_\alpha$,则拒绝 H_0,否则不拒绝 H_0。

4 出现相同数据

如果在处理组 $1,\cdots,p$ 中,N_1 的 X 样本数据中,或在处理组 $p,\cdots,k$ 中 N_2 的 X 样本数据中,出现相同数据即出现相持,则在 Mann-Whitney 计数 U_{uv} 和相反的 Mann-Whitney 计数 U_{vu} 的计算中,当 $a<,=$,或 $>b$ 时,$\varphi(a,b)$ 由 $\varphi^*(a,b)=1,\frac{1}{2},0$ 分别取代之。因此,当每两个样本比较时,如果出现相同数据,则 Mann-Whitney 计数 U_{uv} 和相反的 Mann-Whitney 计数 U_{vu} 的适当值均为 1/2。

当应用大样本近似法时,应注意另一个因素。尽管出现相同数据并不影响 X 样本 A_p 的期望值,但是它的方差比公式(3)计算的要小一些。A_p 精确方差的适当的表达式在出现相同数据时是不能应用的。因此,在 X 样本数据中出现相同数据并且是大样本时,可应用公式(4)计算 A_p^* 值,此为修正的近似值。此时,计算的 P 值也较大。

5 实例

例 研究人员调查白尾鹿一年12个月的快速代谢率(FMR)。每2个月一组,共6组。试对数据进行伞形效应分析。

分析:该调查数据每2个月一组,共有6组。已知峰处理组为7~8月组,即处理组4。由于本数据为伞形效应,即快速代谢率(FMR)效应由1~2月开始增加,到7~8月达到高峰,然后,再依次降低。效应高峰组为处理组4,即 $p=4$。各组样本含量为:$n_1=7$,$n_2=3$,$n_3=5$,$n_4=4$,$n_5=4$,$n_6=3$。由于本研究数据各样本含量不相等,不能使用已知峰处理组 Mack-Wolfe A_p 统计量精确临界值表(附表19)中的界值。可以应用大样本近似法进行分析,并使用正态分布的界值作为临界值,进行判断。

表1　白尾鹿快速代谢率(FMR)数据　　　　　　　　单位:Kcal/kg/day

编号	处理组1 (1~2月)	处理组2 (3~4月)	处理组3 (5~6月)	处理组4 (7~8月)	处理组5 (9~10月)	处理组6 (11~12月)
1	36.0	39.9	44.6	53.8	44.3	31.7
2	33.6	29.1	54.4	53.9	34.1	22.1
3	26.9	43.4	48.2	62.5	35.7	30.7
4	35.8		55.7	46.6	35.6	
5	30.1		50.0			
6	31.2					
7	35.3					
合　计	$n_1=7$	$n_2=3$	$n_3=5$	$n_4=4$	$n_5=4$	$n_6=3$

检验步骤如下:

1)建立检验假设

$H_0:\tau_1=\tau_2=\cdots=\tau_k$,各处理组效应相同;

$H_1:\tau_1\leqslant\tau_2\leqslant\cdots\leqslant\tau_{p-1}\leqslant\tau_p\geqslant\tau_{p+1}\geqslant\cdots\geqslant\tau_k$(至少有一对处理组效应不等)。

已知峰处理组,$p\in\{1,2,\cdots,k\}$,取 $\alpha=0.05$。

2)计算检验统计量 A_p^* 值　本例为 A_4^* 值。

① 计算 $p=4$ 时,伞形效应的峰处理组左侧及右侧的任意两组的组合数。

左侧组合数为:$4(4-1)/2=6,1\leqslant u<v\leqslant4$;计算 Mann-Whitney 计算 U_{uv}。结果为:$U_{12}=7+1+7=15,U_{13}=7+7+7+7+7=35,U_{14}=7+7+7+7=28,U_{23}=3+3+3+3+3=15,U_{24}=3+3+3+3=12,U_{34}=3+3+5+1=12$。

U_{12} 计算方法:处理组2的第1个数据为39.9,大于处理组1的所有7个数据,Mann-Whitney 计数为7;第2个数据为29.1,大于处理组1的只有1个数据,计数为1;第3个数据为43.4,大于处理组1的有7个数据,计数为7。则 $U_{12}=7+1+7=15$。余类推。

右侧组合数:$3(3-1)/2=3,4\leqslant u<v\leqslant 6$;计算 Mann-Whitney 计算 U_{vu}。

$$U_{54}=4+4+4+4=16,\quad U_{64}=3+3+3+3=12,\quad U_{65}=3+3+3+3=12。$$

② 计算 A_4 值:

$A_4=U_{12}+U_{13}+U_{14}+U_{23}+U_{24}+U_{34}+U_{65}+U_{64}+U_{54}=15+35+28+15+12+12+12+12+16=157$。

③ 计算 N_1、N_2 和 N:$N_1=n_1+n_2+n_3+n_4=7+3+5+4=19$,$N_2=n_4+n_5+n_6=4+4+3=11$,$N=7+3+5+4+4+3=26$。

④ 计算 $E_0(A_4)$ 和 $Var_0(A_4)$

$$E_0(A_4)=\frac{N_1^2+N_2^2-\sum_{i=1}^{k}n_i^2-n_p^2}{4}=\frac{19^2+11^2-(7^2+3^2+5^2+4^2+4^2+3^2)-4^2}{4}$$

$$=85.5$$

$$Var_0(A_4)=\frac{1}{72}\left[2(N_1^3+N_2^3)+3(N_1^2+N_2^2)-\sum_{i=1}^{k}n_i^2(2n_i+3)-n_p^2(2n_p+3)\right.$$

$$\left.+12n_pN_1N_2-12n_p^2N\right]$$

$$=\frac{1}{72}\{2(19^3+11^3)+3(19^2+11^2)-[7^2(2\times7+3)+3^2(2\times3+3)$$

$$+5^2(2\times5+3)+4^2(2\times4+3)+4^2(2\times4+3)+3^2(2\times3+3)]-4^2(2\times4$$

$$+3)+12\times4\times19\times11-12\times4^2\times26\}$$

$$=\frac{21018}{72}=291.92$$

⑤计算 A_4^* $A_p^*=\dfrac{A_p-E_0(A_p)}{\sqrt{Var_0(A_p)}}=\dfrac{157-85.5}{\sqrt{291.92}}=4.18$

3)确定 P 值,推断结论   本例 $A_p^*=4.18$,大于 $u_{0.05}=1.96$,$P<0.05$。在 $\alpha=0.05$ 水准上,拒绝 H_0,接受 H_1。

结论:可以认为 6 个时期的快速代谢率的效应呈现伞形效应。伞形效应高峰在处理组 4,即 7~8 月。其余各时期的效应依次降低。代谢率随着天气变热而加快,到一年的 7~8 月份达到高峰;而随着天气变冷,又逐渐降低。

参考文献

[1] Hollander M. Wolfe DA. Nonparametric Statistical Methods. 2nd ed. ,A Wiley-Interscience Publication John Wiley & Sons,Inc. , 1999:212—226.

[2] Mack GA. Wolfe DA. K-sample Rank Tests for Umbrella Alternatives. J. Amer. Statist. Assoc. , 1981,76:175—181.

[3] Mack GA. A K-sample Wilcoxon Rank Test for the Umbrella Alternatives. Ⅱ. Point of the Umbrella Unknown. Ph. D. Diss. , Ohio State University, 1977.

（程　琮）

未知峰处理组伞形效应的 Mack-Wolfe 检验

1　检验假设

当峰处理组未知时,则称此检验为未知峰处理组伞形效应的 Mack-Wolfe 检验 (Mack-Wlfe test for umbrella alternatives-peak-unknown)。

检验假设为 $H_0:\tau_1=\tau_2=\cdots=\tau_k$,$H_1:\tau_1\leqslant\tau_2\leqslant\cdots\leqslant\tau_{p-1}\leqslant\tau_p\geqslant\tau_{p+1}\geqslant\cdots\geqslant\tau_k$(至少有一对不等),对于某个 $p\in\{1,2,\cdots,k\}$。

2　方法

先将处理组标记为 1 到 k。其中,未知峰处理组 p 在适当的处理组中。为了计算未知峰处理组 Mack-Wolfe 统计量,首先使用样本数据来估计:哪个处理组是最有可能与伞形峰处理组有关的。即,先要估计样本数据的峰处理组 p。为此,应计算 k 个联合样本的 Mann-Whitney 统计量。公式为

$$U_{.q}=\sum_{i\neq q}U_{iq}\qquad q=1,\cdots,k \tag{1}$$

式中:U_{iq} 为第 i 个样本观察值小于第 q 个样本观察值的个数。即为通常的第 i 个和第 q 个样本的 Mann-Whitney 统计量。于是,$U_{.q}$ 是单个的 Mann-Whitney 统计量,是由第 q 个样本与其余 $(k-1)$ 个样本所计算的统计量。也就是说,它等于第 q 个样本大于其余 $(k-1)$ 个样本观察值的个数。第二步,把每一个 $U_{.q}$ 标准化。公式如下:

$$U_{.q}^*=\frac{U_{.q}-E_0(U_{.q})}{\sqrt{Var_0(U_{.q})}}=\frac{U_{.q}-[n_q(N-n_q)/2]}{\sqrt{\dfrac{n_q(N-n_q)(N+1)}{12}}}\qquad q=1,\cdots,k \tag{2}$$

令 r 等于相同数据的处理组的个数,用于最大 $U_{.q}^*$ 值。令 B 是对应于 r 个具有相同数据处理组 $(1,2,\cdots,k)$ 的子集,用于最大 $U_{.q}^*$ 值。Mack-Wolfe 未知峰处理组统计量计算公式如下:

$$A_p^*=\frac{1}{r}\sum_{j\in B}\left[\frac{A_j-E_0(A_j)}{\sqrt{Var_0(A_j)}}\right] \tag{3}$$

式中:A_j 是第 j 个具有峰处理组的已知峰统计量。$E_0(A_j)$ 和 $Var_0(A_j)$ 是 A_j 的期望值和方差。于是,A_p^* 等于具有相同数据的 r 个标准化已知峰处理组统计量的平均值,用于最大 $U_{\cdot q}^*$ 值。在多数情景下,$r=1$,并且 A_p^* 等于单个标准化已知峰处理组统计量。

在 α 显著性水准下:如果 $A_p \geqslant \alpha_{p,\alpha}^*$,则拒绝 H_0,否则,不拒绝 H_0。

常数 $\alpha_{p,\alpha}^*$ 使得第一类错误的概率为 α。根据组数 k 值和相等样本含量 $n_1 = \cdots = n_k$,查未知峰处理组 Mack-Wolfe A_p 统计量临界值表(附表 20)得到界值。对于不相等的样本含量 $(n_1, \cdots, n_k)$,Mack 和 Wolfe 在 1981 年建议使用等样本含量 $(n_1 = \cdots = n_k = m)$ 的临界值作为近似 $\alpha_{p,\alpha}^*$ 界值。其中,m 为整数,它最接近平均样本含量 $(n_1 + \cdots + n_k)/k$。如果 m 值大于 10,则使用 $m=10$ 的临界值。如果 $k>10$,则建议使用 $k-10$ 的临界值。

3　出现相同的数据

如果在含量为 N 的 X 个数据中出现相同的数据,即出现相持,则在计算 Mann-Whitney 计数 U_{uv} 和相反的 Mann-Whitney 计数 U_{vu} 时,如果 $a<,=$ 或 $>b$ 则由 $\varphi^*(a,b)=1,\frac{1}{2},0$ 取代 $\varphi(a,b)$,因此,每两个处理组进行比较时,如果出现相同数据,Mann-Whitney 计数则为 0.5。在计算 $U_{\cdot q}$ 和修正计数值 A_p^* 后,查未知峰处理组 Mack-Wolfe A_p 统计量临界值表(附表 20),确定 P 值,作出推断。注意,出现相同数据时,显著性水准 α 值仅为近似值,而不是精确值。

4　实例

例　一般认为,人的综合思想和学习能力与年龄有关。随着年龄的增加达到高峰,然后,再逐渐下降。研究人员调查了 5 组男性不同年龄组的人群综合能力得分。试进行未知峰处理组伞形效应的 Mack-Wolfe 检验。

表 1　学习综合能力评分($n=3$)

编号	16～19 岁	20～34 岁	35～54 岁	55～69 岁	≥70 岁
1	8.62	9.85	9.98	9.12	4.80
2	9.94	10.43	10.69	9.89	9.18
3	10.06	11.31	11.40	10.57	9.27

分析:本例组数 $k=5$,样本含量均等于 3,即 $n_1 = \cdots = n_5 = 3$。

检验步骤如下:

1)建立检验假设　$H_0:\tau_1 = \tau_2 = \cdots = \tau_k$,$H_1:\tau_1 \leqslant \tau_2 \leqslant \cdots \leqslant \tau_{p-1} \leqslant \tau_p \geqslant \tau_{p+1} \geqslant \cdots \geqslant \tau_5$。对于某个 $p \in \{1,2,\cdots,5\}$,至少有一对效应不等。式中:5 个单增的年龄组作为 5 个处理组。取 $\alpha=0.05$。

2)计算检验统计量

① 计算 Mann-Whitney 计数统计量。其中每两组的组合数为 $5(5-1)/2=10$。

$U_{12}=1+3+3=7$,$U_{13}=2+3+3=8$,$U_{14}=1+1+3=5$,$U_{15}=0+1+1=2$,$U_{23}=1+$

$2+3=6$，$U_{24}=0+1+2=3$，$U_{25}=0+0+0=0$，$U_{34}=0+0+1=1$，$U_{35}=0+0+0=0$，$U_{45}=0+1+1=2$。

U_{12}的计算方法：第 2 组第 1 个数据 9.85 比第 1 组的 1 个数据 8.62 大，则计数为 1；第 2 个数据 10.43 比第 1 组的 3 个数据都大，则计数为 3；第 3 个数据 11.31 比第 1 组的 3 个数据都大，则计数为 3。计算式为：$U_{12}=1+3+3=7$。余类推。

② 计算联合 Mann-Whitney 计数统计量 $U_{.q}$。其中：$q=1,\cdots,5$。应用公式：

$$U_{vu}=n_u n_v - U_{uv} \qquad u,v=1,\cdots,5$$

计算结果为：

$$
\begin{aligned}
U_{.1} &= U_{21}+U_{31}+U_{41}+U_{51} \\
&= (3\times3-U_{12})+(3\times3-U_{13})+(3\times3-U_{14})+(3\times3-U_{15}) \\
&= (9-7)+(9-8)+(9-5)+(9-2)=14 \\
U_{.2} &= U_{12}+U_{32}+U_{42}+U_{52}=U_{12}+(3\times3-U_{23})+(3\times3-U_{24})+(3\times3-U_{25}) \\
&= 7+(9-6)+(9-3)+(9-0)=25 \\
U_{.3} &= U_{13}+U_{23}+U_{43}+U_{53}=U_{13}+U_{23}+(3\times3-U_{34})+(3\times3-U_{35}) \\
&= 8+6+(9-1)+(9-0)=31 \\
U_{.4} &= U_{14}+U_{24}+U_{34}+U_{54}=U_{14}+U_{24}+U_{34}+(3\times3-U_{45})=5+3+1+(9-2)=16 \\
U_{.5} &= U_{15}+U_{25}+U_{35}+U_{45}=2+0+0+2=4
\end{aligned}
$$

③ 本例的每个处理组的样本含量均相等：$n_1=\cdots=n_5=3$。这就提示：联合样本 Mann-Whitney 统计量的每一个样本的均值及方差相等。对于 $q=1,\cdots,5$ 应用式(2)有：

$$E_0(U_{.q})=\frac{3(15-3)}{2}=18,\quad Var_0(U_{.q})=\frac{3(15-3)(15+1)}{12}=48$$

④ 对于等样本含量的数据，我们并不需要计算标准化量 $U_{.q}^*$。由于具有最大的 $U_{.q}$ 值的处理组，也具有最大的 $U_{.q}^*$ 值，因此，第 3 个处理组可以定为唯一的峰处理组。即 $\hat{p}=3$，且 $r=1$。因为：

$$U_{.3}=\max\{U_{.1},U_{.2},U_{.3},U_{.4},U_{.5}\}=31$$

Mack-Wolfe 未知峰处理组统计量 A_p^*，其中：$r=1$，$\hat{p}=3$。计算公式变为：

$$A_{\hat{p}}^*=\frac{A_3-E_0(A_3)}{\sqrt{Var_0(A_3)}}$$

应用公式(3)有：

$$A_3=45,E_0(A_3)=27,Var_0(A_3)=58.5,A_{\hat{p}}^*=\frac{A_3-E_0(A_3)}{\sqrt{Var_0(A_3)}}=\frac{45-27}{\sqrt{58.5}}=2.353$$

3) 确定 P 值，推断结论

根据 $k=5$，$n=n_1=\cdots=n_5=3$，查未知峰处理组 Mack-Wolfe A_p 统计量临界值表(附表 20)，得界值 $\alpha_{\hat{p},0.05}^*=2.239$。本例 $A_{\hat{p}}^*$ 值为 2.353，大于界值，则 $P<0.05$。在 $\alpha=0.05$

水准上,拒绝 H_0,接受 H_1。

结论:学习的综合能力随年龄而增加,在 35～54 岁年龄段达到综合能力的高峰,然后,综合能力随年龄的增加而下降。

参考文献

[1] Hollander M. Wolfe DA. Nonparametric Statistical Methods. 2nd ed. A Wiley-Interscience Publication John Wiley & Sons,Inc. , 1999：226－234.

[2] Mack GA. Wolfe DA. K-sample Rank Tests for Umbrella Alternatives . J. Amer. Statist. Assoc. 1981,76：175－181.

[3] Mack GA. A K-sample Wilcoxon Rank Test for the Umbrella Alternatives. Ⅱ. Point of the Umbrella Unknown. Ph. D. Diss. , Ohio State University. , 1977.

(程 琮)

顺序效应的 Page 检验

对于随机区组设计的资料,通常检验的是各处理组的效应是否不同。有时随时间或地点或其他因素的变化,处理组的效应可以顺序增大或减小,这称为顺序效应。Page 在 1963 年提出此检验用来处理具有顺序效应的资料。应用条件是以行为区组,列为处理组。区组与处理组之间无交互作用,区组的样本相互独立,变量是连续的。分别按照每一区组内的观察值由小到大编排秩次。检验假设 $H_0：\tau_1＝\tau_2＝\cdots＝\tau_k$ 即各处理组效应相同。$H_1：\tau_1\leqslant\tau_2\leqslant\cdots\leqslant\tau_k$,各处理组效应为顺序效应,即依次增大。检验统计量为 L,计算公式如下:

$$L = \sum_{j=1}^{k} jR_j = R_1 + 2R_2 + \cdots + kR_k \tag{1}$$

判断原则:根据处理组数 k,区组数 b 和 α,查 Page 顺序效应检验 L 界值表(附表 21)得 L 的界值。如果计算出的 L 值大于或等于界值,则在 α 水平上拒绝 H_0,接受 H_1,可以认为各处理组的效应为顺序效应。

例 研究人员用 5 只狗进行实验诱导的肺动脉栓塞。在栓塞前后的不同时间,测量狗的血清肌酸磷酸激酶(CPK)的活性。栓塞前的时间为对照期,栓塞后的不同时间为实验期。CPK 活性的数据由表 1 所示。据此资料,能否认为栓塞后随时间延长对 CPK 活性的影响是顺序效应?

表 1　肺动脉栓塞前后的 CPK 活性数据

狗(区组)	栓塞前	栓塞后时间(分),(处理组)		
		15′	60′	120′
A	28	97	126	158
B	23	45	48	48
C	26	22	87	97
D	24	32	33	52
E	25	68	60	80

检验方法及步骤如下。

1)检验假设　$H_0: \tau_1 = \tau_2 = \tau_3 = \tau_4$,即栓塞前后不同时间的 CPK 活性相同。$H_1: \tau_1 \leqslant \tau_2 \leqslant \tau_3 \leqslant \tau_4$,不同时间的处理效应是顺序效应。$\alpha = 0.05$。

2)计算检验统计量 L　列表 2,对每一区组内数据由小到大编排秩次并求出 R_j。遇到相同数据时,求相应的平均秩次。本例 $k=$ 处理组个数 $=4$,$b=$ 区组个数 $=5$。

表 2　对表 1 中原始数据编排秩次

狗(区组)	栓塞前	栓塞后时间(分)(处理组)		
		15′	60′	120′
A	1	2	3	4
B	1	2	3.5	3.5
C	2	1	3	4
D	1	2	3	4
E	1	3	2	4
	$R_1 = 6$	$R_2 = 10$	$R_3 = 14.5$	$R_4 = 19.5$

由表 2 数据,计算检验统计量 L 值。

$$L = \sum_{j=1}^{k} jR_j = R_1 + 2R_2 + 3R_3 + 4R_4 = 6 + 2 \times 10 + 3 \times 14.5 + 4 \times 19.5 = 147.5$$

3)判断　根据 $k=4$,$b=5$,$\alpha = 0.05$,查 Page 顺序效应检验 L 界值表(附表 21)得界值为 137。本例计算的 $T = 147.5$,大于界值 137,则 $P < 0.05$。在 $\alpha = 0.05$ 水平上拒绝 H_0,接受 H_1。结论:可以认为栓塞后的不同时间对 CPK 活性的影响为顺序效应,也就是说,随栓塞后时间的延长,CPK 的活性顺序增强。

大样本近似法　对于 k 和 b,如果超出 Page 顺序效应检验 L 界值表(附表 21)的范围,则可用大样本近似法,计算公式如下。

$$u = \frac{L - [bk(k+1)^2/4]}{\sqrt{b(k^3-k)^2/144(k-1)}} \tag{2}$$

按照标准正态分布,取适当界值 u_α。由公式(2)计算的 u 值按所取界值作出判断。

参考文献

[1] Daniel WW. Applied Nonparametric Statistics. 2nd ed. PWS－KENT Publishing Company，1990：279－284.

[2] Page EB. Ordered Hypotheses for Multiple Treatments：A Significance Test for Linear Ranks. J Amer Statist Assoc，1963，58：216－230.

（程琮）

Kruskal-Wallis 检验

Kruskal-Wallis 检验（Kruskal WH and Wallis WA，1952）是利用多个样本的秩和来推断各样本分别代表的总体的位置有无差别。它相当于单因素方差分析的非参数方法。适用于数值变量和有序分类变量，前提是样本来自的总体分布除位置可能不同外，其他相同，故检验假设为 H_0：各总体的分布位置相同；H_1：各总体的分布位置不同或不全相同。该法也适用于两样本的比较，此时与 Mann-Whitney 完全等价。

其方法步骤如下：

1）将各样本观察值混合从小到大编秩，相同观察值均取其平均秩次。并求出各小组秩和 R_i。

2）求统计量 H 值。按式（1）

$$H = \frac{12}{N(N+1)} \sum \frac{R_i^2}{n_i} - 3(N+1) \tag{1}$$

式中 $N = \sum n_i$。当相同秩次较多时，尤其有序分类资料，H 值偏低，须用式（2）计算校正 H_c 值。

$$H_c = \frac{H}{C} \tag{2}$$

$$C = 1 - \frac{\sum(t_i^3 - t_i)}{N^3 - N} \tag{3}$$

式中 t_i 是相同秩次的个数。

3）求得 H 值或 H_c 值后，查秩和检验用 H 界值表（附表 22）得 P 值。当样本数及各 n_i 超出附表 22 范围时，H 或 H_c 的分布近似于自由度为样本数减 1 的 χ^2 分布，可查 χ^2 分布界值表（附表 3）得 P 值。最后按所取检验水准作出推断结论。

例1　某人测量了绞死、淹死、损伤及对照组大鼠心血中总甲状腺激素 T4 含量(见表1),问四组对应的总体中位数有无差别?

表1　四组大鼠心血中甲状腺激素 T4 的含量　　　　　　　　　　单位:μg/L

对照组 (1)	秩次 (2)	淹死组 (3)	秩次 (4)	损伤组 (5)	秩次 (6)	绞死组 (7)	秩次 (8)
10.80	1	21.89	4	23.01	5.5	12.91	2
18.00	3	23.56	7	25.15	9	49.57	20
23.01	5.5	29.00	10	31.00	11	50.78	21
25.00	8	33.57	13	36.60	14	60.57	25
33.00	12	47.00	18	45.00	17	84.89	28
37.34	15	48.10	19	52.09	22	90.83	29
43.01	16	54.72	23	78.71	27	122.00	31
59.30	24	70.40	26	120.57	30	122.44	32
R_i	84.5		120		135.5		188

检验步骤如下:

1)建立检验假设　H_0:四组对应的四个总体分布相同;H_1:四组对应的四个总体中位数不等或不全相等。$\alpha=0.05$。

2)计算检验统计量　四组统一排序的秩次及秩和见表1,由此按式(1)得:

$$H=\frac{12}{32(32+1)}\left(\frac{84.5^2}{8}+\frac{120^2}{8}+\frac{135.5^2}{8}+\frac{188^2}{8}\right)-3(32+1)=7.88$$
$$\nu=4-1=3$$

3)确定 P 值,推断结论　由于本例的组数及各组例数均超出附表22的范围,故由 $\nu=3$ 查 χ^2 分布界值表(附表3),得 $\chi^2_{0.05,3}=7.81$。本例 $H=7.88$,大于界值7.81,则 $P<0.05$,按 $\alpha=0.05$ 水准,拒绝 H_0,接受 H_1,故可认为四组对应总体分布的中位数不同或不全相同。

例2　三种药物的疗效结果见表2。问三种药物的疗效有无差别?

表2　三种药物的疗效

疗效等级 (1)	A_1药 (2)	A_2药 (3)	A_3药 (4)	合计 (5)	秩次范围 (6)	平均秩次 (7)	秩　和		
							A_1药 (8)=(2)(7)	A_2药 (9)=(3)(7)	A_3药 (10)=(4)(7)
治愈	15	4	1	20	1~20	10.5	157.5	42	10.5
显效	5	22	24	51	21~71	46.0	230.0	1012	1104.0
好转	31	9	15	55	72~126	99.0	3069.0	891	1485.0
无效	49	45	50	144	127~270	198.5	9726.5	8932.5	9925.0
合计	100	80	90	270			13183	10877.5	12524.5

检验步骤如下:

1)建立检验假设　H_0:三种药物的疗效的总体分布位置相同。H_1:三种药物的疗效的总体分布位置不同或不全相同。$\alpha=0.05$。

2)计算检验统计量　编秩,求秩和。见表 2(6)~(10)栏,按式(1):

$$H=\frac{12}{270(270+1)}\left(\frac{13183^2}{100}+\frac{10877.5^2}{80}+\frac{12524.5^2}{90}\right)-3(270+1)=0.4216$$

按式(3)求 C,再按式(2)求 H_c 值。

$$C=1-\frac{(20^3-20)+(51^3-51)+(55^3-55)+(144^3-144)}{270^3-270}=0.8327$$

$$H_c=\frac{0.4216}{0.8327}=0.5063$$

$$\nu=3-1=2$$

3)确定 P 值,推断结论　本例各组例数超出附表 22 范围,故由 $\nu=2$ 查 χ^2 分布界值表(附表 3)得 $\chi^2_{0.05,2}=5.99$。本例 $H_c=0.5063$,小于 χ^2 界值,则 $P>0.05$,按 $\alpha=0.05$ 水准,不拒绝 H_0,可认为三种药物的疗效分布相同。

其检验效率:当样本来自于正态分布总体时,Anddrews F. C. (1954)指出其渐近相对效率是 95.5%,当样本来自于分布函数相同的形状,仅位置不同时,Hodges 和 Lehmann(1956)指出其渐近相对效率不低于 86.4%,在一定条件下可能大于 1。作者从模拟实验结果得出,在不满足 F 检验的条件下,本法的效率始终高于 F 检验,但都低于秩转换检验。

参考文献

[1] 杨树勤.中国医学百科全书·医学统计学.上海:上海科学技术出版社,1985.137

[2] Daniel WW. Applied Nonparametric Statistcs . 2nd ed. PWS ENT Pubishing Company,1990:226.

(黄水平)

多样本 Van der Waerden 正态计分检验

该检验由 Van der Waerden 在 1952~1953 年提出,适于处理完全随机设计的资料,如两样本或多样本的比较,相当于处理单因素方差分析资料的 Kruskal-Willis 检验。资料类型可以是等级资料或计量资料。应用条件要求样本为随机样本,除样本内数据相互独立外,样本之间也相互独立。该检验的基本思路是,不再以观察值的秩次作为计算的基础,而是将秩次转换为相当于标准正态分布下的面积或概率值 P,然后根据 P 值的大小查正态分布表求出 P 值所对应的标准正态离差 u_p 值,此时的 u_p 值称为正态计分。以正态计分作为计算基础,求出检验统计量 T_1,并根据一定自由度下的 χ^2 值作出判断。检验假设 H_0 为所有 K 个总体分布相同,H_1 为至少一个总体的观察值比至少其他一个总体的观察值要大。检验统计量 T_1 及其有关计算公式如下。

$$P = \frac{R(X_{ij})}{N+1} \tag{1}$$

式中 $R(X_{ij})$ 为观察值的秩次,N 为所有样本的观察值总数,P 为由秩次转换的正态分布下的面积或概率值,为查表方便,应将 P 值保留三位小数。

$$A_{ij} = u_p \tag{2}$$

式中 A_{ij} 为正态计分值,它等于面积为 P 时的 u 值。

$$\overline{A_i} = \frac{1}{n_i} \sum_{j=1}^{n_i} A_{ij} \qquad i = 1, 2, \cdots, k \tag{3}$$

式中 $\overline{A_i}$ 为各样本的平均正态计分。

$$S^2 = \frac{1}{N-1} \sum A_{ij}^2 \tag{4}$$

式中 S^2 为所有正态计分值的方差。注意,在各样本没有出现相同数据时,正态计分的总均数等于零。在出现相同数据时,总均数近似等于零,因此可将总均数忽略,即 $A_{ij}^2 \sum (A_{ij} - 0)^2$ 变成为 $\sum A_{ij}^2$。

$$T_1 = \frac{1}{S^2} \sum_{i=1}^{k} n_i (\overline{A_i})^2 \tag{5}$$

判断原则:根据自由度 $k-1$ 和 α,查 χ^2 分布界值表(附表 3)得 χ^2 界值。如果计算的 T_1 超过 α 的 χ^2 界值,则拒绝 H_0,接受 H_1。

例　用四种饲料喂养随机分组的四组大白鼠,每种饲料只喂养其中的一组,测量大白鼠某血液指标,数据如表 1 所示。问四种饲料对该血液指标有无影响?

表 1　四种饲料喂养大白鼠的某血液指标测量数据

分组					数　据				
A 组	83	91	94	89	96	91	92	90	89
B 组	91	90	81	83	84	83	88	91	89	84
C 组	101	100	91	93	96	95	94		
D 组	78	82	81	77	79	81	80	81	

检验方法及步骤如下。

1)检验假设　H_0:四种饲料对该血液指标的作用相同;H_1:至少有一种饲料引起的该血液指标值比至少另一种的更大。$\alpha = 0.05$。

2)计算检验统计量 T_1 值　计算过程由表 2 所示。将四组观察值分别由小到大排列并统一编排秩次,将秩次转换为正态计分 A_{ij} 值及 A_{ij}^2。

表 2　有关指标及数据的计算

A				B				C				D			
观察值	秩次	A_{ij}	A_{ij}^2	观察值	秩次	A_{ij}	A_{ij}^2	观察值	秩次	A_{ij}	A_{ij}^2	观察值	秩次	A_{ij}	A_{ij}^2
83	11	−0.4845	0.2347	81	6.5	−0.8927	0.7969	91	23	0.4043	0.1635	77	1	−1.8957	3.5937
89	17	−0.0351	0.0012	83	11	−0.4845	0.2347	93	27	0.7421	0.5507	78	2	−1.5805	2.4980
89	17	−0.0351	0.0012	83	11	−0.4845	0.2347	94	28.5	0.8927	0.7969	79	3	−1.3658	1.8954
90	19.5	0.1434	0.0206	84	13.5	−0.2898	0.0840	95	30	1.0669	1.1383	80	4	−1.2055	1.4532
91	23	0.4043	0.1635	84	13.5	−0.2898	0.0840	96	31.5	1.2816	1.6425	81	6.5	−0.8927	0.7969
91	23	0.4043	0.1635	88	15	−0.1789	0.0320	100	33	1.5805	2.4980	81	6.5	−0.8927	0.7969
92	26	0.6526	0.4259	89	17	−0.0351	0.0012	101	34	1.8957	3.5937	81	6.5	−0.8927	0.7969
94	28.5	0.8927	0.7969	90	19.5	0.1434	0.0206					82	9	−0.6526	0.4259
96	31.5	1.2816	1.6425	91	23	0.4043	0.1635								
				91	23	0.4043	0.1635								
合计		3.2242	3.4493			−1.703	1.8151			7.8638	10.3836			−9.3782	12.2269

使用公式(1)和(2)，可将表 2 中的秩次转换为正态计分值 A_{ij}。

例如，秩次为 11 时，则 $P=R(X_{ij})/(N+1)=11/(34+1)=0.3143$

根据 $P=0.3143$ 查正态分布表，得 $A_{ij}=u_p=u_{0.3143}=-0.4845$

余类推。表中最后一行为各组 A_{ij} 和 A_{ij}^2 的合计值。根据表 2 数据，计算下列指标。

① $\overline{A_1}=\dfrac{1}{n_1}\sum A_1=\dfrac{1}{9}\times 3.2242=0.3582$

$\overline{A_2}=\dfrac{1}{n_2}\sum A_2=\dfrac{1}{10}\times(-1.703)=-0.1703$

$\overline{A_3}=\dfrac{1}{n_3}\sum A_3=\dfrac{1}{7}\times 7.8638=1.1234$

$\overline{A_4}=\dfrac{1}{n_4}\sum A_4=\dfrac{1}{8}\times(-9.3782)=-1.1723$

② $S^2=\dfrac{1}{N-1}\sum A_{ij}^2=\dfrac{1}{34-1}(3.4493+1.8151+10.3836+12.2269)$

$\qquad =\dfrac{1}{33}\times 27.8749=0.8447$

③ $T_1=\dfrac{1}{S^2}\sum\limits_{i=1}^{k}n_i(\overline{A_i})^2$

$\qquad =\dfrac{1}{0.8447}[9\times 0.3582^2+10\times(-0.1703)^2+7\times 1.1234^2+8\times(-1.1723)^2]$

$\qquad =\dfrac{1}{0.8447}\times 21.2733=25.1844$

3)判断　根据自由度 $k-1=4-1=3$，$P=1-\alpha=1-0.05=0.95$，查 χ^2 分布界值表（附表 3），得界值为 7.815。计算的 $T_1=25.1844>7.815$，则 $P<0.05$。在 $\alpha=0.05$ 水平上，拒绝 H_0，接受 H_1。结论：可以认为至少一种饲料引起的某血液指标高于至少另一种饲料引起的血液指标。

总体分布的两两比较　如果前述检验结果拒绝 H_0，则可进行总体分布的两两比较。检验假设 H_0 为比较的两个总体分布相同，H_1 是比较的两个总体分布不相同。如果下列不等式成立，则拒绝 H_0，接受 H_1，得出相应结论。

$$|\overline{A_i}-\overline{A_j}|>t_{1-\alpha/2}(S^2\frac{N-1-T_1}{N-k})^{\frac{1}{2}}(\frac{1}{n_i}+\frac{1}{n_j})^{\frac{1}{2}} \tag{6}$$

检验方法及步骤如下：

1)根据自由度　$N-k=34-4=30$，$P=1-\alpha/2=1-0.025=0.975$，查 t 分布界值表（附表 2）得 $t_{0.05/2}=2.042$。

2)计算

$$t_{1-\alpha/2}(S^2\frac{N-1-T_1}{N-k})^{\frac{1}{2}}=2.042\left[0.8447\times\frac{34-1-25.1844}{34-4}\right]^{\frac{1}{2}}$$

$$=2.042\times 0.4691=0.9579$$

列表 3 计算有关指标及数据。

表 3   各总体两两比较的计算结果

两组比较	$\lvert \overline{A_i} - \overline{A_j} \rvert$	$0.9579\left(\dfrac{1}{n_i}+\dfrac{1}{n_j}\right)^{\frac{1}{2}}$	P 值
A 与 B	0.5285	0.4401	<0.05
A 与 C	0.7652	0.4828	<0.05
A 与 D	1.5305	0.4655	<0.05
B 与 C	1.2937	0.4721	<0.05
B 与 D	1.0020	0.4544	<0.05
C 与 D	2.2957	0.4958	<0.05

表 3 中 A 组与 B 组的差值的绝对值为：

$$\lvert \overline{A_A} - \overline{A_B} \rvert = \lvert 0.3582-(-0.1703) \rvert = 0.5285$$

A 组与 B 组的判断界值为：

$$0.9579\left(\frac{1}{n_A}+\frac{1}{n_B}\right)^{\frac{1}{2}}=0.9579\left(\frac{1}{9}+\frac{1}{10}\right)^{\frac{1}{2}}=0.4401$$

余类推。

3）判断　表 3 中的概率 P 值均小于 0.05，故在 $\alpha=0.05$ 水平上，拒绝 H_0，接受 H_1。结论：各总体分布之间均不相同，即四种饲料对大白鼠的该血液指标均有不同影响。

参考文献

[1]　Conver WJ. Practical Nonparametric Statistics. 2nd ed，1980；318—321.

（程　琮）

k 个独立样本的 Smirnov 检验

Smirnov 检验可用来处理完全随机设计的资料，这类资料也可用 Kruskal-Wallis 检验和正态计分检验来处理。后两种检验方法只对不同总体的均数和中位数的差异很敏感，而对其他差异尤其是方差的差异则不敏感。而实际工作中遇到的资料不但均数有差异，而且还伴有方差的差异和其他差异，此时应用 Smirnov 检验处理资料效能更高。此种检验方法的主要限制是只能处理容量相等的样本。对于容量不相等的样本资料，尚未制定出可应用的统计用表。这里介绍三种多个样本的 Smirnov 检验方法即 Birnbaum-Hall 检验，单侧以及双侧 k 个样本 Smirnov 检验。

1 Brinbaum-Hall 检验

该检验也称为三个独立样本的 Smirnov 检验。应用条件要求三个样本含量 n 相等，且为相互独立的随机样本，可以是等级资料或计量资料，变量是连续的。令三个样本的经验分布函数为 $S_1(x), S_2(x), S_3(x)$，未知分布函数为 $F_1(x), F_2(x)$ 和 $F_3(x)$。检验假设 H_0 为三个分布函数相同，H_1 为至少两个分布函数彼此不同。检验统计量为 $S_i(x)$ 和 $S_j(x)$ 之间的最大垂直距离，用 T_1 表示。公式为：

$$T_1 = \max_{i,j,i \neq j} \{ \max_x | S_i(x) - S_j(x) | \} \tag{1}$$

判断原则：根据 $n, \alpha, P=1-\alpha$，查 Birnbaum-Hall 检验统计量分位数表（附表 23），得界值 $W_{1-\alpha}$。当 $n > 40$ 时，由表中查出的数值应除以 $\sqrt{n}$，即得到界值 W_P。如果计算的 T_1 值大于表中的 $W_{1-\alpha}$，则在 α 水平上拒绝 H_0，接受 H_1。

例 1 将 36 名志愿者随机分为三组，检验三种不同减重计划的效果。减少的体重数据如表 1 所示。试问三种减重计划的减重效果是否不同？

表 1　三组人群体重减轻的数据

A 组		B 组		C 组	
2	17	17	5	29	5
12	4	15	6	3	25
5	25	3	19	25	32
4	6	19	4	28	24
26	21	5	9	11	36
8	6	4	7	7	20

检验方法及步骤如下。

1) 检验假设　H_0：三种减重计划的减重效果相同；H_1：至少两种减重计划的减重效果不同。$\alpha = 0.05$。

2) 计算检验统计量 T

① 列表 2，将数据分别由小到大排列，选出每个组的最大值，再由三个最大值中选出一个最小值，即 B 组的 19。② 由 A 组和 C 组中分别求出大于等于 19 的数据个数。A 组中大于等于 19 的有 21,25,26，共 3 个数据。C 组中大于等于 19 的有 20,24,25,25,28,29,32,36，共 8 个数据。③ 将每组样本含量 n 作为一个距离单位，每组中的一个数据占 $1/n$ 个距离单位。则：A 组与 B 组的最大垂直距离 $= \dfrac{A \text{ 组中大于等于 19 的数据个数}}{n} = \dfrac{3}{12}$，C 组与 B 组的最大垂直距离 $= \dfrac{C \text{ 组中大于等于 19 的数据个数}}{n} = \dfrac{8}{12}$。

表 2　检验统计量 T 的计算

A组	B组	C组
2	3	3
4	4	5
4	4	7
5	5	11
6	5	20
6	6	24
8	7	25
12	9	25
17	15	28
21	17	29
25	19	32
26	19	36

3)判断　根据 $n=12, \alpha=0.05, P=1-\alpha=0.95$,查 Birnbaum-Hall 检验统计量分位数表(附表 23),得界值 $W_{0.95}=7/12$。本例计算的 $T=8/12 > W_{0.95}=7/12$,则 $P<0.05$。在 $\alpha=0.05$ 水平上拒绝 H_0,接受 H_1,可认为至少两个分布函数不相同。结论:三种减重计划至少有两个减重计划的减重效果彼此不同。

2　单侧 k 个样本 Smirnov 检验

该检验的应用条件与三个样本 Smirnov 检验基本相同,只是由三个样本换成 k 个样本,样本的经验分布函数为 $S_1(x), S_2(x), \cdots, S_k(x)$,且相应的未知的总体分布函数为 $F_1(x), F_2(x), \cdots, F_k(x)$。各样本含量 n 相等。单侧检验假设 $H_0: F_1(x) \leqslant F_2(x) \leqslant \cdots \leqslant F_k(x)$,即所有样本来自相同总体;$H_1: F_i(x) > F_j(x)$,即分布函数倾向于依次减小,而分布中的观察值却倾向于依次增大。因此,H_1 指出这种单侧检验具有指定的方向性。检验统计量为 T_2,定义为 $S_i(x)$ 大于或等于 $S_{i+1}(x)$ 的最大垂直距离。计算公式为:

$$T_2 = \max_{i=1, \cdots, k-1} \{ \max_x | S_i(x) - S_{i+1}(x) | \} \tag{2}$$

首先计算样本 1 和 2 的最大垂直距离,然后是样本 2 和 3 的,余类推,直到样本 $k-1$ 和 k 的。T_2 则为这些值的最大值。判断原则:根据相等的样本含量 $n, k, P=1-\alpha$,查单侧 k 个样本 Smirnov 统计量分位数表(附表 24),所得数值再除以 n 即得界值 W_p。当 $n>50$ 时,由表中查出的数值再除以 $\sqrt{n}$,即得到界值。如果计算的 T_2 大于表中的界值,则在 α 水平上拒绝 H_0,而接受 H_1。

例 2　随着年龄增大到 40 岁以上,眼睛的聚焦能力减弱。调查 40 岁以下的 4 个年龄组的 4 组人群,测量用右眼观察印刷符仍然清晰时的最近距离。数据已由小到大排列如表 3 所示。据此资料能否认为,随年龄增大,观察印刷符仍然清晰的最近距离也增大?

表 3 聚焦距离测量数据

15 岁（1）	20 岁（2）	25 岁（3）	30 岁（4）
4.6	4.7	5.6	6.0
4.9	5.0	5.9	6.8
5.0	5.1	6.6	8.1
5.7	5.8	6.7	8.4
6.3	6.4	5.6	8.6
6.8	6.6	7.4	8.9
7.4	7.1	8.3	9.8
7.9	8.3	9.6	11.5

检验方法及步骤如下。

1）检验假设 $H_0: F_1(x) = F_2(x) = F_3(x) = F_4(x)$，所有样本来自相同总体，即聚焦能力随年龄增加而不改变。$H_1: F_i(x) > F_j(x)$，当 $i > j$，聚焦能力随年龄增加而减弱，即观察印刷符的清晰距离增大。$\alpha = 0.05$。

2）计算检验统计量 T_2 列表 4 计算各相邻样本之间的最大差值。表 4 中数据的计算如下：

①以 n 作为一个距离单位，样本中每个数据的距离为 $1/n$，累积距离 $= \dfrac{数据的位次}{n}$，如第 5 个数据为 $5/n$。

②表中分数值的计算：样本 $S_i(x)$ 中每个数据的分数值是从 $1/n$ 累积到 n/n 顺序递增。如第一个数据为 $1/8$，第八个数据为 $8/8$。样本 1 中第一个数据 4.6 小于样本 2 中所有数据（见表 3），记为 0 值，则表 4 中的第（1）栏第一行为 $(1/8) - 0 = 1/8$。样本 1 中的第三个数据 5.0 大于或等于样本 2 中的二个数据 4.7 和 5.0 则记为 $2/8$，第（1）栏第三行为 $(3/8) - (2/8)$。样本 1 中最后一个数大于样本 2 中的前 7 个数据，记为 $7/8$，则第（1）栏第八行记为 $(8/8) - (7/8) = 1/8$。其他各栏的分数计算均以此类推。表 4 中最后一栏有最大差值，即为 $4/8$，则 $T_2 = 4/8$。

表 4 相邻样本之间最大差值的计算

编号	$S_1(x) - S_2(x)$	$S_2(x) - S_3(x)$	$S_3(x) - S_4(x)$
1	$1/8 - 0 = 1/8$	$1/8 - 0 = 1/8$	$1/8 - 0 = 1/8$
2	$2/8 - 1/8 = 1/8$	$2/8 - 0 = 2/8$	$2/8 - 0 = 2/8$
3	$3/8 - 2/8 = 1/8$	$3/8 - 0 = 3/8$	$3/8 - 0 = 3/8$
4	$4/8 - 3/8 = 1/8$	$4/8 - 2/8 = 2/8$	$4/8 - 1/8 = 3/8$
5	$5/8 - 4/8 = 1/8$	$5/8 - 3/8 = 2/8$	$5/8 - 1/8 = 4/8$
6	$6/8 - 6/8 = 0$	$6/8 - 4/8 = 2/8$	$6/8 - 2/8 = 4/8$
7	$7/8 - 7/8 = 0$	$7/8 - 5/8 = 2/8$	$7/8 - 3/8 = 4/8$
8	$8/8 - 7/8 = 1/8$	$8/8 - 7/8 = 1/8$	$8/8 - 6/8 = 2/8$

3)判断 根据 $n=8$，$\alpha=0.05$，$P=1-0.05=0.95$，$k=4$，查单侧 k 个样本 Smirnov 统计量分位数表(附表 24)，得 $W_{0.95}=5/n=5/8$。本例计算的 $T_2=4/8$ 小于 $W_{0.95}=5/8$，则 $P>0.05$。在 $\alpha=0.05$ 水平上，不能拒绝 H_0，可以认为四个样本来自相同总体。结论：在 40 岁以前，人们眼睛的聚焦能力并不随年龄增长而减弱。

3 双侧 k 个样本 Smirnov 检验

该检验的应用条件与前述检验相同，只是检验假设时由单侧改为双侧。$H_0:F_1(x)=F_2(x)=\cdots=F_k(x)$，所有样本来自相同总体；$H_1:F_i(x)\neq F_j(x)$，总体分布不全相同。检验统计量为 T_3，定义为 $S_{(1)}(x)$ 大于 $S_{(k)}(x)$ 的最大垂直距离。公式为：

$$T_3=\max_{i,j,i\neq j}\{\max_x|S_i(x)-S_j(x)|\} \tag{3}$$

判断原则：根据 $n,k,p=1-\alpha$ 查双侧 k 个样本 Smirnov 统计量分位数表(附表 25)，得到的数据再除以 n 即为分位数的界值。如果样本 $n>50$ 时，则将查得的数据除以 $\sqrt{n}$，得界值 W_P。如果计算的 T_3 大于界值，则在 α 水平上拒绝 H_0，接受 H_1。

例 3 用五种饲料喂养五组小白鼠，然后检验小白鼠肝内铁含量。数据如表 5 所示。试分析：五组小白鼠肝内铁含量是否相同？

检验方法及步骤如下：

1)检验假设 H_0：五组小白鼠肝内铁含量相同；H_1：五组小白鼠肝内铁含量不全相同。$\alpha=0.05$。

2)计算检验统计量 T_3

①由表 5 求出各组最大值 Z_i 则：A 组 $Z_1=2.63$，B 组 $Z_2=6.96$，C 组 $Z_3=10.33$，D 组 $Z_4=2.08$，E 组 $Z_5=5.21$。

表 5 五种饲料喂养小白鼠后肝内铁含量

编号	A	B	C	D	E
1	2.23	5.59	4.50	1.35	1.40
2	1.14	0.96	3.92	1.06	1.51
3	2.63	6.96	10.33	0.74	2.49
4	1.00	1.23	8.23	0.96	1.74
5	1.35	1.61	2.07	1.16	1.59
6	2.01	2.94	4.90	2.08	1.36
7	1.64	1.96	6.84	0.69	3.00
8	1.13	3.68	6.42	0.68	4.81
9	1.01	1.54	3.72	0.84	5.21
10	1.70	2.59	6.00	1.34	5.12

②再由 Z_i 中选出最小值和最大值，则有 $Z_4=2.08$，$Z_3=10.33$。比较的两组为 Z_3 和 Z_4 代表的 C 组和 D 组。

③将 C 组和 D 组数据由小到大排列并列表 6 计算统计量 T_3 值。

表 6 中分数的计算与表 4 中的分数计算完全相同。例如，D 组的第 1 到 9 个数据均小于 C 组数据，故得分均为 0，由累积距离直接减去 0 得到结果。D 组最后一个数为 2.08，大于 C 组的第一个数 2.07，故得分为 1/10，则由 10/10－1/10＝9/10。表 6 中最大垂直距离为 9/10，则 $T_3=9/10$。

表 6　检验统计量 T_3 的计算

编号	D 组	C 组	$S_{(1)}(x)-S_{(k)}(x)$
1	0.68	2.07	1/10－0＝1/10
2	0.69	3.72	2/10－0＝2/10
3	0.74	3.92	3/10－0＝3/10
4	0.84	4.50	4/10－0＝4/10
5	0.96	4.90	5/10－0＝5/10
6	1.06	6.00	6/10－0＝6/10
7	1.16	6.42	7/10－0＝7/10
8	1.34	6.84	8/10－0＝8/10
9	1.35	8.23	9/10－0＝9/10
10	2.08	10.33	10/10－1/10＝9/10

3）判断　根据 $n=8$，$\alpha=0.05$，$P=1-0.05=0.95$，查双侧 k 个样本 Smirnov 统计量分位数表（附表 25），得数值为 6，除以 n，为 $W_{0.95}=6/n=6/10$。本例计算的 $T_3=9/10$，大于界值 6/10，则 $P<0.05$。在 $\alpha=0.05$ 水平上拒绝 H_0，接受 H_1，可以认为各总体不全相等。

以上介绍的三个检验有严格的限制条件，即各样本含量 n_i 相等，而 Birnbauni-Hall 检验则进一步限制于三个样本的比较。在理论上，这三种检验均可用于 k 个样本和各样本含量 n_i 不相等时的情形。但由于编制其他情形的统计表颇耗费精力，而且在样本含量 n_i 不等时就无法知道分布函数的计算公式，因此也就无法编制出 n_i 不等时的统计用表。

参考文献

[1] Conover WJ. Practical Nonparametric Statistics. 2nd ed. John wiley & Sons, Inc. , 1980：377－385.

[2] Birnbaum ZW, Hall RA. Small Sample Distributions for Nultisample Statistics of the Smirnov Type, Ann Math Statist,1960, 31 (6.4, Appendix)：710－720.

[3] Conover WJ. A k-Sample Extension of the One-sided Two-sample Smirnov Test Statistic, Ann Math Statist,1966, 38(6.4)：1726－1730.

[4] Conover WJ. Several K-sample Kolmogorov-Smirnov Test, Ann Math Statis, 1965，36(6.4)：1017－1026.

（程　琮）

多样本资料秩两两比较的 u 检验

对于不适用参数检验的多个样本比较常用 H 检验（Mann-Whitney 法），但作多个样本间的两两比较有多种方法。下面介绍使用 u 统计量的方法作两两比较。

例 对三组大白鼠分别给予不同剂量的某种激素后，测量其耻骨间隙宽度的增加量（mm），结果见表 1。问每两组大白鼠耻骨间隙增加量是否相同？

表 1　三组大白鼠耻骨间隙增加量的比较　　　　　　　　　　　　单位:mm

一组(1)		二组(2)		三组(3)	
增加量	秩次	增加量	秩次	增加量	秩次
0.15	1	1.2	7.5	0.5	5.5
0.3	2	1.35	9	1.2	7.5
0.4	3.5	1.4	10.5	1.4	10.5
0.4	3.5	1.5	12	2	14
0.5	5.5	1.9	13	2.2	15.5
		2.3	17	2.2	15.5
R_j	15.5		69		68.5
n_j	5		6		6
$\bar{R}_j$	3.1		11.5		11.42

注:资料引自杨树勤主编《卫生统计学》第二版 99 页,有改动。

检验步骤如下：

1）建立检验假设　H_0:对比的两组大白鼠耻骨间隙增加量的总体分布相同。H_1:对比的两组大白鼠耻骨间隙增加量的总体分布不同。$\alpha = 0.05$。

2）计算检验统计量　编秩、求秩和。

将各组测量值由小到大统一编秩，测量值相同者取平均秩次，如第（1）组测量值 0.40、0.40 各取平均秩次 3.5，又如第（1）组和第（3）组测量值 0.50、0.50 各取平均秩次 5.5。然后求出各组的秩和 R_j、样本含量 n_j 和平均秩次 $\bar{R}_j(j=1,2,\cdots,k,k$ 为样本数），见表 1。

求相同秩次的校正量 T:

$$T = 1 - \frac{\sum (t_i^3 - t_i)}{N^3 - N} \tag{1}$$

上式中 t_i 为第 i 个相同秩次的个数，$N = \sum n_j$。

本例 $N = \sum n_j = 5 + 6 + 6 = 17$。

相同秩次 3.5,5.5,7.5,10.5,15.5 的个数各为 2 个，故 $T = 1 - \dfrac{5 \times (2^3 - 2)}{17^3 - 17} = 0.9939$。

列出作两两比较的计算表，见表 2。

表 2　表 1 资料两两比较计算表

比较	组别	(1)	(2)	(3)	$\sum n_j \lambda_j$	$\sum n_j \lambda_j^2$	L
	R_j	15.5	69	68.5			
	n_j	5	6	6			
(1)与(2)	λ_{1j}	-1	1	0	1	11	53.5
(1)与(3)	λ_{2j}	-1	0	1	1	11	53
(2)与(3)	λ_{3j}	0	1	-1	0	12	0.5

表中 R_j、n_j 引自表 1，对比的两组按 $\overline{R_j}$ 的大小确定 λ_j，如第(1)组、第(2)组的 $\overline{R_j}$ 分别为 3.1 和 11.5，其 λ_j 分别为 -1 和 $+1$，不作对比的组 $\lambda_j = 0$。$L = \sum \lambda_j R_j$，如 (1)与(2)比较，$L = (-1) \times 15.5 + (+1) \times 69 + (0) \times 68.5 = 53.5$。

按下式求 u 值

$$u = \frac{L - (N+1)\left(\sum n_j \lambda_j\right)/2}{\sqrt{(N+1)\left[N \sum n_j \lambda_j^2 - \left(\sum n_j \lambda_j\right)^2\right] T / 12}} \tag{2}$$

本例 (1)与(2)比：$u = \dfrac{53.5 - 18 \times 1/2}{\sqrt{18 \times [17 \times 11 - 1^2] \times 0.9939/12}} = \dfrac{44.5}{16.6523} = 2.6723$

(1)与(3)比：$u = \dfrac{53 - 18 \times 1/2}{\sqrt{18 \times [17 \times 11 - 1^2] \times 0.9939/12}} = \dfrac{44}{16.6523} = 2.6423$

(2)与(3)比：$u = \dfrac{0.5 - 18 \times 0/2}{\sqrt{18 \times [17 \times 12 - 0^2] \times 0.9939/12}} = \dfrac{0.5}{17.4394} = 0.0287$

3)确定 P 值，推断结论

将 u 值与正态分布界值表（附表 1）比较确定 P 值。根据 Q 值，查表 3"两两比较 u 界值"确定 P 值。Q 为同时作成对比较的个数，每一个比较组，单侧检验 Q 值为 1，双侧检验 Q 值为 2。本例共有 3 对比较组，为双侧检验，故 $Q = 2 \times 3 = 6$，其相应界值 $u_{0.05} = 2.39，u_{0.01} = 2.94$。将上述 u 值与其界值比较得：

(1)与(2)比 $0.01 < P < 0.05$

(1)与(3)比 $0.01 < P < 0.05$

(2)与(3)比 $P>0.05$

则按 $\alpha=0.05$ 水准,(1)与(2)比和(1)与(3)比拒绝 H_0,接受 H_1,差别有显著性,说明第(2)组、第(3)组大白鼠耻骨间隙增加量大于第(1)组大白鼠耻骨间隙增加量。按 $\alpha=0.05$ 水准,(2)与(3)比,不拒绝 H_0,拒绝 H_1,差别无显著性,说明第(2)组与第(3)组大白鼠耻骨间隙增加量的差别属于抽样误差。

表3 两两比较 u 界值

Q	0.05	0.025	0.01
1	1.64	1.96	2.33
3	2.13	2.39	2.72
4	2.24	2.50	2.81
5	2.33	2.58	2.88
6	2.39	2.64	2.94
7	2.46	2.69	3.00
8	2.50	2.74	3.04
9	2.54	2.77	3.07
10	2.58	2.81	3.10

参考文献

[1] Meddis R. Statistics Using Ranks. Basil Blackwell,1984:200.

(罗文海)

顺序效应的 Jonckheere-Terpstra 检验

该检验由 Jonckheere 和 Terpstra 在 1952 年和 1954 年提出,用来处理完全随机设计的资料,且专门用于检验各处理组是否有顺序效应。例如,对实验动物进行药理作用的研究,随药物剂量的增加,动物出现的反应强度也增加,这种实验动物出现的由弱到强的反应称为顺序效应。该检验的应用条件是,资料由 k 个随机样本构成,样本含量分别为 $n_1, n_2, \cdots, n_k$,且总体中位数 $M_1, M_2, \cdots, M_k$ 未知;样本内及样本之间的观察值相互独立,即一个观察值的出现并不影响另一个观察值的出现;变量是连续的,数据可为等级资料或计量资料。检验假设 H_0 为:$M_1=M_2=\cdots=M_k$,即各总体中位数相等;$H_1:M_1 \leqslant M_2 \leqslant$

$\cdots \leqslant M_k$，即各总体中位数依次增大。检验统计量为 J，计算公式如下：

$$J = \sum_{i<j} U_{ij} \tag{1}$$

式中 U_{ij} 是相比较的两个样本中，第一个样本的观察值小于第二个样本观察值的次数。如果第一个样本的某个观察值小于第二个样本的某个观察值则记分为 1；如果前者大于后者则记分为 0；如果前者等于后者则记分为 0.5。判断原则：当各组样本含量不等时，根据 α，处理组数 k，各处理组的样本含量 $n_1, n_2, \cdots, n_k$，查 Jonckheere-Terpstra 检验统计量 J 界值表(a)(附表 26)得到 J 的界值。当各组样本含量相等即 $n_1 = n_2 = \cdots = n_k$ 时，查此表的表(b)部分，得到 J 的界值。如果计算的 J 值大于表中的 J 界值，则 $P < \alpha$，拒绝 H_0，接受 H_1。可以认为处理组的作用存在顺序效应。

若资料中样本含量 n 和处理组数 k 超出 J 界值表的范围，可应用大样本近似法。计算公式如下：

$$u = \frac{J - \left(N^2 - \sum_{i=1}^{k} n_i^2\right)/4}{\left\{\left[N^2(2N+3) - \sum_{i=1}^{k} n_i^2(2n_i+3)\right]/72\right\}^{\frac{1}{2}}} \tag{2}$$

计算出的 u 值与标准正态分布下的适当取值 u_α 进行比较并作出判断。

例 1 研究人员研究寄生虫感染某宿主后 72 小时，不同反应的宿主所出现的浆细胞比例的状况。宿主对寄生虫感染出现三种反应即成功的反应、未成功的反应和没有可见的反应。测量数据如表 1 所示。研究人员想要知道，不同反应的宿主其浆细胞的比例是否为顺序增加？

表 1 寄生虫感染宿主后的浆细胞比例

成功反应的宿主 A	未成功反应的宿主 B	没有可见反应的宿主 C
54.0	79.8	98.6
67.0	82.0	99.5
47.2	88.8	95.6
71.1	79.6	93.3
62.7	85.7	98.9
44.8	81.7	91.1
67.4	88.5	94.5
80.2		

检验方法及步骤如下：

1)检验假设 $H_0: M_1 = M_2 = M_3$，各总体中位数相等；$H_1: M_1 \leqslant M_2 \leqslant M_3$，各总体中位数依次增加，即各处理组存在顺序效应。$\alpha = 0.05$。

2)计算检验统计量 J 列出表 2，将各组数据由小到大排列，并求出 U_{ij} 值。表 2 中 U_{AB} 表示 A 样本和 B 样本的观察值进行比较，余类推。

表 2　U_{ij} 值的计算

A	B	C	U_{AB}	U_{AC}	U_{BC}
44.8	79.6	91.1	7	7	7
47.2	79.8	93.3	7	7	7
54.0	81.7	94.5	7	7	7
62.7	82.0	95.8	7	7	7
67.0	85.7	98.6	7	7	7
67.4	88.5	98.9	7	7	7
71.1	88.8	99.5	7	7	7
80.2			5	7	
		合　计	54	56	49

表 2 中 U_{ij} 的计算：A 组的第一个数据 44.8 小于 B 组的所有 7 个数据,每小于一次记分为 1,共小于 7 次记分为 7,写在 U_{AB} 栏的第一行上。A 组的最后一个数据为 80.2,大于 B 组的前二个数据记分为 0,小于 B 组的后 5 个数据,共小于 5 次,记分为 5,记在 U_{AB} 栏的最后一行上。余类推。

将表 2 中数据代入公式(1),计算检验统计量 J 值。$J=\sum\limits_{i<j}U_{ij}=54+56+49=159$。

3)判断　根据 $\alpha=0.05,k=3,n_1=7,n_2=7,n_3=8$,查 Jonckheere-Terpstra 检验统计量 J 界值表(a)(附表 26)得 J 界值为 109。本例计算的 J 值为 159,大于表中 J 界值 109,则 $P<0.05$。在 $\alpha=0.05$ 水平上拒绝 H_0,接受 H_1。可以认为寄生虫感染宿主后,不同反应的宿主出现的浆细胞比例顺序增加。注意,在查表时,n_1,n_2,n_3 的样本含量应由小到大排列,即 $n_1\leqslant n_2\leqslant n_3$。

大样本近似法　如果资料中样本含量 n 或组数 k 超出 J 界值表范围,则可应用大样本近似法进行检验。

例 2　科学家研究不同年龄组的听力损伤儿童的学习成绩状况。学习成绩的评分如表 3 所示。据此资料,能否认为随年龄增加,听力损伤儿童的学习成绩也增加?

表 3　不同年龄听力损伤儿童的学习成绩

6 岁组(A)	7 岁组(B)	8 岁组(C)	
17	23	22	36
20	25	23	38
24	27	26	38
34	34	32	42
34	38	34	48
38	47	34	50

检验方法及步骤如下:

1)检验假设　$H_0:M_1=M_2=M_3$,各年龄组的学习成绩相同;$H_1:M_1\leqslant M_2\leqslant M_3$,各

年龄组学习成绩随年龄增大而增加。$\alpha = 0.05$。

2)计算检验统计量 J　本例 $n_1 = 6, n_2 = 6, n_3 = 12, N = n_1 + n_2 + n_3 = 24$。$n_3 = 12$ 已超出 J 界值表的范围,故应用大样本近似法进行检验。列出表 4,计算 U_{ij} 值。注意,比较的两组数据相同时,每次记分为 0.5。例如 A 组和 B 组比较时,A 组最后一个数 38 小于 B 组的 47,得 1 分,A 组的 38 与 B 组的 38 相等得 0.5 分,记入 U_{AB} 栏的最下边一行为 1.5。

根据表 4 数据计算下列指标:

$$J = \sum_{i<j} U_{ij} = 23.5 + 52 + 42.5 = 118, \quad \sum_{i=1}^{k} n_i^2 = 6^2 + 6^2 + 12^2 = 216,$$

$$\sum_{i=1}^{k} n_i^2 (2n_i + 3) = 6^2(2 \times 6 + 3) + 6^2(2 \times 6 + 3) + 12^2(2 \times 12 + 3) = 540 + 540 + 3888 = 4968$$

$$N^2(2N + 3) = 24^2(2 \times 24 + 3) = 29376$$

将计算的上述指标代入下式,计算 u 值。

$$u = \frac{J - \left(N^2 - \sum\limits_{i=1}^{k} n_i^2\right)/4}{\left\{\left[N^2(2N+3) - \sum\limits_{i=1}^{k} n_i^2(2n_i+3)\right]/72\right\}^{\frac{1}{2}}} = \frac{118 - \left[(24^2 - 216)/4\right]}{\left[(29376 - 4968)/72\right]^{\frac{1}{2}}}$$

$$= \frac{28}{\sqrt{339}} = \frac{28}{18.41} = 1.52$$

表 4　U_{ij} 的计算

A 组	B 组	C 组		U_{AB}	U_{AC}	U_{BC}
17	23	22	36	6	12	10.5
20	25	23	38	6	12	10
24	27	26	38	5	10	9
34	34	32	42	2.5	7	7
34	38	34	48	2.5	7	4
38	47	34	50	1.5	4	2
		合计		23.5	52	42.5

3)判断　按照正态分布界值表(附表 1),取单侧 $u_\alpha = u_{0.05} = 1.64$ 为界值。本例计算的 $u = 1.52$,小于 $u_{0.05} = 1.64$,则 $P > 0.05$。故在 $\alpha = 0.05$ 水平上不拒绝 H_0,可认为无顺序效应。结论:不同年龄听力损伤的儿童的学习相同,即学习成绩不随年龄增加而增加。

参考文献

[1] Daniel WW. Applied Nonparametric Statistics. 2nd ed. PWS-KENT Publishing Company, 1990: 234−239.

[2] Terpstra TJ. The Asymptotic Normality and Consistency of Kendall's Test against Trend, When Ties Are Present in One Ranking, Indag Math, 1952, 14: 327−333.

[3] Jonckheere AR. A Distribution-Free K-Sample Test against Ordered Alternatives, Biometrika, 1954, 41: 133−145.

(程　琮)

多样本方差的平方秩检验

当三个或更多个样本方差进行比较时,可使用本检验方法。该检验是两样本方差的平方秩检验的扩展。应用条件除增加了比较的样本个数以外,其余皆与两样本方差的平方秩检验相同。检验假设 H_0 为所有 k 个总体变异度相同,H_1 为某几个总体变异度不相同。检验统计量为 T_2,公式如下。

$$T_2 = \frac{1}{D^2}\Big[\sum_{j=1}^{k}\frac{S_j^2}{n_j} - N(\overline{S})^2\Big] \tag{1}$$

式中 n_j=样本 j 的观察值个数,$N=n_1+n_2+\cdots+n_k$,S_j=样本 j 中秩次的平方和,$\overline{S}$=所有平方秩的平均数,公式为:

$$\overline{S} = \frac{1}{N}\sum_{j=1}^{k}S_j \tag{2}$$

$$D^2 = \frac{1}{N-1}\Big[\sum_{i=1}^{N}R_i^4 - N(\overline{S})^2\Big] \tag{3}$$

式中 $\sum\limits_{i=1}^{N}R_i^4$ 表示每个秩次的 4 次方之和。如果两个或几个样本之间出现相同数据时,应求出相应的平均秩次。如无相同数据时,D^2 和 $\overline{S}$ 可简化为下列公式:

$$D^2 = N(N+1)(2N+1)(8N+11)/180 \tag{4}$$

$$\overline{S} = (N+1)(2N+1)/6 \tag{5}$$

判断原则:根据自由度为 $K-1$,查 χ^2 分布界值表(附表3),得到 χ^2 界值。如果计算的 T_2 大于界值,则 $P<\alpha$。在 α 水平上拒绝 H_0,接受 H_1,即至少有两个总体方差不相等。在拒绝 H_0 的情形下,可以进行各个总体方差的两两比较,以确定哪两个总体方差有差异。进行两两比较时,应满足下列不等式:

$$\left|\frac{S_i}{n_i} - \frac{S_j}{n_j}\right| > t_a\Big(D^2\frac{N-1-T_2}{N-k}\Big)^{\frac{1}{2}}\Big(\frac{1}{n_i}+\frac{1}{n_j}\Big)^{\frac{1}{2}} \tag{6}$$

式中 t_a 的值可根据自由度 $N-k$ 查 t 分布界值表(附表2)确定。

　例　测定不同的三组儿童某血液指标,数据如表1所示。据此资料能否认为三组儿童该血液指标的变异度不同。

表 1　三组儿童某血液指标数据

分组	数　　据									
A 组	15	18	13	19	25	20	17	10	16	23
B 组	28	32	26	22	30	24				
C 组	21	40	12	42	39	36				

检验方法及步骤如下：

1）检验假设　H_0：所有 K 个总体变异度相同；H_1：至少有两个总体变异度不相同。双侧 $\alpha=0.05$。

2）计算检验统计量 T_2 值　本例 $n_1=10$，$n_2=6$，$n_3=6$，$N=n_1+n_2+n_3=10+6+6=22$。将三组数据分别由小到大排列，列出表 2 并计算各指标及所需数据。不同样本之间出现相同数据时，应求出相应的平均秩次。

表 2　有关指标及数据的计算

原始数据			绝 对 差			绝对差的秩次			平 方 秩		
A	B	C	A	B	C	A	B	C	A	B	C
10	22	12	7.6	5	19.67	18	13	22	324	169	484
13	24	21	4.6	3	10.67	12	9	21	144	81	441
15	26	36	2.6	1	4.33	8	3	11	64	9	121
16	28	39	1.6	1	7.33	6	4	16	36	16	256
17	30	40	0.6	3	8.33	2	10	19	4	100	361
18	32	42	0.4	5	10.33	1	14	20	1	196	400
19			1.4			5			25		
20			2.4			7			49		
23			5.4			15			225		
25			7.4			17			289		
均数 17.6　27　31.67								S_j	1161	571	2063

由表 2 的三组原始数据分别计算出三个均数，即 A 组为 17.6，B 组为 27，C 组为 31.67。绝对差是用每组的原始数据减去该组的均数后取绝对值所得。如 A 组：$|10-17.6|=7.6$；B 组：$|22-27|=5$；C 组：$|12-31.67|=19.67$。余类推。对三组的绝对差按由小到大统一编排秩次，得到绝对差的秩次，对每个秩次平方后则得平方秩。三组的平方秩合计后，即得到 S_j。也就是 $S_1=1161$，$S_2=571$，$S_3=2063$。

根据表 2 数据计算下列指标。由于各样本之间没有出现相同数据，故用简化公式（4）和（5）计算 D^2 和 $\overline{S}$。

$$D^2=N(N+1)(2N+1)(8N+11)/180=22(22+1)(2\times22+1)(8\times22+11)/180$$
$$=4257990/180=23655.5$$

$$\overline{S}=(N+1)(2N+1)/6=(22+1)(2\times22+1)/6=172.5$$

$$T_2 = \frac{1}{D^2}\left[\sum_{j=1}^{k}\frac{S_j^2}{n_j} - N(\overline{S})^2\right]$$

$$= \frac{1}{23655.5}\left(\frac{1161^2}{10} + \frac{571^2}{6} + \frac{2063^2}{6} - 22 \times 172.5^2\right)$$

$$= \frac{1}{23655.5} \times (898460.43 - 654637.5) = \frac{1}{23655.5} \times 243822.93 = 10.31$$

3)判断　根据自由度 $k-1=3-1=2$，查 χ^2 分布界值表（附表3），得 $\chi^2_{0.05,2}=5.991$。本例计算的 T_2 值为 10.31，大于 $\chi^2_{0.05,2}=5.991$，则 $P<0.05$。在 $\alpha=0.05$ 水平上拒绝 H_0，接受 H_1。可以认为至少两个总体方差不相同。据此，可作各总体方差的两两比较。

在实际处理资料时，经常会遇到不同样本之间出现相同数据的情形。此时，除了在编排秩次时求出平均秩次外，还应使用公式(2)和(3)计算 $\overline{S}$ 和 D^2。现以表2资料作为计算实例，来说明公式(2)和(3)的应用。

1)由表2数据，代入公式(2)和(3)，计算如下。

$$\overline{S} = \frac{1}{N}\sum_{j=1}^{k}S_j = \frac{1}{22}(1161 + 571 + 2063) = \frac{1}{22} \times 3795 = 172.5$$

$$\begin{aligned}\sum_{i=1}^{N}R_i^4 &= (18^4 + 12^4 + 8^4 + 6^4 + 2^4 + 1^4 + 5^4 + 7^4 + 15^4 + 17^4) + (13^4 + 9^4 + 4^4 + 3^4 \\ &\quad + 10^4 + 14^4) + (22^4 + 21^4 + 11^4 + 16^4 + 19^4 + 20^4) \\ &= 268293 + 83875 + 799235 = 1151403\end{aligned}$$

$$\begin{aligned}D^2 &= \frac{1}{N-1}\left[\sum_{i=1}^{N}R_i^4 - N(\overline{S})^2\right] = \frac{1}{22-1}\left[1151403 - 22(172.5)^2\right] \\ &= \frac{1}{21} \times 496765.5 = 23655.5\end{aligned}$$

$$\begin{aligned}T_2 &= \frac{1}{D^2}\left(\sum_{j=1}^{k}\frac{S_j^2}{n_j} - N(\overline{S})^2\right) \\ &= \frac{1}{23655.5}\left(\frac{1161^2}{10} + \frac{571^2}{6} + \frac{2063^2}{6} - 22 \times 172.5^2\right) \\ &= \frac{1}{23655.5} \times 243822.93 = 10.31\end{aligned}$$

2)判断　同前述相同。

各总体方差的两两比较　当前述检验拒绝 H_0，接受 H_1 时，可进行总体方差的两两比较。比较时如果满足公式(6)，则认为比较的两总体方差有差异。具体检验方法及步骤如下。

计算下列各指标：$S_1/n_1 = 1161/10 = 116.1$，$S_2/n_2 = 571/6 = 95.17$，$S_3/n_3 = 2063/6 = 343.83$。

根据自由度 $N-k = 22-3 = 19$，$\alpha = 0.05$，查 t 分布界值表（附表2）得 $t_{0.05} = 2.093$。

$$\begin{aligned}t_{0.05}\left(D^2 \times \frac{N-1-T_2}{N-k}\right)^{\frac{1}{2}} &= 2.093 \times \left(23655.5 \times \frac{22-1-10.31}{22-3}\right)^{\frac{1}{2}} \\ &= 2.093 \times 13309.33^{\frac{1}{2}} = 241.46\end{aligned}$$

列出表 3,计算有关指标及数据。

表 3 中第(2)栏的计算如 A 组与 B 组相比,则 $|116.1-95.17|=20.93$,余类推;第 (3) 栏计算:$241.46\left(\frac{1}{10}+\frac{1}{6}\right)^{\frac{1}{2}}=124.69$,余类推。

表 3　有关指标及数据的计算

两组比较	$\left\|\dfrac{S_i}{n_i}-\dfrac{S_j}{n_j}\right\|$	界值 $=241.46\left(\dfrac{1}{n_i}+\dfrac{1}{n_j}\right)^{\frac{1}{2}}$	P 值
A 与 B	20.93	124.69	>0.05
A 与 C	227.73	124.69	<0.05
B 与 C	248.66	139.41	<0.05

3)判断　表 3 的第(4)栏显示,A 与 C,B 与 C 的比较,$P<0.05$。故在 $\alpha=0.05$ 水平上,可认为 A 组与 C 组,B 组与 C 组的两总体方差有差异。

参考文献

[1]　Conover WJ. Practical Nonparametric Statistics. 2nd ed,1980,239—249.

(程　琮)

多个处理组与一个对照组比较的 Fligner-Wolfe 检验

1　应用条件

当多个处理组与一个对照组的检验,其 $P\leqslant0.05$ 时,则拒绝 H_0,接受 H_1。说明至少有一个处理组与一个对照组存在统计学差异。如果进行两两比较,则可应用多个处理组与一个对照组比较的 Fligner-Wolfe 检验(Fligner-Wolfe test for treatments versrs a control)。为了计算方便,设第 1 组为对照组即处理组 1,第 2 组为处理组 2,直到处理组 k。检验假设为:

$H_0:\tau_i=\tau_1,i=2,\cdots,k$;$H_1:\tau_i\neq\tau_1,i=2,\cdots,k$,至少有 2 组不相等。

2　方法

为了计算 Fligner-Wolfe 统计量 FW,首先把所有 k 个样本的全部观察值由小到大排序,并编排秩次。令 r_{ij} 为所有观察值 X_{ij} 的秩次。则 Fligner-Wolfe 统计量 FW 是所有处理组秩次之和。注意:不包括对照组秩次。计算公式如下:

$$FW = \sum_{j=2}^{k} \sum_{i=1}^{n_j} r_{ij} \tag{1}$$

1）单侧上侧检验

检验假设为：$H_0 : \tau_i = \tau_1, i = 2, \cdots, k ; H_1 : \tau_i \geqslant \tau_1, i = 2, \cdots, k$，至少有 2 组不相等。

在 α 显著性水平上：如果 $FW \geqslant f_a$，则拒绝 H_0，否则不拒绝 H_0。

设 $n = n_1$ 为对照组样本含量，也称为 X 样本。其余的 $n_2, \cdots, n_k$ 为 $m = N^*$，是处理组样本含量，也称为 Y 样本。公式有：

$$N^* = \sum_{j=2}^{k} n_j \tag{2}$$

如果 $N^* \leqslant n_1$，则临界值 f_a 是上侧第 α 位百分位数 w_a。条件是：Wilcoxon 秩和统计量具有样本含量 $n = n_1$ 和 $m = N^*$。在 $N^* \leqslant n_1$ 的情形下，$f_a = w_a$ 界值可以直接查阅 Wilcoxon 秩和 W 统计量上尾概率表（附表 27）得到。在 $N^* > n_1$ 情形下，f_a 与 Wilcoxon 秩和统计量 W 临界值的关系为：

$$f_a = w'_a + (N - 2n_1)(N+1)/2 \tag{3}$$

式中 w'_a 是 Wilcoxon 秩和统计量的第 α 位百分位数，其中，样本含量为：$m = N^*$，$n = n_1$，$N = n_1 + n_2 + \cdots + n_k$。另外，$w'_a$ 能够直接由 Wilcoxon 秩和 W 统计量上尾概率表（附表 27）得到。

2）单侧下侧检验

检验假设：$H_0 : \tau_i = \tau_1, i = 2, \cdots, k, H_1 : \tau_i \leqslant \tau_1, i = 2, \cdots, k$，至少有 2 组不相等。

判断：在 α 显著水准上，如果 $FW \leqslant N^*(N+1) - f_a$，则拒绝 H_0，否则不拒绝 H_0。

3 大样本近似法

当超出 Wilcoxon 秩和 W 统计量上尾概率表（附表 27）时，标准化量 FW^* 近似正态分布。统计量 FW 与两样本 Wilcoxon 秩和统计量 W 的概率分布相同，其中：$n = n_1$，$m = N^*$。于是，FW 的标准化量为：

$$FW^* = \frac{FW - E_0(FW)}{\sqrt{Var_0(FW)}} = \frac{FW - \{N^*(N+1)/2\}}{\sqrt{n_1 N^*(N+1)/12}} \tag{4}$$

按照正态分布原理，在 α 显著性水平上，取相应的 u 值作出判断。

4 出现相同数据

若对照组 X 样本数据出现相同数据时，应计算平均秩次。计算的 FW 值，以 Wilcoxon 秩和 W 统计量上尾概率表（附表 27）的界值作为判断标准。注意，显著性水平 α 是近似值而不是精确值。

当应用大样本近似法时，应考虑另外一个因素。尽管对照组 X 样本的相同数据并不影响 FW 值的期望值，但计算的方差却偏小，公式为：

$$Var_0(FW) = \frac{n_1 N^*}{12}\left[N+1-\frac{\sum_{j=1}^{g}t_j(t_j-1)(t_j+1)}{N(N-1)}\right] \quad (5)$$

$$E_0(FW) = \frac{N(N^*+1)}{2} \quad (6)$$

式中 g 为相同数据的个数,并且 t_j 是第 j 组相同数据的个数。没有相同数据的观察值,其 t_j 的大小认为是 1。特别是,当对照组 X 样本中没有相同数据时, $g=N$ 并且 $t_j=1,\cdots,N$。此时,公式中的每一项 $t_j(t_j-1)+(t_j-1)$ 降为 0 值。

由于对照组 X 样本中出现相同数据影响了 FW 的方差,大样本近似法需要进行修正。公式如下:

$$FW^* = \frac{FW-\frac{N^*(N+1)}{2}}{\sqrt{Var_0(FW)}} \quad (7)$$

式中 $Var_0(FW)$ 由公式(5)给定。修正的 FW^* 可用于对单侧(上侧或下侧)检验作出判断。

5　实例

例　研究人员将 15 人随机分为 3 组。第 1 组不给予任何操作指导,第 2 组给予粗略的操作指导,第 3 组给予精细的操作指导。要求 3 组人群按设计要求加工有一定形状和大小的金属零件。在给定时间内,计数加工零件的个数作为评价能力和熟练程度的标准,数据见表 1。试分析:第 2 组和第 3 组的加工能力是否高于第 1 组。

表 1　3 组人群加工零件个数

编号	对照组 1	处理组 2	处理组 3
1	32(1)	38(3.5)	42(7.5)
2	35(2)	40(5)	46(12)
3	38(3.5)	42(7.5)	47(13)
4	41(6)	44(10)	48(14)
5	43(9)	45(11)	49(15)

分析:本例有 3 组人群,其中第 1 组为对照组,没有给予任何操作指导。第 2 组和第 3 组为处理组,分别接受了不同程度的操作指导。此例,是属于多个处理组与一个对照组的比较。可使用多个处理组与一个对照组比较的 Fligner-Wolfe 检验。

1)检验步骤如下:

①建立检验假设

$H_0:\tau_i=\tau_1, i=2,\cdots,k; H_1:\tau_i\geqslant\tau_1, i=2,\cdots,k$,至少有 2 组不相等。取 $\alpha=0.05$。

②计算检验统计量

将 3 组数据统一由小到大编排秩次。计算处理组 2 及处理组 3 的秩和:

$$FW=3.5+5+7.5+10+11+7.5+12+13+14+15=98.5$$

根据 $n=n_1=5,m=N^*=n_2+n_3=5+5=10$,查 Wilcoxon 秩和 W 统计量上尾概率表(附表 27),得界值 $w'_{0.05}=54$。

由于:$N^*>n_1$,则临界值计算如下:

$$f_{0.05}=w'_{0.05}+[(N-2n_1)(N+1)/2]=54+[(15-2\times5)(15+1)/2]=94$$

③确定 P 值,推断结论

本例:计算的 FW 值为 98.5,大于 FW 临界值 94,则 $P<0.05$。在 $\alpha=0.05$ 水准上,拒绝 H_0,接受 H_1。

结论:可以认为,处理组 2 和处理组 3 的加工能力高于对照组 1。即接受操作指导的人群比没有接受操作指导的人群,其操作能力及熟练程度会更高。

2)大样本近似法

当多个处理组与对照组的样本含量超出 Wilcoxon 秩和 W 统计量上尾概率表(附表 27)的范围时,可采用大样本近似法进行检验。仍用本例说明其计算过程。

计算步骤如下:

①计算 FW 的期望值:

由公式(6)计算有:$E_0(FW)=\dfrac{N^*(N+1)}{2}=\dfrac{10(15+1)}{2}=80$

②计算 FW 的方差 $Var_0(FW)$,由公式(5)计算有:

$$
\begin{aligned}
Var_0(FW)&=\frac{n_1N^*}{12}\left[N+1-\frac{\sum\limits_{j=1}^{g}t_j(t_j-1)(t_j+1)}{N(N-1)}\right]\\
&=\frac{5\times10}{12}\left[15+1-\frac{2\times(2-1)(2+1)+2\times(2-1)(2+1)}{15\times(15+1)}\right]\\
&=\frac{50}{12}\times\left(16-\frac{12}{240}\right)=66.46
\end{aligned}
$$

式中 t_j 为各样本数据中,第 j 个相同秩次的个数。其中秩次 3.5 有 2 个,则 $t_1=2$;秩次 7.5 有 2 个,则 $t_2=2$。

③计算 FW 的标准化量 FW^*

$$FW^*=\frac{FW-\dfrac{N^*(N-1)}{2}}{\sqrt{Var_0(FW)}}=\frac{98.5-\dfrac{10\times(15-1)}{2}}{\sqrt{66.46}}=\frac{28.5}{8.1523}=3.50$$

④确定 P 值,推断结论

本例,$FW^*=3.50$,大于 $u_{0.05}=1.96$,则 $P<0.05$。在 $\alpha=0.05$ 水准上,拒绝 H_0,接受 H_1。

结论:与前述相同。

参考文献

[1] Hollander M, Douglas A, Wolfe DA. Nonparametric Statistical Methods. 2nd ed. A Wiley-Inter-

science Publication John Wiley & Sons,Inc. , 1999:234—240.

[2] Fligner MA, Wolfe DA. Distribution-free Tests for Comparing Several Treatment with a Control. Stat. Neerl. ,1982,36:119—127.

（程　琮）

基于成组秩的所有处理组的两两比较

多个处理组比较,如果 $P \leqslant 0.05$,则拒绝 H_0 ,可以认为各个处理组不全相等。这包括一般效应,顺序效应,伞形效应等。如果想要得到成对处理效应比较的结论,则需进行样本间的多重比较。对于一般处理效应的多重比较,可以应用基于成组秩的所有处理组的两两比较方法(two-sided all-treatments multiple comparisons based on pairwise rankings),也称为 Steel-Dwass-Critchlow-Fligner 多重比较法。此方法将对单因素设计的成对处理效应进行检验。如 Kruskal-Wallis 检验,是当 H_0 被拒绝后使用的方法。两两比较的组合个数为: $C_k^2 = k(k-1)/2$ 。使用双侧检验。

1　方法

对于每个处理组的组合对 (i,j) ,有:

$$W_{ij} = \sum_{b=1}^{n_j} R_{ib} \qquad 1 \leqslant i < j \leqslant k \tag{1}$$

式中 $R_{i1},\cdots,R_{in_j}$ 分别是第 i 个和第 j 个样本中 $X_{1j},\cdots,X_{n_j}$ 的秩次。 W_{ij} 则是两样本中第 j 个样本的秩和。计算公式为:

$$W_{ij}^* = \sqrt{2}\left[\frac{W_{ij} - E_0(W_{ij})}{\sqrt{Var_0(W_{ij})}}\right] = \frac{W_{ij} - \dfrac{n_j(n_i+n_j+1)}{2}}{\sqrt{n_i n_j(n_i+n_j+1)/24}} \qquad 1 \leqslant i < j \leqslant k \tag{2}$$

W_{ij}^* 是 W_{ij} 的标准化量乘以 $\sqrt{2}$ 。处理组两两比较的组合个数为 $k(k-1)/2$ 。成对处理组为 $(\tau_u,\tau_v),1 \leqslant u < v \leqslant k$ 。判断方法为:如果 $|W_{uv}^*| \geqslant w_a^*$,则 $\tau_u \neq \tau_v$,否则, $\tau_u = \tau_v$ 。式中: w_a^* 由 Steel-Dwass-Critchlow-Fligner 双侧所有处理组多重比较临界值表(附表 28)中查得。

2　大样本近似法

当样本含量超出 Steel-Dwass-Critchlow-Fligner 双侧所有处理组多重比较临界值表(附表 28)时或大样本时,组分向量 $W_{12}^*,W_{13}^*,\cdots,W_{k-1,k}^*$ 趋向多变量正态分布。大样本含

量时，W_α^* 由 q_α 所近似。q_α 是上侧第 α 位百分位数。其判断为：如果 $|W_{uv}^*| \geqslant q_\alpha$，则 $\tau_u \neq \tau_v$，否则，$\tau_u = \tau_v$。q_α 值可查 k 个独立正态变量范围的临界值表（附表29）。

3　出现相同数据

当在 X 样本观察值中出现相同数据时，在计算 Wilcoxon 秩和统计量 W_{ij} 时，计算平均秩次。另外，用下式取代公式(2)W_{ij}^* 中分母中根下的 $Var_0(W_{ij})$。计算公式如下：

$$\frac{Var_0(W_{ij})}{2} = \frac{n_i n_j}{24}\left[n_i + n_j + 1 - \frac{\sum_{b=1}^{g_{ij}}(t_b-1)t_b(t_b+1)}{(n_i+n_j)(n_i+n_j-1)}\right] \tag{3}$$

式中，对于 $1 \leqslant i < j \leqslant k$，$g_{ij}$ 指的是：两样本中相同数据组出现的个数，t_b 是相同数据组中相同数据的次数。若无相同数据，则相同数据组中相同数据的次数为1。尤其是，当两样本中无相同数据时，$g_{ij} = n_i + n_j$，$t_b = 1$，并且 $(t_b-1)t_b(t_b+1)$ 降为 0 值，$Var_0(W_{ij})/2$ 降为 $n_i n_j (n_i+n_j+1)/24$。

4　实例

例　研究人员调查湖中比赛鱼的长度（mm）。选择了湖中 4 个不同的位置，并取得数据见表1。试比较不同位置比赛鱼的长度有无差异。

表 1　湖中不同位置比赛鱼的长度　　　　　　　单位：mm

编号	位置 1	位置 2	位置 3	位置 4
1	46	42	38	31
2	28	60	33	30
3	46	32	26	27
4	37	42	25	29
5	32	45	28	30
6	41	58	28	25
7	42	27	26	25
8	45	51	27	24
9	38	42	27	27
10	44	52	27	30

分析：本数据为单因素设计多组比较。先用 Kruskal-Wallis 进行分析，得到 $P < 0.05$。再进行组间的多重比较。检验步骤如下：

1）建立检验假设　$H_0: \tau_1 = \tau_2 = \tau_3 = \tau_4$，各处理组效应相同；$H_1: \tau_1, \tau_2, \tau_3, \tau_4$，各处理组效应不全相同。取双侧 $\alpha = 0.05$。

2）计算检验统计量

4 个处理组的两两比较组合数为：$k(k-1)/2 = 4(4-1)/2 = 6$。即共有 6 对处理组的组合。

对成对组合的所有数据统一由小到大编排秩次。遇到相同数据,计算平均秩次。秩次编排结果见表2和表3。

表2 各处理组两两组合编排秩次结果

编号	位置1与位置2		位置1与位置3		位置1与位置4	
	1	2	1	3	1	4
1	46(15.5)	42(9.5)	46(19.5)	38(13.5)	46(19.5)	31(11)
2	28(2)	60(20)	28(8)	33(11)	28(6)	30(9)
3	46(15.5)	32(3.5)	46(19.5)	26(2.5)	46(19.5)	27(4.5)
4	37(5)	42(9.5)	37(12)	25(1)	37(13)	29(7)
5	32(3.5)	45(13.5)	32(10)	28(8)	32(12)	30(9)
6	41(7)	58(19)	41(15)	28(8)	41(15)	25(2.5)
7	42(9.5)	27(1)	42(16)	26(2.5)	42(16)	25(2.5)
8	45(13.5)	51(17)	45(18)	27(5)	45(18)	24(1)
9	38(6)	42(9.5)	38(13.5)	27(5)	38(14)	27(4.5)
10	44(12)	52(18)	44(17)	27(5)	44(17)	30(9)
合计	$W_{12}=120.5$		$W_{13}=61.5$		$W_{14}=60$	

表3 各处理组两两组合编排秩次结果

编号	位置2与位置3		位置2与位置4		位置3与位置4	
	2	3	2	4	3	4
1	42(14)	38(12)	42(14)	31(11)	38(20)	31(18)
2	60(20)	33(11)	60(20)	30(9)	33(19)	30(16)
3	32(10)	26(2.5)	32(12)	27(5)	26(5.5)	27(9)
4	42(14)	25(1)	42(14)	29(7)	25(3)	29(14)
5	45(16)	28(8.5)	45(16)	30(9)	28(12.5)	30(16)
6	58(19)	28(8.5)	58(19)	25(2.5)	28(12.5)	25(3)
7	27(5.5)	26(2.5)	27(5)	25(2.5)	26(5.5)	25(3)
8	51(17)	27(5.5)	51(17)	24(1)	27(9)	24(1)
9	42(14)	27(5.5)	42(14)	27(5)	27(9)	27(9)
10	52(18)	27(5.5)	52(18)	30(9)	27(9)	30(16)
合计	$W_{23}=62.5$		$W_{24}=61$		$W_{34}=105$	

计算 W_{ij} 值:$W_{12}=9.5+20+3.5+9.5+13.5+19+1+17+9.5+18=120.5$,余类推。

出现相同秩次时,计算 t_b 值:由小到大,按顺序计算有:秩次3.5有2个,则 $t_1=2$;秩次9.5有4个,则 $t_2=4$;秩次13.5有2个,则 $t_3=2$;秩次15.5有2个,则 $t_4=2$;

计算 $\dfrac{Var_0(W_{12})}{2}$ 值有:

$$\frac{Var_0(W_{ij})}{2} = \frac{n_i n_j}{24}\left[n_i + n_j + 1 - \frac{\sum\limits_{b=1}^{g_{ij}}(t_b-1)t_b(t_b+1)}{(n_i+n_j)(n_i+n_j-1)}\right]$$

$$= \frac{10\times10}{24}\left[10+10+1-\frac{1\times2\times3+1\times2\times3+1\times2\times3+3\times4\times5}{(10+10)\times(10+10-1)}\right]$$

$$= 86.64$$

计算 W_{12}^* 值有：

$$W_{12}^* = \sqrt{2}\left[\frac{W_{12}-E_0(W_{12})}{\sqrt{Var_0(W_{12})}}\right] = \frac{W_{12}-\frac{n_2(n_1+n_2+1)}{2}}{\sqrt{Var_0(W_{12})/2}} = \frac{120.5-\frac{10\times21}{2}}{\sqrt{86.64}} = 1.67$$

其他各组合 W_{ij}^* 值的计算，与上述计算过程相同。此处略。

3）确定 P 值，推断结论

根据 $\alpha = 0.05$，$k=4$，查 k 个独立正态变量范围的临界值表（附表29），得到界值 $q_{0.05} = 3.663$。

计算结果见表4。

表4 计算结果及判断结论

编号	对比组	W_{ij}^* 绝对值	$q_{0.05}$ 界值	P 值	结果
1	1 与 2	1.67	3.633	>0.05	$\tau_1 = \tau_2$
2	1 与 3	4.67	3.633	<0.05	$\tau_1 \neq \tau_3$
3	1 与 4	4.82	3.633	<0.05	$\tau_1 \neq \tau_4$
4	2 与 3	4.57	3.633	<0.05	$\tau_2 \neq \tau_3$
5	2 与 4	4.73	3.633	<0.05	$\tau_2 \neq \tau_4$
6	3 与 4	0.00	3.633	>0.05	$\tau_3 = \tau_4$

结论：经处理组的多重比较，处理组 1 和 2，处理组 3 和 4 没有差异。其他各处理组之间差异有统计学意义。实际意义为：比赛鱼的长度在位置 1 和位置 2，位置 3 和位置 4 之间没有差异。其他各位置间比赛鱼的长度有差异。

参考文献

[1] Hollander M，Wolfe DA. Nonparametric Statistical Methods. 2nd ed. A Wiley-Interscience Publication John Wiley & Sons,Inc. , 1999:240－249.

[2] Kurtz TE, Link RF. Short-cut Multiple Comparisons for Balanced Single and Double Classification,Part Ⅰ,Results. Technometrics, 1965,7:95－161.

（程　琮）

Hayter-Stone 单侧所有处理组顺序效应的多重比较

Hayter-Stone 单侧所有处理组顺序效应的多重比较（Hayter-Stone one-sided all-treatments multiple comparisons-ordered treatment effects），用于判断成对处理组顺序效应之间差异有无统计学意义。适用于单因素设计资料的顺序效应检验。当顺序效应检验结果为 $P \leqslant 0.05$ 时，则拒绝 H_0。如要进一步比较哪两个组有差异，则需进行此检验。该检验成对处理组的组合个数为：$C_k^2 = k(k-1)/2$。由于是顺序效应的多重比较，应使用单侧检验。

1 方法

对于每对处理效应 (i, j)，$1 \leqslant i < j \leqslant k$，统计量 W_{ij} 的计算公式为：

$$W_{ij} = \sum_{b=1}^{n_j} R_{jb} \qquad 1 \leqslant i < j \leqslant k \tag{1}$$

式中，W_{ij} 是两个比较组中第 j 个处理组样本的秩和。计算标准化量 W_{ij}^* 有：

$$W_{ij}^* = \sqrt{2} \left[\frac{W_{ij} - E_0(W_{ij})}{\sqrt{Var_0(W_{ij})}} \right] = \frac{W_{ij} - \dfrac{n_j(n_i + n_j + 1)}{2}}{\sqrt{n_i n_j (n_i + n_j + 1)/24}} \qquad 1 \leqslant i < j \leqslant k \tag{2}$$

每对处理效应 $((\tau_u, \tau_v), 1 \leqslant u < v \leqslant k)$ 结果的判断如下：如果 $W_{uv}^* \geqslant c_\alpha^*$，则 $\tau_u > \tau_v$，否则，$\tau_u = \tau_v$。式中：c_α^* 可查 Hayter-Stone 顺序效应单侧所有处理组多重比较精确界值表（附表30）获得。Hayter-Stone 顺序效应单侧所有处理组多重比较精确界值表（附表30）只适用于三个处理组的比较，且每组 n 不大于 7。当超出该表范围时，可应用大样本近似法。

2 大样本近似法

大样本时，$k(k-1)/2$ 个组分向量 $(W_{12}^*, W_{13}^*, \cdots, W_{k-1,k}^*)$ 趋向于近似多变量正态分布。c_α^* 则与 d_α 近似。d_α 是多变量正态分布的上侧第 α 位百分位数。

大样本近似方法的判断为：如果 $W_{uv}^* \geqslant d_\alpha$，则 $\tau_u > \tau_v$，否则，$\tau_u = \tau_v$。式中：d_α 可查大样本 Hayter-Stone 顺序效应单侧所有处理组多重比较近似界值表（附表31）获得。此表适用于等样本含量：$n_1 = \cdots = n_k = n$，并且组数 k 取值范围为 3～9。注意，对于各处理组 n 不相等的样本，目前尚没有可用的统计用表。

3 出现相同数据

如果出现相同数据,可以计算平均秩次。用下式取代公式(2)W_{ij}^* 中分母中根号下的 $Var_0(W_{ij})$。计算公式如下:

$$\frac{Var_0(W_{ij})}{2} = \frac{n_i n_j}{24}\left[n_i + n_j + 1 - \frac{\sum_{b=1}^{g_{ij}}(t_b-1)t_b(t_b+1)}{(n_i+n_j)(n_i+n_j-1)}\right] \tag{3}$$

4 实例

例1 研究人员将 15 人随机分为 3 组。第 1 组不给予任何操作指导,第 2 组给予粗略的操作指导,第 3 组给予精细的操作指导。要求 3 组人群按设计要求加工有一定形状和大小的金属零件。在给定时间内,计数加工零件的个数作为评价能力和熟练程度的标准。数据见表1。试进行所有各组顺序效应的多重比较。

表1　3组人群加工零件个数

编号	对照组1	处理组2	处理组3
1	32	38	42
2	35	40	46
3	38	42	47
4	41	44	48
5	43	45	49

检验步骤如下:

1)建立检验假设　$H_0:\tau_i=\tau_1,i=2,\cdots,k;H_1:\tau_i\neq\tau_j$,任意两对比组不相等。取单侧 $\alpha=0.05$。

2)计算检验统计量　对表1数据进行顺序效应检验,得 $P<0.05$,则拒绝 H_0,接受 H_1。可以认为至少有两组数据不相等。

根据对比组的组合数:$3\times2/2=3$。列表2,并对每个对比组的 2 个组统一编排秩次。计算每个对比组中第 2 个组的 W_{ij} 值。

表2　3组数据两两比较的 W_{ij} 计算

编　号	对比组		对比组		对比组	
	1	2	1	3	2	3
1	32(1)	38(3.5)	32(1)	42(5)	38(1)	42(3.5)
2	35(2)	40(5)	35(2)	46(7)	40(2)	46(7)
3	38(3.5)	42(7)	38(3)	47(8)	42(3.5)	47(8)
4	41(6)	44(9)	41(4)	48(9)	44(5)	48(9)
5	43(8)	45(10)	43(6)	49(10)	45(6)	49(10)
合　计		$W_{12}=34.5$		$W_{13}=39$		$W_{23}=37.5$

① W_{12} 的计算有：$W_{12} = 3.5 + 5 + 7 + 9 + 10 = 34.5$，余类推。

相同秩次为 3.5 有 2 个，则 $t_1 = 2$。用公式（3）计算有：

$$\frac{Var_0(W_{ij})}{2} = \frac{n_i n_j}{24}\left[n_i + n_j + 1 - \frac{\sum\limits_{b=1}^{g_{ij}}(t_b - 1)t_b(t_b + 1)}{(n_i + n_j)(n_i + n_j - 1)}\right]$$

$$= \frac{5 \times 5}{24}\left[5 + 5 + 1 - \frac{(2-1) \times 2 \times (2+1)}{(5+5)(5+5-1)}\right] = 11.40$$

代入公式（2）计算有：

$$W_{12}^* = \sqrt{2}\left[\frac{W_{ij} - E_0(W_{ij})}{\sqrt{Var_0(W_{ij})}}\right] = \frac{W_{ij} - \frac{n_j(n_i + n_j + 1)}{2}}{\sqrt{Var_0(W_{ij})/2}} = \frac{34.5 - \frac{5(5+5+1)}{2}}{\sqrt{11.40}}$$

$$= \frac{7}{3.376} = 2.073$$

其他 W_{ij}^* 的计算有：

② $W_{13} = 39$。由于数据中没有出现相同秩次，直接应用公式（2）计算有：

$$W_{13}^* = \sqrt{2}\left[\frac{W_{ij} - E_0(W_{ij})}{\sqrt{Var_0(W_{ij})}}\right] = \frac{W_{ij} - \frac{n_j(n_i + n_j + 1)}{2}}{\sqrt{n_i n_j(n_i + n_j + 1)/24}} = \frac{39 - \frac{5 \times (5+5+1)}{2}}{\sqrt{5 \times 5 \times (5+5+1)/24}}$$

$$= \frac{11.5}{3.385} = 3.397$$

③ $W_{23} = 37.5$，数据中相同秩次为 3.5，有 2 个，则 $t_1 = 2$。应用公式（3）计算有：

$$\frac{Var_0(W_{23})}{2} = \frac{n_i n_j}{24}\left[n_i + n_j + 1 - \frac{\sum\limits_{b=1}^{g_{ij}}(t_b - 1)t_b(t_b + 1)}{(n_i + n_j)(n_i + n_j - 1)}\right]$$

$$= \frac{5 \times 5}{24}\left[5 + 5 + 1 - \frac{(2-1) \times 2 \times (2+1)}{(5+5)(5+5-1)}\right] = 11.40$$

代入公式（2）计算有：

$$W_{23}^* = \sqrt{2}\left[\frac{w_{ij} - E_0(W_{ij})}{\sqrt{Var_0(W_{ij})}}\right] = \frac{w_{ij} - \frac{n_j(n_i + n_j + 1)}{2}}{\sqrt{Var_0(W_{ij})/2}} = \frac{\left[37.5 - \frac{5(5+5+1)}{2}\right]}{\sqrt{11.40}}$$

$$= \frac{10}{3.376} = 2.962$$

3）确定 P 值判断结论　　根据组数 $k = 3$，$n_1 = n_2 = n_3 = 5$，查顺序效应 Hayter-Stone 单侧所有处理组多重比较精确界值表（附表 30），得到 $\alpha = 0.043$ 的界值：$c_\alpha^* = c_{0.043}^* = 3.102$。

结论：由表 3 结果知，只有对照组 1 与处理组 3 的差异有统计学意义。其他两个对比组的差异无统计学意义。

表 3　计算结果及判断结论

编号	对比组	W_{ij}^* 绝对值	c_α^* 界值	P 值	结果
1	1 与 2	2.073	3.102	>0.043	$\tau_1 = \tau_2$
2	1 与 3	3.397	3.102	<0.043	$\tau_1 \neq \tau_3$
3	2 与 3	2.962	3.102	>0.043	$\tau_2 = \tau_3$

参考文献

[1] Hollander M，Wolfe DA. Nonparametric Statistical Methods. 2nd ed. A Wiley-Interscience Publication John Wiley & Sons,Inc.，1999：249−254.

[2] Heyter AJ. A Proof of the Conjecture that the Tukey-Kramer Multiple Comparison Procedure is Conservative . Ann. Stat. ，1984，12：61−75.

[3] Heyter AJ，Stone G. Distribution Free Multiple Comparisons for Monotonically Ordered Treatment Effects. Austral. J. Stat. ，1991,33：335−346.

（程　琮）

多个处理组与一个对照组多重比较的 Nemenyi-Damico-Wolfe 检验

Nemenyi-Damico-Wolfe 多个处理组与一个对照组多重比较（Nemenyi-Damico-Wolfe one-sided treatments versus control multiple comparisons），是比较各组间的中位数效应。此方法对所有样本的 N 个观察值统一编排秩次再进行分析，适用于单因素设计资料，并且是单侧检验。

1　方法

设处理组 1 为对照组，其他各组为处理组 2，处理组 3，…，处理组 k。N^* 为 $n_1,\cdots,n_k$ 样本含量的最小公倍数。对所有 N 个观察值联合统一编排秩次。R_j 为各处理组秩次之和。公式为：

$$R_j = \sum_{i=1}^{n_j} r_{ij} \tag{1}$$

对于 $k-1$ 个非对照的处理组，计算差值：$R_u - R_1$，$u=2,\cdots,k$。

此方法有 $k-1$ 个成对比较组，对于每一个比较组 (τ_1,τ_u)，$u=2,\cdots,k$，判断如下：

如果 $N^*(R_u-R_1)\geqslant y_\alpha^*$,则 $\tau_u>\tau_1$,否则, $\tau_u=\tau_1$

式中: y_α^* 由 Nemenyi-Damico-Wolfe 单侧多个处理组与一个对照组多重比较临界值表（附表 32）查阅获得。此表适用条件：处理组数 $k=3$, n_1 为 1~6；并且 $1\leqslant n_2$, $n_3\leqslant6$ 。对于 $k=4$,则 $n_2=n_3=n_4$,但不必等于 n_1 。

2　大样本近似法

当样本含量超出 Nemenyi-Damico-Wolfe 单侧多个处理组与一个对照组多重比较临界值表（附表 32）范围时, $(k-1)$ 个组分向量 $(R_2-R_1,R_3-R_1,\cdots,R_k-R_1)$ 趋向 $(k-1)$ 个变量的正态分布。设 $n_1=b$, $n_2=\cdots=n_k=n$,当 n 和 b 较大时,则 y_α^* 的近似值为：

$$\sqrt{N(N+1)/12}\sqrt{(1/b)+(1/n)}N^*m_\alpha^* \tag{2}$$

式中: m_α^* 是 $(k-1)$ 个变量正态分布上侧第 α 位百分位数,并具有公共相关系数 $\rho=n/(b+n)$ 。在大样本近似法中,当处理组样本含量相等: $n_2=\cdots=n_k=n$,则判断如下：

如果 $N^*(R_u-R_1)\geqslant m_\alpha^*\sqrt{\dfrac{N(N+1)}{12}}\sqrt{\left(\dfrac{1}{b}+\dfrac{1}{n}\right)}$,则 $\tau_u>\tau_1$,否则, $\tau_u=\tau_1$, $u=2,\cdots,k$ 。

m_α^* 可以查 L 个正态变量分布与相关 ρ 的累积概率表（附表 33）。表中的处理组数 k 取值范围为 1~13。

在一般情况下,若处理组样本含量相等或不相等时,则大样本近似法的判断如下：

如果 $N^*(R_u-R_1)\geqslant z_{\alpha^*}\sqrt{\dfrac{N(N+1)}{12}}\sqrt{\left(\dfrac{1}{n_1}+\dfrac{1}{n_u}\right)}$,则 $\tau_u>\tau_1$,否则, $\tau_u=\tau_1$, $u=2,\cdots,k$ 。式中 $\alpha^*=\alpha/(k-1)$ 。注意,一般的近似法在实际中常常是比较保守的。

3　出现相同数据

如果在 X 个观察值中出现相同数据时,计算平均秩次。

4　实例

例　研究人员将 15 人随机分为 3 组。第 1 组不给予任何操作指导,第 2 组给予粗略的操作指导,第 3 组给予精细的操作指导。要求 3 组人群按设计要求加工有一定形状和大小的金属零件。在给定时间内,计数加工零件的个数作为评价能力和熟练程度的标准。数据见表 1。试进行所有各组顺序效应的多重比较。数据见表 1。

表 1　3 组人群加工零件个数及秩次

编号	对照组 1	处理组 2	处理组 3
1	32(1)	38(3.5)	42(7.5)
2	35(2)	40(5)	46(12)
3	38(3.5)	42(7.5)	47(13)
4	41(6)	44(10)	48(14)
5	43(9)	45(11)	49(15)
合　计	$R_1=21.5$	$R_2=37$	$R_3=61.5$

检验步骤如下：

1)建立检验假设　$H_0: \tau_i = \tau_1, i = 2, \cdots, k$; $H_1: \tau_i \neq \tau_1$，至少一对对比组不相等。取单侧 $\alpha = 0.05$。

2)计算检验统计量　对表 1 数据进行顺序效应检验，得 $P < 0.05$。拒绝 H_0，接受 H_1。可以认为至少有两组数据不相等。

对比组的组合数为：$k - 1 = 3 - 1 = 2$。

将表 1 中 3 组数据统一由小到大编排秩次。计算各处理组秩和：

$R_1 = 1 + 2 + 3.5 + 6 + 9 = 21.5, R_2 = 37, R_3 = 61.5$。

对比组秩和之差：$R_2 - R_1 = 37 - 21.5 = 15.5, R_3 - R_1 = 61.5 - 21.5 = 40$。

(3)确定 P 值推断结论　根据 $k = 3$, $N^* = n_1 = n_2 = n_3 = 5$，查"Nemenyi-Damico-Wolfe"单侧多个处理组与一个对照组多重比较临界值表(附表 32)，得到 $\alpha = 0.0453$ 的界值 $y_\alpha^* = y_{0.0453}^* = 28$。

$R_2 - R_1 = 15.5 < 28$，则 $P > 0.05$，不拒绝 H_0。即：$\tau_2 = \tau_1$。

$R_3 - R_1 = 40 > 28$，则 $P < 0.05$，拒绝 H_0，接受 H_1。即：$\tau_3 \neq \tau_1$。

结论：① 处理组 2 与对照组 1，差异无统计学意义。

② 处理组 3 与对照组 1，差异有统计学意义。

参考文献

[1]　Hollander M，Wolfe DA. Nonparametric Statistical Methods. 2nd ed.，A Wiley-Interscience Publication John Wiley & Sons，Inc.，1999：254－257.

[2]　Miller RG. Simultaneous Statistical Inference. New York：McGraw-Hill，1966.

[3]　Dunn OJ. Multiple Comparisons Using Rank Sums. Technometrics，1964，6：241－252.

（程琮）

随机化完全区组设计的 Doksum 检验

1　随机化完全区组设计的 Doksum 检验

Doksum 在 1967 年提出了一种检验，用于检验随机区组设计资料的一般效应，称为随机化完全区组设计的 Doksum 检验(Doksum test in a randomized complete block design)。检验假设为：

$H_0: \tau_1 = \cdots = \tau_k$，各处理组效应相同。$H_1: \tau_1, \cdots, \tau_k$，各处理组效应不全相同。

1.1 方法

成对处理组的组合数为 $k(k-1)/2, 1 \leqslant u < v \leqslant k$。其差值为：

$$Y_{uv}^i = |X_{iu} - X_{iv}| \qquad i = 1, \cdots, n \tag{1}$$

式中，Y_{uv}^i 为成对处理组的绝对差值。将 n 个差值 $Y_{uv}^1, \cdots, Y_{uv}^n$ 由小到大排列，编排秩次为 R_{uv}^i。计算 Doksum 统计量 D 值：

$$T_{uv} = \sum_{i=1}^{n} R_{uv}^i \psi_{uv}^i \tag{2}$$

$$B_{uv} = \sum \psi_{uv}^i \tag{3}$$

式中：

$$\psi_{uv}^i = \begin{cases} 1 & \text{如果 } X_{iu} < X_{iv} \\ 0 & \text{其他} \end{cases} \tag{4}$$

令

$$H_{uv} = \frac{2(T_{uv} - B_{uv})}{n(n-1)} \qquad 1 \leqslant u < v \leqslant k \tag{5}$$

注意：当 $u < v$ 时，直接计算 H_{uv}。对于 $u > v$ 时，则计算 $H_{vu} = 1 - H_{uv}$。计算均值：

$$H_{u.} = \sum_{j=1}^{k} \frac{H_{uj}}{k} \qquad j = 1, \cdots, k \tag{6}$$

对每个成对处理组差值 $H_{u.} - H_{v.}$ $(1 \leqslant u < v \leqslant k)$ 的共同方差，其计算公式为：

$$Var_0(H_{u.} - H_{v.}) = \frac{2n-1 + (k-2)[24(n-2)\lambda_F + 13 - 6n]}{3kn(n-1)} \tag{7}$$

式中：

$$\lambda_F = P_0(X_1 < X_2 + X_3 - X_4 \quad \text{并且} \quad X_1 < X_5 + X_6 - X_7) \tag{8}$$

式中：$X_1, X_2, \cdots, X_7$ 为独立同分布。Lehmann 在 1964 年提出，$\lambda_F \leqslant 7/24$ 时可用于所有连续性分布。因此，可由 λ_F 的上限 $7/24$ 取代公式(7)中的 λ_F，有下列公式：

$$V_U = \frac{2n-1 + (k-2)[7(n-2) + 13 - 6n]}{3kn(n-1)} \tag{9}$$

Doksum 检验统计量的计算公式为：

$$D = \sum_{j=1}^{k} \frac{\{H_{j.} - [(k-1)/2k]\}^2}{(k-1)V_U/2k} \tag{10}$$

判断结论：如果 $D \geqslant x_{k-1,\alpha}^2$，则拒绝 H_0，接受 H_1。否则不拒绝 H_0。

1.2 出现相同数据

若成对处理组差值 Y_{uv}^i 出现 0 值，则在计算 T_{uv} 和 B_{uv} 时，用公式(11) ψ_{uv}^{*i} 取代公式(4)

ψ^i_{uv}。公式如下：

$$\psi^{*i}_{uv} = \begin{cases} 1 & \text{如果 } X_{iu} < X_{iv} \\ \dfrac{1}{2} & \text{如果 } X_{iu} = X_{iv} \\ 0 & \text{如果 } X_{iu} > X_{iv} \end{cases} \qquad (11)$$

对于 $Y^1_{uv}, \cdots, Y^n_{uv}$ 中出现相同数据，则应用平均秩次计算 T_{uv} 值。

1.3 实例

例 研究人员调查 8 名工人，在 3 种不同条件下加工零件的个数。数据见表 1。试分析不同条件下加工零件个数的差异有无统计学意义。

表 1 3 种不同条件下加工零件的个数

编 号	处理组 1	处理组 2	处理组 3
1	32	42	43
2	40	40	46
3	38	38	47
4	41	44	44
5	43	45	49
6	42	42	48
7	36	40	48
8	40	46	46
合 计	均数＝39	均数＝42.125	均数＝46.375

分析：8 名工人代表 8 个区组，3 种不同条件代表 3 个处理组。

检验步骤如下：

1）建立检验假设 $H_0: \tau_1 = \tau_2 = \tau_3$，各处理组效应相同。$H_1: \tau_1, \tau_2, \tau_3$ 不全相同。取 $\alpha = 0.05$。

2）计算检验统计量

① 表 2 中数据计算方法：

表 2 处理组 1 与 2 有关指标计算过程

编 号	X_{i1}	X_{i2}	$X_{i1}-X_{i2}$	Y^i_{12}	R^i_{12}	ψ^{*i}_{12}	$R^i_{12}\psi^{*i}_{12}$
(1)	(2)	(3)	(4)	(5)	(6)	(7)	(8)
1	32	42	−10	10	8	1	8
2	40	40	0	0	2	0.5	1
3	38	38	0	0	2	0.5	1
4	41	44	−3	3	5	1	5
5	43	45	−2	2	4	1	4
6	42	42	0	0	2	0.5	1
7	36	40	−4	4	6	1	6
8	40	46	−6	6	7	1	7
合 计					$B_{12}=6.5$		$T_{12}=33$

第(4)栏为第(2)栏与第(3)栏之差,第(5)栏为第(4)栏的绝对值,第(6)栏为秩次,出现相同数据时应编排平均秩次。第(7)栏由公式(11)判断取值。如:第(4)栏第1个数据为－10,取值为1,第2个数据为0,取值为0.5,余类推。最后,由表2计算处理组1与处理组2的指标:$B_{12}=6.5$,$T_{12}=33$。依同样方法计算处理组1与3及处理组2与3的有关指标:$B_{12}=6.5$,$T_{12}=33$;$B_{13}=8$,$T_{13}=36$;$B_{23}=7$,$T_{23}=34.5$。

② 计算 H_{uv} 值:$H_{12}=\dfrac{2(T_{uv}-B_{uv})}{n(n-1)}=\dfrac{2(33-6.5)}{8(8-1)}=0.9464$

$$H_{13}=\frac{2(T_{uv}-B_{uv})}{n(n-1)}=\frac{2(36-8)}{8(8-1)}=1.0000$$

$$H_{23}=\frac{2(T_{uv}-B_{uv})}{n(n-1)}=\frac{2(34.5-7)}{8(8-1)}=0.9821$$

由 $H_{uv}=1-H_{vu}$,计算有:

$$H_{21}=1-H_{12}=1-0.9464=0.0536$$
$$H_{31}=1-H_{13}=1-1=0$$
$$H_{32}=1-H_{23}=1-0.9821=0.0179$$

③ 计算 $H_{u.}$ 值及 Doksum 统计量 D 值:

$$H_{1.}=\sum_{j=1}^{k}\frac{H_{uj}}{k}=\frac{H_{11}+H_{12}+H_{13}}{3}=\frac{0+0.9464+1.0000}{3}=0.6488$$

$$H_{2.}=\sum_{j=1}^{k}\frac{H_{uj}}{k}=\frac{H_{21}+H_{22}+H_{23}}{3}=\frac{0.0536+0+0.9821}{3}=0.3452$$

$$H_{3.}=\sum_{j=1}^{k}\frac{H_{uj}}{k}=\frac{H_{31}+H_{32}+H_{33}}{3}=\frac{0.0000+0.0179+0}{3}=0.0060$$

$$V_{U}=\frac{2n-1+(k-2)[7(n-2)+13-6n]}{3kn(n-1)}$$

$$=\frac{2\times8-1+(3-2)\times[7\times(8-2)+13-6\times8]}{3\times3\times8\times(8-1)}$$

$$=0.0437$$

$$D=\sum_{j=1}^{k}\frac{\{H_{j.}-[(k-1)/2k]\}^2}{(k-1)V_{U}/2k}$$

$$=\{[0.6488-(3-1)/(2\times3)]^2+[0.3452-(3-1)/(2\times3)]^2+[0.0060-(3-1)$$

$$/(2\times3)]^2\}/[(3-1)\times0.0437/(2\times3)]$$

$$=14.1575$$

3)确定 P 值推断结论　　根据:$\alpha=0.05$,自由度 $\alpha=k-1=3-1=2$,查 χ^2 分布界值表(附表3),得界值 $\chi^2_{0.05,2}=5.99$。本例计算的统计量 D 值为14.1575,大于界值5.99,则 $P<0.05$。在 $\alpha=0.05$ 水准上,拒绝 H_0,接受 H_1。

结论:8名工人在不同条件下加工零件个数的差异有统计学意义。即在不同条件下加工零件个数也不同。由表1的均数可知,处理组3加工零件较多。

2 所有处理组的 Nemenyi 多重比较

对于 $1 \leqslant u < v \leqslant k$，令：$T_{uv}$ 为处理组 u 和处理组 v 的符号秩统计量。两个对比组的组合数为 $k(k-1)/2$。计算公式为：

$$T'_{uv} = \max\{T_{uv}, n(n+1)/2 - T_{uv}\} \qquad 1 \leqslant u < v \leqslant k \qquad (12)$$

结论判断如下：如果 $T'_{uv} \geqslant t'_\alpha$，则 $\tau_u \neq \tau_v$，否则，$\tau_u = \tau_v$。式中：t'_α 计算公式为：

$$t'_\alpha \approx \frac{n(n+1)}{4} + \sqrt{\frac{n(n+1)(2n+1)}{48}} q_\alpha \qquad (13)$$

式中：q_α 是 k 个变量正态分布的上侧第 α 位百分位数。可查 k 个独立正态变量范围的临界值表（附表 29）得到。

例 2 以例 1 的数据，进行 Nemenyi 多重比较。

检验步骤如下：

1）建立检验假设 $H_0: \tau_1 = \tau_2 = \tau_3$，各处理组效应相同。$H_1: \tau_1 \neq \tau_2, \tau_2 \neq \tau_3, \tau_1 \neq \tau_3$，至少有一个成立。取双侧 $\alpha = 0.05$。

2）计算检验统计量 由例 1 数据计算结果有：$T_{12} = 33, T_{13} = 36, T_{23} = 34.5$。计算下列指标：

$$T'_{12} = \max\{T_{12}, n(n+1)/2 - T_{12}\} = \max\{33, 8(8+1)/2 - 33\} = \max\{33, 3\} = 33$$

$$T'_{13} = \max\{T_{13}, n(n+1)/2 - T_{13}\} = \max\{36, 8(8+1)/2 - 36\} = \max\{36, 0\} = 36$$

$$T'_{23} = \max\{T_{23}, n(n+1)/2 - T_{23}\} = \max\{34.5, 8(8+1)/2 - 34.5\}$$
$$= \max\{34.5, 1.5\} = 34.5$$

计算检验界值：根据 $\alpha = 0.05, k = 3$，查 k 个独立正态变量范围的临界值表（附表 29），得 $q_{0.05} = 3.314$。

计算：$t'_{0.05} \approx \dfrac{n(n+1)}{4} + \sqrt{\dfrac{n(n+1)(2n+1)}{48}} q_\alpha$

$$= \frac{8(8+1)}{4} + \sqrt{\frac{8(8+1)(2 \times 8+1)}{48}} \times 3.314 = 34.7349$$

3）确定 P 值推断结论 本例：$T'_{13} = 36$ 大于近似界值 $t'_{0.05} = 34.7349$，则 $P < 0.05$。在 $\alpha = 0.05$ 水准上，拒绝 H_0，接受 H_1。第 1 组与第 3 组的处理效应有统计学意义。其他两个对比组差异均无统计学意义。

参考文献

[1] Hollander M，Wolfe DA. Nonparametric Statistical Methods. 2nd ed. A Wiley-Interscience Publication. John Wiley & Sons,Inc. , 1999:343－348.

[2] Doksum K. Robust Procedures for Some Linear Models with one Observation Per Cell. Ann. Math. Stat. , 1967, 38:878－833.

[3] Nemenyi P. Distribution-free Multiple Comparisons. Ph. D. Diss. , Princeton University, 1963

[4] Lehmann EL. Asymptotically Nonparametric Inference in Some Linear Models with One Observation per cell. Ann. Math. Stat. , 1964,35:726—734.

[5] Hollander M. An Asymptotically Distribution-free Multiple Comparison Procedure—treatments versus Control. Ann. Math. Stat. , 1966,37: 735—738.

[6] Obenchain RL. Rank Tests Invariant Only under Linear Transformations. Mimeo Ser. 617, Institute of Statistics, University of North Carolina, 1969.

[7] Doksum K. Robust Procedures for Some Linear Models with One Observation Per Cell. Ann. Math. Stat. , 1967,38:878—833.

（程 琮）

随机化完全区组设计的 Hollander 顺序效应检验

1 Hollander 顺序效应检验

Hollander 顺序效应检验是一种比较保守的检验,也称为随机化完全区组设计的 Hollander 顺序效应检验(Hollander test for ordered alternatives in a randomized complete block design)。用于双因素设计具有顺序效应资料的检验,取单侧检验。检验假设为:

$H_0:\tau_1=\cdots=\tau_k$,各处理组效应相同;$H_1:\tau_1\leqslant\tau_2\leqslant\cdots\leqslant\tau_k$,至少有两个处理组效应不相同。

1.1 方法

成对处理组的组合数为:$k(k-1)/2$,$1\leqslant u<v\leqslant k$。计算每对处理组的符号秩统计量 T_{uv},再计算 Hollander 统计量。计算指标如下:

$$Y_{uv}^i=|X_{iu}-X_{iv}| \qquad i=1,\cdots,n \tag{1}$$

式中,Y_{uv}^i 为成对处理组数据的绝对差值。将 n 个差值 $Y_{uv}^1,\cdots,Y_{uv}^n$ 由小到大排列,编排秩次为 R_{uv}^i。

$$T_{uv}=\sum_{i=1}^n R_{uv}^i\psi_{uv}^i \tag{2}$$

式中:

$$\psi_{uv}^i=\begin{cases}1 & \text{如果 } X_{iu}<X_{iv}\\0 & \text{其他}\end{cases} \tag{3}$$

$$Y=\sum_{u=1}^{k-1}\sum_{v=u+1}^k T_{uv} \tag{4}$$

Y 的期望值为：

$$E_0(Y) = \frac{nk(k-1)(n+1)}{8} \tag{5}$$

Y 方差上限的计算公式为：

$$Var_U(Y) = \frac{nk(n+1)(2n+1)k-1)[3+2(k-2)\rho_U^n]}{144} \tag{6}$$

式中：ρ_U^n 可以查阅两个交叠符号秩统计量之间相关上限 ρ 界值表（附表34）得到。

Hollander 检验统计量 Q 的计算公式为：

$$Q = \frac{Y - E_0(Y)}{\sqrt{Var_U(Y)}} \tag{7}$$

按照正态分布判断结论：如果 $Q \geqslant u_\alpha$，则拒绝 H_0，否则不拒绝 H_0。

1.2 出现相同数据

若成对处理组差值 Y_{uv}^i 出现 0 值，则计算 T_{uv} 时，用公式(8) ψ_{uv}^{*i} 取代公式(3) ψ_{uv}^i。即：

$$\psi_{uv}^{*i} = \begin{cases} 1 & \text{如果 } X_{iu} < X_{iv} \\ \dfrac{1}{2} & \text{如果 } X_{iu} = X_{iv} \\ 0 & \text{如果 } X_{iu} > X_{iv} \end{cases} \tag{8}$$

对于 $Y_{uv}^1, \cdots, Y_{uv}^n$ 中出现相同数据，则应用平均秩次计算 T_{uv} 值。

1.3 实例

例1 研究人员观察重量对前臂振动频率的影响。调查 6 个观察对象，施加 5 种不同的重量于前臂。其中，处理组 5 为没有给予负重。数据结果见表1。试进行顺序效应的分析。

表1 不同重量时的前臂振动频率 单位：Hz

编号	处理组 1 (7.5 磅)	处理组 2 (5 磅)	处理组 3 (2.5 磅)	处理组 4 (1.25 磅)	处理组 5 (0 磅)
1	2.58	2.63	2.62	2.85	3.01
2	2.70	2.83	3.15	3.43	3.47
3	2.78	2.71	3.02	3.14	3.35
4	2.36	2.49	2.58	2.86	3.10
5	2.67	2.96	3.08	3.32	3.41
6	2.43	2.50	2.85	3.06	3.07
均值 $\bar{x}$	2.59	2.69	2.88	3.11	3.24

分析：此数据为随机区组设计资料，且为顺序效应。可应用 Hollander 顺序效应检验分析数据。

检验步骤如下：

1）建立检验假设 $H_0: \tau_1 = \tau_2 = \tau_3 = \tau_4 = \tau_5$，各处理组效应相同；$H_1: \tau_1 \leqslant \tau_2 \leqslant \tau_3 \leqslant \tau_4 \leqslant \tau_5$，各处理组有顺序效应。取单侧 $\alpha = 0.05$。

2）计算检验统计量 Q 值 由表2计算结果，得到：$T_{12} = 18.5$。

表 2　处理组 1－处理组 2 有关指标计算过程

区　组	X_{j1}	X_{j2}	$X_{j1}-X_{j2}$	Y_{12}^{i}	R_{12}^{i}	ψ_{uv}^{*j}	$R_{12}^{i}\psi_{uv}^{*j}$
1	2.58	2.63	-0.05	0.05	1	1	1
2	2.70	2.83	-0.13	0.13	4.5	1	4.5
3	2.78	2.71	0.07	0.07	2.5	0	0
4	2.36	2.49	-0.13	0.13	4.5	1	4.5
5	2.67	2.96	-0.29	0.29	6	1	6
6	2.43	2.50	-0.07	0.07	2.5	1	2.5
合　计						$B_{12}=5$	$T_{12}=18.5$

依同样方法计算得到：$T_{13}=21$，$T_{14}=21$，$T_{15}=21$；$T_{23}=20$，$T_{24}=21$，$T_{25}=21$；$T_{34}=21$，$T_{35}=21$；$T_{45}=21$。

由公式(4)计算 Y 值有：$Y=\sum_{u=1}^{k-1}\sum_{v=u+1}^{k}T_{uv}=T_{12}+T_{13}+T_{14}+T_{15}+T_{23}+T_{24}+T_{25}+T_{34}+T_{35}+T_{45}=206.5$

根据区组数 $n=6$，查阅两个交叠符号秩统计量之间相关上限 ρ 界值表(附表 34)，得到 $\rho_{U}^{6}=0.452$。由公式(5)和(6)计算 Y 的期望值及方差：

$$E_0(Y)=\frac{nk(k-1)(n+1)}{8}=\frac{6\times5\times(5-1)(6+1)}{8}=105$$

$$Var_U(Y)=\frac{nk(n+1)(2n+1)(k-1)[3+2(k-2)\rho_U^n]}{144}$$

$$=\frac{6\times5\times(6+1)(2\times6+1)(5-1)[3+2\times(5-2)\times0.452]}{144}=433.16$$

计算 Hollander 统计量 Q 值：$Q=\dfrac{Y-E_0(Y)}{\sqrt{Var_U(Y)}}=\dfrac{206.5-105}{\sqrt{433.16}}=4.88$

3)确定 P 值推断结论　本例，$Q=4.88$，大于单侧 $u_{0.05}=1.64$，则 $P<0.05$。在 $\alpha=0.05$ 水准上，拒绝 H_0，接受 H_1。

结论：随着对前臂增加重量，振动频率逐渐降低。

2　多个处理组与一个对照组的 Hollander 多重比较

2.1　方法

令处理组 1 或处理组 5 为对照组 c，其余为处理组。计算对照组 c 和处理组 u 之间的符号秩统计量 T_{cu}。判断结论如下：

如果 $T_{cv}\geqslant t_{\alpha}^{*}$，则 $\tau_{u}>\tau_{c}$，否则，$\tau_{u}=\tau_{c}$

式中：t_{α}^{*} 的计算公式为：

$$t_{\alpha}^{*}\approx\frac{n(n+1)}{4}+\sqrt{\frac{n(n+1)(2n+1)}{24}}m_{\alpha}^{*} \tag{9}$$

式中：m_{α}^{*} 由 L 个正态变量分布与相关 ρ 的累积概率表(附表 33)查阅得到。ρ_{U}^{n} 由两个交叠符号秩统计量之间相关上限 ρ 界值表(附表 34)查阅得到。

2.2 实例

例 2 仍用例 1 说明计算过程。

处理组 5 为前臂没有负重组,故设其为对照组。由例 1,已经计算得到指标如下:

$$T_{15}=21\ ,T_{25}=21,T_{35}=21,T_{45}=21$$

查表求 ρ_U^6 值和 m_a^* 值。

查两个交叠符号秩统计量之间相关上限 ρ 界值表(附表 34):根据 $n=6$, $\rho_U^6=0.452$。查 L 个正态变量分布与相关 ρ 的累积概率表(附表 33),当 $\rho=0.400$ 和 $\rho=0.500$,$k=l=5$,$1-\alpha \approx 0.9500$ 时,则最接近 0.95 的概率值为 0.94590,该值横向对应的 $x=m_a^*=2.20$。

计算界值 t_a^*:

$$t_{0.05}^* \approx \frac{n(n+1)}{4}+\sqrt{\frac{n(n+1)(2n+1)}{24}m_a^*}$$

$$=\frac{6(6+1)}{4}+\sqrt{\frac{6(6+1)(2\times 6+1)}{24}}\times 2.20=20.99$$

确定 P 值,推断结论。

本例:$T_{15}=21$,$T_{25}=21$,$T_{35}=21$,$T_{45}=21$,均大于界值 $t_{0.05}^*=20.99$,则 $P<0.05$。在 $\alpha=0.05$ 水准上,拒绝 H_0,接受 H_1。

结论:处理组 1、2、3、4 的前臂振动频率效应均小于对照组(即处理组 5)的效应。

参考文献

[1] Hollander M, Wolfe DA. Nonparametric Statistical Methods. 2nd ed. A Wiley—Interscience Publication John Wiley & Sons,Inc. , 1999:348—351.

[2] Hollander M. Rank Tests for Randomized Blocks When the Alternatives Have an a Priori Ordering. Ann. Math. Stat. , 1967,38:867—877.

[3] Hollander M, Wolfe DA. Nonparametric Statistical Methods. 1st ed. New York: John Wiley, 1973.

(程　琮)

随机区组设计双侧所有处理组多重比较的 Wilcoxon-Nemenyi-Mcdonald-Thompson 检验

双因素设计资料 Friedman 检验,当 $P \leqslant 0.05$ 时,拒绝 H_0,接受 H_1。如需进行样本

间的多重比较,可采用随机区组设计双侧所有处理组多重比较的 Wilcoxon-Nemenyi-Mc-donald-Thompson 检验(Wilcoxon-Nemenyi-Mcdonald-Thompson two-sided all-treatments multiple comparisons),也称为 W-N-M-T 检验。该方法适用于双因素设计资料 Fried-man 检验的多重比较。处理组效应成对比较组的组合数为:$k(k-1)/2$。采用双侧检验。

1　方法

设 $R_1,\cdots,R_k$ 为各处理组秩次之和。计算公式为:

$$R_j = \sum_{i=1}^{n} r_{ij} \quad j=1,\cdots,k, i=1,\cdots,n \tag{1}$$

式中 R_j 为每个处理组秩次之和,n 为区组的个数,也就是每个处理组的样本含量。计算 $k(k-1)/2$ 个对比组秩和的绝对差值 $|R_u-R_v|$,$1\leqslant u<v\leqslant k$。判断方法:如果 $|R_u-R_v|\geqslant r_a$,则 $\tau_u\neq\tau_v$。否则,$\tau_u=\tau_v$。式中界值 r_a 由 Wilcoxon-Nemenyi-Mcdonald-Thompson 双侧所有处理组多重比较临界值表(附表35)查得。适用范围:组数 k 为 3~15,每个组的样本含量 n 为 3~15。

2　大样本近似法

当数据超出 Wilcoxon-Nemenyi-Mcdonald-Thompson 双侧所有处理组多重比较临界值表(附表35)范围时,则 $k(k-1)/2$ 个组分向量 $(R_1,\cdots,R_k)$ 趋向于 $(k-1)$ 个变量的正态分布。此时,计算 r_a 界值的近似值公式为:

$$r_a \approx q_a \sqrt{\frac{nk(k+1)}{12}} \tag{2}$$

式中 q_a 是分布的上侧第 α 位百分位数。q_a 可查 k 个独立正态变量范围的临界值表(附表29)得到。判断方法:如果 $|R_u-R_v|\geqslant q_a\sqrt{\frac{nk(k-1)}{12}}$,则 $P\leqslant0.05$,$\tau_u\neq\tau_v$;否则,$\tau_u=\tau_v$。

3　出现相同数据

任何区组内出现相同数据,求其平均秩次。

4　实例

例　研究人员研究 10 个人以 3 种不同方法到达某地花费的时间(分),并分析 3 种不同方法所花费时间的差异性。数据见表 1。已先对此数据进行 Friedman 检验,$P<0.05$,拒绝 H_0。试进行样本间的多重比较。

1)建立检验假设　$H_0:\tau_1=\tau_2=\tau_3$,各处理组效应相同;$H_1:\tau_1\neq\tau_2,\tau_1\neq\tau_3,\tau_2\neq\tau_3$,至少有一个成立。取双侧 $\alpha=0.05$。

2)计算检验统计量　将表 1 数据按区组即每行编排秩次。然后合计每个处理组的秩和 R_j。先进行 Friedman 检验,则 $P<0.05$。然后,再进行所有处理组的多重比较。计算各对比组秩和之差。

$|R_1-R_2|=27-19=8$；$|R_1-R_3|=27-14=13$；$|R_2-R_3|=19-14=5$。

3）确定 P 值，推断结论　根据 $k=3$，$n=10$，查 Wilcoxon-Nemenyi-Mcdonald-Thompson 双侧所有处理组多重比较临界值表（附表 35），得单侧界值 $r_\alpha=r_{0.019}=12$。换算为双侧界值有 $r_\alpha=r_{0.038}=12$。

表 1　一组人用 3 种方法到达某地时间　　　　　　　　　　　单位：分

区组（人）	方法 1	方法 2	方法 3
1	16(3)	15(2)	12(1)
2	16(3)	14(2)	10(1)
3	17(3)	13(1)	14(2)
4	14(2)	15(3)	13(1)
5	19(3)	11(1)	12(2)
6	14(2)	16(3)	10(1)
7	15(3)	12(1)	13(2)
8	18(3)	11(1)	10(1)
9	12(2)	14(3)	11(1)
10	16(3)	13(1)	15(2)
合　计	$R_1=27$	$R_2=19$	$R_3=14$

本例，3 个对比组中，只有 $|R_1-R_3|=13$，大于界值 12。则 $P<0.038$。在 $\alpha=0.038$ 水准上，拒绝 H_0，接受 H_1。其他 2 个对比组，差异均无统计学意义。

结论：方法 1 与方法 3 到达时间上的差异有统计学意义。其他对比组均无差异。

注意：查 Wilcoxon-Nemenyi-Mcdonald-Thompson 双侧所有处理组多重比较临界值表（附表 35）时，不一定正好有 $\alpha=0.05$ 的水准，可查找近似的 α 值。

大样本近似法

以本例数据为例，说明计算方法及过程。

1）计算近似界值　根据 $k=3$，$\alpha=0.05$，查 k 个独立正态变量范围的临界值表（附表 29），得界值 $q_\alpha=q_{0.05}=3.314$。近似界值为：$r_\alpha\approx q_\alpha\sqrt{\dfrac{nk(k-1)}{12}}=3.314\sqrt{\dfrac{10\times3\times2}{12}}=7.41$。

2）确定 P 值，推断结论

$|R_1-R_2|=8>7.41$，$P<0.05$。$|R_1-R_3|=13>7.41$，$P<0.05$。上述 2 个对比组差异有统计学意义。

$|R_2-R_3|=5<7.41$，$P>0.05$。此对比组差异无统计学意义。

注意：大样本近似法的结论与前述方法的结论有一定差异，主要是本例样本含量尚不够大所致。

参考文献

[1] Hollander M，Wolfe DA. Nonparametric Statistical Methods. 2nd ed. A Wiley-Interscience Publication John Wiley & Sons,Inc. ，1999：295－299.

[2] Nemenyi P. Distribution-free Multiple Comparisons. Ph. D. Diss. ，Princeton University，1963.

[3] Mcdonald BJ，Thompson WA. Rank Sum Multiple Comparisons in One - and Two-way Classifications. Biometrika，1967，54：487－497.

[4] Miller RG. Simultaneous Statistical Inference. New York：McGraw-Hill，1966.

[5] Gabriel KR. Simultaneous Test Procedures：Some Theory of Multiple Comparisons. Ann. Math. Stat，1969，40：224－250.

（程　琮）

随机区组设计资料多个处理组与一个对照组的多重比较

随机区组设计多个处理组与一个对照组的成对中位数效应的检验，也称为 Nemenyi-Wilcoxon-Wilcox-Miller 单侧多个处理组与一个对照组的多重比较（Nemenyi-Wilcoxon-Wilcox-Miller one-sided treatments versus control multiple comparisons）。主要用于 Friedman 检验或 Page 检验后，进一步进行多组间的两两比较。由于是多个处理组与一个对照组的比较，故应使用单侧检验。

1 方法

设：处理组 1 为对照组，其他为处理组。$R_1,\cdots,R_k$ 为各处理组秩次之和。计算公式为：

$$R_j = \sum_{i=1}^{n_j} r_{ij} \quad j=1,\cdots,k,i=1,\cdots,n_j \tag{1}$$

成对对比组的个数为 $k-1$ 个，即 R_u-R_1，$u=2,\cdots,k$。结论判断如下：

如果 $R_u-R_1 \geqslant r_a^*$，则 $\tau_u > \tau_1$，否则，$\tau_u = \tau_1$

界值 r_a^* 可由 Nemenyi-Wilcoxon-Wilcox-Miller 单侧多个处理组与一个对照组多重比较临界值表（附表 36）查得。适用范围：单侧 P 值，k 为 3，n 为 2～18；k 为 4～5，n 为 2～8；k 为 6，n 为 2～6。

2 大样本近似法

当区组样本含量 n 超出 Nemenyi-Wilcoxon-Wilcox-Miller 单侧多个处理组与一个对

照组多重比较临界值表(附表 36)范围时,则 $k-1$ 个组分向量$(R_2-R_1,\cdots,R_k-R_1)$趋向于多变量正态分布。此时,r_a^* 界值的近似值 $\hat{r}_a^*$ 为:

$$\hat{r}_a^* = \sqrt{\frac{nk(k+1)}{6}} m_{a,\rho}^* \tag{2}$$

式中 $m_{a,\rho}^*$ 为 $k-1$ 个正态变量分布的上侧第 α 位百分位数。$\rho=0.5$ 为公共相关系数。

结论判断如下:如果 $R_u-R_1 \geqslant \sqrt{\frac{nk(k-1)}{6}} m_{a,\rho}^*$,则 $\tau_u > \tau_1$。否则,$\tau_u = \tau_1$

查 L 个正态变量分布与相关 ρ 的累积概率表(附表 33),得到界值 $m_{a,\rho}^*$。应用条件及范围:单侧 $1-\alpha$ 值,公共相关系数 $\rho=0.5$,$k'=l=k-1$ 为 2~12。

3 出现相同数据

任何区组内出现相同数据,则求平均秩次。

4 实例

例 研究人员调查在 3 种条件下的口吃适应率。18 个大学年龄的口吃者在 5 个连续的时间内,朗读不同的 3 篇文章。在第一种条件下,当出现口吃时给予电击疗法;在第 2 种条件下,只要出现口吃的单词就立即给予电击疗法。在第 3 个条件下,就是对照组没有给予电击疗法。在每次朗读时,口吃行为的百分率被记录。数据见表 1。数据单位是口吃适应计分率。试进行多个处理组与一个对照组的多重比较。

4.1 检验步骤如下

1)建立检验假设 $H_0:\tau_i=\tau_1$,$i=2,\cdots,k$;$H_1:\tau_i \neq \tau_1$,至少一对对比组不相等。取单侧 $\alpha=0.05$。

2)计算检验统计量 对表 1 数据进行 Friedman 检验,得 $P<0.05$。拒绝 H_0,接受 H_1。可以认为至少有两组数据不相等。

对比组的组合数为:$k-1=3-1=2$。

将表 1 中数据按每一个区组,分别统一由小到大编排秩次。然后计算各处理组秩和。若区组内出现相同数据时计算平均秩次。由表 1 数据计算得到 3 个组的秩和:$R_1=24$;$R_2=47$;$R_3=37$。

对比组秩和之差为:$R_2-R_1=47-24=23$;$R_3-R_1=37-24=13$。

3)确定 P 值推断结论 根据:$k=3$,$n=18$,查 Nemenyi-Wilcoxon-Wilcox-Miller 单侧多个处理组与一个对照组多重比较临界值表(附表 36),得到近似值 $\alpha=0.0492$ 的界值,$r_a^*=r_{0.0492}^*=12$。

$R_2-R_1=23>12$,则 $P<0.05$,拒绝 H_0。接受 H_1。即:$\tau_2>\tau_1$。

$R_3-R_1=13>12$,则 $P<0.05$,拒绝 H_0,接受 H_1。即:$\tau_3>\tau_1$。

结论:两个对比组口吃适应率计分值的差异均有统计学意义。说明电击疗法对提高口吃适应率有一定疗效。

表 1　大学年龄口吃者口吃适应率计分数据

区组（口吃对象）	对照组 1	处理组 2	处理组 3
1	50(1)	58(3)	51(2)
2	53(1)	62(3)	56(2).
3	44(1.5)	50(3)	44(1.5)
4	41(1)	53(3)	44(2)
5	43(1)	53(3)	50(2)
6	49(1)	56(3)	54(2)
7	48(1)	57(3)	50(2)
8	46(1)	58(3)	50(2)
9	44(1.5)	44(1.5)	50(3)
10	50(2)	50(2)	50(2)
11	44(1)	58(3)	49(2)
12	50(1)	58(3)	53(2)
13	70(2)	60(1)	74(3)
14	42(1)	58(3)	55(2)
15	58(1)	60(2)	74(3)
16	54(3)	53(2)	48(1)
17	38(1)	48(2.5)	48(2.5)
18	48(2)	56(3)	44(1)
合　计	$R_1=24$	$R_2=47$	$R_3=37$

4.2　大样本近似法

仍以表 1 数据为例，说明计算方法及过程。

1）计算近似界值 $\hat{r}_\alpha^*$　查 L 个正态变量分布与相关 ρ 的累积概率表（附表 33），$k'=l=k-1=3-1=2$，$\rho=0.500$，$1-\alpha=0.95855$，则单侧显著性水平为：$\alpha=1-0.95855=0.04145$，得界值 $x=m_{0.04145,0.500}^*=2.00$。代入 $\hat{r}_\alpha^*$ 界值公式有：

$$\hat{r}_\alpha^* = \sqrt{\frac{nk(k+1)}{6}}\, m_{\alpha,0.500}^* = \sqrt{\frac{18\times3\times(3+1)}{6}}\times2.00=12$$

2）确定 P 值，推断结论

$R_2-R_1=23>12$，则 $P<0.05$，拒绝 H_0，接受 H_1。即：$\tau_2>\tau_1$。

$R_3-R_1=13>12$，则 $P<0.05$，拒绝 H_0，接受 H_1。即：$\tau_3>\tau_1$。

结论：与前述相同。

参考文献

[1]　Hollander M, Wolfe DA. Nonparametric Statistical Methods. 2nd ed. A Wiley-Interscience Publication John Wiley & Sons, Inc, 1999:300—305.

[2] Nemenyi P. Distribution-free Multiple Comparisons. Ph. D. Diss. , Princeton University, 1963.

[3] Wilcoxon F, Wilcox RA. Some Rapid Approximate Statistical Procedures, 2nd ed. Pearl River, New York: American Cyanamid Co. , Lederle Laboratories,1964.

[4] Miller RG. Simultaneous Statistical Inference. New York: McGraw-Hill, 1966.

[5] Odeh RE. Extended Tables of the Distributions of Rank Statistics for Treatment Versus Control in Randomized Block Designs. Comm. Stat. Simulation Comput, 1977, 6:101—113.

（程　琮）

随机区组设计具有等观察数重复测量的 Mack-Skillings 检验

1 等观察数重复测量的 Mack-Skillings 检验

在双因素设计中，常会出现处理组与区组交叉格子中的观察值不止一个的情形。在给定格子中，若观察值不止一个，即为重复观察值。在双因素设计中，允许重复观察值的出现。这就增加了数据结构的广泛性。数据结构允许某些格子没有观察值，某些格子有 1 个观察值，某些格子有多个观察值。用于处理组与区组交叉格子等重复观察个数（$c > 1$）一般效应的检验方法，称为随机区组设计具有等观察数重复测量的 Mack-Skillings 检验（Mack-Skillings test for general alternatives in a randomized block design with an equal number ($c > 1$) of replications per treatment-block combination）。总观察值个数 N 的计算公式为：

$$N = \sum_{i=1}^{n} \sum_{j=1}^{k} c_{ij} = nkc \tag{1}$$

1.1 方法

为了计算等重复设计数据的 Mack-Skillings 统计量，首先在 n 个区组的每个区组中，把观察值由小到大编排秩次。令 r_{ijq} 是第 i 个区组内的观察值 X_{ijq} 的秩次。X_{ijq} 指第 i 个区组中第 j 个处理组中的第 q 个重复观察值。计算公式有：

$$S_j = \sum_{i=1}^{n} \sum_{q=1}^{c} r_{ijq}/c \qquad j = 1, \cdots, k \tag{2}$$

S_j 为第 j 个处理组格子中秩次均值的合计。区组内的秩次为重复观察值秩次的均值。

等重复 Mack-Skillings 统计量的计算公式为：

$$MS = \frac{12}{k(N+n)} \sum_{j=1}^{k} \left(S_j - \frac{N+n}{2} \right)^2 = \frac{12}{k(N+n)} \sum_{j=1}^{k} S_j^2 - 3(N+n) \tag{3}$$

式中 $\dfrac{N+n}{2n} = \dfrac{kc+1}{2} = \dfrac{\sum\limits_{j=1}^{k}\sum\limits_{q=1}^{c} r_{ijq}}{kc}$ 是每个区组内的平均秩次。$(N+n)/2$ 是 S_j 的期望值。

检验假设为：$H_0: \tau_1 = \cdots = \tau_k$；$H_1: \tau_1, \cdots, \tau_k$ 不全相等。在 α 显著性水平判断如下：

如果 $MS \geqslant ms_\alpha$ 则拒绝 H_0，接受 H_1。否则不拒绝 H_0。

1.2 大样本近似法

大样本时，MS 趋向于自由度为 $k-1$ 的 χ^2 分布。判断如下：

如果 $MS \geqslant \chi^2_{k-1,\alpha}$，则拒绝 H_0，接受 H_1。否则不拒绝 H_0。

Mack 和 Skillings 在 1980 年指出，当 $\alpha < 0.05$ 时，重复个数 c 至少为 4 时，χ^2 近似法较好。

1.3 出现相同数据

任何区组内出现相同数据，则求平均秩次。

1.4 实例

例 1 研究人员评价 4 个实验室测定脱落麸皮中烟酸方法的精密性和一致性。预先准备每 100g 脱落麸皮中含有烟酸含量为 0mg、4mg 和 8mg 的测定样品。将相同的样品送到 4 个不同的实验室用指定的方法测定烟酸含量。数据见表 1。试评价 4 个实验室测定方法是否具有一致性。

表 1 脱落麸皮中烟酸含量测定数据

实验室（处理组）	烟酸含量（mg/100g）（区组）			S_j
	0	4	8	
1	7.58(3)	11.63(7)	15.00(2)	$S_1 = 17.67$
	7.87(8)	11.87(11)	15.92(9)	
	7.71(6)	11.40(3)	15.58(4)	
2	8.00(9.5)	12.20(12)	16.60(12)	$S_2 = 30.5$
	8.27(12)	11.70(8.5)	16.40(11)	
	8.00(9.5)	11.80(10)	15.90(7)	
3	7.60(4)	11.04(2)	15.87(6)	$S_3 = 15.83$
	7.30(1)	11.50(5.5)	15.91(8)	
	7.82(7)	11.49(4)	16.28(10)	
4	8.03(11)	11.50(5.5)	15.10(3)	$S_4 = 14$
	7.35(2)	10.10(1)	14.80(1)	
	7.66(5)	11.70(8.5)	15.70(5)	

1）建立检验假设 $H_0: \tau_1 = \cdots = \tau_k$，各处理组效应相同；$H_1: \tau_1, \cdots, \tau_k$，各处理组效应不全相同。取双侧 $\alpha = 0.05$。

2）计算检验统计量　将表 1 数据按照 3 个区组，分别由小到大统一编排秩次。遇到相同数据计算平均秩次。S_1 为实验室 1 测定数据秩次之和。由表 1 数据计算得：

$$S_1 = \sum_{i=1}^{n} \sum_{q=1}^{c} r_{ijq}/c = \frac{3+8+6+7+11+3+2+9+4}{3} = 17.67$$

同样计算，有：$S_2 = 30.5$，$S_3 = 15.83$，$S_4 = 14$。

本例：处理组 $k=4$，区组 $n=3$，重复数 $c=3$。则总例数 $N=36$。

$$MS = \frac{12}{k(N+n)} \sum_{j=1}^{k} \left(S_j - \frac{N+n}{2} \right)^2 = \frac{12}{k(N+n)} \sum_{j=1}^{k} S_j^2 - 3(N+n)$$

$$= \frac{12}{4 \times (36+3)} (17.67^2 + 30.5^2 + 15.83^2 + 14^2) - 3 \times (36+3) = 12.93$$

3）确定 P 值，推断结论　根据：$k=4$，$n=3$，$c=3$，查随机区组设计资料具有相同重复数的 Mack-Skillings 统计量临界值表（附表 37），得 $\alpha = 0.051$ 的界值 $ms_{0.051} = 7.479$。

本例：$MS = 12.93$，大于界值 $ms_{0.051} = 7.479$，则 $P < 0.051$。在 $\alpha = 0.051$ 水准上，拒绝 H_0，接受 H_1。

结论：4 个实验室测量烟酸含量的方法不具有一致性，即在不同实验室应用相同的方法测定相同的样品，测量结果却不全相同。

2　Mack-Skillings 多重比较

应用 Mack-Skillings 检验，当 $P < 0.05$ 而拒绝 H_0 时，可进一步进行所有处理组的多重比较。这种比较方法称为随机区组设计具有等观察数重复的 Mack-Skillings 多重比较（Mack-Skillings two-sided all-treatments multiple comparisons for a two-way layout with an equal number of replications）。此方法应用区组内秩次对成对处理组的效应（(τ_i, τ_j)，$i < j$）作出推断。其特点是：双因素设计中区组与处理组交叉格子中的观察值具有等重复个数。成对比较组的组合数为 $k(k-1)/2$，应用双侧检验。

2.1　方法

令 $S_1, \cdots, S_k$ 为各处理组格子中秩次均值的合计。计算 $k(k-1)/2$ 个对比组的绝对差值。即有：

$$|S_u - S_v| \qquad 1 \leqslant u < v \leqslant k \tag{4}$$

当 N 较大时，$k(k-1)/2$ 个组份向量 $S_1, \cdots, S_k$ 近似服从 $k-1$ 个变量的正态分布。其推断如下：

如果 $|S_u - S_v| \geqslant \sqrt{k(N+n)/12} q_\alpha$，则 $P \leqslant 0.05$，$\tau_u \neq \tau_v$，否则 $\tau_u = \tau_v$。式中 q_α 是上侧第 α 位百分位数。可以查 k 个独立正态变量范围的临界值表（附表 29）得到界值。

2.2　出现相同数据

区组内出现相同数据时，求平均秩次。

2.3　实例

例 2　仍以例 1 为例，说明计算方法及过程。

1)建立检验假设 $H_0:\tau_1=\cdots=\tau_k$,各处理组效应相同;$H_1:\tau_1\neq\tau_k$,至少一对处理组效应不同。取单侧 $\alpha=0.025$,相当于双侧 $\alpha=0.05$。

2)计算检验统计量 由前例的计算已有:$S_1=17.67,S_2=30.5,S_3=15.83,S_4=14$。

根据 $k=4$,单侧 $\alpha=0.025$,查 k 个独立正态变量范围的临界值表(附表29),得界值 $q_a=q_{0.025}=3.984$。计算判断界值有:$\sqrt{k(N+n)/12}\,q_a=\sqrt{4(36+3)/12}\times 3.984=14.365$。列出表2:

表 2 所有处理组多重比较的计算

编号	对比组	差值	临界值	P 值	判断
1	S_2-S_1	12.83	14.365	>0.05	$\tau_2=\tau_1$
2	S_3-S_1	1.84	14.365	>0.05	$\tau_3=\tau_1$
3	S_4-S_1	3.67	14.365	>0.05	$\tau_4=\tau_1$
4	S_3-S_2	14.67	14.365	<0.05	$\tau_3\neq\tau_2$
5	S_4-S_2	16.50	14.365	<0.05	$\tau_4\neq\tau_2$
6	S_4-S_3	1.83	14.365	>0.05	$\tau_4=\tau_3$

3)确定 P 值,推断结论 由表2结果知,当差值大于临界值时,则 $P<0.05$。2个对比组 $\tau_3\neq\tau_2$ 和 $\tau_4\neq\tau_2$ 效应不同。其他对比组效应相同。此处效应指实验室测定方法的一致性。

参考文献

[1] Hollander M, Wolfe DA. Nonparametric Statistical Methods. 2nd ed., A Wiley—Interscience Publication John Wiley & Sons, Inc., 1999:328—340.

[2] Mack GA, Skillings JH. A Friedman—type Rank Test for Main Effects in a Two-factor ANOVA. J. Amer. Statist. Assoc,1980,75:947—951.

(程 琮)

随机区组设计两分类数据的 Cochran 检验

如果在应用完全随机区组设计进行实验研究时,观察对象对处理的反应只有两种可能,即"成功"或"失败"。对于"成功"的反应记为1,对于"失败"的反应记为0。例如,给疼痛病人服用镇痛药,疼痛缓解为"成功"记为1,疼痛不缓解为"失败"记为0。这种类型的资料可应用 Cochran 检验来处理。该检验由 Cochran 在 1950 年提出。应用条件要求资料由 r 个区组和 c 个处理组构成,实验结果只会出现"成功"(记为 1)或"失败"(记为 0)。并以列联表展示结果。各区组的选择是随机的,且要求区组个数 r 值不能太小,随着 r 值的增加,检验统计量 Q 值越来越接近 χ^2 分布。检验假设 H_0 为各处理组效应相同,H_1 为处理组效应不全相同。检验统计量 Q 值的计算公式如下。

$$Q = \frac{c(c-1)\sum_{j=1}^{c} C_j^2 - (c-1)N^2}{cN - \sum_{i=1}^{r} R_i^2} \tag{1}$$

式中 c 为处理组个数,r 为区组个数,C_j 为列合计,R_i 为行合计,N 为行和列的总计。判断原则:根据自由度$=c-1=$(列数-1)和 α,查 χ^2 分布界值表(附表 3)得 χ^2 界值。如果计算的 Q 值大于 χ^2 界值,则在 α 水平上拒绝 H_0,接受 H_1,可认为各处理组效应不全相同。

例 根据症状、体症和实验室检查,比较三种计算机辅助诊断系统和医生思维诊断的能力。以 11 名甲状腺机能减退的病人作为诊断对象。诊断正确的记为 1,诊断错误的记为 0,结果如表 1 所示。试分析医生与计算机的诊断方法和诊断结果有无差异。

检验方法和步骤如下:

1)检验假设 H_0:四种诊断方法和诊断结果相同;H_1:四种诊断方法和诊断结果不全相同。$\alpha=0.05$。

2)计算检验统计量 Q 如果每一区组的结果都是 1 或都是 0,这种结果不影响 Q 值,所以应该删除。表 1 中第 2、3、5、11 个区组的结果或者都是 1,或者都是 0,应加以删除。列表 2,求出相应 C_j 和 R_i 值。

表 1 医生与计算机诊断结果

病人(区组)	医生诊断	计算机诊断系统(处理组)		
		A	B	C
1	1	0	0	0
2	1	1	1	1
3	0	0	0	0
4	0	1	1	1
5	1	1	1	1
6	1	0	0	1
7	1	0	0	1
8	1	0	0	1
9	1	0	0	0
10	1	0	0	0
11	1	1	1	1

表 2　精简数据的诊断结果

| 病人（区组） | 医生诊断 | 计算机诊断方法（处理组） | | | 合计 R_j |
		A	B	C	
1	1	0	0	0	1
4	0	1	1	1	3
6	1	0	0	1	2
7	1	0	1	1	3
8	1	0	0	1	2
9	1	0	0	0	1
10	1	0	0	0	1
合计 C_j	6	1	2	4	13

由表 2，得到有关指标及数据如下。

$c=4, r=7, N=13$；

$$\sum C_j^2 = 6^2 + 1^2 + 2^2 + 4^2 = 57;$$

$$\sum R_i^2 = 1^2 + 3^2 + 2^2 + 3^2 + 2^2 + 1^2 + 1^2 = 29;$$

$$Q = \frac{c(c-1)\sum_{j=1}^{c} C_j^2 - (c-1)N^2}{cN - \sum_{i=1}^{r} R_i^2} = \frac{4 \times (4-1) \times 57 - (4-1) \times 13^2}{4 \times 13 - 29} = 7.70$$

3）判断　根据自由度＝$c-1=4-1=3$ 和 $\alpha=0.05$，查 χ^2 分布界值表（附表 3）得 $\chi^2_{0.05,3}=7.815$。本例计算的 Q 值为 7.70，小于 χ^2 界值 7.815，则 $P>0.05$。在 $\alpha=0.05$ 水平上不拒绝 H_0。结论：据此资料可以认为，医生诊断和计算机四种诊断方法的结果相同。

参考文献

[1] Daniel WW. Applied Nonparametric Statistics. 2nd ed. PWS－KENT Publishing Company，1990：290－294.

[2] Conover WJ. Practical Nonparametric Statistics. 2nd ed. John Wiley & Sons, Inc. , 1980：199－205.

[3] Cochran WG. The Comparison of Percentages in Matched Samples. Biometrika, 1950, 37：256－266.

[4] McNemar W. Note on the Sampling Error of the Difference betwen Correlated Proportions or Percentages，Psychometrika，1947，12：153－157.

（程　琮）

随机区组设计的 Quade 检验

该检验由 Quade 在 1972 年提出,用于处理完全随机区组设计的资料。数据由 b 个相互独立的 k 维随机变量构成。数据排列的模式如表 1 所示。

表 1　随机区组设计的数据排列模式

区　组	处　理　组			
	1	2	$\cdots$	k
1	X_{11}	X_{12}	$\cdots$	X_{1k}
2	X_{21}	X_{22}	$\cdots$	X_{2k}
3	X_{31}	X_{32}	$\cdots$	X_{3k}
$\vdots$	$\vdots$	$\vdots$		$\vdots$
b	X_{b1}	X_{b2}	$\cdots$	X_{bk}

应用条件要求各区组之间的数据相互独立,也就是说一个区组产生的数据结果不影响另一个区组的数据结果。数据类型为计量资料类型。

1　检验步骤

1) 检验假设:H_0:各处理组的效果相同,H_1:至少有一个处理组与至少另一个处理组的效果不同。检验统计量为 T_1,各种有关的计算公式如下。

$$区组内极差＝区组内最大值-区组内最小值 \tag{1}$$

$$S_{ij} = Q_i \left[R(X_{ij}) - \frac{k+1}{2} \right] \tag{2}$$

式中 Q_i 是各区组极差值由小到大编排的秩次。$R(X_{ij})$ 是区组内各观察值的秩次,$\frac{k+1}{2}$ 是区组内的平均秩次。S_{ij} 是区组内各观察值秩次与平均秩次的差值,再与该区组极差值的秩次之乘积。S_{ij} 反应了各区组内每个观察值的相对大小。

$$S_j = \sum_{i=1}^{b} S_{ij} \qquad j = 1, 2, \cdots, k \tag{3}$$

式中 S_j 为各处理组 S_{ij} 的合计值。

$$A_1 = \sum_{i=1}^{b} \sum_{j=1}^{k} S_{ij}^2 \qquad (4)$$

式中 A_1 称为总平方和。如果资料中没有出现相同数据,则求 A_1 的公式可以简化为:

$$A_1 = b(b+1)(2b+1)k(k+1)(k-1)/72 \qquad (5)$$

$$B_1 = \frac{1}{b} \sum_{j=1}^{k} S_j^2 \qquad (6)$$

式中 B_1 称为处理平方和。

$$T_1 = \frac{(b-1)B_1}{A_1 - B_1} \qquad (7)$$

2)判断原则:根据自由度 $k_1 = k-1$ 和 $k_2 = (b-1)(k-1)$,及 $1-\alpha$,查 F 分布界值表(附表38)得 F 界值。如果计算的 T_1 值大于 F 界值,则在 α 水平上拒绝 H_0,接受 H_1,可以认为各处理组的效应不全相同。注意,F 分布只是 T_1 分布的近似,随着区组数 b 的增大,T_1 分布与 F 分布越来越接近且更为精确。

2 多重比较

如前所述,如果拒绝 H_0,接受 H_1 时,可进行各处理组之间的多重比较或称两两比较。如果满足下列不等式,则认为比较的两个处理组效应之间存在差异。

$$|S_i - S_j| > t_\alpha \left[\frac{2b(A_1 - B_1)}{(b-1)(k-1)} \right]^{\frac{1}{2}} \qquad (8)$$

式中 t_α 可根据自由度为 $(b-1)(k-1)$ 的 t 分布界值表(附表2)得到。

3 实例分析

例 调查某城市的7所医院一年内12个月的出生数。将12个月分春夏秋冬四个季节。出生资料如表2所示。问四季的出生率是否相同?

表 2　各医院四季出生资料

医　院	出　生　数			
	春	夏	秋	冬
A	112	94	77	92
B	11	10	12	19
C	109	92	81	98
D	26	19	18	19
E	22	23	24	21
F	71	51	62	58
G	49	44	41	42

1）检验方法及步骤如下：

①检验假设 H_0：各季节出生率相同；H_1 各季节出生率不全相同。$\alpha=0.05$。

②计算检验统计量 T_1 本例 $b=7$，$k=4$。列出表 3，按每一区组内的观察值由小到大编排秩次并写在括号内。求各区组内极差并为极差由小到大编排秩次。遇到相同数据时，求出相应平均秩次。

表 3 按区组内观察值编排秩次

医院 (区组)	出 生 数（处理组）				区组极差	极差秩次 Q_i
	春	夏	秋	冬		
A	112(4)	94(3)	77(1)	92(2)	35	7
B	11(3)	10(2)	12(4)	9(1)	3	1.5
C	109(4)	92(2)	81(1)	98(3)	28	6
D	26(4)	19(2.5)	18(1)	19(2.5)	8	3.5
E	22(2)	23(3)	24(4)	21(1)	3	1.5
F	71(4)	51(1)	62(3)	58(2)	20	5
G	49(4)	44(3)	41(1)	42(2)	8	3.5

根据表 3 的数据列出表 4，计算 S_{ij} 及相应各指标。$S_{ij}=Q_i[R(X_{ij})-(k+1)/2]$，其中 $(k+1)/2=(4+1)/2=2.5$。

表 4 S_{ij} 及有关数据的计算

医院 (区组)	极差秩次 Q_i	$S_{ij}=Q_i[R(X_{ij})-2.5]$				$\sum S_{ij}^2$
		春	夏	秋	冬	
A	7	10.5	3.5	−10.5	−3.5	245
B	1.5	0.75	−0.75	2.25	−2.25	11.25
C	6	9	−3	−9	3	180
D	3.5	5.25	0	−5.25	0	55.125
E	1.5	−0.75	0.75	2.25	−2.25	11.25
F	5	7.5	−7.5	2.5	−2.5	125
G	3.5	5.25	1.75	−5.25	−1.75	61.25
		$S_j=37.5$	−5.25	−23	−9.25	688.875

表 4 中数据的计算，是根据表 3 中的区组内秩次代入公式计算而得。例如医院 A 春夏两季的 S_{ij} 值计算方法为：春季 $S_{ij}=Q_i[R(X_{ij})-2.5]=7\times(4-2.5)=10.5$；夏季 $S_{ij}=Q_i[R(X_{ij})-2.5]=7\times(3-2.5)=3.5$。余类推。表 4 中的 S_{ij} 值是通过区组内秩次与其平均秩次之差计算而得，故有一定规律性。处理组为偶数时，S_{ij} 值可成对出现，绝对值相等，正负号相反。处理组为奇数时，除出现绝对值相等，符号相反的成对数据外，还出现零值。据此规律，可检查计算是否有误。

根据表 4 数据，计算下列各指标。

$$A_1 = \sum_{i=1}^{7} \sum_{j=1}^{4} S_{ij}^2 = 688.875$$

$$\sum_{i=1}^{4} S_j^2 = 37.5^2 + (-5.25)^2 + (-23)^2 + (-9.25)^2 = 2048.375$$

$$B_1 = \frac{1}{b} \sum_{j=1}^{k} S_j^2 = \frac{1}{7} \times 2048.375 = 292.625$$

$$T_1 = \frac{(b-1)B_1}{A_1 - B_1} = \frac{(7-1) \times 292.625}{688.875 - 292.625} = 4.43$$

③判断　根据自由度 $k_1 = k-1 = 4-1 = 3$ 和 $k_2 = (b-1)(k-1) = (7-1)(4-1) = 18$，及 $\alpha = 0.05$，查 F 分布界值表(附表38)得 F 界值为3.16。本例计算的 T_1 值为4.43，大于 F 界值3.16，则 $P < 0.05$。在 $\alpha = 0.05$ 水平上拒绝 H_0，接受 H_1。结论:春夏秋冬四季出生数不全相同。

2) 多重比较:

当检验结果为拒绝 H_0 时,可进行各处理组之间的两两比较。按公式(8)进行计算并作出判断。检验方法及步骤如下。

①检验假设　H_0:比较的两季节出生率相同;H_1:比较的两季节出生率不同。

②计算界值　计算公式为:$t_\alpha \left[\dfrac{2b(A_1 - B_1)}{(b-1)(k-1)} \right]^{\frac{1}{2}}$。

根据自由度 $(b-1)(k-1) = (7-1)(4-1) = 18$，查 t 分布界值表(附表2)得 $t_\alpha = t_{0.05} = 2.101$，代入上式得:

$$2.101 \times \left[\frac{2 \times 7 \times (688.875 - 292.625)}{(7-1)(4-1)} \right]^{\frac{1}{2}} = 2.101 \times 17.56 = 36.88$$

③判断　列表5计算各指标有关数据。以36.88作为判断界值。如果两处理组之差即 $|S_i - S_j|$ 大于界值36.88,则 $P < 0.05$。在 $\alpha = 0.05$ 水平上拒绝 H_0，接受 H_1。可认为两处理组出生率有差异。

表5数据显示,春季与夏季、秋季、冬季的出生率均有差异。其他各季之间的出生率没有差异。

表5　多重比较的各指标数据的计算

比较的两组	$\lvert S_i - S_j \rvert$	P 值
春与夏	42.75	<0.05
春与秋	60.50	<0.05
春与冬	46.75	<0.05
夏与秋	17.75	>0.05
夏与冬	4.00	>0.05
秋与冬	13.75	>0.05

参考文献

[1]　Conover WJ. Practical Nonparametri Statistics. 2nd ed. John Wiley & Sons, Inc., 1980:

295—299.

[2] Quade D. Analyzing Randomized Blocks by Weighted Rankings. Technical Report SW 18/72, Stichting Mathematism Centrum，1972.

[3] Quade D. Using Weighted Rankings in the Analysis of Complete Blocks with Additive Blocks Effects. J Amer Statis Assoc，1979，74:680—683.

（程　琮）

平衡不完全区组设计资料的 Durbin 检验

　　该检验由 Durbin 在 1951 年提出，用于平衡不完全区组设计资料的分析。在实验设计时，由于种种条件的限制，构造一个完全区组设计不太可能或不太实际。此时可应用不完全区组设计。由该设计产生的数据可用 Durbin 检验来处理。平衡不完全区组设计的特点是，每种处理出现或重复相同的次数，每一区组含有相同数量的观察对象。应用条件是各区组相互独立，每个区组内的观察值按由小到大编排秩次。检验假设 H_0 为各处理组效应相同，H_1 为至少有一个处理组效应大于另一个处理组效应。检验统计量 T 及有关指标如下：

$$R_j = \sum_{i=1}^{b} R(X_{ij}) \tag{1}$$

式中 R_j 为第 j 个处理组的秩次之和，$R(X_{ij})$ 为每个观察值的秩次。

$$T = \frac{12(t-1)}{rt(k-1)(k+1)} \sum_{j=1}^{t} \left[R_j - \frac{r(k+1)}{2} \right]^2 \tag{2}$$

或

$$T = \frac{12(t-1)}{rt(k-1)(k+1)} \sum_{j=1}^{t} R_j^2 - \frac{3r(t-1)(k+1)}{k-1} \tag{3}$$

其中，t＝处理组总数，b＝区组总数，r＝每种处理出现或重复次数，k＝每区组中观察值个数。

　　判断原则：根据自由度 $t-1$ 和 α，查 χ^2 分布界值表（附表 3）得到界值。如果计算的检验统计量 T 值大于 χ^2 界值，则在 α 水平上拒绝 H_0，接受 H_1。

　　例　科学家研究七种化学毒物对蚜虫的杀灭作用。由于实验只能一天检验三种物质，他们使用了平衡不完全区组设计，这需 7 天才能完成试验。化学物质对蚜虫的毒性作用如

表1所示。科学家期望知道,据此资料能否得出结论:七种化学物质的毒性作用不同。

表1　七种化学物质对蚜虫的毒性数据(平衡不完全区组设计)

天数 (区组)	化学毒物(处理组)						
	A	B	C	D	E	F	G
1	0.465	0.343		0.396			
2	0.602		0.875		0.634		
3			0.875	0.302			0.330
4	0.423					0.987	0.426
5		0.652	1.142			0.989	
6		0.536			0.409		0.309
7				0.609	0.417	0.931	

检验方法及步骤如下:

1)检验假设　H_0:各种化学物质的毒性作用相同;H_1:至少有一种化学物质比至少另一种化学物质有更大的毒性作用。$\alpha = 0.05$。

2)计算检验统计量 T　将表1中数据分别在每个区组内由小到大编排秩次,求出相应的 R_j 和 R_j^2。遇到相同数据时,求出相应的平均秩次,见表2。

表2　在区组内由小到大排秩次

天数 (区组)	化学毒物(处理组)						
	A	B	C	D	E	F	G
1	3	1		2			
2	1		3		2		
3			3	1			2
4	1					3	2
5		1	3			2	
6		1			2		1
7				2	1	3	
R_j	5	5	9	5	5	8	5
R_j^2	25	25	81	25	25	64	25 $\quad \sum R_j^2 = 270$

本例 $t=7$,$b=7$,$r=3$,$k=3$。将有关数据代入公式(3)得:

$$T = \frac{12(t-1)}{rt(k-1)(k+1)} \sum_{j=1}^{t} R_j^2 - \frac{3r(t-1)(k+1)}{k-1}$$

$$= \frac{12 \times (7-1)}{3 \times 7 \times (3-1)(3+1)} \times 270 - \frac{3 \times 3 \times (7-1)(3+1)}{3-1} = 115.71 - 108 = 7.71$$

3)判断　根据自由度 $t-1=7-1=6$，$\alpha=0.05$，查 χ^2 分布界值表（附表3），得 $\chi^2_{0.05,6}=$ 12.59。本例计算的检验统计量 $T=7.71$，小于相应的 χ^2 界值，则 $P>0.05$。在 $\alpha=0.05$ 水平上不拒绝 H_0。结论：可以认为七种化学物质对蚜虫的杀灭作用相同。

各处理组的两两比较　如果 H_0 被拒绝时，说明各处理组的效应不全相同。可以进行各处理组之间的两两比较。如果两处理组之差满足下列不等式，则拒绝无效假设，认为比较的两处理组的效应不相同。

$$|R_i-R_j|>t_{1-\alpha/2}\left\{\frac{r(k+1)(k-1)\left[bk(t-1)-tT\right]}{6(t-1)(bk-t-b+1)}\right\}^{\frac{1}{2}} \tag{4}$$

根据自由度 $bk-t-b+1$ 及 α，查 t 分布界值表（附表2）可得 $t_{1-\alpha/2}$ 值。

应用 Durbin 检验时，应注意 r 值不能太小。r 值较大时，χ^2 近似法效果较好。而当 r 值较小时，则此方法检验结果比较粗略。

参考文献

[1] Conover WJ. Practical Nonparametric Statistics. 2nd ed. John Wiley & Sons, Inc. , 1980:310—315.
[2] Daniel WW. Applied Nonparametric Statistics. 2nd ed. PWS-KENT Publishing Company, 1990: 284—290.
[3] Durbin J. Incomplete Blocks in Ranking Experiments. Br J Psychol(Statistical Section)，1951，4: 85—90.

（程　琮）

两因素多个样本比较的秩和检验

两因素多个样本比较的秩和检验亦称配伍组（或随机区组）设计多个样本比较的秩和检验（Friedman 法）。对于配伍组设计的实验数据，如不能满足方差分析的正态性和方差齐性要求，则可用秩和检验来处理。

例1　某检验站为研究长江某段水中的生化需氧量（mg/L），同时在 6 个采样点和 4 个时间进行采样测定，结果见表1。问不同月份以及不同采样点间水中生化需氧量有无差别？

1. 月份间比较的秩和检验

检验步骤如下：

1)检验假设　H_0：4 个月份生化需氧量的总体分布相同；H_1：四个总体的位置不同或不全相同。$\alpha=0.05$。

表 1　长江某段不同月份的生化需氧量比较的秩和检验　　　　　单位:mg/L

| 采样点 | 一月 | | 二月 | | 七月 | | 八月 | |
	测定值	秩次	测定值	秩次	测定值	秩次	测定值	秩次
1	1.39	4	0.76	3	0.40	2	0.35	1
2	1.34	4	0.83	3	0.30	1.5	0.30	1.5
3	1.84	4	0.77	3	0.36	1	0.50	2
4	1.16	4	0.31	2	0.70	3	0.10	1
5	1.72	4	0.85	3	0.16	1	0.80	2
6	1.65	4	1.60	3	0.60	1	1.55	2
月份秩和(T_i)	—	24	—	17	—	9.5	—	9.5

2)编秩　每一配伍组(同一采样点)数据由小到大编秩(见表1)。编秩时,若有相同数据则各取平均秩次,如第2行有2个0.30,均取原秩次1和2的平均秩次1.5。

3)求统计量 M 值

①分别求4个处理组(月份)的秩和 T_i,将各月份秩次相加即得,见表1的下部,本例分别为24,17,9.5,9.5。

②求平均秩和 $\overline{T}$。本例 $\overline{T}=(24+17+9.5+9.5)/4=15$;或根据公式(1)计算。

$$\overline{T}=\frac{1}{2}b(k+1) \tag{1}$$

式中 b 为配伍组数,k 为处理组数。本例 $b=6$,$k=4$,则 $\overline{T}=\frac{1}{2}\times 6\times(4+1)=15$。

③计算 M 值。按公式(2)计算 M 值。

$$M=\sum(T_i-\overline{T})^2 \tag{2}$$

本例 $M=(24-15)^2+(17-15)^2+(9.5-15)^2+(9.5-15)^2=145.5$

4)确定 P 值,推断结论

①查表法:根据配伍组数 b 及处理组数 k,查 M 界值表(配伍比较的秩和检验用)(附表39),得界值 $M_{0.05}$。若 $M\geqslant M_{0.05}$,则 $P\leqslant 0.05$;反之,若 $M<M_{0.05}$,则 $P>0.05$。本例 $b=6$,$k=4$,查 $M_{0.05}=76$,现 $M>M_{0.05}$,则 $P<0.05$,按 $\alpha=0.05$ 水准拒绝 H_0,接受 H_1,故可认为4个月份的生化需氧量有差别。

②χ^2 分布近似法:如果处理组数 k 或配伍组数 b 超过了 M 界值表(配伍比较的秩和检验用)(附表39)的范围,则按公式(3)或(4)求 χ_T^2 值。

$$\chi_T^2=\frac{12M}{bk(k+1)} \tag{3}$$

或

$$\chi_T^2 = \frac{12}{bk(k+1)} \sum T_i^2 - 3b(k+1) \tag{4}$$

这时 χ_T^2 分布近似于自由度 $\nu = k-1$ 的 χ^2 分布,可直接查 χ^2 分布界值表(附表3),得 P 值。

当配伍组内出现相同秩次的个数 t_i 较多时,用公式(3)或公式(4)求得 χ_T^2 值偏小,宜将其代入公式(5)作校正。

$$校正\ \chi_{TC}^2 = \chi_T^2 \Big/ \left[1 - \frac{\sum(t_i^3 - t_i)}{bk(k^2-1)}\right] \tag{5}$$

2. 采样点间比较的秩和检验

采样点间的秩和检验同上述月份间比较秩和检验方法步骤完全相同,只是将处理组与配伍的关系互换。如表2,处理组为6个采样点,$k=6$;配伍组为4个月份,$b=4$。

表2 长江某段不同采样点的生化需氧量比较的秩和检验　　　　　　单位:mg/L

采样点	一月		二月		七月		八月		采样点
	测定值	秩次	测定值	秩次	测定值	秩次	测定值	秩次	秩和(T_i)
1	1.39	3	0.76	2	0.40	4	0.35	3	12
2	1.34	2	0.83	4	0.30	2	0.30	2	10
3	1.84	6	0.77	3	0.36	3	0.50	4	16
4	1.16	1	0.31	1	0.70	6	0.10	1	9
5	1.72	5	0.85	5	0.16	1	0.80	5	16
6	1.65	4	1.60	6	0.60	5	1.55	6	21

检验步骤如下:

1)检验假设　H_0:6个采样点生化需氧量的总体分布相同;H_1:6个总体的位置不同或不全相同。$\alpha = 0.05$。

2)编秩　同一月份的数据由小到大编秩次,若有相同数据则各取平均秩次。将各采样点间秩次相加即得各个秩和 T_i,列于表2的右侧,分别为12,10,16,9,16,21。

3)求 M 值　根据公式(1),本资料 $b=4$,$k=6$,则 $\overline{T} = \frac{1}{2} \times 4 \times (6+1) = 14$。根据公式(2):

$$\begin{aligned} M = \sum(T_i - \overline{T})^2 &= (12-14)^2 + (10-14)^2 + (16-14)^2 + (9-14)^2 + (16-14)^2 \\ &\quad + (21-14)^2 = 102 \end{aligned}$$

4)确定 P 值,推断结论　$b=4$,$k=6$,查 M 界值表(配伍比较的秩和检验用)(附表39),得 $M_{0.05} = 144$,今 $M < M_{0.05}$,故 $P > 0.05$,按 $\alpha = 0.05$ 水准不拒绝 H_0,尚不能认为6个采样点的生化需氧量有差别。

3. 两两比较的秩和检验

当两因素多个样本比较的秩和检验认为各总体位置不同时,可进一步作两两比较的秩和检验。其方法与步骤与单因素各样本含量相等时的两两比较相同,作 q 检验。

$$q=\frac{T_A-T_B}{S_{T_A-T_B}} \qquad (6)$$

$$S_{T_A-T_B}=\sqrt{\frac{bk(k+1)}{12}} \qquad (7)$$

式中 T_A-T_B 为两两比较中的任何两个对比组的秩和之差,$S_{T_A-T_B}$ 为差值的标准误,b 为配伍组数,k 为处理组数。

例2 例1资料中不同月份间生化需氧量经秩和检验总体分布有差别,试进行两两比较。

1)检验假设　H_0:任两月份的生化需氧量的总体分布相同;H_1:至少有两月份总体的位置不同。$\alpha=0.05$。

2)各月份的秩和按大小排列,并编上组次。

组次	1	2	3	4
T_i	24	17	9.5	9.5
月份	一	二	七	八

按顺序列出对比组及两对比组范围内包括的组数 a,如表3第(1)、(3)栏。求出各比较组秩和之差 T_A-T_B,见第(2)栏。按公式(7)求两组秩和之差的标准误:

$$S_{T_A-T_B}=\sqrt{\frac{6\times4(4+1)}{12}}=3.16$$

3)按公式(6)计算 q 值,见表3第(4)栏。

4)确定 P 值,推断结论　根据 $\nu=\infty$,和各比较组的 a 值,查 q 界值表(Newman-Kauls法用)(附表40),得 P 值,见表3第(5)栏。按 $\alpha=0.05$ 水准,可认为一月与七、八月间生化需氧量有差别,其余月份间尚无差别。

表3　月份间生化需氧量两两比较比较组

比较组 A 与 B (1)	两秩和之差 T_A-T_B (2)	组数 a (3)	$q=\dfrac{(2)}{3.16}$ (4)	P (5)
1与4	14.5	4	4.59	<0.01
1与3	14.5	3	4.59	<0.01
1与2	7.0	2	2.22	>0.05
2与4	7.5	3	2.37	>0.05
2与3	7.5	2	2.37	>0.05
3与4	0.0	2	0	—

参考文献

[1] 金丕焕. 医用统计方法. 上海:上海医科大学出版社,1993:224.

[2] 杨树勤. 中国医学百科全书·医学统计学. 上海:上海科学技术出版社,1985:140.

[3] 徐宝华,张一鸣. 预防医学统计学. 济南:山东大学出版社,1991:110.

（景学安）

独立性的 χ^2 检验

实际工作中常需了解两个变量之间是否存在相关性。如果两变量之间没有相关性,则称两变量是相互独立的或具有独立性。如果一个分布不依赖于另一个分布,则称两个变量是相互独立的。如果两个变量不相关,则一个变量的某个取值无法决定另一个变量的某个取值。独立性的 χ^2 检验可以确定两个变量之间是否具有独立性。

1 2×2 列联表

当资料按照两个标准分类,每个标准可以分为两类时,则形成 2×2 列联表,也称为四格表。一般 2×2 列联表的模式如表 1 所示。

表 1 2×2 列联表模式

第一个分组标准	第二个分组标准		合 计
	1	2	
1	a	b	$a+b$
2	c	d	$c+d$
合 计	$a+c$	$b+d$	n

检验假设 H_0:分组的两个标准是独立的;H_1:分组的两个标准是相关的。检验统计量为 χ^2 值,计算公式如下:

$$\chi^2 = \frac{(ad-bc)^2 n}{(a+c)(b+d)(c+d)(a+b)} \tag{1}$$

如果 $n \geqslant 40$,且理论数满足 $1 \leqslant T < 5$ 时,应使用 Yates 连续性校正,即:

$$\chi^2 = \frac{(|ad-bc|-0.5n)^2 n}{(a+c)(b+d)(c+d)(a+b)} \tag{2}$$

理论数 T 值为:

$$某格子的\ T = \frac{相应的行合计 \times 相应的列合计}{n} \tag{3}$$

校正后的结果,由于分子减小而致 χ^2 值减小,在同样 α 水平下更不易得出有显著意义的结论,故结论更趋于保守,更慎重。判断原则:根据自由度为1,查 χ^2 分布界值表(附表3),得界值 $\chi^2_{\alpha,1}$。如果计算的 χ^2 值大于 χ^2 界值,则在 α 水平上拒绝 H_0,接受 H_1,可认为两变量相关,即是非独立的。

例1 调查56人夜间吸烟与患肺癌之间是否相关,数据如表2所示。据此资料,能否认为夜间吸烟与患肺癌之间是相关的?

表2 夜间吸烟与患肺癌的状况

患肺癌	夜间吸烟		合　计
	是	否	
是	20	16	36
否	6	14	20
合　计	26	30	56

检验方法及步骤如下:

1)检验假设　H_0:夜间吸烟与患肺癌是独立的(不相关);H_1:两变量之间相关(非独立的)。$\alpha=0.05$。

2)计算检验统计量　将表2中数据代入公式(1)中,得:

$$\chi^2 = \frac{(20\times14-16\times6)^2\times56}{26\times30\times20\times36}=3.376$$

3)判断　$\alpha=0.05$,自由度为1时,查 χ^2 分布界值表(附表3),得 χ^2 值为3.84。本例计算的 χ^2 值为3.376,小于界值3.84,则 $P>0.05$。在 $\alpha=0.05$ 水平上,不能拒绝 H_0,可认为两变量间是独立的。结论:据此资料尚不能认为夜间吸烟与患肺癌之间相关,即两者是独立的。

仍以例1为计算实例,说明校正 χ^2 公式的计算过程及方法。将表2中数据代入公式(2)有:$\chi^2 = \frac{(|20\times14-16\times6|-0.5\times56)^2\times56}{26\times30\times20\times36}=2.427$。用校正 χ^2 公式计算的 χ^2 值2.427小于未校正时计算的 χ^2 值3.376,故更不易得出拒绝 H_0 的结果。结论更倾向于保守和谨慎。

2　$r\times c$ 列联表

当资料的分类标准不是按照两分类而是按照两分类以上分组时,则 2×2 列联表无法满足处理资料的需要,需用 $r\times c$ 列联表。表3为 $r\times c$ 列联表的模式。应用条件要求,数据由抽自某个总体的含量为 N 的简单随机样本构成。资料为分类资料,或可以分为不同类别的计量资料。

检验假设　H_0:分组的两个标准是独立的;H_1:分组的两个标准不是独立的。检验统计量为 χ^2 值,计算公式为:

$$\chi^2 = \sum \frac{(A-T)^2}{T} \tag{4}$$

表 3 $r \times c$ 列联表模式

按第一个	按第二个标准分组						合　计
标准分组	1	2	···	j	···	c	
1	n_{11}	n_{12}	···	n_{1j}	···	n_{1c}	$n_{1.}$
2	n_{21}	n_{22}	···	n_{2j}	···	n_{2c}	$n_{2.}$
⋮	⋮	⋮		⋮		⋮	⋮
i	n_{i1}	n_{i2}		n_{ij}		n_{ic}	$n_{i.}$
⋮	⋮	⋮		⋮		⋮	⋮
r	n_{r1}	n_{r2}		n_{rj}		n_{rc}	$n_{r.}$
合　计	$n_{.1}$	$n_{.2}$	···	$n_{.j}$	···	$n_{.c}$	n

某格子的理论数 T 值的计算公式与公式(3)相同。

判断原则:根据所取 α,自由度 $\nu=(r-1)(c-1)$,查 χ^2 分布界值表(附表 3),得界值 $\chi^2_{\alpha, \nu}$。如果计算的 χ^2 值大于界值,则在 α 水平上拒绝 H_0,接受 H_1,可认为分组的两个标准不是独立的,即两者有相关性。

例 2 在一项低血糖与胰岛素平均每日剂量(MDD:单位/每 kg 体重)的相关性研究中,医学研究人员得到的数据如表 4 所示。据此资料,能否认为胰岛素的平均每日剂量与低血糖有关?

表 4 胰岛素的 MDD 与低血糖状况

MDD	低血糖		合　计
	存在	不存在	
<0.25	4(10.83)	40(33.17)	44
0.25~0.49	21(23.38)	74(71.62)	95
0.50~0.74	28(21.42)	59(65.58)	87
0.75~0.99	15(10.09)	26(30.91)	41
≥1.0	12(14.28)	46(43.72)	58
合　计	80	245	325

检验方法及步骤如下:

1)检验假设 H_0:病人的低血糖与胰岛素平均每日剂量不相关(独立的);H_1:两者相关。$\alpha=0.05$。

2)计算检验统计量 χ^2 值

①用公式(3)求出每个格子中的理论数 T 值,写在括号内。如第一行第一列的 T 值:

$$T_{11}=\frac{相应的行合计 \times 相应的列合计}{n}=\frac{44 \times 80}{325}=10.83$$

第二行第一列的 T 值:

$$T_{21}=\frac{相应的行合计 \times 相应的列合计}{n}=\frac{95 \times 80}{325}=23.38$$

余类推。第一列的 T 值求出后,不必再用公式求第二列的 T 值。可用相应行合计值减去相应第一列的 T 值即得第二列的 T 值。如:

$T_{11}=10.83$,则 $T_{12}=44-10.83=33.17$;$T_{21}=23.38$,则 $T_{22}=95-23.38=71.62$;余类推。

②计算 χ^2 值:

$$\chi^2 = \sum \frac{(A-T)^2}{T} = \frac{(4-10.83)^2}{10.83} + \frac{(21-23.38)^2}{23.38} + \frac{(28-21.42)^2}{21.42}$$
$$+ \frac{(15-10.09)^2}{10.09} + \frac{(12-14.28)^2}{14.28} + \frac{(40-33.17)^2}{33.17} + \frac{(74-71.62)^2}{71.62}$$
$$+ \frac{(59+65.58)^2}{65.68} + \frac{(26-30.91)^2}{30.91} + \frac{(46-43.72)^2}{43.72} = 12.37$$

3)判断　根据 $\alpha=0.05$,自由度为 $(r-1)(c-1)=(5-1)(2-1)=4$,查 χ^2 分布界值表(附表 3),得界值为 9.488。本例计算的 χ^2 值为 12.37,大于界值 9.488,则 $P<0.05$。在 $\alpha=0.05$ 水平上拒绝 H_0,接受 H_1,可以认为两变量之间相关。结论:胰岛素平均每日剂量与病人是否存在低血糖相关,即两变量不是独立的。

注意 χ^2 检验的应用条件:当不超过 1/5 的格子的理论数小于 5 时,可允许有一个格子的最小理论数小到 1。当自由度小于 30 时,允许最小的一个理论数可以是 2 或 2 以上。为了满足对最小理论数的要求,可以将列联表中相邻的行或相邻的列进行合并。另有学者认为,在 $\alpha=0.05$ 时,格子中的平均理论数可以小到 2;在 $\alpha=0.01$ 时,平均理论数可以小到 4。

参考文献

[1]　Daniel WW. Applied Nonparametric Statistics. 2nd ed. PWS－KENT Publishing Company,1990:181－192.

[2]　Yates F. Contingency Tables Involving Small Numbers and the χ^2 Test. J Roy Statist Soc,1934,1:217－235.

（程　琮）

齐性的 χ^2 检验

齐性是指所比较的总体中,观察单位所具有的某种特征的比率或频数的一致性。应用条件要求各样本为随机样本且相互独立,总体中的每个观察单位根据其是否具有某种特征分为互斥的两类或更多的类别,变量可以是分类变量,也可以是计量资料。检验假设 H_0 为各总体是齐性的,H_1 为各总体不是齐性的。检验统计量为 χ^2 值。根据所比较不同总体的多少和总体中观察单位的分类的多少,可将数据通过 2×2 列联表和 $r\times c$ 列联表计算 χ^2 值。2×2 列联表也称四格表,其模式如表 1。

表 1　2×2 列联表模式

分组	阳性数	阴性数	合　计
甲组	a	b	$a+b$
乙组	c	d	$c+d$
合　计	$a+c$	$b+d$	$N=a+b+c+d$

χ^2 计算公式为:

$$\chi^2 = \sum \frac{(A-T)^2}{T} \tag{1}$$

式中 A 为列联表中的实际数,T 为理论数,N 为总例数。该公式为计算 χ^2 值的基本公式。T 的计算公式为:

$$T = \frac{n_r \cdot n_c}{N} \tag{2}$$

式中 n_R 为列联表中每行合计值,n_c 为每列合计值,N 为总例数。

$$\chi^2 = \frac{(ad-bc)^2 N}{(a+c)(b+d)(c+d)(a+b)} \tag{3}$$

公式(3)是用于 2×2 列联表的 χ^2 专用公式。省去计算理论数 T 值。a,b,c,d 为表中实际数。

$$\chi^2 = N\left(\sum \frac{A^2}{n_r n_c} - 1\right) \tag{4}$$

公式(4)是用于 $r\times c$ 列联表的 χ^2 专用公式,省去计算理论数 T 值。

判断原则:根据自由度 $=(r-1)(c-1)$ 和 α,查 χ^2 分布界值表(附表 3),得 χ^2 界值。如果计算的 χ^2 值大于 χ^2 界值,则 $P<\alpha$,拒绝 H_0,接受 H_1。可认为各总体为非齐性的。

χ^2 公式的校正　在 2×2 列联表中,如果 $N\geqslant40$,而任一格子中出现 $1\leqslant T<5$,则应进行连续性校正。校正公式为:

$$\chi^2 = \sum \frac{(|A-T|-0.5)^2}{T} \tag{5}$$

$$\chi^2 = \frac{(|ad-bc|-\frac{N}{2})^2 N}{(a+c)(b+d)(c+d)(a+b)} \tag{6}$$

校正的结果是使公式中分子变小,计算的 χ^2 值也相应变小,以致更不容易得出拒绝 H_0。

的结论。当 $N<40$,或 $T<1$ 时,则可应用四格表的精确概率法进行检验,也可加大样本含量 n ,使其符合 χ^2 检验的应用条件。在 $r\times c$ 列联表中,当有 $1/5$ 以上的格子出现 $T<5$ 时,则可通过增加样本含量 n 或合并相邻格子中的实际数来增大理论数 T 值。达到符合 χ^2 检验的应用条件。

例 1　研究人员研究婴儿的呼吸窘迫综合症(RDS)的发生情况。 A 组的 42 名婴儿在出生前 24 小时以内胎膜破裂; B 组的 22 名婴儿在出生前的 24 小时以外胎膜破裂。资料如表 2 所示。试问两组婴儿 RDS 的发生是否相同。

表 2　两组婴儿 RDS 发病情况

分组	发病数	未发病数	合　计
A 组	27(22.31)	15(19.69)	42
B 组	7(11.69)	15(10.31)	22
合　计	34	30	64

检验方法及步骤如下:

1)检验假设　 H_0 :两组婴儿 RDS 发病情况相同; H_1 :两组发病情况不同。 $\alpha=0.05$ 。

2)计算检验统计量　应用公式(2)求理论数,则

$$T_{11}=\frac{n_r n_c}{N}=\frac{42\times 34}{64}=22.31$$

余类推。表 2 括号数字为理论数,所有 T 值均大于 5。应用公式(1)有:

$$\chi^2=\sum\frac{(A-T)^2}{T}=\frac{(27-22.31)^2}{22.31}+\frac{(15-19.69)^2}{19.69}+\frac{(7-11.69)^2}{11.69}+\frac{(15-10.31)^2}{10.31}$$

$$=0.9859+1.1171+1.8816+2.1335=6.11$$

应用公式(3)有

$$\chi^2=\frac{(ad-bc)^2 N}{(a+c)(b+d)(c+d)(a+b)}=\frac{(27\times15-15\times7)^2\times64}{34\times30\times22\times42}=6.11$$

两个公式计算结果相同。

3)判断　根据自由度 $=(r-1)(c-1)=(2-1)(2-1)=1$, $\alpha=0.05$,查 χ^2 分布表,得 $\chi^2_{0.05,1}=3.84$ 。本例计算的 $\chi^2=6.11$ 大于 $\chi^2=3.84$,则 $P<0.05$ 。在 $\alpha=0.05$ 水平上,拒绝 H_0 ,接受 H_1 。可以认为两组婴儿 RDS 发病情况不同,即胎膜破裂的不同时间对 RDS 的发病有影响。

例 2　仍以例 1 为计算实例,但将表 2 中有关数字稍加变化如表 3 所示,再进行 χ^2 检验。

表 3 中有一个理论数 $T=4.23<5$,应用校正公式(6)有:

$$\chi^2=\frac{(|ad-bc|-\frac{52}{2})^2 N}{(a+c)(b+d)(c+d)(a+b)}=\frac{(|27\times7-15\times3|-\frac{52}{2})^2\times52}{30\times22\times10\times42}=2.61$$

表 3　两组婴儿 RDS 发病情况

分　组	发病数	未发病数	合　计
A 组	27(24.23)	15(17.77)	42
B 组	3(5.77)	7(4.23)	10
合　计	30	22	52

本例计算的 $\chi^2=2.61<\chi^2_{0.05,1}=3.84$，则 $P>0.05$，不拒绝 H_0。

　　例 3　研究人员研究参加人类性学教程学习班的不同人群的婚姻状况。数据如表 4 所示。试问不同人群的婚姻状况是否相同。

表 4　四组人员的婚姻状况

分　组	未　婚	已　婚	合　计
医学生	50(33.776)	20(36.224)	70
护理生	12(17.853)	25(19.147)	37
其他学生	6(6.755)	8(7.245)	14
各组领导	1(10.615)	21(11.385)	22
合　计	69	74	143

　　1）检验假设　H_0：四组人员的婚姻状况相同；H_1：四组人员的婚姻状况不全相同。$\alpha=0.05$。

　　2）计算 χ^2 值　括号中数字为理论数。应用公式(4)有：

$$\chi^2 = N\left(\sum \frac{A^2}{n_r n_c} - 1\right)$$
$$= 143\left(\frac{50^2}{70\times69} + \frac{20^2}{70\times74} + \frac{12^2}{37\times69} + \frac{25^2}{37\times74} + \frac{6^2}{14\times69} + \frac{8^2}{14\times74}\right.$$
$$\left. + \frac{1^2}{22\times69} + \frac{21^2}{22\times74} - 1\right)$$
$$= 143\times(1.25-1) = 35.75$$

也可应用公式(1)，计算结果相同。

　　3）判断　根据自由度 $=(r-1)(c-1)=(4-1)(2-1)=3$，$\alpha=0.05$，查 χ^2 分布界值表(附表3)，$\chi^2_{0.05,3}=7.81$。本例 $\chi^2=35.75$，大于 χ^2 界值。得则 $P<0.05$。在 $\alpha=0.05$ 水平上，拒绝 H_0，接受 H_1。结论：可以认为四组人员的婚姻状况不全相同。

参考文献

[1]　Daniel WW. Applied Nonparametric Statistics. 2nd ed. PWS－KENT Publishing Company, 1990:192－203.

（程　琮）

行列相关的测度

由列联表所揭示的特殊类型的相关称为行列相关。列联表是检测资料是否具有某种固有相关的方便形式。如果不同的行代表来自不同总体的样本,不同的列代表样本分组的不同类别,则这种行列相关与概率函数相关的意义相同。概率函数相关存在于样本分组的不同类别中。同样,来自一个随机样本的观察值按照两个不同的分组标准分为行和列,则行列相关反映的是分组的两类标准之间的相关。测量相关的程度和方向,有多种计算方法和指标,虽然计算的结果略有差异,但其意义相同且计算简便易行。

1　作为相关测度的 χ^2 值及 α 水平

在进行行列相关的 χ^2 检验时,计算的 χ^2 值如果超过在一定自由度和一定 α 水平的 χ^2 界值,则认为行与列的两个变量存在行列相关。计算的 χ^2 值越大,行列相关性也越强。显著性水平 α 也简称为 χ^2 概率,计算公式为:

$$\alpha = 1 - P \tag{1}$$

式中 P 为 χ^2 分布中 χ^2 界值所对应的左侧的分布面积或概率,α 是 χ^2 界值所对应的右侧的分布面积或概率。

例 1　对拥有至少 100 张床位的综合性医院,用发放问卷的形式调查其管理方法。收回和未收回的问卷调查结果如表 1 所示。据此资料,能否认为医院大小和收回的问卷数量之间相关?

表 1　调查医院管理状况的问卷收回情况

反　应	医院大小(床位数)					合　计
	100~199	200~299	300~399	400~699	≥700	
收回的问卷数	108	94	62	67	14	345
未收回的问卷数	334	151	112	53	6	656
合　计	442	245	174	120	20	1001

检验方法及步骤如下:

1)检验假设　H_0:医院大小与收回的问卷数之间不相关;H_1:两者相关。$\alpha = 0.05$。

2)计算 χ^2 值　$\chi^2 = N(\sum \dfrac{A^2}{n_r n_c} - 1)$

$$= 1001(\frac{108^2}{345 \times 442} + \frac{334^2}{656 \times 442} + \cdots + \frac{14^2}{345 \times 20} + \frac{6^2}{656 \times 20} - 1)$$

$$= 56.886$$

3)判断　根据自由度 $(r-1)(c-1 = (2-1)(5-1) = 4, \alpha = 0.05$ 查 χ^2 分布界值表（附表3），得 χ^2 界值为 9.488。本例计算的 $\chi^2 = 56.886$，大于 χ^2 界值 9.488，在 $\alpha = 0.05$ 水平上拒绝 H_0，接受 H_1，可认为医院大小与收回的问卷数量之间存在行列相关。

2　Cramer 列联系数

该系数是一种相关的测度，由 Cramer 在 1946 年提出。计算公式为：

$$R_1 = \sqrt{\frac{\chi^2}{N(q-1)}} \tag{2}$$

式中 R_1 为 Cramer 列联系数，q 是行数 (r) 或列数 (c) 中的较小者，N 为观察值总个数。R_1 在 $0 \sim 1.0$ 范围内。R_1 接近 1.0 表示行列相关很强，接近 0 表示相关很弱或不相关。

例 2　仍以例 1 为计算实例，则有：

$$R_1 = \sqrt{\frac{\chi^2}{N(q-1)}} = \sqrt{\frac{56.886}{1001 \times (2-1)}} = \sqrt{0.0568} = 0.2383$$

本例计算的 R_1 与总的相关概率相比较时，相关很弱；但与不相关的概率相比较时，有一定相关性。

3　Pearson 列联系数

该系数由 Siegel(1956 年)和 McNemar(1962 年)提出，称为 Pearson 列联系数。公式为：

$$R_2 = \sqrt{\frac{\chi^2}{N + \chi^2}} \tag{3}$$

R_2 值在 $0 \sim 1.0$ 范围内，意义与 R_1 相同。

例 3　以例 1 为计算实例，则 $R_2 = \sqrt{\dfrac{\chi^2}{N + \chi^2}} = \sqrt{\dfrac{56.886}{1001 + 56.886}} = 0.2319$。

4　Pearson 均方列联系数

该系数由 Yule 和 Kendalld 1950 年提出称之为 Pearson 均方列联系数，公式为：

$$R_3 = \frac{\chi^2}{N} \tag{4}$$

R_3 的范围为 $0 \leqslant R_3 \leqslant q-1$，且 R_3 的大小依赖于 r 和 c 的大小。

例 4 以例 1 为计算实例,有:$R_3 = \dfrac{\chi^2}{N} = \dfrac{56.886}{1001} = 0.0568$。

5 Tschuprow 系数

该系数由 Yule 和 Kendall 在 1950 年给出。公式为:

$$R_4 = \sqrt{\frac{\chi^2}{N(r-1)(c-1)}} \tag{5}$$

例 5 以例 1 为计算实例,有 $R_4 = \sqrt{\dfrac{\chi^2}{N(r-1)(c-1)}} = \sqrt{\dfrac{56.886}{1001(2-1)(5-1)}} = 0.1192$。

6 2×2 列联表的列联系数

对于 2×2 列联表或称四格表的情形,有

$$\chi^2 = \frac{(ad-bc)^2 N}{(a+b)(c+d)(a+c)(b+d)} \tag{6}$$

由于 $q = 2$,则 R_1 和 R_3 简化为

$$R_3 = \frac{\chi^2}{N} = \frac{(ad-bc)^2}{(a+b)(c+d)(a+c)(b+d)} \tag{7}$$

$$R_1 = \sqrt{\frac{\chi^2}{N(q-1)}} = \sqrt{\frac{\chi^2}{N}} = \sqrt{R_3} \tag{8}$$

$$R_2 = \sqrt{\frac{\chi^2}{N+\chi^2}} = \sqrt{\frac{(ad-bc)^2}{(a+b)(c+d)(a+c)(b+d)+(ad-bc)^2}} \tag{9}$$

在四格表的情形中,列联系数可根据 $ad-bc$ 值的大小区分出正负相关。如果 $ad-bc > 0$,为正相关;如果 $ad-bc < 0$,为负相关;$ad \approx bc$,为零相关。

例 6 40 名儿童根据他们母亲及父亲的头发是黑发或浅发而分组。几种不同的分组结果如表 2、表 3、表 4 所示,并显示出不同的相关及相关方向。

表 2 正相关的情形:$ad-bc > 0$

母亲	父亲		合　计
	黑发	浅发	
黑发	28	0	28
浅发	5	7	12
合　计	33	7	40

7 φ 系数

该系数用于四格表的相关测度,其值变化于 -1 和 $+1$ 之间,反映出行列相关的程度

表 3　负相关的情形：$ad-bc<0$

母亲	父亲		合　计
	黑发	浅发	
黑发	21	7	28
浅发	12	0	12
合　计	33	7	40

表 4　零相关的情形：$ad\approx bc$

母亲	父亲		合　计
	黑发	浅发	
黑发	23	5	28
浅发	10	2	12
合　计	33	7	40

和方向。φ 系数实际上是 R_3 的平方根，只不过是保留了 $ad-bc$ 的符号。φ 系数也是 Pearson 积矩相关系数的一种特殊情况。公式为：

$$R_5 = \frac{ad-bc}{\sqrt{(a+b)(c+d)(a+c)(b+d)}} \tag{10}$$

例 7　以例 6 的表 2、表 3、表 4 作为计算实例，则：

由表 2 得：$R_5 = \dfrac{28\times7-0\times5}{\sqrt{28\times12\times33\times7}} = 0.703$；

由表 3 得：$R_5 = \dfrac{21\times0-7\times12}{\sqrt{28\times12\times33\times7}} = -0.302$；

由表 4 得：$R_5 = \dfrac{23\times2-5\times10}{\sqrt{28\times12\times33\times7}} = -0.014$。

8　其他 2×2 列联系数

Yule 和 Kendall 在 1950 年提出下式作为相关的测度：

$$R_6 = \frac{ad-bc}{ad+bc} \tag{11}$$

Ives 和 Gibbons 在 1967 年提出下式：

$$R_7 = \frac{(a+d)-(b+c)}{a+b+c+d} \tag{12}$$

例 8　以例 6 的表 2 数据为计算实例，则有

$$R_6 = \frac{28\times7-0\times5}{28\times7+0\times5} = 1, \quad R_7 = \frac{(28+7)-(0+5)}{28+0+5+7} = 0.75$$

9　Goodman-Kruskal G 系数

当 r 或 c 大于 2，资料有顺序性即等级资料时，也可用 Goodman-Kruskal 系数表示两变量的相关程度。该系数的样本指标用 G 表示，总体指标用 γ 表示。

设有两个变量 X 和 Y，两者均为等级资料。X 取值为 $X_1,X_2,\cdots,X_r$，由小到大排序为 $X_1<X_2<\cdots<X_r$。同样，Y 取值并排序为 $Y_1,Y_2,\cdots,Y_c$。X 的取值排秩次为 $1,2,\cdots,r$，Y 的取值排秩次为 $1,2,\cdots,c$，并以秩次 r 和 c 作为列联表的行和列。如表 5 所示。

表 5　两个等级资料的 $r \times c$ 列联表模式

X 秩次	Y 秩次						合　计
	1	2	$\cdots$	j	$\cdots$	c	
1	N_{11}	N_{12}	$\cdots$	N_{1j}	$\cdots$	N_{1c}	$N_{1.}$
2	N_{21}	N_{22}	$\cdots$	N_{2j}	$\cdots$	N_{2c}	$N_{2.}$
$\vdots$	$\vdots$	$\vdots$		$\vdots$		$\vdots$	$\vdots$
i	N_{i1}	N_{i2}	$\cdots$	N_{ij}	$\cdots$	N_{ic}	$N_{i.}$
$\vdots$	$\vdots$	$\vdots$		$\vdots$		$\vdots$	$\vdots$
r	N_{r1}	N_{r2}	$\cdots$	N_{rj}	$\cdots$	N_{rc}	$N_{r.}$
合　计	$N_{.1}$	$N_{.2}$	$\cdots$	$N_{.j}$	$\cdots$	$N_{.c}$	N

如果一个观察对象所取 X 值的秩次为 1，而其 Y 值的秩次也为 1，则放入列联表的 N_{11} 格子中，如果一个观察对象所取 X 值的秩次为 2，其 Y 值的秩次为 3，则放入 N_{23} 格子中，余类推。则 N 个观察对象可放入到所有 N_{ij} 格子中去。令 N 对数据中，每对数据的 X 和 Y 值顺序一致的个数为 P，顺序不一致的个数为 Q，则相关的测度的总体指标为：

$$\gamma = \frac{P}{P+Q} - \frac{Q}{P+Q} = \frac{P-Q}{P+Q} \tag{13}$$

样本统计量为：

$$G = \frac{P-Q}{P+Q} \tag{14}$$

为了计算 G 系数，首先计算出 P 值和 Q 值。计算 P 值的方法和步骤如下：

(1)将列联表左上角 N_{11} 格子中的频数作为乘数 P_1。

(2)将列联表中不与 P_1 同行同列的右下方的格子中的剩余频数加起来作为合计 P_1。

(3)计算：乘积 $P_1 =$ 乘数 $P_1 \times$ 合计 P_1

(4)将与 P_1 同行的下一个格子的频数作为乘数 P_2，将表中 P_2 右下方的格子频数加起来作为合计 P_2。

(5)计算：乘积 $P_2 =$ 乘数 $P_2 \times$ 合计 P_2

(6)继续步骤(1)到(5)直到各行和各列全部计算结束。

(7)将各乘积 $P_1,P_2,\cdots$ 相加，即为 P 值。

计算 Q 值的方法和步骤如下：

（1）以列联表右上角的第一个格子频数作为乘数 Q_1。

（2）将不与 Q_1 同行同列的左下方的格子中频数加起来作为合计 Q_1。

（3）计算:乘积 Q_1 ＝乘数 Q_1×合计 Q_1

（4）重复步骤（1）到（3）计算 Q_2、Q_3 等，直到把各行各列全部计算结束。

（5）将各乘积 Q_1，Q_2，…相加则为 Q 值。

例 9 调查医院 180 件医用设备的价格和质量之间的关系。数据如表 6 所示。试用 G 系数表示价格和质量之间的相关程度。

表 6　医用设备的价格和质量资料

质　量	价　格			合　计
	低	中等	高	
差	20	13	12	45
中　等	15	45	19	79
好	10	17	29	56
合　计	45	75	60	180

计算方法及步骤如下:

（1）计算 P 值:P_1＝20×(45＋19＋17＋29)＝2200,P_2＝13×(19＋29)＝624,P_3＝15×(17＋29)＝690,P_4＝45×29＝1305,P＝P_1＋P_2＋P_3＋P_4＝2200＋624＋690＋1305＝4819;

（2）计算 Q 值:Q_1＝12×(15＋45＋10＋17)＝1044,Q_2＝13×(15＋10)＝325,Q_3＝19×(17＋10)＝513,Q_4＝45×10＝450,Q＝Q_1＋Q_2＋Q_3＋Q_4＝1044＋325＋513＋450＝2332;

（3）计算 G 值:$G＝\dfrac{P-Q}{P+Q}＝\dfrac{4819-2332}{4819+2332}＝0.3478$。

结果:医疗设备的价格和质量之间的相关强度为 0.3478。

10　点双列相关系数

如果遇到一个变量是属于计数资料型,而另一个变量是属于计量资料型,此时评价两变量的相关程度可应用点双列相关系数。令 X 为计量型变量,Y 为计数型变量,且 Y 的取值为 1 和 0。r_{pb} 为由样本计算的点双列相关系数,计算公式为:

$$r_{pb}＝\sqrt{\frac{n_1 n_0}{n}}\left(\frac{\overline{x}_1-\overline{x}_0}{\sqrt{\sum(x-\overline{x})^2}}\right) \tag{15}$$

式中 n_1 为 Y 取值为 1 的个数,n_0 为 Y 取值为 0 的个数,n 为样本含量即 $n＝n_1＋n_0$,$\overline{x}_1$ 是 n_1 个 X 观察值的均数,$\overline{x}_0$ 是 n_0 个 X 观察值的均数。$\sum(x-\overline{x})^2$ 为 X 的离均差平方和。r_{pb} 值在 −1 到 ＋1 之间。

例 10　调查 15 名未上大学的 25 岁男性的收入与教育之间的关系。数据如表 7 所示。试用 r_{pb} 表示收入与教育程度之间的相关关系。

计算方法及步骤:本例 $n_1＝8$,$n_0＝7$,则:$\overline{x}_1＝24$,　$\overline{x}_0＝17$,

表 7　15 名男性收入与教育程度的数据

观察对象	收入 X(千元)	是否高中毕业 Y(1＝是,0＝否)
1	24	1
2	15	1
3	35	0
4	30	1
5	12	0
6	25	1
7	13	0
8	21	1
9	27	1
10	29	1
11	19	0
12	21	1
13	14	0
14	16	0
15	10	0
$\sum X = 311, \sum X^2 = 7229$		

$$\sum (x - \bar{x})^2 = \sum x^2 - \frac{(\sum x)^2}{n} = 7229 - \frac{(311)^2}{15} = 780.9333$$

$$r_{pb} = \sqrt{\frac{n_1 n_0}{n}} \cdot \frac{\bar{x}_1 - \bar{x}_0}{\sqrt{\sum (x - \bar{x})^2}} = \sqrt{\frac{8 \times 7}{15}} \times \frac{24 - 17}{\sqrt{780.9333}} = 0.4840$$

结果:收入和教育程度之间的相关关系为 $r_{pb} = 0.4840$。

行列相关的测度指标虽有多个,但其意义相同,计算相近,且方便简单,可据情选择应用。

参考文献

[1] Conover WJ. Practical Nonparametric Statistics. 2nd ed. John Wiley & Sons Inc, 1980:178－187.

[2] Yule GU, Kendall MG. An Introduction to the Theory of Statistics. 14th Edition. Hafner, New York (4.4, 4.5), 1950.

[3] Cramer H. Mathematical Methods of Statistics. Princeton University Press, Princeton, NJ(4.1, 4.2, 4.4, 4.5), 1946.

[4] Daniel WW. Applied Nonparametric Statistics. 2nd ed. WS-KENT Publishing Company, 1990: 400－413.

（程　琮）

多分类计数配对资料的 Bowker 检验

1 原理与方法

对于配对设计两分类资料，经典的方法是使用四格表的配对检验，也称为 McNemar 检验。而对于配对设计多分类资料，可以使用 Bowker 检验（Bowker's test）。该检验由 A. H. Bowker 在 1948 年提出。Bowker 检验也称为平方表（square table）检验或对称检验（test of symmetry），是 McNemar 检验的一般化及扩展。

1.1 设计方法

在计数资料的配对设计中，观察对象按某些近似条件 1∶1 配对，或同一批样品或标本用两种方法或手段进行检测，当检测结果的分类数≥3 时，则构成配对设计多分类资料的平方表。Bowker 检验要求测量值为多分类结果，资料的分类数≥3。资料可以是无序分类或有序分类资料。平方表的行数与列数相等且对称，即 $k=r=c$。数据模式见表 1。

表 1 Bowker 检验的 $k \times k$ 列联表

方法 A	方法 B					
	分类 1	⋯	分类 i	⋯	分类 j	⋯	分类 c
分类 1	n_{11}	⋯	n_{1i}	⋯	n_{1j}	⋯	n_{1c}
⋮	⋮		⋮		⋮		⋮
分类 i	n_{i1}	⋯	n_{ii}	⋯	n_{ij}	⋯	n_{ic}
⋮	⋮		⋮		⋮		⋮
分类 j	n_{j1}	⋯	n_{ji}	⋯	n_{jj}	⋯	n_{jc}
⋮	⋮		⋮		⋮		⋮
分类 r	n_{r1}	⋯	n_{ri}	⋯	n_{rj}	⋯	n_{rc}

1.2 基本思想

基本思想是检验平方表主对角线上下对称格子中的频数是否相等。若上下对称格子中的频数相等，则认为两种方法或两种检测手段的效果没有差别。若上下对称格子中的频数不相等，经检验，计算的统计量大于或等于统计量的临界值时，则认为两种检测手段的效果不相同。

1.3 检验假设及步骤

$H_0: \pi_{ij} = \pi_{ji} (i \neq j)$，平方表对称格子中的频数或频率相同；$H_1$：至少有一个 $\pi_{ij} \neq$

$\pi_{ji}(i\neq j)$，平方表对称格子中的频数或频率不全相同。$\alpha=0.05$。

计算方法通常有两种：

（1）小样本方法：设条件样本含量为 $N_{ij}=n_{ij}+n_{ji}$，$i\neq j$。N_{ij} 是平方表中主对角线上下对称格子中的频数合计值。当 N_{ij} 中最小的非零值小于 8 时，应该使用精确概率法计算 P 值，此方法计算比较繁琐。精确概率法计算公式为：

$$P=\frac{\prod\limits_{i<j}N_{ij}!}{2^{\sum\limits_{i<j}N_{ij}}}\times\frac{1}{\prod\limits_{i<j}[n_{ij}!(N_{ij}-n_{ij})!]} \tag{1}$$

（2）大样本近似法：当 N_{ij} 中最小的非零值大于或等于 8 时，采用 W 检验。此法计算相对简单。大样本时，W 值近似服从 χ^2 分布，可以应用 χ^2 界值来判断 P 值大小。W 值计算公式有两个，计算结果完全相同。

$$W=\sum\limits_{i<j}\frac{(N_{ij}-2n_{ij})^2}{N_{ij}} \tag{2}$$

$$W=\sum\limits_{i=1}^{r}\sum\limits_{i<j}\frac{(n_{ij}-n_{ji})^2}{n_{ij}+n_{ji}} \tag{3}$$

自由度的计算有两种方法：①$\nu=$平方表中对称格子的组合数，公式为 $\nu=k(k-1)/2$。SAS 程序中使用此自由度。②当有一个或多个组合的 $N_{ij}=0$ 时，应该从公式计算的自由度中再减去 $N_{ij}=0$ 时的组合个数。如平方表为 4×4 列联表，其公式计算的自由度为：$\nu=k(k-1)/2=4(4-1)/2=6$。若有三个组合的 $N_{ij}=0$，则自由度为 $\nu=6-3=3$。SPSS 中使用此自由度。在实际处理数据时，使用第 2 种自由度较为合理。

2　应用实例

例　两名放射科医生对 200 名棉屑沉着病可疑患者的诊断结果见表 2。试分析两名医生诊断的结果是否相同。

表 2　两名医生诊断结果（例数）

甲医生	乙医生			合计
	正常	Ⅰ期	Ⅱ期	
正常	78	5	0	83
Ⅰ期	6	56	13	75
Ⅱ期	0	10	32	42
合计	84	71	45	200

检验步骤及方法如下：

（1）建立检验假设　H_0：两医生诊断结果相同；H_1：两医生诊断结果不同。$\alpha=0.05$。

（2）计算统计量 W 值

①表 2 主对角线上下方对称格子的组合数为 $\nu=k(k-1)/2=3(3-1)/2=3$，即共有 3 种组合。

②计算 3 种组合的条件样本含量。公式为：$N_{ij}=n_{ij}+n_{ji}$，$i\neq j$。计算过程为：$N_{12}=n_{12}+n_{21}=5+6=11$；$N_{13}=n_{13}+n_{31}=0+0=0$；$N_{23}=n_{23}+n_{32}=13+10=23$。

③由计算的 3 种组合的条件样本含量可知，条件样本含量非零值的数据为 11 和 23，均大于 8。可以使用大样本近似法进行 χ^2 检验。当某对称格子的条件样本含量为 0 值时，应将其去除。

④计算统计量 W 值。将数据代入公式（2）

$$W = \sum_{i<j} \frac{(N_{ij}-2n_{ij})^2}{N_{ij}} = \frac{(N_{12}-2n_{12})^2}{N_{12}} + \frac{(N_{23}-2n_{23})^2}{N_{23}}$$
$$= \frac{(11-2\times5)^2}{11} + \frac{(23-2\times13)^2}{23} = 0.4822$$

（3）确定 P 值并推断结果　本例：自由度 $\nu=k(k-1)/2=3(3-1)/2=3$，再减去 $N_{ij}=0$ 的一个组合，自由度为 $3-1=2$。据此，查 χ^2 分布界值表（附表 3），得 $\chi^2_{0.05,2}$。本例 $W=0.4822<\chi^2_{0.05,2}=5.99$。在 $\alpha=0.05$ 水准上，不拒绝 H_0。

结论：可以认为两名医生对 200 名棉屑沉着病可疑患者的诊断结果相同。

参考文献

[1] Bowker AH. A Test for Symmetry in Contingency Tables. Amer. Statist. Assoc. , 1948,43：572—574.

[2] David JS. Handbook of Parametric and Nonparametric Statistical Procedures. 3rd ed. A CRC Press Company,2004:654—662.

[3] Sprent P, Smeeton NS. Applied Nonparametric Statistical Methods Chapman & Hall/CRC, 2001：343—345.

[4] Joachim K. Distribution-Free Statistics：An Application-Oriented Approach. Elsevier Science Publishers B. V. (Biomedical Division)，1988：136—143.

（刘一志）

Bowker 检验的分割及其应用

1　原理与方法

1.1　基本思想
Bowker 检验当计算的统计量大于或等于统计量的临界值时，则 $P\leqslant0.05$。可以认为两种检测方法的效果不相同。如果要想知道哪些对称格子中的频数或频率不相同,则需要将平方表分割为若干个四格表,再对四格表进行 McNemar 检验。

1.2　Bowker 检验假设及平方表的分割

$H_0:\pi_{ij}=\pi_{ji}(i\neq j)$,平方表对称格子中的频数或频率相同;$H_1$:至少有一对 $\pi_{ij}\neq\pi_{ji}(i\neq j)$,平方表对称格子中的频数或频率不全相同。取 $\alpha=0.05$。

若 Bowker 检验结果 $P>0.05$ 时,可认为两种检测方法的效果相同,则不需要对平方表进行分割。当检验结果的 $P\leq0.05$ 时,即平方表中至少有一对对称格子中的频数或频率不相同。平方表的分割方法,一般可根据平方表中对称格子的组合数,将平方表分割为若干个配对设计的四格表。平方表的分割不是任意四个格子的组合。在平方表中,从左上方到右下方的主对角线称为对称轴。以此对称轴为主线,对其上方与下方对称的格子进行分割组合。根据 χ^2 分布的可加性原理,多个四格表计算的 χ^2 值的合计应等于用 Bowker 检验计算的总 χ^2 值。当对分割的四格表进行多次 McNemar 检验后,会增大第一类错误即 α 值。故应对显著性水平 α 值进行调整。

1.3　调整显著性水平 α 值

平方表中对称格子的组合数即为分割出的四格表的个数。组合数公式为:

$$组合数=\frac{k(k-1)}{2} \tag{1}$$

公式(1)中,$k=r=c$,即在 $k\times k$ 列联表或平方表中,k 等于行数 r 和列数 c。

平方表分割后,对分割出的若干个四格表进行多次 McNemar 检验。此时检验水准使用调整后的检验水准,用 α' 表示。

全部检验的次数为 Bowker 检验作为一次,再加上平方表分割后的组合次数。调整检验水准 α' 值的计算公式为:

$$\alpha'=\frac{\alpha}{\frac{k(k-1)}{2}+1} \tag{2}$$

表1　多个四格表 McNemar 检验的检验水准及 χ^2 界值

分割后的四格表个数(个)	调整检验水准 α' 值	调整 χ^2 界值
3	0.0125	6.24
4	0.0100	6.64
5	0.0083	6.94
6	0.0071	7.24
7	0.0063	7.46
8	0.0056	7.67
9	0.0050	7.88
10	0.0045	8.03

分割后的四格表 McNemar 检验的判断标准,根据 $\alpha=0.05$,自由度 $\nu=1$ 的调整检验水准,然后以调整后的检验水准 α' 值相对应的 χ^2 界值为判断标准,见表1。而不再以自

由度为 1 的一般 χ^2 界值为判断标准。

应特别注意:当平方表主对角线上下对称格子的频数合计为零时,即条件样本含量 $N_{ij}=n_{ij}+n_{ji},(i\neq j)$ 等于 0 时,应减去该组合的个数。

1.4 计算公式及自由度的确定

1)McNemar 检验

公式为:

$$\chi^2=\frac{(b-c)^2}{b+c} \qquad b+c\geqslant 40 \qquad (3)$$

$$\chi^2=\frac{(|b-c|-1)^2}{b+c} \qquad b+c<40 \qquad (4)$$

自由度 $\nu=1$。

2)Bowker 检验

见"多分类计数配对资料的 Bowker 检验"条目中的"1.3 检验假设及步骤"。

2 应用实例

例 某医院检验科应用尿液分析仪法和尿糖试纸条法对糖尿病病人的尿糖进行检测。检测结果见表 2。试分析两种方法检测结果的差异有无统计学意义。

表 2 两种方法检测结果比较

试纸条法	尿液分析仪法				合 计
	−	+	++	+++	
−	20	19	8	0	47
+	12	8	22	8	50
++	1	6	11	27	45
+++	0	2	7	9	18
合 计	33	35	48	44	160

分析:该资料为两样本多分类配对设计的计数资料。两种尿糖的检测结果均为有序分类资料,从阴性到阳性共分为四个等级。可以应用 Bowker 检验进行分析。由于条件样本含量 N_{ij} 中最小的非零值大于 8,故使用大样本公式计算法。

1)Bowker 检验的大样本计算法

① 计算统计量 W 值 将表 2 中数据代入"多分类计数配对资料的 Bowker 检验"条目中的公式(3)有

$$W=\sum_{i=1}^{r}\sum_{i<j}\frac{(n_{ij}-n_{ji})^2}{n_{ij}+n_{ji}}=\frac{(19-12)^2}{19+12}+\frac{(8-1)^2}{8+1}+\frac{(22-6)^2}{22+6}+\frac{(8-2)^2}{8+2}+\frac{(27-7)^2}{27+7}$$
$$=31.533$$

② 确定 P 值并推断结论

本例:自由度 $\nu=k(k-1)/2=4(4-1)/2=6$,再减去 $N_{14}=0$ 的一个组合,自由度 ν

为 $6-1=5$。据此，查 χ^2 分布界值表（附表 3），得 $\chi^2_{0.05,5}=11.07$。本例 $W=31.533>$ $\chi^2_{0.05,5}=11.07$。在 $\alpha=0.05$ 水准上，拒绝 H_0，接受 H_1。

结论：有理由认为两种检测方法检测病人尿糖结果的差异有统计学意义，即两种检测方法的检测结果不相同。

2）平方表的分割及 McNemar 检验

按照平方表的主对角线与上下对称格子的相对位置，去除对称格子频数为 0 的一个四格表，共分割出五个四格表，并对其进行 McNemar 检验。五个四格表 χ^2 值的合计应该等于 Bowker 检验的 χ^2 值 31.53。平方表的分割及 McNemar 检验结果见表 3。

表 3　4×4 平方表分割后的 McNemar 检验结果

试纸条法	尿液分析仪法			计算的 χ^2 值	调整 χ^2 界值	调整的 α' 值	P 值	结论
	$-$	$+$	合计					
$-$	**20**	**19**	39					
$+$	**12**	**8**	20	1.58	6.94	0.0083	>0.0083	无意义
合计	32	27	59					
	$-$	$++$	合计					
$-$	**20**	**8**	28					
$++$	**1**	**11**	12	5.44	6.94	0.0083	>0.0083	无意义
合计	21	19	40					
	$+$	$++$	合计					
$+$	**8**	**22**	30					
$++$	**6**	**11**	17	9.14	6.94	0.0083	<0.0083	有意义
合计	14	33	47					
	$+$	$+++$	合计					
$+$	**8**	**8**	16					
$+++$	**2**	**9**	11	3.60	6.94	0.0083	>0.0083	无意义
合计	10	17	27					
	$++$	$+++$	合计					
$++$	**11**	**27**	38					
$+++$	**7**	**9**	16	11.76	6.94	0.0083	<0.0083	有意义
合计	18	36	54					

表 3 中第一个四格表的 McNemar 检验为：

$$\chi^2=\frac{(b-c)^2}{b+c}=\frac{(19-12)^2}{19+12}=1.58$$

余类推。

确定 P 值及推断结论：由于计算的 χ^2 值为 1.58，小于调整 χ^2 界值 6.94，故 P 值大于调整的 α' 值 0.0083。结论：有理由认为尿液分析仪法与试纸条法的检测阳性率的差别无统计学意义。

注意：理论上，当 McNemar 检验的检验条件：$b+c<40$ 时，应该使用校正公式（4）进行检验。本例只是作为例题说明计算过程及方法，未进行校正。

由表 3 可知，五个四格表中，只有第三个四格表和第五个四格表的检验结果，其 P 值小于调整后的检验水准 α' 值。仔细分析这两个四格表的数据可知，尿液分析仪法的检测阳性率均高于试纸条法。

参考文献

[1] Bowker AH. A Test for Symmetry in Contingency Tables. Amer. Statist. Assoc., 1948,43：572－574.

[2] Sheskin DJ. Handbook of Parametric and Nonparametric Statistical Procedures. Third Edition. A CRC Press Company,2004:654－662.

[3] Sprent P, Smeeton NS. Applied Nonparametric Statistical Methods Chapman & Hall/CRC, 2001：343－345.

[4] Joachim K. Distribution-Free Statistics：An Application-Oriented Approach. Elsevier Science Publishers B. V. (Biomedical Division)，1988；136－143.

（刘一志）

Cohen kappa 一致性检验

1 基本概念

kappa 一致性检验由 Cohen 在 1960 年提出，也称为 Cohen kappa 一致性检验（Cohen's kappa test for the degree of agreement）。该检验是用于列联表的关联性检验之一。主要用于两种判断或评价方法是否具有一致性。可以是两名专家或医生对同一批观察对象分类判断的一致性，也可以是同一名专家或医生对同一批观察对象多次重复判断的一致性。kappa 值的变化范围为 0~1。取值 0 表示不一致，取值 1 表示完全的一致性。取值在 0 与 1 之间，表示不同程度的一致性。

2 kappa 值的计算及显著性检验

2.1 kappa 值计算公式

$$k = \frac{\sum O_{ij} - \sum E_{ij}}{n - \sum E_{ij}} \tag{1}$$

式中 $i=j$。$\sum O_{ij}$ 为平方表中对角线上格子中实际频数的合计，这些频数包含了由机会造成的一致性频数。$\sum E_{ij}$ 为平方表中对角线上格子中理论或期望频数的合计，它是完全由机会造成的频数。n 为观察对象的总例数。注意：公式中使用的频数只是平方表对角线上格子中的频数。此频数是两名专家判断相一致的例数。公式中的分子表示去除了由机会造成的频数。分母表示在总例数中也去除了由机会造成的频数。kappa 值为两者之比，即两个频数的比值。kappa 公式中理论数的计算公式为：

$$E_{ij}=\frac{n_r n_c}{n} \tag{2}$$

式中 n_r 为格子所对应行的合计频数；n_c 为格子所对应列的合计频数。

计算的样本 kappa 值是存在抽样误差的。kappa 值的抽样误差用标准误 s_k 表示。计算公式为：

$$s_k=\sqrt{\frac{\sum O_{ij}(n-\sum O_{ij})}{n(n-\sum E_{ij})^2}} \tag{3}$$

2.2　总体 kappa 值可信区间的估计
95％可信区间公式

$$k\pm 1.96 s_k \tag{4}$$

2.3　kappa 值的显著性检验
当样本较大时，可以采用 u 检验。并按照双侧 u 值的标准进行判断。公式为：

$$u=\frac{k}{s_k} \tag{5}$$

2.4　kappa 值一致性大小的判断标准

$$k\geqslant 0.7 \qquad 高度一致$$
$$0.4\leqslant k<0.7 \qquad 中度一致$$
$$0.2\leqslant k<0.4 \qquad 低度一致$$

3　实例

例1　两名医生对 100 名精神病人进行疾病诊断。将病人诊断为 A、B、C 三类不同的精神分裂症。数据见表1。试分析两名医生诊断水平的一致性。

计算步骤如下：

1）建立检验假设　H_0：两次判断结果不一致，即一致性由机会造成；H_1：两次判断结果一致。$\alpha=0.05$。

2）计算 kappa 值　计算对角线上格子实际频数的合计值：$\sum O_{ij}=31+29+3=63$。注意：$\sum O_{ij}$ 中包含由机会造成的频数。

计算对角线格子中理论频数值：

表 1 两名医生诊断结果

医生 2	医生 1			合 计
	A	B	C	
A	31	4	2	37
B	6	29	8	43
C	10	7	3	20
合 计	47	40	13	100

$$E_{11} = \frac{n_r n_c}{n} = \frac{37 \times 47}{100} = 17.39$$

$$E_{22} = \frac{n_r n_c}{n} = \frac{43 \times 40}{100} = 17.20$$

$$E_{33} = \frac{n_r n_c}{n} = \frac{20 \times 13}{100} = 2.60$$

由机会造成的理论频数合计值为：$\sum E_{ij} = 17.39 + 17.20 + 2.60 = 37.19$。

计算 kappa 值有：$k = \dfrac{\sum O_{ij} - \sum E_{ij}}{n - \sum E_{ij}} = \dfrac{63 - 37.19}{100 - 37.19} = 0.41$

3）计算总体 kappa 值可信区间并进行 kappa 值的显著性检验

将已知数据代入公式（3），计算标准误有：$s_k = \sqrt{\dfrac{\sum O_{ij}(n - \sum O_{ij})}{n(n - \sum E_{ij})^2}} = $

$\sqrt{\dfrac{63 \times (100 - 63)}{100 \times (100 - 37.19)^2}} = 0.077$。

总体 kappa 值的 95% 可信区间为：$k \pm 1.96 s_k = 0.41 \pm 1.96 \times 0.077$，即（0.2591，0.5609）。

计算 u 值有：$u = \dfrac{k}{s_k} = \dfrac{0.41}{0.077} = 5.32$。

本例计算的 u 值为 5.32，大于 $u_{0.05} = 1.96$，在 $\alpha = 0.05$ 水准上，拒绝 H_0，接受 H_1。

结论：可以认为 kappa 值有统计学意义。kappa 值为 0.41，属中度一致。即两医生的诊断结果存在中度一致性。

4 两样本 kappa 值的显著性检验

4.1 应用条件及计算方法

如果专家或医生对同一批观察对象在不同时间进行了两次判断，或对不同的观察对象进行了两次判断。这两次判断是否具有一致性，可以进行两样本 kappa 值的显著性检验。计算公式为：

$$u = \frac{|k_1 - k_2|}{\sqrt{s_{k_1}^2 + s_{k_2}^2}} \tag{6}$$

4.2　实例

例 2　两名医生对 100 名同一批精神病人在不同时间先后做了两次诊断。数据的 kappa 值及标准误计算结果为：$k_1=0.41$，$s_{k_1}=0.077$；$k_2=0.56$，$s_{k_2}=0.062$。试进行两样本 kappa 值的显著性检验。

检验假设为：H_0：两总体 kappa 值相同；H_1：两总体 kappa 值不相同。$\alpha=0.05$。

计算统计量 u 值：$u=\dfrac{|k_1-k_2|}{\sqrt{s_{k_1}^2+s_{k_2}^2}}=\dfrac{|0.41-0.56|}{\sqrt{0.077^2+0.062^2}}=1.52$。

本例计算的 u 值为 1.52，小于 $u_{0.05}=1.96$。在 $\alpha=0.05$ 水准上，不拒绝 H_0。

结论：可以认为，两名医生对 100 名同一批精神病人在不同时间先后做的两次诊断结果的一致性相同。

参考文献

[1] Sheskin DJ. Handbook of Parametric and Nonparametric Statistical Procedures. 3rd ed. Chapman & Hall/CRC,2004:543—547.

[2] Sprent P，Smeeton NC. Applied Nonparametric Statistical Methods. 3rd ed. Chapman & Hall/CRC，2001:264—268.

[3] Alan Agresti. Categorical Data Analysis. 2nd ed. A John Wiley & Sons, Inc. , Publication,2002:435—436.

（程　琮　尚　磊）

Ridit 分析

医学科研中经常出现各种等级资料，如化验结果、疾病病情、临床疗效、病理分级等。Ridit 分析专门用于检验和分析等级资料。检验方法可分为：单样本检验、两样本检验和多样本检验。

1　单样本检验

单样本检验也称为样本与总体的比较。样本组可以是一个组，也可以是多个组。标准组或总体组的选择：一般可以将常规疗法、标准疗法或公认的治疗方法作为标准组或总体组。观察例数一般要比较大。观察组或实验组作为对比组。

例 1　某医生以紫草提取物为观察组，常规疗法使用复方达克宁为对照组，研究两组方法治疗银屑病的疗效。每组各观察 500 例病人，数据见表 1。试分析两组疗效的差异有无统计学意义。

表 1　两种方法疗效结果

组　别	无效	好转	显效	控制	合计
对照组	15	25	369	91	500
实验组	6	27	334	133	500

1)以常规疗法为标准组计算各等级 Ridit 值

计算数据见表2,其中第(2)栏为人数即频数 f,第(3)栏为频数的一半即 $f/2$,第(4)栏为累计 f 并下移一行,第(5)栏为第(3)栏＋第(4)栏。第(6)为第(5)栏各等级人数除以总人数,即为计算的 Ridit 值 R。

表 2　标准组 Ridit 计算

等级	人数(f)	$f/2$	累计 f 下移一行	(3)+(4)	$R=(5)/500$
(1)	(2)	(3)	(4)	(5)	(6)
无效	15	7.5	0	7.5	0.015
好转	25	12.5	15	27.5	0.055
显效	369	184.5	40	224.5	0.449
控制	91	45.5	409	454.5	0.909
合　计	500				

2)计算平均 Ridit 值

$$\bar{R} = \frac{\sum fR}{n} \tag{1}$$

详细计算过程见表3。标准组平均 Ridit 值总是等于 0.50。如果不等于 0.50,则说明计算有误。

表 3　平均 Ridit 值计算

等级	R	f	fR	fR^2	实验组 f	实验组 fR
(1)	(2)	(3)	(4)	(5)	(6)	(7)
无效	0.015	15	0.23	0.00	6	0.0900
好转	0.055	25	1.38	0.08	27	1.4850
显效	0.449	369	165.68	74.39	334	149.9660
控制	0.909	91	82.72	75.19	133	120.8970
合　计		500	$\sum fR=250.00$	$\sum fR^2=149.66$	500	272.4380

$$\bar{R} = \frac{\sum fR}{n} = \frac{250.00}{500} = 0.50$$

3)计算方差及标准差

方差：

$$s_R^2 = \frac{\sum fR^2 - \dfrac{(\sum fR)^2}{n}}{n-1} \tag{2}$$

标准差：

$$s_R = \sqrt{s_R^2} \tag{3}$$

$$s_R^2 = \frac{\sum fR^2 - \dfrac{(\sum fR)^2}{n}}{n-1} = \frac{149.66 - \dfrac{250^2}{500}}{500-1} = 0.04942$$

$$s_R = \sqrt{s_R^2} = \sqrt{0.04942} = 0.2223$$

4）计算对比组 Ridit 值

$$\bar{R}_{对比组} = \frac{\sum fR}{n} = \frac{272.4380}{500} = 0.5449$$

5）平均 Ridit 值的标准误及可信区间

标准误：

$$s_{\bar{R}} = \frac{s_R}{\sqrt{n}} \tag{4}$$

95％可信区间：

$$\bar{R} \pm 1.96 s_{\bar{R}} \tag{5}$$

本例计算结果：$s_{\bar{R}} = \dfrac{s_R}{\sqrt{n}} = \dfrac{0.2223}{\sqrt{500}} = 0.0099$。

95％可信区间：$0.5449 \pm 1.96 \times 0.0099 = (0.5255, 0.5643)$。

6）显著性检验　可以应用可信区间进行显著性检验。若对比组的可信区间包含 0.50，则 $P > 0.05$。若不包含 0.50，则 $P < 0.05$。本例对比组可信区间为（0.5255，0.5643），不包含 0.50。则 $P < 0.05$。可以认为两组疗效差异有统计学意义。

若疗效等级是按照从无效到控制来排序，则对比组平均 Ridit 值越大，疗效越好。本例对比组平均 Ridit 值大于标准组，则对比组疗效好于标准组。

7）Ridit 值方差的快速估计　数理统计研究显示，随着等级数 k 的增加，Ridit 值的方差趋向于常数 $1/12$。各等级的最大方差估计值见表 4。

表 4　各等级 k 值时最大方差值

等级数 k	2	3	4	5	6	7	8	9
最大方差精确值	1/16	1/27	5/64	2/25	35/432	4/49	21/256	20/243
最大方差近似值	0.0625	0.0370	0.0781	0.0800	0.0810	0.0816	0.0820	0.0823

表 4 中的方差为各等级的最大方差,而用公式计算的各等级 k 的方差要小于最大方差。因此,用表 4 中数据进行显著性检验时,检验结果趋向于保守。

本例,$k=4$,最大方差为 0.0781,标准差 $s_R=\sqrt{0.0781}=0.2795$。标准误为:$s_{\bar{R}}=\dfrac{s_R}{\sqrt{n}}=$

$\dfrac{0.2795}{\sqrt{500}}=0.0125$。95%可信区间:$0.5449\pm1.96\times0.0125=(0.5204,0.5694)$。

注意:如果为多个样本组时,则可以分别计算各样本组的 Ridit 值及其可信区间,再分别判断其差异有无统计学意义。

2 两样本平均 Ridit 值的比较

如果处理的数据为两个样本,且两个样本的例数相近,没有一个可以作为总体组时,可以应用两样本平均 Ridit 值的比较方法进行显著性检验。

检验统计量 u 值公式为:

$$u=\frac{|\bar{R}_1-\bar{R}_2|}{\sqrt{s_{\bar{R}_1}^2+s_{\bar{R}_2}^2}}=\frac{|\bar{R}_1-\bar{R}_2|}{\sqrt{s_R^2\left(\dfrac{n_1+n_2}{n_1n_2}\right)}} \qquad (6)$$

可以用公式(2)计算精确的 s_R^2 值,也可以利用近似法以 $\dfrac{1}{12}$ 估计 s_R^2,公式(6)变为:

$$u=\frac{|\bar{R}_1-\bar{R}_2|}{\sqrt{\dfrac{1}{12}\left(\dfrac{n_1+n_2}{n_1n_2}\right)}} \qquad (7)$$

按照正态分布 u 值的标准判断结果。

例 2 用 A、B 两种药物治疗慢性气管炎。观察两组不同病程年限的疗效是否有统计学差异。数据见表 5。

表 5 两种药物治疗效果

疗效	A 药组	B 药组
治愈	17	5
显效	51	11
好转	33	52
无效	7	24
合计	108	92

1)计算两组合并 Ridit 值 将两组例数合并作为标准组频数,计算 Ridit 值,见表 6。计算 A、B 两组平均 Ridit 值。

$\bar{R}_A=(17\times0.0550+51\times0.2650+33\times0.6325+7\times0.9225)/108=0.3869$

$\bar{R}_B=(5\times0.0550+11\times0.2650+52\times0.6325+24\times0.9225)/92=0.6328$

2)计算检验统计量 u 值 由公式(2)计算方差为 0.0744。则有:

表 6　两组合并 Ridit 值的计算

病程年限	A 药组	B 药组	合计 f	$f/2$	累积 f 下移一行	(5)+(6)	(7)/n
(1)	(2)	(3)	(4)	(5)	(6)	(7)	(8)
治愈	17	5	22	11.00	0	11.00	0.0550
显效	51	11	62	31.00	22	53.00	0.2650
好转	33	52	85	42.50	84	126.50	0.6325
无效	7	24	31	15.50	169	184.50	0.9225
合计	108	92	200				

$$u = \frac{|\bar{R}_1 - \bar{R}_2|}{\sqrt{s_R^2 \left(\frac{n_1 + n_1}{n_1 n_1} \right)}} = \frac{|0.3869 - 0.6328|}{\sqrt{0.0744 \times \frac{108 + 92}{108 \times 92}}} = 6.3542$$

利用近似法以 $\frac{1}{12}$ 估计 s_R^2，则有：$u = \frac{|\bar{R}_1 - \bar{R}_2|}{\sqrt{\frac{1}{12} \left(\frac{n_1 + n_1}{n_1 n_1} \right)}} = \frac{|0.3869 - 0.6328|}{\sqrt{\frac{1}{12} \times \frac{108 + 92}{108 \times 92}}} = 6.0040$。

计算的 u 值大于界值 $u_{0.05} = 1.96$，则 $P < 0.05$。可以认为，两种药物对气管炎疗效的差异有统计学意义。

根据 Ridit 值判断疗效：如果差异有统计学意义，则本例的 Ridit 值越大，对气管炎的疗效越好。

3　多样本平均 Ridit 值的比较

对多样本等级数据的比较，先计算各样本合并例数的 Ridit 值，再计算各样本的平均 Ridit 值。然后计算 χ^2 统计量，进行 χ^2 检验。公式为：

$$\chi^2 = 12 \sum n_i (\bar{R}_i - 0.5)^2 \tag{8}$$

例 3　某医生用三种方法治疗某妇科病。治疗结果数据见表 7。试进行 Ridit 分析。

表 7　三种疗法疗效结果

疗效	糖衣片	黄酮片	复方组	合计
无效	48	5	13	66
有效	184	16	36	236
显效	77	18	11	106
控制	52	19	17	88
合计	361	58	77	496

1）计算 Ridit 值　以三组合并例数为标准组，计算 Ridit 值，见表 8。

2）计算合并组及各样本 Ridit 值　合并组 Ridit 值：

表 8　三种疗法疗效结果

疗效	合计 f	$f/2$	累积 f 下移一行	(3)+(4)	(5)/496
(1)	(2)	(3)	(4)	(5)	(6)
无效	66	33	0	33	0.0665
有效	236	118	66	184	0.3710
显效	106	53	302	355	0.7157
控制	88	44	408	452	0.9113
合计	496	248			

$$\bar{R}_{合并组} = \frac{66 \times 0.0665 + 236 \times 0.3710 + 106 \times 0.7157 + 88 \times 0.9113}{496} = 0.5000$$

各样本 Ridit 值：$\bar{R}_1 = \dfrac{48 \times 0.0665 + 184 \times 0.3710 + 77 \times 0.7157 + 52 \times 0.9113}{361}$

$$= 0.4819$$

依同样方法，计算有：$\bar{R}_2 = 0.6287$，$\bar{R}_3 = 0.4881$

3）计算 χ^2 统计量

$$\chi^2 = 12 \sum n_i (\bar{R}_i - 0.5)^2$$
$$= 12 \times [361 \times (0.4819 - 0.5)^2 + 58 \times (0.6287 - 0.5)^2 + 77 \times (0.4881 - 0.5)^2]$$
$$= 13.09$$

根据自由度 $\nu = k - 1 = 3 - 1 = 2$，$\alpha = 0.05$，查 χ^2 分布界值表（附表 3），得 $\chi^2_{0.05,2} = 5.99$。本例 χ^2 值为 13.09，大于 χ^2 界值 5.99，则 $P < 0.05$。

结论：可以认为三种治疗方法对某妇科病的疗效差异有统计学意义。

各组疗效判断：计算 Ridit 值时，等级的排序是从无效到控制。故平均 Ridit 值越大，疗效越好。本例，黄酮片组 $\bar{R}_2 = 0.6287$ 值最大，疗效最好。依次疗效排序为复方组组次之，糖衣片组更次之。

参考文献

[1] 上海第一医学院卫生统计学教研组. 医学统计方法. 上海：上海科学技术出版社,1979:170—178.

[2] 刘筱娴. 医学统计学. 北京：科学出版社,2000:119—126.

[3] 杨树勤. 中国医学百科全书·医学统计学分册. 上海：上海科学技术出版社,1985:213—214.

（程　琮　尚　磊）

游程检验

对游程的研究,可以追溯到概率论发展的早期。de Moivre 在发表于 1718 年的书中曾计算过扔 n 次钱币时连续出现 r 次正面向上的概率。此后 Whitworth WA (1867),Pearson K(1897)都曾研究过游程。游程的早期统计应用的代表被认为是 Wald 和 Wolfowitz (1940,Wald-Wolfowitz 检验)。

游程检验的基本出发点是检验样本的独立性。几乎所有经典统计方法在理论上都要求样本是随机样本,即要求重复观察到的一组变量值在统计上相互独立。如果它们真的相互独立,则把它们重新排列以后并不损失任何信息,例如将样本值从小到大排列得到的顺序统计量,这是个充分统计量,当然,这个充分性是以观察值之间的相互独立性为前提的。因此,独立性是一个更基本的重要条件。游程检验就是检验样本独立性的一种方法。

在一个由两种或两种以上的符号形成的序列中,处在连接位置上的一段相同符号称为游程。例某天到某医院就医的患者第一个为男性,第二个为女性,再往后是三个男性,接下去是一个女性,一个男性,一个女性。他们构成的性别序列为:男,女,男,男,男,女,男,女。其中由"男"构成了三个游程,其长度分别为 1,3,1。由"女"构成三个游程,长度都是 1。

假设我们要作临床治疗试验以比较 A、B 二疗法,把第一个患者随机分到了 A 组,第二个患者分到 B 组,以后的患者依次交替分到每个试验组,则到达的患者按接受的处理形成一个序列 $A,B,A,B,A,B,\cdots$。现在假定性别对疗效有影响,而到达的患者的性别序列为:男,女,男,女,男,女,男,女,$\cdots$,显见,A 组大都是男性,B 组大都是女性,这样的分组当然不合理。出现这种不合理分组的原因在于到达的患者其性别序列太规律了,或说此序列中男女两种符号不独立,序列不随机。序列不随机有两种可能形式:若相同符号倾向于聚集,则由它们形成的游程个数就少,游程长度就长。反之,若不同符号倾向于交替出现,则游程个数必大,游程长度短。因此,若序列随机,则游程个数既不应太多也不应太少。游程长度也不应太长或太短。相应地,游程检验可有游程个数检验和游程长度检验。另外,对由数值构成的序列,还可有趋势游程检验。

1　游程个数检验

以 n 记观察到的序列长度,第一种符号个数为 n_1,第二种符号个数为 n_2,$n_1 + n_2 = n$。r_1 表示由第一种符号构成的游程个数,r_2 为第二种符号构成的游程个数。总游程个数为

$r,r=r_1+r_2$。r 为随机变量 R 的观察值。假设序列随机,则 R 的分布密度函数为:

$$P(R=k)=\frac{\binom{n_1-1}{k/2-1}+\binom{n_2-1}{k/2-1}}{\binom{n}{n_1}} \qquad \text{当 } k \text{ 为偶数}$$

$$P(R=k)=\frac{\binom{n_1-1}{(k-1)/2}\binom{n_2-1}{(k-3)/2}+\binom{n_1-1}{(k-3)/2}\binom{n_2-1}{(k-1)/2}}{\binom{n}{n_1}} \qquad \text{当 } k \text{ 为奇数}$$

R 的期望值为 $E(R)=1+2n_1n_2/n$;方差为 $Var(R)=2n_1n_2(2n_1n_2-n)/[n^2(n-1)]$。

当 n_1 和 n_2 都不太大时,R 界值见表1 游程个数 R 界值表,当 n_1 和 n_2 都较大时,可依下式计算 u,u 服从 $N(0,1)$ 的正态分布,据 $N(0,1)$ 确定检验界值:

$$u=\frac{|R-1-2n_1n_2/n|-0.5}{\sqrt{Var(R)}}$$

游程个数检验的检验步骤为:

①建立假设:H_0:n 个符号组成的序列随机;H_1:n 个符号组成的序列不随机。确定检验水准 α。

②计算序列中的游程个数 R。

③当 n_1 和 n_2 都 $\leqslant 20$ 时,查表确定 P 值;否则计算 u 值再确定 P 值。

④依 P 值及 α 作结论:当 $P>\alpha$ 时不拒绝 H_0,否则拒绝 H_0。

表1　游程个数 R 界值表(上行:单侧 $P=0.05$,下行:双侧 $P=0.05$,$n_1\leqslant n_2$)

n_1	n_2=5	6	7	8	9	10	11	12	13	14	15	16	17	18	19	20
5	3—9	3—10	3—10	3—11	4—11	4—11	4	4	4	5	5	5	5	5	5	5
	2—10	3—10	3—11	3—11	3	3	4	4	4	4	4	4	4	5	5	5
6		3—11	4—11	4—12	4—12	5—12	5—13	5—13	5—13	5—13	6	6	6	6	6	6
		3—11	3—12	4—12	4—13	5—13	5—13	5	5	5	5	6	6	6	6	6
7			4—12	4—13	5—13	5—13	5—14	6—14	6—14	6—14	6—15	6—15	7—15	7—15	7—15	7
			3—13	4—13	4—14	5—14	5—14	5—14	5—15	5—15	6—15	6	6	6	6	6
8				5—13	5—14	6—14	6—14	6—15	7—16	7—16	7—16	7—16	8—16	8—16	8—16	8—17
				4—14	5—14	5—15	6—15	6—16	6—16	6—16	7—17	7—17	7—17	7—17	7—17	7—17
9					6—14	6—15	6—15	7—16	7—16	7—17	8—17	8—17	8—17	8—18	8—18	9—18
					5—15	5—16	6—16	6—16	6—17	7—17	7—18	7—18	7—18	8—18	8—18	8—18
10						6—16	7—16	7—17	8—17	8—17	8—18	8—18	8—18	9—19	9—19	9—19
						6—16	6—17	7—17	7—18	7—18	8—19	8—19	8—20	9—20	9—20	9—20
11							7—17	8—17	8—18	8—18	9—19	9—19	9—19	10—20	10—20	10—20
							7—17	7—18	7—19	8—19	8—19	8—20	9—20	9—20	9—21	9—21

续表

n_1	\(n_2\) 5	6	7	8	9	10	11	12	13	14	15	16	17	18	19	20
12								8—18	9—18	9—19	9—19	10—20	10—20	10—21	10—21	11—21
								7—19	8—19	8—20	8—20	9—21	9—21	9—21	10—22	10—22
13									9—19	9—20	10—20	10—20	10—21	11—21	11—22	11—22
									8—20	9—20	9—21	9—21	10—22	10—22	10—23	10—23
14										10—20	10—21	11—21	11—22	11—22	12—23	12—23
										9—21	9—22	10—22	10—23	10—23	11—23	11—24
15											11—21	11—22	11—22	12—23	12—23	12—24
											10—22	11—22	11—23	11—24	11—24	12—25
16												11—23	12—23	12—24	13—24	13—25
												11—23	11—24	12—24	12—25	12—25
17													12—24	13—24	13—25	13—25
													11—25	12—25	12—26	13—26
18														13—25	14—25	13—26
														12—26	13—26	13—27
19															14—26	14—27
															13—27	13—27
20																15—27
																14—28

例1 某小村发生某种地方病，住户沿一条溪水排列，调查结果 9 家病户标以"＋"号，17 家非病户标以"－"号，问病户分布是否随机？

　　　　　－＋－－－＋－＋－－－－－＋＋－＋－＋－－－－＋－＋

①建立假设 H_0:病户排列随机；H_1:病户排列不随机。双侧 $\alpha=0.05$。

②序列中有 7 个"－"号游程，7 个"＋"号游程，故 $R=14$。

③因 $n_1=9$，$n_2=17$，查表 1 游程个数 R 界值表，当 $n_1=9$，$n_2=17$ 时，双侧检验接受域为 7～18，故 $P>0.05$。

④因 $P>0.05$，故不拒绝 H_0，尚看不出有聚集性。

2　游程长度检验

假设检验的 H_0 同游程个数检验，在 H_0 下，当 n 固定时，所有游程中最长游程的长度 l 超过界值时，在相应水平上拒绝 H_0。

游程长度检验的步骤为：

①建立假设：H_0:n 个符号组成的序列随机；H_1:n 个符号组成的序列不随机。确定检验水准 α。

②计算序列中最长游程的长度 l。

③查表 2 游程长度 l 界值表（单侧），确定 P 值。

④依 P 值及 α 作结论：当 P 值大于 α 时不拒绝 H_0，否则拒绝 H_0。

例2 在例 1 中，$n=26$，$l=4$，查表 2 游程长度 l 界值表，$P>0.05$，结论同例 1。尚看

不出有聚集性。

表 2　游程长度 l 界值表（单侧）

n	P	
	0.05	0.01
5	4	
6～7	4	5
8～9	5	5
10～26	5	6
27～34	6	6
35～100	6	7

游程长度检验与游程个数检验分别利用了样本序列中不同方面的信息，它们的结论可以一致也可以不一致。数值序列也可转换为二值序列，例如凡大于中位数 M 者取值记为＋，小于 M 者记为一，等于 M 者弃去不用，就得到一个二值序列，举例如下：

例 3　某病病死率（％）逐年变化如表 3：

表 3　某病病死率变化资料

40.9	45.1	23.6	39.4	46.5	31.5	25.4	22.6	30.5	24.5
＋	＋	－	＋	＋	＋	＋	－	＋	＋
35.9	23.8	16.0	17.5	17.2	16.2	13.2	12.5	11.8	12.61
＋	＋	－	－	－	－	－	－	－	－

此 20 个数的中位数为 23.7，令凡大于 23.7 者为＋，小于 23.7 者为一，即得到一个由＋号和一号构成的二值序列。对此序列作游程个数检验：$n_1=10$，$n_2=10$，$R=6$，查表 1 游程个数 R 界值表，接受域为 6～16，R 等于下界，$P<0.05$，认为病死率变化不随机。游程长度检验：$n=20$，$l=8$，查表 2，游程长度 l 界值表（单侧）超过界值 6，$P<0.01$，结论同游程个数检验。

3　趋势游程检验

设有一个由 n 个数字 $X_1,X_2,\cdots,X_n$ 构成的序列，欲检验是否存在某种趋势。统计量的计算步骤如下：

①求相邻二个数字的差值：$X_2-X_1,X_3-X_2,\cdots,X_n-X_{n-1}$。

②当差值为正时得到一个"＋"号，为负时得到一个"一"号，由此得到一个含 $n-1$ 个符号的二值序列。

③根据此二值序列得出游程个数 R。

④R 太大或太小时的界值见趋势游程检验游程个数 R 界值表，据之检验原序列随机性。当 $n>25$ 时，计算 u_1、u_2，依 u_1、$u_2\sim N(0,1)$ 来检验。

$$u_1=[R+0.5-(2n-1)/3]/\sqrt{(16n-29)/90}$$

或

$$u_2=[R-0.5-(2n-1)/3]/\sqrt{(16n-29)/90}$$

在趋势游程检验游程个数 R 界值表中取上界还是取下界，以及 $n>25$ 时计算 u_1 还是 u_2，取决于备择假设。若目的是检验是否存在某种升（降）趋势，则当 R 小时拒绝 H_0，在界值表中取下界，当 $n>25$ 时计算 u_1，看它是否小于相应界值；若备择假设是存在某种短周期波动，则在表中取上界，n 大时计算 u_2，当 u_2 大于上界时拒绝 H_0。

例 4　1970～1982 年到某国旅游的人数分别为 12362,12739,13057,13955,14123,15698,17523,18610,19842,20310,22500,23080,21916。欲检验旅游人数有无上升趋势。

此例 $n=13$，12 个 $+-$ 号的序列为：$+++++++++++-$，故 $R=2$，在表 4 趋势游程检验游程个数 R 界值表中 $P \leqslant 0.01$ 时 R 下界 $=4$，此处 $R=2<4$，故拒绝 H_0，认为存在上升趋势。

表 4　趋势游程检验游程个数 R 界值表（上行：$P \leqslant 0.05$，下行：$P \leqslant 0.01$）

n	下界 R	上界 R	n	下界 R	上界 R
5	1		15	6	13
6	1			5	14
7	2		16	7	14
	1			6	15
8	2		17	7	15
	1			6	16
9	3	8	18	8	15
	2			7	16
10	3	9	19	8	16
	3			7	17
11	4	10	20	9	17
	3			8	18
12	4	11	21	10	18
	4			8	19
13	5	12	22	10	18
	4	12		9	20
14	6	12	23	11	19
	5	13		10	20

4　von Neumann 的秩趋势游程检验

此方法与趋势游程检验不同之处是，在数字序列 $X_1, X_2, \cdots, X_n$ 中，不是直接计算差值，而是先给每个 X_i 依大小编秩，然后计算相邻秩次差值的平方和作为统计量。记 X_i 的秩为 R_i，相邻秩次差值的平方和为：$NM = (R_1 - R_2)^2 + (R_2 - R_3)^2 + \cdots + (R_{n-1} - R_n)^2$。较大样本则计算统计量：$RVN = NM/S$，其中 $S = (R_1 - m)^2 + (R_2 - m)^2 + \cdots + (R_n - m)^2$，$m = (n+1)/2$；若没有相同秩次，则 $S = n(n^2 - 1)/12$。当 n 大时，RVN 趋近正

态分布,均值为 2,方差为 $4(n-2)(5n^2-2n-9)/[5n(n+1)(n-1)^2]\approx20/(5n+7)$。$NM$ 的界值见表 5"NM 界值表"$(n=5\sim10)$。RVN 的界值见表 6"RVN 界值表"$(n=10\sim100)$。类似于趋势游程检验,当备择假设是存在某种升(降)趋势时,则应取下界,当 R 小于下界时拒绝 H_0;当备择假设是存在某种短周期波动,则应取上界,当 R 大于上界时拒绝 H_0。

表 5 NM 界值表(上行 $P\leqslant0.05$,下行 $P\leqslant0.01$)

n	NM 下界	NM 上界	n	NM 下界	NM 上界
5	7	35	8	39	129
				26	144
6	14	56	9	59	181
	8	63		40	202
7	24	88	10	85	246
	15	98		59	273

表 6 RVN 界值表

n	P		n	P	
	0.05	0.01		0.05	0.01
10	1.04	0.72	32	1.43	1.21
11	1.08	0.77	34	1.45	1.23
12	1.11	0.81	36	1.46	1.25
13	1.14	0.84	38	1.48	1.27
14	1.17	0.87	40	1.49	1.29
15	1.19	0.90	42	1.50	1.30
16	1.21	0.93	44	1.51	1.32
17	1.24	0.96	46	1.52	1.33
18	1.26	0.98	48	1.53	1.35
19	1.27	1.01	50	1.54	1.36
20	1.29	1.03	55	1.56	1.39
21	1.31	1.05	60	1.58	1.41
22	1.32	1.07	65	1.60	1.43
23	1.33	1.09	70	1.61	1.45
24	1.35	1.10	75	1.62	1.47
25	1.36	1.12	80	1.64	1.49
26	1.37	1.13	85	1.65	1.50
27	1.38	1.15	90	1.66	1.52
28	1.39	1.16	95	1.66	1.53
29	1.40	1.18	100	1.67	1.54
30	1.41	1.19			

RVN 界值表中为下界,上界$=4-$下界。例如 $n=20$、$P=0.05$ 时,下界$=1.29$,则上界$=4-1.29=2.71$。

例 5　用趋势游程检验中例 4,将 13 个数据从小到大编秩,秩次依次为:1,2,3,4,5, 6,7,8,9,10,12,13,11,$NM = (1-2)^2 + (2-3)^2 + \cdots + (13-11)^2 = 18$。

此例 $S = 13(13^2 - 1)/12 = 182$,$RVN = 18/182 = 0.0989$,查表 6"$RVN$ 界值表", $0.0989 < 0.84$,$P < 0.01$,结论同上例。若用 RVN 的正态近似,则均值为 2,方差为 $4(n-2)$ $\times (5n^2 - 2n - 9)/[5n(n+1)(n-1)^2] \approx 20/(5n+7) = 20/(5 \times 13 + 7) = 0.2778$。$u =$ $(0.0989 - 2)/\sqrt{0.2778} = -3.61$,$P < 0.01$,结论不变。

5　Wald-Wolfowitz 游程检验

Wald-Wolfowitz 游程检验的原理同游程个数检验,实际上可把它看为游程个数检验在一般两样本检验中的应用形式。Wald-Wolfowitz 游程检验的目的是检验两样本是否抽自同一总体,检验假设为 H_0:两样本抽自同一总体。记 A 样本含量为 n_1,B 样本含量为 n_2,n_1 $+ n_2 = n$,将这 n 个观察值从小到大(或从大到小)排列成一个序列后,把凡来自 A 样本的数据看成同一种符号,来自 B 样本的数据看成另一种符号,就获得了一个由两种符号构成的序列及一些游程。当 H_0 成立时,来自 A、B 两个样本的数据应该混合得比较均匀,游程总个数 R 不应当太小,若 R 太小,我们就倾向于拒绝 H_0。因此这是一个单侧检验。R 的界值见表 7"Wald-Wolfowitz 游程检验界值表($\alpha = 0.05$)",当 n_1 和 n_2 较大时,仍按公式

$$u = [|R - 1 - 2n_1 n_2/n| - 0.5]/\sqrt{Var(R)}$$

计算 u 值,查正态分布表确定 P 值,注意此处只考虑单侧 P 值。

表 7　Wald-Wolfowitz 游程检验界值表($\alpha = 0.05$)

n_1	n_2																		
	2	3	4	5	6	7	8	9	10	11	12	13	14	15	16	17	18	19	20
2											2	2	2	2	2	2	2	2	2
3			2	2	2	2	2	2	2	2	2	2	3	3	3	3	3	3	3
4				2	2	2	3	3	3	3	3	3	3	4	4	4	4	4	4
5				2	2	3	3	3	3	4	4	4	4	4	4	4	5	5	5
6		2	2	3	3	3	3	4	4	5	5	5	5	5	5	6	6	6	6
7		2	2	3	3	4	4	5	5	5	5	5	6	6	6	6	6	6	6
8		2	3	3	3	4	4	5	5	6	6	6	6	6	7	7	7	7	7
9		2	3	3	4	4	5	5	6	6	6	7	7	7	7	8	8	8	8
10		2	3	3	4	5	5	5	6	6	7	7	7	8	8	8	8	9	9
11		2	3	4	4	5	5	6	6	7	7	7	8	8	9	9	9	10	10
12	2	2	3	4	4	5	6	6	7	7	7	8	8	9	9	10	10	10	10
13	2	2	3	4	5	5	6	6	7	7	8	8	9	9	9	10	10	10	10
14	2	2	3	4	5	5	6	7	7	8	8	9	9	9	10	10	10	11	11
15	2	3	3	4	5	6	6	7	7	8	8	9	9	10	10	11	11	11	12
16	2	3	4	4	5	6	6	7	8	8	9	9	10	10	11	11	11	12	12
17	2	3	4	4	5	6	7	7	8	9	9	10	10	11	11	11	12	12	12
18	2	3	4	5	5	6	7	8	8	9	9	10	11	11	11	12	12	13	13
19	2	3	4	5	6	6	7	8	8	9	10	10	11	11	12	12	13	13	13
20	2	3	4	5	6	6	7	8	9	9	10	10	11	12	12	13	13	13	14

Wald-Wolfowitz 游程检验的步骤为:

①建立假设：H_0：两样本抽自同一总体。H_1：两样本所抽自的总体不同。确定检验水准 α。

②将两样本的全部观察值依大小顺序排列得到一个序列，计算序列中游程的总个数 R（当 n_1 或 $n_2 > 20$ 时计算 u 值）。

③查表确定 P 值。

④依 P 值及 α 作结论：当 $P > \alpha$ 时不拒绝 H_0，否则拒绝 H_0。

例 6 两组样本数据各有 12 例如下，欲检验二组是否抽自同一总体。

A	86	69	72	65	113	65	118	45	141	104	41	50
B	55	40	22	58	16	7	9	16	26	36	20	15

①H_0：两样本抽自同一总体。H_1：两样本所抽自的总体不同。检验水准 $\alpha = 0.05$。

②将两组数据混合从小到大排序，并将 A 组数据记为 A，B 组数据记为 B，得到一个由 A、B 两种符号构成的序列：

7　9　15　16　16　20　22　26　36　40　41　45　50　55　58　65　65　69　72　86　104　113　118　141
B　B　B　B　B　B　B　B　B　A　A　A　B　B　A　A　A　A　A　A　A　A　A　A

此序列中共有 4 个游程，$R = 4$。

③查表 7"Wald-Wolfowitz 游程检验界值表"，n_1 和 n_2 都等于 12 时，界值为 7，$R < 7$，故 $P < 0.05$。

④拒绝 H_0，结论为两样本所抽自的总体不同，根据数据排列情况，可认为 A 组偏大。

关于同值情况的处理：由于必须构造出二值序列并计算游程数，在混合排序后若不同组数据间出现同值，则序列不唯一。例如若有两个数据相同，它们分别来自两组，则在构造二值序列时此二数据的位置既可赋值为 AB，也可赋为 BA，不同的赋值将导致不同的二值序列，相应地得到不同的 R 值。对此，西格尔提出，分别计算所有可能的 R 值及它们对应的 P 值，若都小于或大于 α，则不影响结论。如果有些小于 α 有些大于 α，则取它们的平均值为 P 值。当同值出现在同一组数据中时不存在二值序列的不惟一问题，因而不影响结论。上例中的同值即属这种情形（两个 16 都来自 B 组，两个 65 都来自 A 组）。

参考文献

[1] 陆守曾. 医用统计工具表. 长春：吉林人民出版社，1978；311.

[2] 陆守曾. 游程检验//杨树勤. 中国医学百科全书·医学统计学. 上海：上海科技出版社，1985：142.

[3] 西格尔 S. 非参数统计. 北星，译. 北京：科学出版社，1986；161.

[4] Weiss L. Runs, In：Kotz S, Johnson NL. Encyclopedia of Statistical Sciences. John Wiley & Sons, 1988；222.

[5] Moore PG Runs, In：Sills DL. , International Encyclopedia of the Social Sciences. The Macmillan Company & The Free Press，1968；190.

[6] Gibbons JD, Chakraborti S. Nonparametric Statistical Inference. 3rd ed. Marcel Dekker，1992.

（薛禾生）

Cox-Staurt 趋势检验

Cox-Staurt 趋势检验是 Cox 和 Staurt 于 1955 年提出的一种检验方法,目的是检验一个时间序列 $x_1, x_2, \cdots, x_m$ 是否存在上升或下降趋势。其基本思想如下:如果存在上升趋势,则序列中后面的数值倾向于大于前面的数值,反之亦然。因此,在序列中取出一些数据对 $(x_1, x_{1+c}), (x_2, x_{2+c}), \cdots, (x_{m-c}, x_m)$,观察这些数据对中前后两个数据大小,若大多数数据对中,后面的数据大于前面的,我们就倾向于认为序列存在上升趋势,反之,则倾向于认为序列存在下降趋势。

在构成数据对时,数据对中前后数据的间隔 c 不能太小,否则易受序列随机波动影响;同时又不能太大,否则易导致数据对的数目太小。因此,当 m 为偶数时,取 $c = m/2$,此时可配成 c 对数据;当 m 为奇数时,取 $c = (m+1)/2$,此时可配成 $c-1$ 对数据;中间一个数据(第 c 个数据)没有配上对。在所有的数据对 (x_i, x_{i+c}) 中,若 $x_i > x_{i+c}$,则将此数据对换记为一个加号,若 $x_i < x_{i+c}$ 则将此数据对换记为一个减号,弃去 $x_i = x_{i+c}$ 的数据对。然后统计加号的总个数,记为 S_+,及减号的总个数,记为 S_-,即为检验统计量。若序列不存在趋势,则 S_+ 与 S_- 都服从 $P = 0.5$ 的二项分布 $B(n, 0.5)$,其界值可查附表 4 "$P = 0.5$ 的二项分布界值表",表中 $n = S_+ + S_-$。据此确定检验的拒绝域。

对应于不同的假设,选用的统计量也不同,列于表 1。表 1 中前二种为单侧检验,第三种为双侧检验。

表 1　三种不同的假设及应选用的统计量

H_0	H_1	统计量
序列无上升趋势	序列有上升趋势	S_+
序列无下降趋势	序列有下降趋势	S_-
序列无趋势	序列有上升或下降趋势	$\min(S_+, S_-)$

Cox-Staurt 趋势检验的计算步骤如下:

1)建立假设　H_0、H_1,检验水准 α。

2)计算统计量。

3)根据二项分布,当统计量太小时拒绝 H_0。

注意:当使用统计量 $\min(S_+, S_-)$ 时,应根据水准 $\alpha/2$ 来计算拒绝域。举例说明如下:

例　用两种药物治疗病人,观察了 10 个病人对两种药物的反应如表 2 所示,欲检验同一病人对两种药物的反应是否存在正相关。

表 2　病人对两种药物的反应

病人	药物 A	药物 B	病人	药物 A	药物 B
1	0.7	1.9	6	3.4	4.4
2	−1.6	0.8	7	3.7	5.5
3	−0.2	1.1	8	0.8	1.6
4	−1.2	0.1	9	0.0	4.6
5	−0.1	−0.1	10	2.0	3.4

先将数据按病人对药物 A 的反应从小到大排列起来,得到病人对药物 B 的反应的一个序列,若对两种药物的反应存在正相关,则在这个新的对药物 B 的反应序列中应存在上升趋势,运用 Cox-Staurt 趋势检验对此上升趋势进行检验即可。重新排列的数据如表 3 所示:

新的对药物 B 的反应序列为:$0.8, 0.1, \cdots, 5.5$。下面依照计算步骤进行计算。

1)H_0:序列无上升趋势;H_1:序列有上升趋势,$\alpha = 0.05$。

表 3　病人对两种药物的反应

病人	药物 A	药物 B	病人	药物 A	药物 B
2	−1.6	0.8	1	0.7	1.9
4	−1.2	0.1	8	0.8	1.6
3	−0.2	1.1	10	2.0	3.4
5	−0.1	−0.1	6	3.4	4.4
9	0.0	4.6	7	3.7	5.5

2)统计量是 S_+。5 个数据对为:$(0.8, 1.9), (0.1, 1.6), (1.1, 3.4), (−0.1, 4.4),$ $(4.6, 5.5)$。5 个数据对依上述方法换记为 5 个减号,因此,统计量 $S_+ = 0$。

3)依 $n = 5$,$P = 0.5$ 查表 4 $P = 0.5$ 的二项分布界值表,当水准为 0.0312 时拒绝域的界值为 0,而 $S_+ = 0$,$P = 0.0312 < 0.05$,故拒绝 H_0,认为序列有上升趋势。也就是说,病人对两种药物的反应存在正相关。

表 4　$P = 0.5$ 的二项分布界值表

n	T	P^*	n	T	P	n	T	P
1	0	0.5000	9	0	0.0020	13	0	0.0001
	1	1.0000		1	0.0195		1	0.0017
2	0	0.2500		2	0.0898		2	0.0112
	1	0.7500		3	0.2539		3	0.0461

续表

n	T	P^*	n	T	P	n	T	P
3	0	0.1250		4	0.5000		4	0.1334
	1	0.5000	10	0	0.0010		5	0.2905
4	0	0.0625		1	0.0107		6	0.5000
	1	0.3125		2	0.0547	14	0	0.0001
	2	0.6875		3	0.1719		1	0.0009
5	0	0.0312		4	0.3770		2	0.0065
	1	0.1875		5	0.6230		3	0.0287
	2	0.5000	11	0	0.0005		4	0.0898
6	0	0.0156		1	0.0059		5	0.2120
	1	0.1094		2	0.0327		6	0.3953
	2	0.3438		3	0.1133		7	0.6047
	3	0.6562		4	0.2744	15	0	0.0000
7	0	0.0078		5	0.5000		1	0.0050
	1	0.0625	12	0	0.0020		2	0.0037
	2	0.2266		1	0.0032		3	0.0176
	3	0.5000		2	0.0193		4	0.0592
8	0	0.0039		3	0.0730		5	0.1509
	1	0.0352		4	0.1938		6	0.3036
	2	0.1445		5	0.3872		7	0.5000
	3	0.3633		6	0.6128			
	4	0.6367						

* $P=P(Y \leqslant T)$

现在考虑双侧检验,即检验同一病人对两种药物的反应是否存在正或负相关。反映到关于对药物 B 的反应序列的检验问题上,则 H_0 为:序列无趋势,H_1 为:序列有上升或下降趋势。统计量为 $\min(S_+, S_-)=\min(0,5)=0$。此时应根据水准 $\alpha/2$ 来计算拒绝域。在表 4 中,统计量为 0 时对应的 P 值是 0.0312,若以 $\min(S_+, S_-) \leqslant 0$ 为拒绝域,则此时实际上的水准是 $2 \times 0.0312 = 0.0624 > 0.05 = \alpha$,结论是不能拒绝 H_0,不能说序列有趋势,也就是说,同一病人对两种药物的反应不存在相关。

参考文献

[1]　Conover WJ. Practical Nonparametric Statistics. 2nd ed. John Wiley & Sons,Inc.,1980:433.

（徐天和）

列联表分析

列联表由分类标识组成。只有一个分类标识的表称为一维列联表,有二个分类标识者为二维列联表,三个或三个以上者为多维列联表。在二维以上列联表中,因为分类标识的性质不同,可将列联表概分为二类,即如果分类标识中有一个属于反应分类标识(指标分组),而其余皆为条件分类标识(实验分组)者为一类;另一类就是表中没有反应分类标识或很难确认哪个是属于反应分类标识者。根据构成列联表的分类标识的性质不同,对列联表的分析方法亦应随之而异。否则便会得出不符合实际情况的分析结论。以下通过实例具体地加以阐述。

1 二维列联表分析

例1 用内科疗法对两种类型胃溃疡病患者治疗观察的结果如表1所示。试比较其疗效有无统计学意义上的差别?

表1 两种类型胃溃疡病内科疗法疗效比较

疗 效	一般类型	特殊类型	合 计
治 愈	63	31	94
未 愈	17	68	85
合 计	80	99	179

表1中的"疗效"属于反应分类标识,而"病型"为条件分类标识。可见表1属于第一类列联表,适合用比较两类疾病疗效高低的统计方法加以分析。但因表1又是二维表中最简单的表,即所谓的四格表,特别是反应分类为二分变量,故一般的方法皆能得出相同的分析结论。然而如用 χ^2 检验,则其检验假设亦应是齐性检验(homogeneity tests)的假设,即假设两个样本所代表的总体构成比相同;因而不如直接用适合本类列联表分析的 CPD 分析法或秩和检验法。使用 CPD 分析方法,先算出一般类型组的 Cpd 值,$Cpd_1 = 63 \times 68 - 17 \times 31 = 3757$。再代入公式(1)计算 u 值

$$u_j = \frac{Cpd_j}{\sqrt{n_{.1} n_{.2} n_{1.} n_{2.} / (n-1)}} \tag{1}$$

$$u_1 = \frac{3757}{\sqrt{80 \times 99 \times 94 \times 85/(179-1)}} = 6.3$$

$u_1 = 6.3 > u_{0.01} = 2.58$，$P < 0.01$，差异有统计学意义。而且根据 CPD 分析判定准则，认为一般类型的疗效高于特殊类型。

例 2　调查 295 例白血病患者，按急性与慢性，A、B、O、AB 血型进行双向分类，结果如表 2 所示。问患急性或慢性白血病与患者的血型有无关联？

表 2　急性与慢性白血病患者的血型组成

病　种	血　型				合　计
	A	B	O	AB	
急　性	58	49	59	18	184
慢　性	43	27	33	8	111
合　计	101	76	92	26	295
Cpd_j	−1474	471	477	526	

表 2 中没有反应分类标识，要求回答的问题是病种与血型之间有无关联。即所患急性或慢性白血病，是否与患者的血型有关。此种列联表适合用 χ^2 的独立性（或称关联性）检验（independent tests），按公式（2）算出 χ^2 统计量：

$$\chi^{2*} = n\left(\sum \frac{n_{ij}^2}{n_{.j} n_{i.}} - 1 \right) \tag{2}$$

$$= 295 \times \left(\frac{58^2}{101 \times 184} + \frac{43^2}{101 \times 111} + \cdots + \frac{8^2}{26 \times 111} - 1 \right) = 1.84$$

自由度 $\nu = (r-1)(c-1) = (2-1)(4-1) = 3$，查 χ^2 分布界值表（附表 3），得 $\chi^2_{0.05,3} = 7.81$；$\chi^2 = 1.84 < \chi^2_{0.05,3} = 7.81$，$P > 0.05$。不能拒绝独立性原假设，故不能认为两种分类之间有联系。本例属于第二类列联表，本不适合用 CPD 分析或 Wilcoxon 秩和检验；但因病种为二分类变量，二分变量无所谓有序或无序，故亦可用 CPD 分析。用交叉积差算出的 Cpd_j 见表 2 最后一行。按公式（3）算出 u_j：

$$u_j = \frac{Cpd_j}{\sqrt{n_{.j}(n - n_{.j})n_{1.} n_{2.}/(n-1)}} \tag{3}$$

$$u_A = \frac{-1474}{\sqrt{101(295-101)184 \times 111/(295-1)}} = -1.26$$

同理，$u_B = 0.43$，$u_O = 0.42$，$u_{AB} = 0.75$。

四种血型的 $|u_j|$ 值无一超过 $2.49[u_{(0.05/2 \times 4)}]$ 界值者，P 值均大于 0.05，因此在 0.05 显著性水平意义下，不能认为血型与患急性或慢性白血病有关。结论与上述相同，只是分析的角度不同。

如果两种分类标识无一是反应分类，而且分类数均超过 2 的 $r \times c$ 列联表，如表 3 所示，则只能作 χ^2 独立性检验，而不能用 CPD 分析或秩和检验。

表 3　某地区居民两种血型分类

血型分类	M	N	MN	合计
O	431	490	902	1823
A	388	410	800	1598
B	495	587	950	2032
AB	137	179	325	641
合计	1451	1666	2977	6094

$$\chi^2 = 6094 \times \left(\frac{431^2}{1451 \times 1823} + \frac{388^2}{1451 \times 1598} + \cdots + \frac{325^2}{2977 \times 641} - 1 \right) = 8.60$$

自由度 $\nu = (r-1)(c-1) = (4-1)(3-1) = 6$，查 χ^2 分布界值表（附表 3），得 $\chi^2_{0.05,6} = 12.59$，$\chi^2 = 8.60 < 12.59$，$P > 0.05$。不能认为两种血型分类之间有关联，即相互间是独立的。

如果列联表中反应分类标识是有序分类，而且分类数 $r \geq 3$ 时，则不能用 χ^2 检验法，只能用 CPD 分析或 Ridit 分析、秩和检验等方法。如表 4 资料便是其例。

表 4　四种病人痰内白细胞数量分类

细胞数	支气管扩张(1)	肺水肿(2)	肺癌(3)	病毒性呼吸道感染(4)	合计	Y_i
－	0	3	5	3	11	49
＋	2	5	7	5	19	19
＋＋	9	5	3	3	20	−20
＋＋＋	6	2	2	0	10	−50
合计	17	15	17	11	60	
Cpd_j	−442	42	218	182		
u_j	−3.78	0.37	1.94	1.56		

$$\frac{u_1 \quad | \quad u_2 \quad u_4 \quad u_3 |}{-2.49 \qquad\qquad 2.49} \longrightarrow (-) \qquad \alpha = 0.05$$

由上结果可见，在 0.05 显著性水平意义下，可以认为，支气管扩张患者痰内白细胞数多于其余各种病患者。

2　多维列联表分析

对于多维列联表的分析，亦有类似上述情况，即应用统计分析方法不同，亦可得出不同结论。当然，有的结论是不符合实际情况的。

例 3　对 96 例有性传播疾病（简称 STD）患者，用两种检测方法（常规培养法，简称 COM 法与 PCR 检测法）检测他们是否感染上了淋球菌（简称 NG），检测结果见表 5。问两种检测法的检出结果有无差别？年龄、性别在感染淋球菌上有无差别？

表 5　二种方法检测 192 例性病传播者的淋球菌感染情况

NG 感染情况	检测方法	性别	年龄分组（岁）			合计
			20～29	30～39	40～50	
＋	COM	男	10	1	3	14
		女	5	0	1	6
	PCR	男	16	6	5	27
		女	7	2	0	9
－	COM	男	25	21	5	51
		女	22	2	1	25
	PCR	男	19	16	3	38
		女	20	0	2	22

表 6　方差的极大似然分析表

来源	DF	χ^2	P
y（检测结果）	1	31.66	0.0000
方法	1	1.15	0.2841
性别	1	26.46	0.0000
年龄	2	71.92	0.0000
$y\times$方法	1	6.31	0.0120
性别×年龄	2	17.32	0.0002
似然比	15	20.49	0.1538

表 5 资料用 log－线性模型方法分析的结果如表 6（SAS 软件计算）。由表 6 可见 log－线性模型对本例主要问题检测方法分类标识的分析结果是无显著性差别，其余各项皆有显著性差别。

表 5 资料用 CPD 方差分析结果如下：把检测结果的"＋，－"作为反应分类标识，而其余皆为条件分类标识。

A（检测方法）　　A_1——COM 法　　　　B（性别）　　B_1——男　　　　C（年龄）　　C_1——20～29 岁

A_2——PCR 法　　　　　　　　　B_2——女　　　　　　C_2——30～39 岁

C_3——40～50 岁

表 7　方差分析表

来源	SS	DF	MS	F	P
A	7837	1	7837	4.22	＜0.05
B	4190	1	4190	2.26	＞0.05
C	800	2	400	0.22	＞0.05
A×B	319	1	319	0.18	＞0.05
A×C	9700	2	4850	2.73	＞0.05
B×C	7874	2	3937	2.22	＞0.05
A×B×C	9585	2	4792	2.70	＞0.05
E	319390	180	1774		
E^*	346867	187	1855		

由表 7 分析结果可见，只有检测方法分类标识有显著性差异（$P<0.05$），其余各标识皆无显著性。实际情况究竟如何，再用其他方法检验一下。首先用 χ^2 检验法进行检验，

见表 8。

表 8　表 5 资料用 χ^2 检验时的列表形式

NG 感染	COM 法								PCR 法								合计
	男				女				男				女				
	20~	30~	40~	合计	20~	30~	40~	合计	20~	30~	40~	合计	20~	30~	40~	合计	
+	10	1	3	14	5	0	1	6	16	6	5	27	7	2	0	9	56
-	25	21	5	51	22	2	1	25	19	16	3	38	20	0	2	22	136
合计	35	22	8	65	27	2	2	31	35	22	8	65	27	2	2	31	192

$$\chi^2_{年龄} = \left[\left(\frac{10^2}{35} + \frac{1^2}{22} + \frac{3^2}{8} - \frac{14^2}{65} \right) + \left(\frac{5^2}{27} + \frac{0^2}{2} + \frac{1^2}{2} - \frac{6^2}{31} \right) + \left(\frac{16^2}{35} + \frac{6^2}{22} + \frac{5^2}{8} - \frac{27^2}{65} \right) \right.$$
$$\left. + \left(\frac{7^2}{27} + \frac{2^2}{2} + \frac{0^2}{2} - \frac{9^2}{31} \right) \right] \Big/ \left[\frac{56}{192} \times \left(1 - \frac{56}{192} \right) \right] = 16.16$$

自由度 $\nu = 8$，查 χ^2 分布界值表（附表 3），得 $\chi^2 = 16.16 > \chi^2_{0.05,8} = 15.51$，$P < 0.05$。

$$\chi^2_{性别} = \left(\frac{14^2}{65} + \frac{6^2}{31} + \frac{27^2}{65} + \frac{9^2}{31} - \frac{56^2}{192} \right) \Big/ \left[\frac{56}{192} \times \left(1 - \frac{56}{192} \right) \right] = 8.09$$

自由度 $\nu = 4$，查 χ^2 分布界值表（附表 3），得 $\chi^2 = 8.09 < \chi^2_{0.05,4} = 9.49$，$P > 0.05$。

$$\chi^2_{检测法} = \left(\frac{20^2}{96} + \frac{36^2}{96} - \frac{56^2}{192} \right) \Big/ \left[\frac{56}{192} \times \left(1 - \frac{56}{192} \right) \right] = 6.45$$

自由度 $\nu = 1$，查 χ^2 分布界值表（附表 3），得 $\chi^2 = 6.45 > \chi^2_{0.05,1} = 3.84$，$P < 0.05$。

上述 χ^2 检验结果表明，检测方法（COM 法与 PCR 法）间差别有显著性（$P < 0.05$），而年龄组间将达到 $P < 0.05$ 显著性水平界限，也可以说属于临界状态。其余皆无显著性。下面再看一下 CPD 分层分析的结果。

（1）年龄组间分层分析：

表 9—1　COM 法（男）

NG	20~29	30~39	40~50	合计
+	10	1	3	14
-	25	21	5	51
合计	35	22	8	65
Cpd_j	2.46	-3.74	1.28	
S/n^2	2.77	2.50	1.20	

表 9—2　PCR 法（男）

NG	20~29	30~39	40~50	合计
+	16	6	5	27
-	19	16	3	38
合计	35	22	8	65
Cpd_j	1.46	-3.14	1.68	
S/n^2	3.98	3.59	1.73	

表 9－3　COM 法（女）

NG	20～29	30～39	40～50	合计
＋	5	0	1	6
－	22	2	1	25
合计	27	2	2	31
Cpd_j	−0.23	−0.39	0.61	
S/n^2	0.56	0.30	0.30	

表 9－4　PCR 法（女）

NG	20～29	30～39	40～50	合计
＋	7	2	0	9
－	20	0	2	22
合计	27	2	2	31
Cpd_j	−0.84	1.42	−0.58	
S/n^2	0.74	0.40	0.40	

$$u_{20\sim29}=\frac{2.46+(-0.23)+1.46+(-0.84)}{\sqrt{2.77+0.56+3.98+0.74}}=1.00$$

$$u_{30\sim39}=\frac{-3.74-0.39-3.14+1.42}{\sqrt{2.50+0.30+3.59+0.40}}=-2.24$$

$$u_{40\sim50}=\frac{1.28+0.61+1.68-0.58}{\sqrt{1.20+0.30+1.73+0.40}}=1.57$$

$|u_j|$ 均未超过 0.05 的界值 2.39，$P>0.05$，故年龄组间差别无显著性。

（2）性别间分层分析：

表 10　性别间分层分析

NG	COM 法			PCR 法		
	男	女	合计	男	女	合计
＋	14	6	20	27	9	36
－	51	25	76	38	22	60
合计	65	31	96	65	31	96
Cpd_j	−0.46			2.63		
S/n^2	3.50			4.97		

$$u=\frac{-0.46+2.63}{\sqrt{3.50+4.97}}=0.75$$

$P>0.05$，性别间差异无显著性。

（3）COM 法与 PCR 法之间分层分析：

表 11　COM 法与 PCR 法之间分层分析比较

NG	男 20~29			男 30~29			男 40~50			女 20~29			女 30~39			女 40~50		
	COM	PCR	合计	COM	PCR	合计	COM	PCR	合计	COM	PCR	合计	COM	PCR	合计	COM	PCR	合计
+	10	16	26	1	6	7	3	5	8	5	7	12	0	2	2	1	0	1
−	25	19	44	21	16	37	5	3	8	22	20	42	2	0	2	1	2	3
合计	35	35	70	22	22	44	8	8	16	27	27	54	2	2	4	2	2	4
Cpd_j	−3.0			−2.5			−1.0			−1.0			−1.0			0.5		
S/n^2	4.14			1.51			1.07			2.38			0.33			0.25		

$$u = \frac{-0.3 - 2.5 - 1.0 - 1.0 - 1.0 + 0.5}{\sqrt{4.14 + 1.51 + 1.07 + 2.38 + 0.33 + 0.25}} = -2.57$$

$P < 0.05$，COM 法检测阳性率低于 PCR 法。

例 4　用三种药物对某病的三个年龄组治疗观察结果见表 12，问三种药物间疗效有无显著差别？ 年龄组间疗效有无差别？

表 12 资料用 CPD 方差分析的结果，$F_{A(药物间)} = 4.95, P < 0.01; F_{B(年龄间)} = 1.44, P > 0.05; F_{A \times B} = 0.29, P > 0.05$。

表 12　三种药物对某病治疗效果比较

治疗结果	A_1（药物）				A_2				A_3				总计
	B_1（青年）	B_2（中年）	B_3（老年）	合计	B_1	B_2	B_3	合计	B_1	B_2	B_3	合计	
显效	71	49	49	169	169	150	111	430	124	136	94	354	953
有效	63	58	51	172	145	129	110	364	112	112	93	317	853
无效	41	25	20	86	48	53	19	120	51	47	19	117	323
合计	175	132	120	427	362	332	240	914	287	295	206	788	2665

用 CPD 分层分析结果：

$$u_{A1} = -3.03, P < 0.01; u_{A2} = 2.05, P > 0.05; u_{A3} = 0.40, P > 0.05$$

（王广仪）

CPD 分析

1　CPD 的含义与计算

CPD 是交叉积差（cross product difference）的英文缩写，用 Cpd 作为一种中间统计

量的符号,相当于秩和检验中的秩和(T)或 Ridit 分析中的 Ridit 均值(R)。在四格表

$$\begin{vmatrix} a & b \\ c & d \end{vmatrix}$$

中,$Cpd = ad - bc$。在 $r \times c$ 列联表(见表 1)中:

$$Cpd_j = (n_{2j}n_{1.} - n_{1j}n_{2.}) + [n_{3j}(n_{1.} + n_{2.}) - (n_{1j} + n_{2j})n_{3.}] + \cdots$$
$$+ [n_{rj}(n_{1.} + n_{2.} + \cdots + n_{(r-1).}) - (n_{1j} + n_{2j} + \cdots + n_{(r-1)j})n_{r.}]$$

可见,Cpd_j 即是第 A_j 处理组中的频数与行合计的交叉乘积之差的合计,也可写成

$$Cpd_j = \sum_{i=2}^{r}\left(n_{ij}\sum_{k=1}^{i-1}n_{k.} - n_{i.}\sum_{k=1}^{i-1}n_{kj}\right) = \sum_{i=2}^{r}n_{ij}\left(\sum_{k=1}^{i-1}n_{k.}\right) - \sum_{i=2}^{r}n_{i.}\left(\sum_{k=1}^{i-1}n_{kj}\right) \quad j = 1,2,\cdots,c$$

表 1　$r \times c$ 列联表

指标分组 (有序的)	实验分组					合计
	A_1	$\cdots$	A_j	$\cdots$	A_c	
1	n_{11}	$\cdots$	n_{1j}	$\cdots$	n_{1c}	$n_{1.}$
2	n_{21}	$\cdots$	n_{2j}	$\cdots$	n_{2c}	$n_{2.}$
$\vdots$			$\vdots$		$\vdots$	$\vdots$
i	n_{i1}	$\cdots$	n_{ij}	$\cdots$	n_{ic}	$n_{i.}$
$\vdots$			$\vdots$		$\vdots$	$\vdots$
r	n_{r1}	$\cdots$	n_{rj}	$\cdots$	n_{rc}	$n_{r.}$
合计	$n_{.1}$	$\cdots$	$n_{.j}$	$\cdots$	$n_{.c}$	n

如果 Cpd_j 用矩阵的形式表示时,可先设 $X_j' = (n_{1j}, n_{2j}, \cdots, n_{rj})$,$j = 1,2,\cdots,c$ 是表 1 中第 j 列数据构成的列矩阵的转置矩阵,即把表 1 中第 j 列数据横过来排列而成。而 $Y' = (n_{1.}, n_{2.}, \cdots, n_{r.})$,乃是表 1 中按行合计组数构成的列矩阵的转置矩阵。再引进一个 $r \times r$ 的矩阵

$$A = \begin{pmatrix} 0 & 0 & 0 & \cdots & 0 & 0 \\ 1 & 0 & 0 & \cdots & 0 & 0 \\ 1 & 1 & 0 & \cdots & 0 & 0 \\ \vdots & \vdots & \vdots & & \vdots & \vdots \\ 1 & 1 & 1 & \cdots & 1 & 0 \end{pmatrix}$$

是一个下三角形矩阵,则 $Cpd_j = X_j'AY - Y'AX_j$,$j = 1,2,\cdots,c$,令

$$B = A - A' = \begin{pmatrix} 0 & -1 & -1 & \cdots & -1 & -1 \\ 1 & 0 & -1 & \cdots & -1 & -1 \\ 1 & 1 & 0 & \cdots & -1 & -1 \\ \vdots & \vdots & \vdots & & \vdots & \vdots \\ 1 & 1 & 1 & \cdots & 1 & 0 \end{pmatrix}$$

是一个反对称矩阵，其主对角线上的元素都是零，主对角线上方元素都是 -1，而主对角线下方元素都是 1，则可有 $Cpd_j = X'_j BY$。此即计算 Cpd_j 的矩阵表达式。下面以表 2 数据为实例演示 Cpd_j 的矩阵计算法。

表 2　三种肺部疾患手术的针麻效果比较

效果分级	肺结核(1)	肺脓肿(2)	肺癌(3)	合计	Y_i
I	27	23	13	63	-229
II	47	41	35	123	-43
III	24	36	31	91	171
IV	2	7	6	15	277
合计	100	107	85	292	
Cpd_j	-3546	1065	2481		

计算步骤如下：

1）首先计算行合计右侧的 Y_i：

$$BY = \begin{pmatrix} 0 & -1 & -1 & -1 \\ 1 & 0 & -1 & -1 \\ 1 & 1 & 0 & -1 \\ 1 & 1 & 1 & 0 \end{pmatrix} \begin{pmatrix} 63 \\ 123 \\ 91 \\ 15 \end{pmatrix} = \begin{pmatrix} -229 \\ -43 \\ 171 \\ 277 \end{pmatrix}$$

2）计算各实验组 (A_j) 的 Cpd_j

$$Cpd_1 = X'_1 BY = (27 \quad 47 \quad 24 \quad 2) \begin{pmatrix} -229 \\ -43 \\ 171 \\ 277 \end{pmatrix} = -3546$$

这里 X'_1 即表 2 中第 1 列 4 个频数横过来而按原次序排成的 1×4 行矩阵，计算时按一般矩阵乘法去做。余可类推。计算结果见表 2 最后一行。

计算 Cpd_j 时先算出行合计右侧的 Y_i，实际计算时可通过下列计算方式使计算过程更为简化，即用下式计算出 $Y_i (i = 1, 2, \cdots, r)$

$Y_1 = n_{1.} - n = 63 - 292 = -229$，$Y_2 = Y_1 + (n_{1.} + n_{2.}) = -229 + (63 + 123) = -43$，$Y_3 = Y_2 + (n_{2.} + n_{3.}) = -43 + (123 + 91) = 171$，$Y_4 = Y_3 + (n_{3.} + n_{4.}) = 171 + (91 + 15) = 277$。把计算结果列于表 2 右侧，然后再用 Y_i 乘各列相应数据，其合计即各实验组的 Cpd_j：

$$Cpd_j = \sum n_{ij} Y_i$$

如果用下式计算 Y_i，即

$$Y_1 = n - n_{1.} = 292 - 63 = 229，$$
$$Y_2 = Y_1 - (n_{1.} + n_{2.}) = 229 - (63 + 123) = 43，$$
$$Y_3 = Y_2 - (n_{2.} + n_{3.}) = 43 - (123 + 91) = -171，$$
$$Y_4 = Y_3 - (n_{3.} + n_{4.}) = -171 - (91 + 15) = -227。$$

结果 Y_i 的绝对值不变,只是符号相反。

两种计算方式均可验证计算结果的正误。用第二种方式计算 Y_i 时,则 $Y_r+n_{r_-}=n$;用第一种方式计算时,则 $Y_r-n_{r_-}=-n$。用两种方式算出的 Cpd_j,当然也是绝对值不变而符号相反。

2 CPD 的性质与评定准则

1)Cpd 之可加性

①各实验组的 Cpd_j,其合计应等于零(因 Cpd_j 为秩和 T_j 的离均差),即 $\sum_{j=1}^{c}Cpd_j=0$。由于 $\sum X_j=Y,\sum X_j'=(\sum X_j)'=Y'$,则 $\sum Cpd_j=\sum(X_j'AY-Y'AX_j)=(\sum X_j')AY-Y'A(\sum X_j)=Y'AY-Y'AY=0$。据此亦可验证计算结果之正误。

②几个实验组合并后得出的 Cpd 等于合并前各组 Cpd_j 之和,即

若定义:$Cpd_{j+k}=(X_j+X_k)'BY$,则 $Cpd_{j+k}=Cpd_j+Cpd_k$。此结果可推广到任意有限个,即

$$Cpd_{(j+k+\cdots+m)}=Cpd_j+Cpd_k+\cdots+Cpd_m,亦即\ Cpd_{\sum j+k}=\sum Cpd_{jk}$$

例如,将表 2 的(1)、(2)合并,见表 3。

表 3 三种肺部疾患手术的针麻效果比较

效果分级	肺结核与肺气肿 (1)+(2)	肺癌 (3)	合计
Ⅰ	50	13	63
Ⅱ	88	35	123
Ⅲ	60	31	91
Ⅳ	9	6	15
合计	207	85	292
Cpd_j	−2481		

$$Cpd_{(1+2)}=-2481=-3546+1065=Cpd_1+Cpd_2$$

③原 L 行 Cpd 等于将第 i 等级起的 I 行合并后之 Cpd 与自 i 等级起的第 I 行 Cpd 之差。即

$$Cpd_j(L-I_i)=Cpd_j(L)+Cpd_j(I_i)$$

例如将表 2 合并成表 4。自第 3 行起构成的表 5,可见表 2 各列之 Cpd_j 等于表 4 与表 5 各列 Cpd_j 之差。

④可以证明 Cpd_j 与用一般的方法算出的秩和(T_j),有下列等价关系:

$$Cpd_j=2T_j-n_{\cdot j}(n+1)$$

例如表 2 数据用一般的方法算出的秩和为:第 1 列秩和 $T_1=12877$;第 2 列秩和 $T_2=16208$;第 3 列秩和 $T_3=13693$。而

表 4　三种肺部疾患手术的针麻效果比较

效果分级	肺结核 (1)	肺气肿 (2)	肺癌 (3)	合计
Ⅰ	27	23	13	63
Ⅱ	47	41	35	123
Ⅲ＋Ⅳ	26	43	37	106
合计	100	107	85	292
Cpd_j	−3368	968	2400	

表 5　三种肺部疾患手术的针麻效果比较

效果分级	肺结核 (1)	肺气肿 (2)	肺癌 (3)	合计
Ⅲ	24	36	31	91
Ⅳ	2	7	6	15
合计	26	43	37	106
Cpd_j	178	−97	−81	

$$Cpd_1 = -3546 = 2T_1 - n_{.1}(n+1) = 2\times 12877 - 100\times(292+1) = -3546$$

同样可以证得 Cpd_j 与 Ridit 分析的 Ridit 均值 R_j 有下列等价关系，即

$$Cpd_j = 2n_{.j}n(R_j - 0.5)$$

例如表 2 数据用 Ridit 分析方法算出的 R_j 分别为

$$R_1 = 0.43928, R_2 = 0.51704, R_3 = 0.54998$$

而

$$Cpd_1 = 2\times 100\times 292\times(0.43928 - 0.5) = -3546$$

余类推。

2）对 Cpd_j 的评定准则　Cpd_j 是一种量化中间统计量，可根据 $\overline{Cpd_j}(Cpd_j/n_{.j})$ 的大小评定其所代表的第 j 实验组反应变量的大小。如表 2 可根据各列的 $\overline{Cpd_j}$ 评定各组针麻效果的高低。评定准则是，如果按第 1 种方式计算 Y_i，即

$$Y_1 = n_1. - n, \quad Y_2 = Y_1 + (n_1. + n_2.), \cdots$$

则 $\overline{Cpd_j}$ 由大到小的方向与反应变量分组列下往上的方向一致。如表 2 中 Cpd_1 最小，则表示第 1 列肺结核的针麻效果的级别最小，而 Cpd_3 最大，说明第 3 列肺癌的效果级别最高。如果用第 2 种方式计算 Y_i，即

$$Y_1 = n - n_1., \quad Y_2 = Y_1 - (n_1. + n_2.), \cdots$$

则相反，即 Cpd_j 由大到小的方向与反应变量分组列由上往下的方向一致。

3　CPD 的实际意义与应用

Cpd 既是一种与秩有关的中间统计量，可见凡与秩有关的统计量诸如秩和（T_j）、Ridit 均值（$\overline{R}_j$）皆与其有等价关系。即

$$Cpd_j = 2[n_{.j}(N+1)/2 - T_j], \quad Cpd_j = 2n_{.j}N(0.5 - \overline{R}_j)$$

式中，$n_{.j}$ 为第 j 列合计；N 为总的合计。

由上式可见，Cpd_j 是第 j 列秩和（T_j）的离均差的 2 倍，与 Ridit 均值亦有同样关系。可用 Cpd_j 计算出 T_j 与 $\overline{R}_j$。如表 2 中第（1）列（肺结核）$Cpd_1 = -3546$，通过上式算得的 $T_j = 16423$，$\overline{R}_j = 0.560719$，依此类推。因此，凡能用秩和或 Ridit 分析处理的问题，皆可用 CPD 分析处理，而且范围更广一些。

参考文献

［1］　王广仪．交叉积差法．中华预防医学杂志，1981，15：523.
［2］　盖学良．交叉积差（CPD）的矩阵表示法．中华预防医学杂志，1987，21(2)：83—86.
［3］　刘韵源．交叉积差法在非参数统计检验中的应用．中华预防医学杂志，1983，1：18—21.
［4］　王广仪．CPD 分析及其应用．长春：吉林科学技术出版社，1992.

（王广仪）

二因素 CPD 方差分析

CPD 方差分析方法可用于分析二因素有序分组数据。其基本思想是对于有序分组数据，所要分析的变量按等级编秩，把编好的秩次作为变量的数据进行方差分析。由于各秩和与 Cpd 值有对应的关系，因此可先算出各 Cpd 值，再进行方差分析。

设三维行×列表包括两个处理因素和一个 K 个等级的有序分组的反应变量。两个处理因素 A、B 分别有 I 及 J 个水平。行×列表见表 1。

表 1 中的 Cpd_{ij} 为因素 A 的第 i 水平，因素 B 第 j 水平交叉组的 Cpd 值，例数为 n_{ij}。

表 1　行×列表值及边缘和记号

反应等级	处理条件（AB）					合计
	11	…	ij	…	IJ	
1	n_{111}	…	n_{ij1}	…	n_{IJ1}	$n_{..1}$
⋮	⋮		⋮		⋮	⋮
k	n_{11k}	…	n_{ijk}	…	n_{IJk}	$n_{..k}$
⋮	⋮		⋮		⋮	⋮
K	n_{11K}	…	n_{ijK}	…	n_{IJK}	$n_{..K}$
合计 n_{ij}	n_{11}	…	n_{ij}	…	n_{IJ}	N
Cpd_{ij}	Cpd_{11}	…	Cpd_{ij}	…	Cpd_{IJ}	

因素 A、B 各水平的 Cpd 值合计及例数合计见表 2。

表 2　Cpd_{ij} (n_{ij}) 值的辅助表

	B_1	...	B_j	...	B_J	合计
A_1	Cpd_{11}	...	Cpd_{1j}		Cpd_{1J}	$Cpd_{1.}$
	(n_{11})	...	(n_{1j})		(n_{1J})	($n_{1.}$)
⋮	⋮		⋮		⋮	⋮
A_i	Cpd_{i1}	...	Cpd_{ij}	...	Cpd_{iJ}	$Cpd_{i.}$
	(n_{i1})		(n_{ij})		(n_{iJ})	($n_{i.}$)
⋮	⋮		⋮		⋮	⋮
A_I	Cpd_{I1}	...	Cpd_{Ij}	...	Cpd_{IJ}	$Cpd_{I.}$
	(n_{I1})		(n_{Ij})		(n_{IJ})	($n_{I.}$)
合计	$Cpd_{.1}$	...	$Cpd_{.j}$		$Cpd_{.J}$	0
	($n_{.1}$)	...	($n_{.j}$)		($n_{.J}$)	(N)

1　交叉组 A_iB_j 例数相等(或成比例)时

如果对于任意的 i 与 j 都有 $n_{ij}/n_{i.}=m_j$ 则为例数成比例(在例数 n_{ij} 都相等时，m_j 及 $n_{i.}$ 都是常数)。

例 1　治疗某种病患者 120 人，分为 4 组，每组 30 人，给予不同的治疗。第一组采用一般疗法；第二组采用一般疗法加上 B 药；第三组采用一般疗法加上 A 药；第四组采用一般疗法加上 A 药及 B 药。试分析 A 药及 B 药的疗效。

设 A_1 为不用 A 药，A_2 为用 A 药；B_1 为不用 B 药，B_2 为用 B 药。则四组分别可表示为 A_1B_1，A_1B_2，A_2B_1，A_2B_2。观察结果见表 3。

(1)首先计算 Cpd_{ij}，结果见表 3 最后一行。

表 3　四组病人不同治疗后的结果

疗效	处理				合计
	A_1B_1	A_1B_2	A_2B_1	A_2B_2	
痊愈	8	11	13	16	48
有效	12	13	10	12	47
无效	10	6	7	2	25
合计	30	30	30	30	120
Cpd_{ij}	−650	−77	41	686	

(2)计算辅助表，见表 4。

(3)计算各 SS。

总离均差平方和

$$SS_T = \frac{N^3 - \sum_k n_{.k}^3}{12} \tag{1}$$

表 4 $Cpd_{ij}(n_{ij})$ 值辅助表

	B_1	B_2	合计
A_1	−650	−77	−727
	(30)	(30)	(60)
A_2	41	686	727
	(30)	(30)	(60)
合计	−609	609	0
	(60)	(60)	(120)

由式(1)得 $SS_T = \dfrac{120^3-(48^3+47^3+25^3)}{12}=124830$；

组间离均差平方和

$$SS_{AB}=\frac{1}{4}\sum_i\sum_j\frac{Cpd_{ij}^2}{n_{ij}} \tag{2}$$

由式(2)得 $SS_{AB}=\dfrac{1}{4}\left[\dfrac{(-650)^2}{30}+\dfrac{(-77)^2}{30}+\dfrac{41^2}{30}+\dfrac{686^2}{30}\right]=7505.9$；

误差平方和

$$SS_e=SS_T-SS_{AB} \tag{3}$$

由式(3)得 $SS_e=124830-7505.9=117324.1$；

A 因素离均差平方和

$$SS_A=\frac{1}{4}\sum_i\frac{Cpd_{i.}^2}{n_{i.}} \tag{4}$$

由式(4)得 $SS_A=\dfrac{1}{4}\left[\dfrac{(-727)^2}{60}+\dfrac{727^2}{60}\right]=4404.4$；

B 因素离均差平方和

$$SS_B=\frac{1}{4}\sum_j\frac{Cpd_{.j}^2}{n_{.j}} \tag{5}$$

由式(5)得 $SS_B=\dfrac{1}{4}\left[\dfrac{(-609)^2}{60}+\dfrac{609^2}{60}\right]=3090.7$；

A 与 B 交互作用离均差平方和

$$SS_{A\times B}=SS_{AB}-SS_A-SS_B \tag{6}$$

(此时平方和分解公式 $SS_{AB}=SS_A+SS_B+SS_{A\times B}$ 成立)。由式(6)得 $SS_{A\times B}=7505.9-4404.4-3090.7=10.8$。

方差分析表见表 5。

表5 方差分析表

变异来源	SS	ν	MS	F	P
A	4404.4	1	4404.4	4.39	<0.05
B	3090.7	1	3090.7	3.08	>0.05
$A\times B$	10.8	1	10.8	—	>0.05
e(误差)	117324.1	116	1011.41		
e'(合并)	117334.9	117	1002.86		

由于交互作用没有显著意义，$SS_{A\times B}$ 及 $\nu_{A\times B}$ 都应合并到误差部分，得到 $MS_{合并}=$ 1002.86。

结论：A 的两水平间疗效有差别，即加上 A 药增强治疗效果（本例 $\overline{Cpd}$ 值越大，疗效越好）。而 B 的两水平间的治疗效果的差别，尚无显著性意义。

2 各交叉组例数不成比例时

实际资料往往不满足例数相等或成比例的条件。此时式(1)、(2)、(3)仍成立，但式(4)、(5)、(6)不成立。为了计算 SS_A、SS_B 及 $SS_{A\times B}$，需首先计算 A 因素与 B 因素的纯效应 $a_i(i=1,\cdots,I)$ 与 $b_j(j=1,\cdots,J)$，为了减少计算量，可根据两因素的水平数 I 与 J 选取下面两种计算程序的一种。

1) 当 A 的水平数 I 小于 B 的水平数 J 时

① 计算 a_i，可由方程组(7)解出

$$n_{i.}\,a_i-\sum_{t=1}^{I}\sum_{j=1}^{J}\frac{n_{ij}n_{tj}}{n_{.j}}a_t=\frac{1}{2}\left(\sum_{j=1}^{J}n_{ij}\frac{Cpd_{.j}}{n_{.j}}-Cpd_{i.}\right)\quad i=1,\cdots,I-1$$
$$\sum n_{i.}\,a_i=0 \tag{7}$$

② 计算 B 因素各水平 a_i 的平均值 $\bar{a}_j$

$$\bar{a}_j=\frac{\sum_i n_{ij}a_i}{n_{.j}} \tag{8}$$

③ 计算 b_j

$$b_j=-\frac{Cpd_{.j}}{2n_{.j}}-\bar{a}_j \tag{9}$$

④ 计算 A 因素各水平 b_j 的平均值 $\bar{b}_i$

$$\bar{b}_i=-\frac{Cpd_{i.}}{2n_{i.}}-a_i \tag{10}$$

2) 当 B 的水平数 J 小于 A 的水平数 I 时

① 计算 b_j，可由方程组(11)解出

$$n._j b_j - \sum_{t=1}^{J} \sum_{i=1}^{I} \frac{n_{ij} n_{it}}{n_{i.}} b_t = \frac{1}{2} \left(\sum_{i=1}^{I} n_{ij} \frac{Cpd_{i.}}{n_{i.}} - Cpd._j \right) \quad j = 1, \cdots, J-1$$
$$\sum_j n._j b_j = 0 \tag{11}$$

②计算 $\bar{b}_i$

$$\bar{b}_i = \frac{\sum_j n_{ij} b_j}{n_{i.}} \tag{12}$$

③计算 a_i

$$a_i = -\frac{Cpd_{i.}}{2n_{i.}} - \bar{b}_i \tag{13}$$

④计算 $\bar{a}_j$

$$\bar{a}_j = -\frac{Cpd._j}{2n._j} - b_j \tag{14}$$

如果 $I = J$ 时,可任选一种计算程序。当各 $a_i, \bar{a}_j, b_j$ 及 $\bar{b}_i$ 算出后,可按以下各式计算 SS_A, SS_B 及 $SS_{A \times B}$。

$$SS_A = \sum_i n_{i.} a_i^2 - \sum_j n._j \bar{a}_j^2 \tag{15}$$

$$SS_B = \sum_j n._j b_j^2 - \sum_i n_{i.} \bar{b}_i^2 \tag{16}$$

$$SS_{A \times B} = SS_{AB} - \frac{1}{4} \sum_j \frac{Cpd._j^2}{n._j} - SS_A \tag{17}$$

$$SS_{A \times B} = SS_{AB} - \frac{1}{4} \sum_j \frac{Cpd_{i.}^2}{n_{i.}} - SS_B \tag{18}$$

例 2　某地调查人群中乙型肝炎表面抗原携带情况,得资料如表 6,分析表面抗原阳性率和性别年龄的关系。

表 6　乙型肝炎表面抗原的调查结果

表面抗原	$A_1 B_1$	$A_1 B_2$	$A_1 B_3$	$A_2 B_1$	$A_2 B_2$	$A_2 B_3$	合计
＋	28	56	13	26	30	16	169
－	186	334	156	158	390	253	1477
合计 n_{ij}	214	390	169	184	420	269	1646(N)
Cpd_{ij}	9922	26266	-7163	11700	-21600	-19125	

表中 A:性别,A_1:男;A_2:女。B:年龄,B_1:<15 岁;B_2:15~34 岁;B_3:≥35 岁。

1)计算 Cpd_{ij} 值　结果见表 6 最后一行。

2)计算辅助表　见表 7。

表 7　$Cpd_{ij}(n_{ij})$值辅助表

	B_1	B_2	B_3	合计 $Cpd_i.(n_i.)$
A_1	9922 (214)	26266 (390)	−7163 (169)	29025 (773)
A_2	11700 (184)	−21600 (420)	−19125 (269)	−29025 (873)
合计 $Cpd._j$	21622	4666	−26288	0
$(n._j)$	(398)	(810)	(438)	(1646)

3)计算 a_i 及$\bar{a}_i$　由于 $I=2, J=3$，则由方程组(7)计算 a_i。参照表 7，列出方程组

$$773a_1 - \left(\frac{214^2}{398} + \frac{390^2}{810} + \frac{169^2}{438}\right)a_1 - \left(\frac{214\times184}{398} + \frac{390\times420}{810} + \frac{169\times269}{438}\right)a_2$$

$$= \frac{1}{2}\left[\frac{214\times21622}{398} + \frac{390\times4666}{810} + \frac{169\times(-26288)}{438} - 29025\right]$$

化简后与第二式联立，得到解的方程组。

$404.949a_1 - 404.949a_2 = -12647.797, 773a_1 + 873a_2 = 0$，解得 $a_1 = -16.566, a_2 = 14.668$。

由式(8)计算$\bar{a}_1, \bar{a}_2, \bar{a}_3$：

$$\bar{a}_1 = \frac{214\times(-16.566) + 184\times14.668}{398} = -2.126$$

$$\bar{a}_2 = \frac{390\times(-16.566) + 420\times14.668}{810} = -0.371$$

$$\bar{a}_3 = \frac{169\times(-16.566) + 269\times14.668}{438} = 2.617$$

4)计算 b_j 及$\bar{b}_i$　由式(9) 计算 b_j：

$$b_1 = -\frac{21622}{2\times398} - (-2.216) = -25.037$$

$$b_2 = -\frac{4666}{2\times810} - (-0.371) = -2.509$$

$$b_3 = -\frac{(-26288)}{2\times438} - 2.617 = 27.392$$

由式(10)计算$\bar{b}_i$：

$$\bar{b}_1 = -\frac{29025}{2\times773} - (-16.566) = -2.208$$

$$\overline{b}_2 = -\frac{-29025}{2 \times 873} - 14.668 = 1.956$$

5)计算 SS　由式(1)得

$$SS_T = \frac{1646^3 - (169^3 + 1477^3)}{12} = 102715750$$

由式(2)得

$$SS_{AB} = \frac{1}{4}\left[\frac{9922^2}{214} + \frac{26266^2}{390} + \frac{(-7163)^2}{169} + \frac{11700^2}{184} + \frac{(-21600)^2}{420} + \frac{(-19125)^2}{269}\right]$$
$$= 1436790$$

由式(3)得　　　$SS_e = 102715750 - 1436790 = 101278960$

由式(15)得　　$SS_A = 773 \times (-16.566)^2 + 873 \times (14.668)^2 - [398 \times (-2.126)^2$
$$+ 810 \times (-0.371)^2 + 438 \times 2.617^2] = 395052$$

由式(16)得

$$SS_B = 398 \times (-25.037)^2 + 810 \times (-2.509)^2 + 438 \times 27.392^2$$
$$- [773 \times (-2.208)^2 + 873 \times (1.956)^2] = 576118$$

由式(17)得

$$SS_{A \times B} = 1436790 - \frac{1}{4}\left[\frac{21622^2}{398} + \frac{4666^2}{810} + \frac{(-26288)^2}{438}\right] - 395052 = 346916$$

方差分析表见表8。

表8　方差分析表

变异来源	SS	ν	MS	F	P
A	395052	1	395052	6.38	<0.05
B	576118	2	288059	4.65	<0.01
$A \times B$	346916	2	173458	2.81	>0.05
e(误差)101	278960	1640	61755.5		
e'(合并)101	625876	1642	61891.5		

结论:因素 A 两水平的乙肝表面抗原阳性率有差别,男性较高(本例 $\overline{Cpd}$ 值越大,阳性率越高)。因素 B 各水平间的阳性率也有差别,两因素交互作用不显著。

由于两因素的交互作用不显著,对因素 B 的各水平作两两比较时,可根据因素 B 各水平总的 $\overline{Cpd}_{\cdot j}$ 值($\overline{Cpd}_{\cdot j} = Cpd_{\cdot j}/n_{\cdot j}$),采用 Newman-Kauls 的 q 检验。第 r 水平和 s 水平进行比较时公式为

$$q_{r-s} = \frac{\overline{Cpd}_{\cdot r} - \overline{Cpd}_{\cdot s}}{\sqrt{2MS_e\left(\frac{1}{n_{\cdot r}} + \frac{1}{n_{\cdot s}}\right)}}$$

首先由表7计算出三个水平的 $\overline{Cpd}_{\cdot j}$ 由大到小排列

$$\overline{Cpd}._{j} \quad 54.33 \quad 5.76 \quad -60.02$$
$$j \qquad 1 \qquad 2 \qquad 3$$

$$q_{1-2} = \frac{54.33 - 5.76}{\sqrt{2 \times 61891.5 \times \left(\frac{1}{398} + \frac{1}{810} \right)}} = 2.255$$

$P > 0.05$。

同样可计算 $q_{2-3} = 3.15$，$P < 0.05$；$q_{1-3} = 4.69$，$P < 0.01$。

结论为 B_3 与 B_1、B_2 差别有显著意义，而 B_1 与 B_2 差别没有显著意义。即年龄≥35岁的年龄组的乙肝表面抗原阳性率较年龄<35岁的两个年龄组为低。

如果 A，B 有交互作用，应该固定 A 在每一水平下，比较 B 的各水平。其采用的方法可参照"成组设计多组比较的 Cpd 分析"条目中的 CPD u 检验。

3 有一个因素为二水平时的简化计算

如果有一因素为二水平，可以避免解 a_i（或 b_j）的线性方程组，使计算简化。

1）设因素 A 为二水平，即 $I = 2$

$$SS_A = \frac{\left[\sum_j W_j \left(\frac{Cpd_{1j}}{n_{1j}} - \frac{Cpd_{2j}}{n_{2j}} \right) \right]^2}{4 \sum_j W_j} \tag{19}$$

其中

$$W_j = \frac{n_{1j} n_{2j}}{n._j} \tag{20}$$

$$SS_{A \times B} = \frac{1}{4} \sum_j W_j \left(\frac{Cpd_{1j}}{n_{1j}} - \frac{Cpd_{2j}}{n_{2j}} \right)^2 - SS_A \tag{21}$$

$$SS_B = SS_A + \frac{1}{4} \left(\sum_j \frac{Cpd_{.j}^2}{n_{.j}^2} - \frac{N}{n_{1.} n_{2.}} Cpd_{1.}^2 \right) \tag{22}$$

2）设因素 B 为二水平，即 $J = 2$

$$SS_B = \frac{\left[\sum_i W_i \left(\frac{Cpd_{i1}}{n_{i1}} - \frac{Cpd_{i2}}{n_{i2}} \right) \right]^2}{4 \sum_i W_i} \tag{23}$$

其中

$$W_i = \frac{n_{i1} n_{i2}}{n_{i.}} \tag{24}$$

$$SS_{A \times B} = \frac{1}{4} \sum_i W_i \left(\frac{Cpd_{i1}}{n_{i1}} - \frac{Cpd_{i2}}{n_{i2}} \right)^2 - SS_B \tag{25}$$

$$SS_A = SS_B + \frac{1}{4} \left(\sum_i \frac{Cpd_{i.}^2}{n_{i.}^2} - \frac{N}{n_{.1} n_{.2}} Cpd_{.1}^2 \right) \tag{26}$$

以实例说明计算步骤。

例3 用简化算法分析例2。

1)计算各 Cpd_{ij}，作出表6。

2)作表9的计算。

3)计算各 SS。

由式(19)得 $SS_A = \dfrac{25295.336^2}{4 \times 404.94} = 395030$

由式(21)得 $SS_{A \times B} = \dfrac{1}{4} \times 2967819 - 395030 = 346925$

由式(22)得 $SS_B = 395030 + \dfrac{1}{4}\left(2779288 - \dfrac{1646}{773 \times 873} \times 29025^2\right) = 576139$

表9　计算表

j (1)	n_{1j} (2)	n_{2j} (3)	$n_{\cdot j}$ (4)=(2)+(3)	W_j (5)=(2)×(3)/(4)	Cpd_{1j} (6)	Cpd_{2j} (7)	$Cpd_{\cdot j}$ (8)=(6)+(7)
1	214	184	398	98.93	9922	11700	21622
2	390	420	810	202.22	26266	−21600	4666
3	169	269	438	103.79	−7163	−19125	−26288
合计	773	873	1646	404.94	29025	−29025	0
	$n_{1\cdot}$	$n_{2\cdot}$	N	$\sum_j W_j$	$Cpd_{1\cdot}$	$Cpd_{2\cdot}$	

$\dfrac{Cpd_{\cdot j}^2}{n_{\cdot j}}$ (9)=(8)²/(4)	$\dfrac{Cpd_{1j}}{n_{1j}} - \dfrac{Cpd_{2j}}{n_{2j}}$ (10)=(6)/(2)−(7)/(3)	$W_j\left(\dfrac{Cpd_{1j}}{n_{1j}} - \dfrac{Cpd_{2j}}{n_{2j}}\right)$ (11)=(5)×(10)	$W_j\left(\dfrac{Cpd_{1j}}{n_{1j}} - \dfrac{Cpd_{2j}}{n_{2j}}\right)^2$ (12)=(10)×(11)
1174650	−17.222	−1703.772	29342
26878	118.777	24019.023	2852915
1577760	28.712	2980.023	85562
2779288		25295.336	2967819
合计 $\sum_j \dfrac{Cpd_{\cdot j}^2}{n_{\cdot j}^2}$		$\sum_j W_j\left(\dfrac{Cpd_{1j}}{n_{1j}} - \dfrac{Cpd_{2j}}{n_{2j}}\right)$	$\sum_j W_j\left(\dfrac{Cpd_{1j}}{n_{1j}} - \dfrac{Cpd_{2j}}{n_{2j}}\right)^2$

SS_T，SS_{AB}，SS_e 的计算同例2(分别用式(1)，式(2)，式(3))。

方差分析表及结论分析和例2完全相同，在此不重复(数值有微小差别系四舍五入所致)。

附录：方法的原理

1　重复观察次数不成比例时的双因素方差分析

1)数学模型　设 A、B 两个因素，因素 A 有 I 个水平，因素 B 有 J 个水平。因素 A 的第 i 个水平，因素 B 的第 j 个水平的交叉组有 n_{ij} 次重复观察，试验结果 $x_{ijk}(k=1,\cdots,n_{ij})$ 可用线性模型表示为

$$x_{ijk}=\mu+a_i+b_j+(ab)_{ij} \qquad i=1,\cdots,I;j=1,\cdots,J;k=1,\cdots,n_{ij} \qquad (27)$$

其中 μ 为总的平均效应，a_i 为因素 A 的第 i 水平的纯效应，b_j 为因素 B 的第 j 个水平的纯效应，$(ab)_{ij}$ 为因素 A 的第 i 水平及因素 B 第 j 水平的交互效应，ε_{ijk} 为误差。约束条件

$$\sum_{i=1}^{I}n_{i.}a_i=0;\sum_{j=1}^{J}n_{.j}b_j=0$$
$$\sum_{i=1}^{I}n_{ij}(ab)_{ij}=0 \qquad j=1,\cdots,J \qquad (28)$$
$$\sum_{j=1}^{J}n_{ij}(ab)_{ij}=0 \qquad i=1,\cdots,I$$

用最小误差平方和估计各参数，参数估计间有下列关系（以下各参数表示最小误差平方估计值，各 x 为观察值）：

$$\mu=\overline{X}$$
$$\overline{X}_{ij}=\overline{X}+a_i+b_j+(ab)_{ij} \qquad i=1,\cdots,I;j=1,\cdots,J \qquad (29)$$

其中，$\overline{X}_{ij}=\sum_{k=1}^{n_{ij}}X_{ijk}/n_{ij}$ 为第 ij 交叉组均数。并设因素 A 第 i 水平均数 $\overline{X}_{i.}=\sum_{j=1}^{J}n_{ij}\overline{X}_{ij}/n_{i.}$；例数 $n_{i.}=\sum_{j}n_{ij}$；因素 B 第 j 水平均数 $\overline{X}_{.j}=\sum_{i=1}^{I}n_{ij}\overline{X}_{ij}/n_{.j}$；例数 $n_{.j}=\sum_{i}n_{ij}$；总均数 $\overline{X}=\sum_i\sum_j n_{ij}\overline{X}_{ij}/N=\sum_i n_{i.}\overline{X}_{i.}/N=\sum_j n_{.j}\overline{X}_{.j}/N$；总例数 $N=\sum_i\sum_j n_{ij}=\sum_i n_{i.}=\sum_j n_{.j}$。

式(29)乘以 n_{ij} 后按 $j=1$ 至 J 相加后有关系

$$\overline{X}_{i.}=\overline{X}+a_i+\frac{\sum_j n_{ij}b_j}{n_{i.}}=\overline{X}+a_i+\overline{b}_i \qquad i=1,\cdots,I \qquad (30)$$

其中

$$\overline{b}_i=\frac{\sum_j n_{ij}b_j}{n_{i.}} \qquad (31)$$

为因素 A 第 i 水平组 b_j 的平均值。同样式(29)乘以 n_{ij} 后按 $i=1$ 至 I 相加后有关系

$$\overline{X}_{.j}=\overline{X}+\frac{\sum_i n_{ij}a_i}{n_{.j}}+b_j=\overline{X}+\overline{a}_j+b_j \qquad j=1,\cdots,J \qquad (32)$$

其中

$$\overline{a}_j=\frac{\sum_i n_{ij}a_i}{n_{.j}} \qquad (33)$$

为因素 B 第 j 水平组 a_i 的平均值。

2)a_i 及 b_j 参数估计值的计算　由式(32)有

$$b_j = \bar{X}_{.j} - \bar{X} - \frac{\sum_i n_{ij}a_i}{n_{.j}} \qquad j=1,\cdots,J$$

将上式 b_j 代入式(30)后,可化简得到 a_i 的方程组

$$\bar{X}_{i.} = a_i + \frac{\sum_{j=1}^{J} n_{ij}\bar{X}_{.j}}{n_{i.}} - \frac{\sum_{t=1}^{I}\sum_{j=1}^{J} \frac{n_{ij}n_{tj}}{n_{.j}}a_t}{n_{i.}} \qquad i=1,\cdots,I-1$$

由于上式乘以 $n_{i.}$ 后按 $i=1$ 至 I 相加后,两边均为零,所以这 I 个方程不是独立的,独立的方程个数为 $I-1$,所以可以取前 $I-1$ 个。

这 $I-1$ 个方程再加上约束方程 $\sum_i n_{i.}a_i=0$,便可得到解 I 个 a_i 的线性方程组

$$n_{i.}a_i - \sum_t\sum_j \frac{n_{ij}n_{tj}}{n_{.j}}a_t = n_{i.}\bar{X}_{i.} - \sum_j n_{ij}\bar{X}_{.j} \quad i=1,\cdots,I-1 \qquad (34)$$

$$\sum_i n_{i.}a_i = 0$$

a_i 解出后,可由式(33)计算各 $\bar{a}_j$,再由式(32)计算各 b_j,再由式(31)计算各 $\bar{b}_i$。

3)平方和分解

$$\begin{aligned}
SS_T &= \sum_i\sum_j\sum_k (x_{ijk}-\bar{x})^2 \\
&= \sum_i\sum_j\sum_k [(x_{ijk}-\bar{x}_{ij})+(\bar{x}_{ij}-\bar{x})]^2 \\
&= \sum_i\sum_j\sum_k (x_{ijk}-\bar{x}_{ij})^2 + \sum_i\sum_j n_{ij}(\bar{x}_{ij}-\bar{x})^2 \\
&= SS_e + SS_{AB}
\end{aligned}$$

其中,$SS_{AB} = \sum_i\sum_j n_{ij}(\bar{x}_{ij}-\bar{x})^2 = \sum_i\sum_j n_{ij}[(\bar{x}_{ij}-\bar{x}_{i.})+(\bar{x}_{i.}-\bar{x})]^2 = \sum_i\sum_j n_{ij}(\bar{x}_{ij}-\bar{x}_{i.})^2 + \sum_i n_{i.}(\bar{x}_{i.}-\bar{x})^2$。

先将式(29)与(30)代入上式第一项,并对其作平方和分解

$$\begin{aligned}
\sum_i\sum_j n_{ij}(\bar{x}_{ij}-\bar{x}_{i.})^2 &= \sum_i\sum_j n_{ij}[(b_j-\bar{b}_i)+(ab)_{ij}]^2 \\
&= \sum_i\sum_j n_{ij}(b_j-\bar{b}_i)^2 + \sum_i\sum_j n_{ij}(ab)_{ij}^2
\end{aligned}$$

交叉项 $\sum_i\sum_j n_{ij}(b_j-\bar{b}_i)(ab)_{ij} = \sum_j b_j\sum_i n_{ij}(ab)_{ij} - \sum_i \bar{b}_i\sum_j n_{ij}(ab)_{ij} = 0$,最后得到

$$\begin{aligned}
SS_{AB} &= \sum_i\sum_j n_{ij}(b_j-\bar{b}_i)^2 + \sum_i\sum_j n_{ij}(ab)_{ij}^2 + \sum_i n_{i.}(\bar{x}_{i.}-\bar{x})^2 \\
&= SS_B + SS_{A\times B} + \sum_i n_{i.}(\bar{x}_{i.}-\bar{x})^2
\end{aligned} \qquad (35)$$

SS_{AB} 为交叉组间离均差平方和。右边第三项对重复观察次数相等（或成比例）时，代表 SS_A，于是有 $SS_{AB}=SS_B+SS_A+SS_{A\times B}$。但对于重复观察次数不成比例时，第三项不代表 SS_A，所以 $SS_{AB}\neq SS_A+SS_B+SS_{A\times B}$。其中，

$$SS_B = \sum_i \sum_j n_{ij}(b_j-\bar{b}_i)^2 = \sum_j n_{.j}b_j^2 - \sum_i n_{i.}\ \bar{b}_i^2 \tag{36}$$

$$SS_{A\times B} = \sum_i \sum_j n_{ij}(ab)_{ij}^2 = SS_{AB}-SS_B-\sum_i n_{i.}(\bar{x}_{i.}-\bar{x})^2 \tag{37}$$

类似可得

$$SS_A = \sum_i n_{i.}a_i^2 - \sum_j n_{.j}\bar{a}_j^2 \tag{38}$$

$$SS_{A\times B} = SS_{AB}-SS_A-\sum_j n_{.j}(\bar{x}_{.j}-\bar{x})^2 \tag{39}$$

2 二因素 Cpd 方差分析原理

对于表 1 的行×列表，数据进行转换后，各秩和与前面方差分析中各观察值的对应关系为

$$\bar{x}_{ij}=\frac{T_{ij}}{n_{ij}}; \quad \bar{x}_{i.}=\frac{T_{i.}}{n_{i.}}; \quad \bar{x}_{.j}=\frac{T_{.j}}{n_{.j}}; \quad \bar{x}=\frac{N+1}{2}$$

其中 T_{ij} 为第 ij 交叉组的秩和；$T_{i.}$ 为因素 A 第 i 水平的总秩和；$T_{.j}$ 为因素 B 第 j 水平的总秩和。

由于 Cpd 值与各秩和的对应关系为

$$T_{ij}-n_{ij}\frac{N+1}{2}=-\frac{Cpd_{ij}}{2}; \quad T_{i.}-n_{i.}\frac{N+1}{2}=-\frac{Cpd_{i.}}{2}; \quad T_{.j}-n_{.j}\frac{N+1}{2}=-\frac{Cpd_{.j}}{2}$$

于是得到各 Cpd 值和前面方差分析中各观察值的对应关系为

$$\bar{x}_{ij}-\bar{x}=-\frac{Cpd_{ij}}{2n_{ij}} \tag{40}$$

$$\bar{x}_{i.}-\bar{x}=-\frac{Cpd_{i.}}{2n_{i.}} \tag{41}$$

$$\bar{x}_{.j}-\bar{x}=-\frac{Cpd_{.j}}{2n_{.j}} \tag{42}$$

将式（41）及（42）代入式（34）后，得到解 a_i 的线性方程组（7）；式（41）代入式（30），得到式（10）；式（42）代入式（32），得到式（9），式（8）与式（33）相同；式（15）与式（38）相同；式（16）与式（36）相同，式（41）代入式（37），得到式（18）；式（42）代入式（39），得到式（17）。类似地可得到线性方程组（11），式（13）及式（14）。

参考文献

[1] 王广仪. CPD 分析及其应用. 长春:吉林科学技术出版社,1992.

[2] Conover WJ. Practical Nonparametric Statistics. 2nd ed. John Wiley & Sons,Inc.,1980:335-338.

（刘宗航）

三因素 CPD 方差分析

对于三个处理因素的分组资料,当各交叉组例数相等或成比例时,由于方差分析中的平方和分解公式成立,因此方差分析可类似两因素的分析方法;但如果例数不相等且不成比例时,则由于方差分析数学模型中包含的未知参数过多,对未知参数的估计是非常困难的,因此只能采取近似方法,其基本思想是在计算出各交叉组的 Cpd_{ijk} 后,除以本组的例数 n_{ijk} 得到 Cpd_{ijk} 的均数 $\overline{Cpd}_{ijk}$(为第 ijk 交叉组中心化后的平均秩次的二倍),它实际代表第 ijk 交叉组反应变量的平均水平。保持 $\overline{Cpd}_{ijk}$ 不变,而对例数进行调整,使其成比例。一个简单的做法就是对任一因素的每个水平的各例数求调和均数,例如对因素 A 的第 i 水平各例数 $n_{ijk}(k=1,\cdots,K;j=1,\cdots,J)$ 求调和均数的值为 n'_{ijk},用一个 n'_{ijk} 代替因素 A 的第 i 水平各交叉组的例数,使因素 A 的每个水平各交叉组例数都相等,则整个例数成比例。

1　例数相等(或成比例)时的 CPD 方差分析

对于三因素,如果对于任意的 i、j、k 都有 $\dfrac{n_{ijk}}{n_{\cdot j}\cdot n_{\cdot\cdot k}}=m_i$,则为例数成比例。下面用实例说明分析方法。

例 1　用三种中草药的不同剂量组合的配方,对某病进行治疗观察,寻求最佳配比处方,观察结果见表 1。

表 1　A、B、C 三种不同剂量组合处方对某病的治疗结果

治疗结果	$A_1B_1C_1$	$A_1B_1C_2$	$A_1B_1C_3$	$A_1B_2C_1$	$A_1B_2C_2$	$A_1B_2C_3$	$A_2B_1C_1$	$A_2B_1C_2$	$A_2B_1C_3$	$A_2B_2C_1$	$A_2B_2C_2$	$A_2B_2C_3$	合计
治愈	3	2	1	4	6	3	5	7	2	4	12	2	51
显效	8	4	3	4	3	4	4	5	4	6	3	9	58
好转	2	4	8	5	4	4	6	0	4	2	1	2	42
无效	3	6	4	2	2	6	1	4	6	4	2	3	41
合计 n_{ijk}	16	16	16	16	16	16	16	16	16	16	16	16	192
Cpd_{ijk}	90	−768	−911	82	400	−659	274	543	−768	16	1720	−19	(N)

1)计算 Cpd_{ijk},结果在表 1 最后一行。

2)计算辅助表 2,表 3,表 4。

表 2　辅助表（一）$Cpd_{ijk}(n_{ijk})$ 值

	B_1C_1	B_1C_2	B_1C_3	B_2C_1	B_2C_2	B_2C_3	合计	$Cpd_{i..}$ $(n_{i..})$
A_1	90 (16)	−768 (16)	−911 (16)	82 (16)	400 (16)	−659 (16)	−1766 (96)	
A_2	274 (16)	543 (16)	−768 (16)	16 (16)	1720 (16)	−19 (16)	1766 (96)	
合计 $Cpd_{.jk}$ $(n_{.jk})$	364 (32)	−225 (32)	−1679 (32)	98 (32)	2120 (32)	−678 (32)	0 (192)	

表 3　辅助表（二）$Cpd_{ijk}(n_{ijk})$ 值

	A_1C_1	A_1C_2	A_1C_3	A_2C_1	A_2C_2	A_2C_3	合计	$Cpd_{.j.}$ $n_{.j.}$
B_1	90 (16)	−768 (16)	−911 (16)	274 (16)	543 (16)	−768 (16)	−1540 (96)	
B_2	82 (16)	400 (16)	−659 (16)	16 (16)	1720 (16)	−19 (16)	1540 (96)	
合计 $Cpd_{i.k}$ $(n_{i.k})$	172 (32)	−368 (32)	−1570 (32)	290 (32)	2263 (32)	−787 (32)	0 (192)	

表 4　辅助表（三）$Cpd_{ijk}(n_{ijk})$ 值

	A_1B_1	A_1B_2	A_2B_1	A_2B_2	合计	$Cpd_{..k}$ $n_{..k}$
C_1	90 (16)	82 (16)	274 (16)	16 (16)	462 (64)	
C_2	−768 (16)	400 (16)	543 (16)	1720 (16)	1895 (64)	
C_3	−911 (16)	−659 (16)	−768 (16)	−19 (16)	−2357 (64)	
合计 $Cpd_{ij.}$ $(n_{ij.})$	−1589 (48)	−177 (48)	49 (48)	1717 (48)	0 (192)	

3）计算各 SS

$$SS_T = \frac{N^3 - \sum n^3_{...}}{12} = \frac{192^3 - (51^3 + 58^3 + 42^3 + 41^3)}{12} = 550593$$

$$SS_{ABC} = \frac{1}{4} \sum_i \sum_j \sum_k \frac{Cpd^2_{ijk}}{n_{ijk}}$$

$$= \frac{1}{4} \left[\frac{90^2}{16} + \frac{(-768)^2}{16} + \frac{(-911)^2}{16} + \frac{82^2}{16} + \frac{400^2}{16} + \frac{(-659)^2}{16} + \frac{274^2}{16} \right.$$

$$+ \frac{543^2}{16} + \frac{(-768)^2}{16} + \frac{16^2}{16} + \frac{1720^2}{16} + \frac{(-19)^2}{16} \Big] = 92932$$

$$SS_A = \frac{NCpd_{1..}^2}{4n_{1..}\,n_{2..}} = \frac{192 \times (-1766)^2}{4 \times 96 \times 96} = 16244$$

$$SS_B = \frac{NCpd_{.1.}^2}{4n_{.1.}\,n_{.2.}} = \frac{192 \times (-1540)^2}{4 \times 96 \times 96} = 12352$$

$$SS_C = \frac{1}{4} \sum_k \frac{Cpd_{..k}^2}{n_{..k}}$$

$$= \frac{1}{4} \Big[\frac{462^2}{64} + \frac{1895^2}{64} + \frac{(-2357)^2}{64} \Big] = 36562$$

$$SS_{A \times B} = \frac{1}{4} \sum_i \sum_j \frac{Cpd_{ij.}^2}{n_{ij.}} - SS_A - SS_B$$

$$= \frac{1}{4} \Big[\frac{(-1589)^2}{48} + \frac{(-177)^2}{48} + \frac{49^2}{48} + \frac{1717^2}{48} \Big] - 16244 - 12352 = 85$$

$$SS_{A \times C} = \frac{1}{4} \sum_i \sum_k \frac{Cpd_{i.k}^2}{n_{i.k}} - SS_A - SS_C$$

$$= \frac{1}{4} \Big[\frac{172^2}{32} + \frac{(-368)^2}{32} + \frac{(-1570)^2}{32} + \frac{(-787)^2}{32} + \frac{290^2}{32} + \frac{2263^2}{32} \Big]$$

$$- 16244 - 36562 = 13245$$

$$SS_{B \times C} = \frac{1}{4} \sum_j \sum_k \frac{Cpd_{.jk}^2}{n_{.jk}} - SS_B - SS_C$$

$$= \frac{1}{4} \Big[\frac{364^2}{32} + \frac{(-225)^2}{32} + \frac{(-1679)^2}{32} + \frac{(-678)^2}{32} + \frac{98^2}{32} + \frac{2120^2}{32} \Big]$$

$$- 12352 - 36562 = 13319$$

$$SS_{A \times B \times C} = SS_{ABC} - SS_A - SS_B - SS_C - SS_{A \times B} - SS_{A \times C} - SS_{B \times C}$$

$$= 92932 - 16244 - 12352 - 36562 - 85 - 13245 - 13319 = 1125$$

$$SS_e = SS_T - SS_{ABC} = 550593 - 92932 = 457661$$

方差分析表见表 5。由于所有的交互作用都没有显著意义,所有的交互作用的 SS 及自由度 ν 都应合并到误差部分得到合并的 MS。

结论:因素 A 两水平间差别有显著意义,A_2 疗效较 A_1 为好;因素 B 三水平间差别有显著意义,B_2 较 B_1 疗效为好;因素 C 两水平间差别有显著意义,C_2 较 C_1、C_3 疗效为好。且所有的交互作用都不显著,因此配方最好的组合是 $A_2 B_2 C_2$。

表 5　方差分析

变异来源	SS	ν	MS	F	P
A	16244	1	16244	6.26	<0.05
B	12352	1	12352	4.76	<0.05
C	36562	2	18281	7.04	<0.01
$A \times B$	85	1	85	—	>0.05

续表

变异来源	SS	ν	MS	F	P
A×C	13245	2	6623	2.60	>0.05
B×C	13319	2	6660	2.62	>0.05
A×B×C	1125	2	563	—	>0.05
e(误差)	457661	180	2542.6		
e′(合并)	485435	187	2595.9		

2 例数不等(并不成比例)时的 Cpd 方差分析的近似算法

下面结合实例说明方法。

例2 为研究某药对胃病治疗效果,受试对象按年龄和疾病症状两个因素进行配对试验。实验组给某药,对照组给安慰剂。

B(年龄) B_1:≤39 岁,B_2:≥40 岁;

C(症状程度) C_1:轻度,C_2:中度,C_3:重度;

A(给药) A_1:给安慰剂,A_2:给某药。

试验结果见表6(实验与对照组均有一部分受试对象中途脱离观察)。

表 6 某病对胃病的治疗结果

治疗结果	$A_1B_1C_1$	$A_1B_1C_2$	$A_1B_1C_3$	$A_1B_2C_1$	$A_1B_2C_2$	$A_1B_2C_3$	$A_2B_1C_1$	$A_2B_1C_2$	$A_2B_1C_3$	$A_2B_2C_1$	$A_2B_2C_2$	$A_2B_2C_3$	合计
治愈	3	2	1	6	7	3	5	4	2	4	8	2	47
显效	9	4	3	6	5	3	4	3	5	6	2	9	59
好转	2	4	9	6	6	3	6	0	6	3	1	2	48
无效	4	5	4	3	2	5	1	3	7	4	0	3	41
合计 n_{ijk}	18	15	17	21	20	14	16	10	20	17	11	16	195
Cpd_{ijk}	76	−566	−927	288	548	−395	364	256	−962	33	1203	82	(N)

1)计算各 Cpd_{ijk} 值,见表6最后一行。

2)计算辅助表7,由于C的水平数最多,辅助表中选C的每一水平为行。

表 7 $Cpd_{ijk}(n_{ijk})$ 值的辅助表

	A_1B_1	A_1B_2	A_2B_1	A_2B_2	合计
C_1	76 (18)	288 (21)	364 (16)	33 (17)	761 (72)
C_2	−566 (15)	548 (20)	256 (10)	1203 (11)	1441 (56)
C_3	−927 (17)	−395 (14)	−962 (20)	82 (16)	−2202 (67)

3)计算 SS_e。

$$SS_T = \frac{195^3 - (47^3 + 59^3 + 48^3 + 41^3)}{12} = 577180$$

$$SS_e = SS_T - \frac{1}{4} \sum_i \sum_j \sum_k \frac{Cpd_{ijk}^2}{n_{ijk}}$$

$$= 577180 - \frac{1}{4} \left[\frac{76^2}{18} + \frac{288^2}{21} + \frac{364^2}{16} + \frac{33^2}{17} + \frac{(-566)^2}{15} + \frac{548^2}{20} + \frac{256^2}{10} \right.$$

$$\left. + \frac{1203^2}{11} + \frac{(-927)^2}{17} + \frac{(-395)^2}{14} + \frac{(-962)^2}{20} + \frac{82^2}{16} \right] = 503307$$

4)对表 7 每行内的四个例数求调和均数(选择因素中水平最多的因素,对本例为因素 C,按 C 的每一水平的交叉组例数求调和均数,这样参加调和均数的数的个数为最少,相对调整要少些。对本例按 C 的每一水平的四个例数求调和均数,如果按 A 或 B 的每一水平,则有六个例数求调和均数。)

$$n'_{ij1} = \frac{1}{\frac{1}{4}\left(\frac{1}{18} + \frac{1}{21} + \frac{1}{16} + \frac{1}{17}\right)} = 17.8 \qquad i = 1,2; j = 1,2$$

同样计算 $n'_{ij2} = 13, n'_{ij3} = 16.5$。

或者分别按 A, B, C 的每一水平求调和均数,分别计算调整后的总例数,选其最大者(因为求调和均数后的总例数总是小于原总例数。总例数最大者能使调整后的例数总起来最接近原例数,可使调整相对小些)。

5)对表 7 内各 Cpd_{ijk} 值进行调整,即除以原例数 n_{ijk},得到各 $\overline{Cpd_{ijk}}$,再分别乘以 n'_{ijk} 得到调整后的 Cpd'_{ijk} 值,即 $Cpd'_{ijk} = (Cpd_{ijk} n'_{ijk})/n_{ijk}$。

例如 $Cpd'_{111} = 76 \times 17.8 \div 18 = 75.156$,计算出每个 Cpd'_{ijk},列出调整后的辅助表(一),见表 8,并计算各合计值。

表 8　$Cpd_{ijk}(n_{ijk})$ 值辅助表(一)

	$A_1 B_1$	$A_1 B_2$	$A_2 B_1$	$A_2 B_2$	合计 $Cpd'_{..k}$ ($n'_{..k}$)
C_1	75.156 (17.8)	244.114 (17.8)	404.95 (17.8)	34.553 (17.8)	758.773 (71.2)
C_2	−490.533 (13)	356.2 (13)	332.8 (13)	1421.727 (13)	1620.194 (52)
C_3	−899.735 (16.5)	−465.536 (16.5)	−793.65 (16.5)	84.563 (16.5)	−2074.358 (66)
合计 $Cpd'_{ij.}$ ($n'_{ji.}$)	−1315.112 (47.3)	134.778 (47.3)	−55.9 (47.3)	1540.843 (47.3)	304.609 Cpd' (189.2)(n')

再计算调整后的辅助表(二)及(三),它们分别是表 9 中的 12 个 $Cpd'_{ijk}(n'_{ijk})$ 值,重新按以 B 为行及以 A 为行排列,见表 9 及表 10。经调整后的总 $Cpd' = \sum Cpd'_{i..} = \sum Cpd'_{.j.} = \sum Cpd'_{..k}$ 为三个表右下角的数值,三个表应相等,以资核对。本例 $Cpd' = 304.609$,已不为零。

表 9 $Cpd_{ijk}(n_{ijk})$ 值辅助表(二)

	A_1C_1	A_1C_2	A_1C_3	A_2C_1	A_2C_2	A_2C_3	合计	$Cpd'_{.j.}$ ($n'_{.j.}$)
B_1	75.156 (17.8)	−490.533 (13)	−899.735 (16.5)	404.95 (17.8)	332.8 (13)	−793.65 (16.5)	−1371.012 (94.6)	
B_2	244.114 (17.8)	356.2 (13)	−465.536 (16.5)	34.553 (17.8)	1421.727 (13)	84.563 (16.5)	1675.621 (94.6)	
合计 $Cpd'_{i.k}$ ($n'_{i.k}$)	319.27 (35.6)	−134.33 (26)	−1365.3 (33)	439.503 (35.6)	1754.53 (26)	−709.09 (33)	304.609 (189.2)	

表 10 $Cpd_{ijk}(n_{ijk})$ 值辅助表(三)

	B_1C_1	B_1C_2	B_1C_3	B_2C_1	B_2C_2	B_2C_3	合计	$Cpd'_{i..}$ ($n'_{i..}$)
A_1	75.156 (17.8)	−490.533 (13)	−899.735 (16.5)	244.114 (17.8)	356.2 (13)	−465.536 (16.5)	−1180.334 (94.6)	
A_2	404.95 (17.8)	332.8 (13)	−793.65 (16.5)	34.553 (17.8)	1421.727 (13)	84.563 (16.5)	1484.943 (94.6)	
合计 $Cpd'_{.jk}$ ($n'_{.jk}$)	480.106 (35.6)	−157.733 (26)	−1693.385 (33)	278.667 (35.6)	1777.927 (26)	−380.973 (33)	304.609 (189.2)	

6)计算 SS(利用三个调整后的辅助表,可以方便地计算各 Cpd 平方值除以相对应的例数)

由于 Cpd' 已不为零,需先计算校正值 C。利用表 8 计算

$$C = \frac{Cpd'^2}{n'} = \frac{304.609^2}{189.2} = 490$$

校正后

$$SS'_{ABC} = \frac{1}{4}\left(\sum_i \sum_j \sum_k \frac{Cpd'_{ijk}}{n'_{ijk}} - C\right)$$

$$= \frac{1}{4}\left[\frac{75.156^2}{17.8} + \frac{244.114^2}{17.8} + \frac{404.95^2}{17.8} + \frac{34.553^2}{17.8} + \frac{(-490.533)^2}{13}\right.$$

$$+ \frac{356.2^2}{13} + \frac{332.8^2}{13} + \frac{1421.727^2}{13} + \frac{(-899.735)^2}{16.5} + \frac{(-465.536)^2}{16.5}$$

$$+ \frac{(-793.65)^2}{16.5} + \frac{84.563^2}{16.5} - 490\Big] = 76383$$

$$SS'_{AB} = \frac{1}{4}\Big(\sum_i \sum_j \frac{Cpd'^2_{ij.}}{n'_{ij.}} - C\Big)$$

$$= \frac{1}{4}\Big[\frac{(-1315.112)^2}{47.3} + \frac{134.778^2}{47.3} + \frac{(-55.9)^2}{47.3} + \frac{1540.843^2}{47.3} - 490\Big]$$

$$= 21680$$

$$SS_C = \frac{1}{4}\Big(\sum_k \frac{Cpd'^2_{.k}}{n'_{.k}} - C\Big)$$

$$= \frac{1}{4}\Big(\frac{758.773^2}{71.2} + \frac{1620.194^2}{52} + \frac{(-2074.358)^2}{66} - 490\Big) = 30818$$

利用表 9 计算

$$SS'_{AC} = \frac{1}{4}\Big(\sum_i \sum_k \frac{Cpd'^2_{i.k}}{n'_{i.k}} - C\Big)$$

$$= \frac{1}{4}\Big[\frac{(319.27)^2}{35.6} + \frac{(-134.333)^2}{26} + \frac{(-1365.271)^2}{33} + \frac{439.503^2}{35.6}$$

$$+ \frac{(1754.527)^2}{26} + \frac{(-709.087)^2}{33} - 490\Big] = 49653$$

$$SS_B = \frac{1}{4}\Big(\sum_i \frac{Cpd'^2_{.j.}}{n'_{.j.}} - C\Big)$$

$$= \frac{1}{4}\Big[\frac{(-1371.012)^2}{94.6} + \frac{1675.621^2}{94.6} - 490\Big] = 12265$$

利用表 10 计算

$$SS'_{BC} = \frac{1}{4}\Big(\sum_j \sum_k \frac{Cpd'^2_{.jk}}{n'_{.jk}} - C\Big)$$

$$= \frac{1}{4}\Big[\frac{480.106^2}{35.6} + \frac{(-157.733)^2}{26} + \frac{(-1693.927)^2}{33} + \frac{278.667^2}{35.6}$$

$$+ \frac{(1777.927)^2}{26} + \frac{(-380.973)^2}{33} - 490\Big] = 55499$$

$$SS_A = \frac{1}{4}\Big(\sum_i \frac{Cpd'^2_{i..}}{n'_{i..}} - C\Big)$$

$$= \frac{1}{4}\Big[\frac{(-1180.334)^2}{94.6} + \frac{1484.943^2}{94.6} - 490\Big] = 9387$$

$$SS_{A\times B} = SS'_{AB} - SS_A - SS_B = 21680 - 9387 - 12265 = 28$$

$$SS_{A\times C} = SS'_{AC} - SS_A - SS_C = 49653 - 9387 - 30818 = 9448$$

$$SS_{B\times C} = SS'_{BC} - SS_B - SS_C = 55499 - 12265 - 30818 = 12416$$

$$SS_{A\times B\times C} = SS'_{ABC} - SS_A - SS_B - SS_C - SS_{A\times B} - SS_{A\times C} - SS_{B\times C}$$

$$= 76383 - 9387 - 12265 - 30818 - 28 - 9448 - 12416 = 2021$$

方差分析表见表 11。

表 11　方差分析

变异来源	SS	ν	MS	F	P
A	9387	1	9387	3.38(3.28)	>0.05
B	12265	1	12265	4.42(4.37)	<0.05
C	30818	2	15409	5.55(5.28)	<0.01
$A\times B$	28	1	28	—	>0.05
$A\times C$	9448	2	4724	1.72	>0.05
$B\times C$	12416	2	6208	2.26	>0.05
$A\times B\times C$	2021	2	1011	—	>0.05
e(误差)	503307	183	2750.3		
e'(合并)	527220	190	2774.8		

由于各交互作用均没有显著意义,所有交互作用的 SS 及自由度都应合并到误差部分得到合并的 MS'。

结论:因素 A 两水平间对疗效差别没有显著意义,说明还看不出某药对胃病具有治疗效果,需进一步试验研究。

表 11 中 F 值中括号内的数值为非近似方法算出。对于 A、B、C 因素的主效应可以按两因素 Cpd 方差分析非近似方法计算。例如计算 SS_A 时,可把 B_jC_k 看成一个因素,共有 6 个水平,而因素 A 有 2 个水平,可按两因素 Cpd 方差分析方法得到 $SS_A=9093$,类似可得到 $SS_B=13121,SS_C=29279$。采用的三因素近似方法与其相差不大,差值百分数为 3%～6.5%。

参考文献

[1] 王广仪. CPD 分析及其应用. 长春:吉林科学技术出版社,1992.
[2] Conover WJ. Practical Nonparametric Statistics. 2nd ed. John Wiley & Sons,Inc.,1980.

(刘宗航)

成组设计多组比较的 CPD 分析

1　成组设计两样本比较 CPD 分析

例 1　多毛症患者与对照者血清睾酮含量见表 1,问两组血清睾酮含量差别有无统计学意义。

表 1		多毛症患者与对照组血清睾酮含量		单位：μg %

多毛症患者	对照者	多毛症患者	对照者
74.60	45.8	133.80	36.6
60.70	30.2	118.30	60.5
65.60	24.8	83.08	
99.40	33.7	42.50	

首先将要比较的两组数据按大小顺序混合排列在表 2 左侧，然后分别划记出各组数据的分布频数，并计算出 Cpd_j。如果样本含量较大时，亦可取适当组距制出频数表后计算 Cpd_j。

表 2　表 1 数据划记后频数表

血清睾酮含量（μg %）	多毛症患者	对照者	合 计	血清睾酮含量（μg %）	多毛症患者	对照者	合 计
24.8		1		65.5	1		
30.2		1		74.6	1		
33.7		1		83.1	1		
36.6		1	4	99.4	1		7
42.5	1		1	118.3	1		
45.8		1		133.8	1		
60.5		1	2	合 计	8	6	14
60.7	1			Cpd_j	−44	44	

1.1　CPD u 检验

$$u = \frac{|Cpd_j| - 1}{\sqrt{n_{.1} n_{.2}(n^3 - n)/[3n(n-1)]}} \sim N(0,1) \qquad (1)$$

将表 2 有关数据代入公式（1），得：

$$u = \frac{44 - 1}{\sqrt{8 \times 6(14^3 - 14)/[3 \times 14(14-1)]}} = 2.77$$

$u = 2.77 > u_{0.01/2} = 2.58$，$P < 0.01$。差异有统计学意义。

结论：在 0.01 显著性水平意义下，可认为两组血清睾丸酮含量不等，多毛症患者高于对照者。

1.2　CPD t 检验

$$t = \frac{|Cpd_j|}{\sqrt{[n_{.1} n_{.2}(n^2 - 1) - 3Cpd_j^2]/[3(n-2)]}} \qquad (2)$$

t 服从 $\nu = n - 2$ 的 t 分布。

将有关数据代入公式（2），得：

$$t = \frac{|-44|}{\sqrt{[8 \times 6 \times (14^2 - 1) - 3 \times (-44)^2]/[3(14-2)]}} = 4.43，\nu = 14 - 2 = 12$$

查 t 分布界值表（附表 2）得 $t_{0.01,12} = 3.06$；$t = 4.43 > t_{0.01,12} = 3.06$，$P < 0.01$。结论同

上。如有相同数据,则需要校正,见例 2。

例 2 两组雌性大鼠分别饲以含高蛋白和低蛋白饲料喂养后,观察 28～84 间每只大鼠所增体重见表 3。问两组不同蛋白质饲料喂养大白鼠,体重增加是否有差别?

表 3 两不同饮料喂养 28～84 天间体重增加量 单位:g

高蛋白组增重 x_1	低蛋白组增重 x_2	高蛋白组增重 x_1	低蛋白组增重 x_2
83	78	123	134
97	83	124	
104	97	129	
107	101	134	
113	107	146	
117	117	161	

将表 3 数据划记后制成频数表,计算 Cpd_j,见表 4。

表 4 表 2 数据划记后频数表

增加体重 (g)	高蛋白组 (1)	低蛋白组 (2)	合 计	增加体重 (g)	高蛋白组 (1)	低蛋白组 (2)	合 计
78		1	1	123	1		1
83	1	1	2	124	1		1
97	1	1	2	129	1		1
101		1	1	134	1	1	2
104	1		1	146	1		1
107	1	1	1	164	1		1
113	1		1	合计	12	7	19
117	1	1	2	Cpd_j	−39	39	

$$t = \frac{|Cpd_j|}{\sqrt{n_{.1}n_{.2}(n^3 - \sum n_{i.}^3 - 3\sum Cpd_j^2/n_{.j})/[3n(n-2)]}} \tag{3}$$

将有关数据代入公式(3)得:$t = \dfrac{|-39|}{\sqrt{12 \times 7(19^3 - 2^3 \times 5 - 9 - 3(39^2/12 + 39^2/7))/[3 \times 19(19-2)]}} =$

1.74。查 t 分布界值表(附表 2)得 $t_{0.05,17} = 2.11$;$t = 1.74 < t_{0.05,17} = 2.11$,$P > 0.05$。差别无统计学意义。

结论:在 0.05 检验水平意义下,不能认为两组大白鼠体重增加量有差别。

2 成组设计多组比较的 CPD 分析

例 3 三组人的血浆总皮质醇测定值见表 5,问三组测定值有无差别?

首先把三组数据按大小顺序混合排列,分别划记并制出频数表,如表6,算出各组 Cpd_j 值,见表6最后一行。

2.1 CPD H 检验。

下列公式与 Kruskal-Wallis H 检验等价。把表5有关数据代入公式(4):

$$H = \frac{3(n-1)}{n^3 - \sum n_{i.}^3} \sum \frac{Cpd_j^2}{n_{.j}} \tag{4}$$

$$H = \frac{3 \times (30-1)}{30^3 - 2^3 - 1^3 \times 28} \cdot \frac{117^2 + 75^2 + (-192)^2}{10} = 18.13$$

表5 血浆总皮质醇测定值 $\mu g/L$

正常人	单纯性肥胖	皮质醇增多症	正常人	单纯性肥胖	皮质醇增多症
0.11	0.17	2.70	0.86	1.13	4.08
0.52	0.33	2.81	1.02	1.38	4.30
0.61	0.55	2.92	1.08	1.63	4.30
0.69	0.66	3.59	1.27	2.04	5.96
0.77	0.86	3.86	1.92	3.75	6.62

表6 三组血浆总皮质醇测定值频数表

测定值 ($\mu g/L$)	正常人	单纯性肥胖	皮质醇增多症	合计	测定值 ($\mu g/L$)	正常人	单纯性肥胖	皮质醇增多症	合计
0.11	1			1	1.27	1			1
0.19		2		2	1.38		2		2
0.52	1			1	1.92	1			1
0.55		1		1	2.04		1		1
0.61	1			1	2.59			4	4
0.66		1		1	3.75		1		1
0.69	2			2	≥3.85			6	6
0.86	1	1		2	合计	10	10	10	30
1.02	2			2	Cpd_j	117	75	−192	
1.13		1		1					

$\nu = 3 - 1 = 2$,查 χ^2 分布界值表(附表3),$\chi^2_{0.01,2} = 9.21$,$H = 18.13 > 9.21$,$P < 0.01$。差异有统计学意义。

结论:在0.01检验水平意义下认为三组人血浆总皮质醇含量不等。

2.2 CPD F 检验

$$F = \frac{3(n-c)\sum Cpd_j^2/n_{.j}}{(c-1)(n^3-\sum n_{i.}^3-3\sum Cpd_j^2/n_{.j})} \tag{5}$$

$$= \frac{3(30-3)(117^2+75^2+192^2)/10}{(3-1)(30^3-2^3-1^3\times28-3(117^2+75^2+192^2)/10)} = 22.52$$

$F=22.52 > F_{0.01(2,27)}=5.49$，$P<0.01$。结论同上。

2.3 CPD u 检验

把表 5 有关数据代入公式(6)，算出各组的 u_j：

$$u_j = \frac{Cpd_j}{\sqrt{n_{.j}(n-n_{.j})(n^3-\sum n_{i.}^3)/[3n(n-1)]}} \tag{6}$$

$$u_{正} = \frac{117}{\sqrt{10\times(30-10)(30^3-2^3-1^3\times28)/[3\times30\times(30-1)]}} = 2.57$$

同理算出，$u_{单}=1.65$，$u_{皮}=-4.22$。查表 7 筛选用$[u_{(a/c)}]$界值表，$c=3$(组数)，0.05 检验水平的界值为 2.39，$|u_j|\geqslant2.39$，$P<0.05$。用下列区间图表示则更为一目了然。

$$\underset{-2.39 \qquad 2.39}{\overset{u_{皮} \quad | \quad u_{单} \quad | \quad u_{正}}{\longrightarrow}} \text{(测定值低)}$$

结论：在 0.05 检验水平意义下，认为三组皮质醇测定值不等，正常组最低，皮质醇增高组最高。

表 7　筛选用$[u_{(a/c)}]$界值表

α	c																		
	2	3	4	5	6	7	8	9	10	11	12	13	14	15	16	17	18	19	20
0.05	1.96	2.39	2.49	2.57	2.63	2.68	2.73	2.77	2.80	2.83	2.86	2.86	2.91	2.93	2.95	2.97	2.98	3.00	3.02
0.01	2.58	2.93	3.02	3.09	3.14	3.19	3.23	3.26	3.29	3.32	3.34	3.36	3.38	3.40	3.42	3.44	3.46	3.47	3.48

（王广仪）

配对设计差值的 CPD 分析

例 1　为研究饮料中缺乏维生素 E 与肝中维生素 A 含量的关系，将大白鼠按性别、体重等配成 8 对,并将每对中的两只白鼠用随机分配方法分配到正常饮料组和维生素 E 缺乏组,然后定期将大白鼠杀死,测定其肝中维生素 A 的含量,结果见表 1。问饮料中缺乏维生素 E 对鼠肝中维生素 A 含量有无影响?

表 1   不同饮料鼠肝中维生素 A 含量   单位:μmol/L

大白鼠对别号	正常饮料组	维生素 E 缺乏组	差值 X
1	37.2	25.7	11.5
2	20.9	25.1	−4.2
3	31.4	18.8	12.6
4	41.4	33.5	7.9
5	39.8	34.0	5.8
6	39.3	28.3	11.0
7	36.1	26.2	9.9
8	31.9	18.3	13.6

CPD 分析。首先将表 1 中的差值 X,按绝对值大小顺序登录在表 2 中左侧首栏内,然后按正负差值分别划记,再将划记结果整理成频数表。正、负差两侧无重复者可合计起来(如正差值可合记为 7)。Y_i 与 Cpd^+ 或 Cpd^- 的计算参见"CPD 分析"条目。此处只需算出 Cpd^+ 或 Cpd^- 一项即可,算出两项是为了验证用。

表 2   表 1 数据划记及频数表

差值 序列	划 记		频 数		合计 $n_{i.}$	Y_i
	−	+	−	+		
4.2				1	0	1	7
5.8						
7.9						
9.9						
11.0				0	7	7	−1
11.5						
12.6						
13.6						
合计			1	7	8	
Cpd_j			7	−7		

1) Cpd u 检验

$$u = \frac{(n_{.1} - n_{.2})(n+1) - 2Cpd_j}{\sqrt{n(n+1)^2 + (n^3 - \sum n_{i.}^3)/3}} \sim N(0,1) \tag{1}$$

把表 2 中有关数据代入公式(1)得

$$u = \frac{(1-7)(8+1)-2\times7}{\sqrt{8\times(8+1)^2+(8^3-(1^3+7^3))/3}} = -2.56$$

$|u| = 2.56 > u_{0.05/2} = 1.96, P < 0.05$。差异有统计学意义。

结论：在 0.05 检验水平意义下，可认为缺乏维生素 E 对肝中维生素 A 含量有影响，使其减少。

2)CPD t 检验

$$t = \frac{(n_{.1}-n_{.2})(n+1)-2Cpd_j}{\sqrt{\{2n^2(2n^2+1)+6(n^3+n^2)-3[(n_{.1}-n_{.2})(n+1)-2Cpd_j]^2\}/[3(n-1)]}} \quad (2)$$

$$t = \frac{(n_{.1}-n_{.2})(n+1)-2Cpd_i}{\sqrt{\{2n^2(2n^2+1)+6(n^3+n^2)-n\sum n_{i.}^3-3[(n_{.1}-n_{.2})(n+1)-2Cpd_i]^2\}/3(n-1)}} \quad (3)$$

将表 2 中有关数据代入公式(2)得

$$t = \frac{(1-7)(8+1)-2\times7}{\sqrt{\{2\times8^2\times(2\times8^2+1)+6\times(8^3+8^2)-3[(1-7)(8+1)-2\times7]^2\}/[3\times(8-1)]}} = -3.99$$

自由度 $\nu = n-1 = 8-1 = 7$。

查 t 分布界值表(附表 2)，$t_{0.01,7} = 3.499$；

$|t| = 3.99 > t_{0.01,7} = 3.499, P < 0.01$。结论同上。本例如用参数统计方法 t 检验，$t = 4.21$。结论相同。

例 2 肺癌病例与对照配对调查吸烟情况，把吸烟指数分为四级，调查结果见表 3。

表 3 肺癌病例—对照调查吸烟指数分组

病例吸烟指数	对照吸烟指数			
	0	<400	400~800	>800
0	11	6	6	7
<400	7	8	6	2
400~800	14	7	10	8
>800	16	8	11	15

CPD 分析。把斜线上下双方频数列入表 4，计算 Cpd_j。

表 4 斜线右上左下区域内频数表

暴露等级之差	右上区 (1)	左下区 (2)	合 计
1	20(6+6+8)	25(7+7+11)	45
2	10(8+2)	22(14+8)	30
3	7	16	23
合 计	35	63	98
Cpd_j	359	−359	—

把表 4 有关数据代入公式(1)：

$$u=\frac{(35-63)(98+1)-2\times359}{\sqrt{98\,(98+1)^2+(98^3-45^3-30^3-23^3)/3}}=-3.14$$

$|u|=3.14>u_{0.01/2}=2.58,P<0.01$。结论：在 0.01 检验水平意义下，可认为吸烟指数不等，病例高于对照。吸烟对于致肺癌可能有一定影响。

如用 t 检验，代入公式(2)：

$$t=\frac{(35-63)(98+1)-2\times359}{\sqrt{\{2\times98^2\times(2\times98^2+1)+6\times(98^3+98^2)-3\,[(35-63)(98+1)-2\times359]^2\}/3\times(98-1)}}$$
$$=-3.24$$

如用校正公式(3)：

$$t=\frac{(35-63)(98+1)-2\times359}{\sqrt{\{2\times98^2(2\times98^2+1)+6(98^3+98^2)-98(45^3+30^3+23^3)-3\,[(35-63)(98+1)-2\times359]^2\}/3(98-1)}}$$
$$=-3.30$$

查 t 分布界值表(附表 2)，$\nu=n-1=98-1=97,t_{0.01,97}=2.61,|t|=3.30>2.61$，$P<0.01$。结论与 u 检验相同。

(王广仪)

2×2 表的对数线性模型

为使分析人员能在多变量的情况下，进行两个或多个变量间的简单关联性和复合关联性分析，在这里将对此类问题进行较深入的探讨。在最近的几年中，这种数据分析的进展已经得到许多学者的关注。但在主要的统计杂志上，还没有文章进一步研究这个理论。对这个主题研究得较多的是 Leo Goodman 教授，可参见 Goodman(1970,1971a,1971b,1972a,1972b)。

1　2×2 表的对数线性模型

通过研究一组模拟的数据，可以简单地说明模型的用途。其中，所有变量都是相互独立的，且消除了所有随机变异，数据见表 1。

表 1　关于三个相互独立变量和数据

	C_1					C_2				
	B_1	B_2	B_3	B_4	合计	B_1	B_2	B_3	B_4	合计
A_1	12	3	9	6	30	24	6	18	12	60
A_2	8	2	6	4	20	16	4	12	8	40
A_3	16	4	12	8	40	32	8	24	16	80
A_4	44	11	33	22	110	88	22	66	44	220
合计	80	20	60	40	200	160	40	120	80	400

这份资料包括 600 个观测值,假设随机来自某一个总体,其单元概率分别为

$$p_{111}=12/600, \quad p_{112}=24/600, \quad p_{121}=3/600, \cdots, \quad p_{442}=44/600$$

我们知道概率和应为 1,所以,表中有 $(4 \times 4 \times 2)-1=31$ 个独立参数。如果有理由假定三个变量独立,则模型得到化简,只需要 7 个参数。独立性假定表明:单元 (i,j,k) 的概率 p_{ijk} 可以根据适当边缘概率确定,

$$p_{ijk}=p_{i..} \, p_{.j.} \, p_{..k} \tag{1}$$

且概率和仍为 1。只需知道公式(1)和 $p_{1..}, p_{2..}, p_{3..}, p_{.1.}, p_{.2.}, p_{.3.}, p_{..1}$,即可求得每个单元概率的值。使用模型(1)分析这种资料,只需使用 7 个参数,而不是 31 个参数。

尽管变量是相互独立的,但是,随机性变异将会引起较少的偏差。我们可以推导出一系列可以选择的模型及检验方法。

因为总体概率是未知的,我们使用实际的单元频数来估计它们。我们需要确定一个模型,解释所观察到的单元频数的变异。这种模型可以用单元概率(其值必须在 0 和 1 之间)来描述。

模型公式化的方法是不直接用概率,而用概率的函数。而函数是没有限制的,即函数的最小值可以是负无穷,最大值可以是正无穷。

对二项变量(0、1 变量),类目 1 和类目 2 的概率分别为 P 和 $1-P$。我们通过下面的公式来研究:

$$X=\ln\frac{P}{1-P} \tag{2}$$

当 $P=0$ 时,$X=-\infty$;$P=0.5$ 时,$X=0$;$P=1$ 时,$X=+\infty$。Theil (1971)讨论了 P 和 X 之间的关系和 X 的使用方法。

对公式(2)两边求指数,可以消去对数:

$$e^X=\frac{P}{1-P}$$

也可写成

$$P=1-\frac{1}{1+e^{-X}} \tag{3}$$

公式(3)表明,每一个 X 值对应一个唯一的 P 值,反之亦然。公式(2)提供了从 P 到 X 的变换。由此可知,有了 P 的估计值,就可以得到 X 的估计值。

X 可以看作是对数或对数比。前者通常用于二项变量。最早把对数用于处理交叉分类数据的是 Plackett (1962)。

为了使模型公式化,以描述多维表的所有复杂的交互作用,我们首先考虑最简单的情形——2×2 表,并假设出一组单元概率列于表 2。

表 2　2×2 表的假设单元概率

	B_1	B_2	合计
A_1	0.4	0.3	0.7
A_2	0.2	0.1	0.3
合计	0.6	0.4	1.0

表 2 中四个单元概率不完全相同,我们的任务是说明变异产生的原因:

(a)类目 A_1 比类目 A_2 更常见;

(b)类目 B_1 比类目 B_2 更常见;

(c)类目 A_1B_2 的结合比 A_2B_1 的结合更常见。

我们所需要的是对这三个效应进行数量化的数学方法,以及判断这些效应是实际存在的,还是由随机误差引起的。

我们已经提出了一种方法,它涉及模型的使用,它含有单元概率 P_{ij} 的自然对数 v_{ij}。

这个模型包括平均数(近似地等价于单元概率的平均数)以及三个可加的修饰项(相应于上面所列的三个原因)。这种模型由 Goodman 提出。

$$v_{ij}=\mu+\lambda_i^A+\lambda_j^B+\lambda_{ij}^{AB} \tag{4}$$

其中,$\sum \lambda_i^A = \sum \lambda_j^B = \sum_j \lambda_{ij}^{AB} = 0$

模型(4)右侧的各项为均数和三个效应。参数 λ 的上标表示它们与哪个变量有关,其下标表示与哪个类目有关。

由于 2×2 表中只有四个单元,所以在模型中最多有四个不同的参数。如果模型中参数的个数等于单元个数,则称该模型为饱和模型。模型(4)就是 2×2 表的饱和模型。四个参数为 $\mu, \lambda_1^A, \lambda_1^B, \lambda_{11}^{AB}$。关于 λ 的限定条件为

$$\lambda_2^A = -\lambda_1^A, \quad \lambda_2^B = -\lambda_1^B$$

$$\lambda_{22}^{AB} = -\lambda_{12}^{AB} = -\lambda_{21}^{AB} = \lambda_{11}^{AB} \tag{5}$$

所以,四个独立的参数为 $\mu, \lambda_1^A, \lambda_1^B, \lambda_{11}^{AB}$。

为了求 λ 的值,我们特引进一个简单的记号:

$$v_{i.} = \sum_j \frac{v_{ij}}{J}, \quad v_{.j} = \sum_j \frac{v_{ij}}{I}$$

$$v_{..} = \sum_i \sum_j \frac{v_{ij}}{IJ} \qquad (6)$$

其中,I,J 为两个变量 A 和 B 的类目个数,对于 2×2 表,$I = J = 2$。所以,$v_{i.}$ 是表中第 i 行所有单元的平均对数概率,而 $v_{..}$ 是表中所有单元的平均对数概率。

如果模型(4)的两边对下标 i 求和(关于变量 A 的各类目),则得到

$$\sum_i v_{ij} = \sum_i \mu + \sum_i \lambda_i^A + \sum_i \lambda_j^B + \sum_i \lambda_{ij}^{AB}$$

根据 λ 的限定条件,上式可以简化为

$$I \times v_{.j} = I \times \mu + 0 + I \times \lambda_j^B + 0 \qquad (7)$$

类似地,模型(4)的两边对所有的观测值求和,则得到

$$IJ v_{..} = IJ\mu + 0 + 0 + 0 \qquad (8)$$

所以,$\mu = v_{..}$,代入公式(7),可以得到类似的结果:

$$\lambda_i^A = v_{i.} - v_{..} \qquad \lambda_j^B = v_{.j} - v_{..}$$

$$\lambda_{ij}^{AB} = v_{ij} - v_{i.} - v_{.j} + v_{..} \qquad (9)$$

公式(9)对了解方差分析方法的读者是熟悉的。它可以作为具有交互作用的二维表的参数的估计。它与方差分析方法有很密切的联系。Nelder (1974)给出详细的说明。指出标准方差分析方法可以很容易地适用于现在我们所研究的问题。根据公式(9),λ_i^A 可以解释为变量 A 的第 i 个类目的效应。

对 2×2 表资料,可把公式(9)推广为

$$\lambda_1^A = \frac{v_{11} + v_{12} - v_{21} - v_{22}}{4} = \frac{1}{4} \sum_j \ln \frac{P_{1j}}{P_{2j}}$$

$$\lambda_1^B = \frac{v_{11} - v_{12} + v_{21} - v_{22}}{4} = \frac{1}{4} \sum_i \ln \frac{P_{i1}}{P_{i2}} \qquad (10)$$

$$\lambda_{11}^{AB} = \frac{v_{11} - v_{12} - v_{21} + v_{22}}{4} = \frac{1}{4} \ln \frac{P_{11} P_{22}}{P_{12} P_{21}}$$

公式(10)右侧的表达式说明,这些 λ 值是原始单元概率的比的对数。

2 2×2 表的对数线性模型应用举例

例 1 利用表 2 中概率进行讨论。第一步是把它们变成对数概率,得到表 3:

表 3 表 2 中单元概率的自然对数

	B_1	B_2
A_1	-0.916	-1.204
A_2	-1.609	-2.303

根据公式(6)得到

$$v_{1.} = -1.060 \quad v_{2.} = -1.956$$
$$v_{.1} = -1.263 \quad v_{.2} = -1.754$$
$$v_{..} = -1.508$$

利用公式(9)中的平均数,得到

$$\lambda_1^A = 0.448 \qquad \lambda_1^B = 0.245 \tag{11}$$
$$\lambda_{11}^{AB} = -0.101 \qquad \mu = -1.508$$

其余的 λ 可以由此推导出来。对二项变量简单的规则是对已经算出的 λ 来说,下标改变一次,符号就改变一次(见公式(5)),从而得到:

$$\lambda_2^A = -0.448, \qquad \lambda_2^B = -0.245,$$
$$\lambda_{12}^{AB} = 0.101, \qquad \lambda_{21}^{AB} = 0.101,$$
$$\lambda_{22}^{AB} = -0.101$$

利用(11)计算出来的参数为

$$v_{11} = \mu + \lambda_1^A + \lambda_1^B + \lambda_{11}^{AB}$$
$$= -1.508 + 0.448 + 0.245 - 0.101$$
$$= -0.916$$

它的确是表 3 中的观测值。

现在我们转到实际应用情况。通常我们用 f_{ij} 表示单元 (i,j) 的实际频数,则定义

$$y_{ij} = \ln f_{ij} \tag{12}$$

公式(12)的右侧可写成

$$(\ln f_{ij} - \ln f_{..}) + \ln f_{..}$$
$$= \ln \frac{f_{ij}}{f_{..}} + \ln f_{..} \tag{13}$$
$$= \ln \hat{P}_{ij} + C$$

未知单元概率的最佳估计是实际的单元中数据的比例。因为 $\ln(f_{..})$ 是已知的,且对所有的 y 都是相同的,可以看出 y 与 v 很相似。

尽管没有确定 λ 的值,因为我们不知道 P 值,但是,我们可以确定它们的估计值 λ。用 y 值替换公式(10)中的 v 值。

$$\lambda_1^A = y_{1.} - y_{..} = \frac{y_{11} + y_{12} - y_{21} - y_{22}}{4} \tag{14}$$
$$\lambda_1^B = y_{.1} - y_{..} = \frac{y_{11} - y_{12} + y_{21} - y_{22}}{4}$$

例 2   表 4—1 的资料取自 Crewe(1976),他扩充了 Butler 和 Stokes (1975) 讨论过

的实际数据。

表 4—1　党派与性别

	B_1 劳动党	B_2 保守党	合计
A_1 男 21~45 岁	222	115	337
A_2 女 21~45 岁	240	185	425
合计	462	300	762

分析的第一步是把原数据变成频数的自然对数。所以 $y_{11} = \ln 222 = 5.403$，类似地，我们得到

$$y_{12} = 4.745, \quad y_{21} = 5.481, \quad y_{22} = 5.220$$

利用公式(14)，得到参数的估计值

$$\hat{\lambda}_1^A = -0.138, \quad \hat{\lambda}_1^B = 0.230, \quad \hat{\lambda}_{11}^{AB} = 0.100, \quad \hat{\mu} = 5.212$$

我们关心的是 λ 值，对单元频数影响最大的是投票人的政治态度，其次是性别。λ_{11}^{AB} 的值相对大，说明性别和所支持的党派有较大的关联。下面我们将讨论如何检验哪些效应是真实的，哪些是由于随机变异造成的。

表 4—2　党派与性别资料的分析结果

模型	χ^2 值	自由度	概　率
A, B	7.00	2	0.03
A, B, AB	0.00	0	1.00

3　独立模型

我们研究模型的目的是对数据资料进行解释，所以，我们现在考虑各种较简单的模型，寻找最简单的模型，最恰当地描述资料。

根据如上所研究的关联性问题，自然地我们首先要考虑下述独立模型

$$v_{ij} = \mu + \lambda_i^A + \lambda_j^B \tag{15}$$

我们已经假设这是一个独立模型，现在我们来证明这个事实。v_{ij} 是 p_{ij} 的自然对数，所以，

$$p_{ij} = \exp(\mu + \lambda_i^A + \lambda_j^B)$$
$$p_{1.} = p_{11} + p_{12} = \exp(\mu + \lambda_1^A)[\exp(\lambda_1^B) + \exp(-\lambda_1^B)] \tag{16}$$

对 2×2 表，$\lambda_2^A = -\lambda_1^A, \lambda_2^B = -\lambda_1^B$，类似地：

$$p_{.2} = p_{12} + p_{22} = \exp(\mu - \lambda_1^B)[\exp(\lambda_1^A) + \exp(-\lambda_1^A)] \tag{17}$$

$$p_{..} = p_{1.} + p_{2.}$$
$$= \exp(\mu)[\exp(\lambda_1^A) + \exp(-\lambda_1^A)][\exp(\lambda_1^B) + \exp(-\lambda_1^B)] \tag{18}$$

用公式(16)、(17)、(18),则得到

$$\frac{p_{1.}\, p_{.2}}{p_{..}} = \exp(\mu + \lambda_1^A - \lambda_1^B) = p_{12} \qquad (19)$$

如果变量是独立的,λ_{ij}^{AB}可从模型(15)中省略,当然模型(15)和饱和模型(4)是一致的。所以我们现在有了进一步的证据,即它是描述变量间交互作用的项。

拟合模型(15)的最简单的方法是使用标准结果(19)及其关于其他单元的等式,它给出期望频数。为了求λ值,也可以转换成期望对数频数。模型的拟合优度可以用X^2或Y^2来表示。

例 3　见表 5 资料。

表 5　期望频数和对数频数(表 4 资料)

		B_1	B_2
A_1	频　　数	204.3	132.7
	对数频数	5.320	4.888
A_2	频　　数	257.7	167.3
	对数频数	5.552	5.120

作为独立模型(15)的例子,我们使用表 4 数据,其期望频数和自然对数列在表 5 中。利用公式(19)和(14),我们得到

$$\hat{\mu} = 5.220, \quad \hat{\lambda}_1^A = -0.116, \quad \hat{\lambda}_1^B = 0.216$$

我们可以用X^2或Y^2计算该模型的拟合优度。从今以后,我们将使用Y^2而不用X^2。因为Y^2具有可加性,可以证明在分析中是有用的。如果期望频数用$\{e_{ij}\}$表示。则

$$
\begin{aligned}
Y^2 &= 2 \sum_i \sum_j f_{ij} \big[(\ln(f_{ij}) - \ln(e_{ij}) \big] \\
&= 2 \times [222 \times (5.403 - 5.32) + 115 \times (4.745 - 4.888) + 240 \times (5.481 - 5.552) \\
&\quad + 185 \times (5.22 - 5.12)] \\
&= 2 \times (18.420 - 16.445 - 17.040 + 18.500) \\
&= 6.9
\end{aligned}
$$

在模型中有三个独立的参数($\mu, \lambda_1^A, \lambda_1^B$)和四个单元频数,所以,模型拟合优度检验的自由度为 1。因为观测值 6.9 大于百分之 1 上限值——6.63(χ^2分布),我们被迫拒绝独立性假设。从我们的模型中省略λ_{ij}^{AB}导致了拟合优度的下降。由此可以说明有一个倾向(趋势)即女性支持保守党,男性支持劳动党。

饱和模型和独立模型不是唯一的选择,例如:我们可以假设B类目是等可能性的(变量A和B是独立的):

$$v_{ij} = \mu + \lambda_i^A \qquad (20)$$

或者 A 类目是等可能性的

$$v_{ij} = \mu + \lambda_j^B \tag{21}$$

或者所有类目都是等可能性的

$$v_{ij} = \mu \tag{22}$$

在这些模型之下,很容易地计算期望频数,例如:对模型(21)

$$e_{11} = e_{12} = e_{1.}$$
$$e_{21} = e_{22} = e_{2.}$$

其中,$e_{1.}$ 和 $e_{2.}$ 是两个行平均数。

通过对期望频数取对数,参数的估计值可以用简单的方法计算。

例 4 为了详细地对各种模型进行讨论,概括前面的结果,引出三个新模型的结果,详见表6。

表 6　对于表 4 资料的可选模型的结果

模型	种类	e_{11}	e_{12}	e_{21}	e_{22}	$\hat{\lambda}_1^A$	$\hat{\lambda}_1^B$	$\hat{\lambda}_{12}^B$	$\hat{\mu}$	自由度	Y^2
(4)	饱和	222.0	115.0	240.0	185.0	−0.138	0.230	0.100	5.212	0	0
(15)	独立	204.3	132.7	257.7	167.3	−0.116	0.216	0	5.220	1	6.9
(21)	无 B 效应	168.5	168.5	212.5	212.5	−0.116	0	0	5.243	2	41.7
(22)	无 A 效应	231.0	150.0	231.0	150.0	0	0.216	0	5.227	2	17.2
(23)	等可能	190.5	190.5	190.5	190.5	0	0	0	5.250	3	51.9

我们已经说明了模型(4)和(15),一个参数的检验是比较 Y^2 值,自由度为 1,类似地,可以得到其他参数的检验。例如:比较模型(15)和(21),我们可以看出,对于 λ_1^B,自由度为 1,Y^2 贡献为 34.8,高度显著,见表7。

表 7　模型(15)和(21)的比较

模型	参数	自由度	Y^2
(15)	$\mu, \lambda_1^A, \lambda_1^B$	1	6.9
(21)	μ, λ_1^A	2	41.7
差值	λ_1^B	1	34.8

等价地,可以构造饱和模型,见表8。

表 8　饱和模型的构造(表 4 数据)

模型	参数	Y^2	Y^2 的减少
(23)	μ	51.9	
(21)	μ, λ_1^A	41.7	10.2
(15)	$\mu, \lambda_1^A, \lambda_1^B$	6.9	34.8
(4)	$\mu, \lambda_1^A, \lambda_1^B, \lambda_{11}^{AB}$	0	6.9

4 Hierarchical 模型

至今为止所考虑的所有模型都属于 Hierarchical 模型。H 模型遵循如下规则,它是多维的,假设关于一组变量 S 的参数包括在模型中,那么,模型也必须包括 S 的任何子集。如:假设 λ_{ijk}^{ABC} 被包括在一个模型中,则下面的 λ 值也必须出现在模型中:λ_i^A,λ_j^B,λ_k^C,λ_{ij}^{AB},λ_{ik}^{AC},λ_{jk}^{BC}。

例 5 见表 9 数据。

表 9 有交互作用但无主效应

	B_1	B_2	合计
A_1	70	30	100
A_2	30	70	100
合计	100	100	200

$$v_{ij} = \mu + \lambda_{ij}^B \tag{23}$$

这是一种适合于表 9 中数据的模型。

在表 9 中,A 和 B 之间的关联最多,说明 A、B 无效应,这显然会令人误解。如果对这些类目进行分解,我们会确认实际的效应。我们一直在使用的最大似然估计有一特点:如果我们拟合这个参数 λ_{ijk}^{ABC},则用观察的总频数对这些变量求和,会等于期望频数。这种估计方法适合于 λ_{ijk}^{ABC},无疑地也适合 λ_i^A,$\cdots$,λ_{jk}^{BC}。

5 重新参数化模型

Goodman(1971)和 Cox (1972)指出,对于多维的二项变量,通过重新参数化可以简化模型。例如,我们可以用变量 A 和 C 替换 A 和 B。其中,类目 C_1 包括类目 AB 中单元 $(1,1)$ 或 $(2,2)$ 的所有观测值。类目 C_2 包括其余的,所以,如果变量 A 和 B 被定义为

A_1:丈夫支持劳动党　　A_2:丈夫支持保守党

B_1:妻子支持劳动党　　B_2:妻子支持保守党

则变量 C 被定义为

C_1:婚姻和谐　　C_2:婚姻不和谐

Plackett (1974)指出,这种方法可以大大地化简原始模型。

例 6 对表 9 数据重新参数化以后,可以得到表 10,它只需要两个参数 μ 和 λ^C 代替原来的四个。

表 10 重新参数化(表 9)

	C_1	C_2	合计
A_1	70	30	100
A_2	70	30	100
合计	140	60	200

例7 见表 11 和表 12 数据。

表 11 两种类型胃溃疡内科疗法疗效比较

疗效	一般	特殊	合计
治愈	63(42.01)	31(51.46)	94
未愈	17(37.99)	68(46.54)	85
合计	80	99	179

表 12 f_{ij} 的自然对数 y_{ij}

疗效	一般	特殊	合计
治愈	4.14	3.43	7.57
未愈	2.83	4.22	7.05
合计	6.97	7.65	14.62

根据公式(9)得到:

$$\lambda_1^A = y_{1.} - y_{..} = 7.57/2 - 3.66 = 0.125$$

$$\lambda_1^B = y_{.1} - y_{..} = 7.05/2 - 3.66 = -0.135$$

$$\lambda_{12}^{AB} = y_{12} - y_{1.} - y_{.2} + y_{..} = 3.43 - 7.57/2 - 7.65/2 + 3.66 = -0.52$$

其中,$y_{i.} = \sum \dfrac{y_{ij}}{J}$,$y_{.j} = \sum \dfrac{y_{ij}}{I}$,$y_{..} = \sum \sum \dfrac{y_{ij}}{IJ}$,$I, J$ 为两个变量 A 疗效和 B 类型的类目个数,对于 2×2 表,$I = J = 2$。

表 13 两种类型胃溃疡内科疗法疗效比较的分析结果

模 型	χ^2 值	自由度	概 率
A, B	41.86	2	0.00
A, B, AB	0.00	0	1.00

$$Y^2 = 2 \sum \sum f_{ij} [\ln f_{ij} - \ln e_{ij}] = 44.52 > \chi^2_{0.01,1}, \quad P < 0.01。$$

认为疗效与溃疡类型有关联,对一般型疗效较好,对特殊型疗效较差。

例8 见表 14 资料。

表 14 急性和慢性白血病患者血型组成

病种	血 型				合计
	A	B	O	AB	
急性	58(63.00)	49(47.40)	59(57.38)	18(16.22)	184
慢性	43(38.00)	27(28.60)	33(34.62)	8(9.78)	111
合计	101	76	92	26	295

表 15 f_{ij} 的自然对数 y_{ij}

病种	血 型				合计
	A	B	O	AB	
急性	4.06	3.89	4.08	2.89	14.92
慢性	3.76	3.30	3.50	2.08	12.64
合计	7.82	7.19	7.58	4.97	27.56

根据公式(9)得到：

$$\lambda_1^A = y_{1.} - y_{..} = 14.92/4 - 27.56/8 = 0.285$$
$$\lambda_1^B = y_{.1} - y_{..} = 7.82/2 - 27.56/8 = 0.465$$
$$\lambda_2^B = y_{.2} - y_{..} = 7.19/2 - 27.56/8 = 0.150$$
$$\lambda_3^B = y_{.3} - y_{..} = 7.58/2 - 27.56/8 = 0.345$$
$$\lambda_{12}^{AB} = y_{12} - y_{1.} - y_{.2} + y_{..} = 3.89 - 14.92/4 - 7.19/2 + 3.445 = 0.01$$

其中，$y_{i.} = \sum \dfrac{y_{ij}}{J}$，$y_{.j} = \sum \dfrac{y_{ij}}{I}$，$y_{..} = \sum \sum \dfrac{y_{ij}}{IJ}$，$I,J$ 为两个变量病种 A 和血型 B 的类目个数。本例 $I=2, J=4$。

表 16 急性和慢性白血病患者血型组成的分析结果

模 型	χ^2 值	自由度	概 率
A, B	1.83	2	0.77
A, B, AB	0.00	0	1.00

$$Y^2 = 2 \sum \sum f_{ij}(\ln f_{ij} - \ln e_{ij}) = 1.38 < 7.81$$
$$P > 0.05$$

现有资料尚不能认为病种与血型有关联。

（姜 虹）

多维表的饱和模型

在"2×2 表的对数线模型"条目中,我们研究了最简单的交叉分组资料——2×2 表资料。尽管简单,但它涉及了四个不饱和等级模型。对三个变量的情形,它将涉及 9 个可供选择的模型;对四个或五个变量的情形,涉及的模型数会更多。

我们的任务是从所有可能的模型中,选出一个或几个相对简单的模型。对多个变量的情形,这个任务是很难完成的。但是,我们可以从饱和模型出发研究这个问题。对于适合饱和模型的情况下,这种简单模型中的一些 λ 值可能接近于 0,说明它们几乎无意义。不饱和模型就是包括那些与 0 偏差较大的 λ 值。这个问题暂不讨论。现在,我们研究适合饱和模型的情形,并解释其结果。

1 一般的三维表

下面我们以三维表为例研究多维表。因为它可以很容易地推广到多个变量的情形。三维表中所包括的频数是三个变量(如:年龄、性别、政治态度)各类目的频数。如果变量间存在关联的话,则希望能发现它们之间的相互关联。

设三个变量为 A、B、C,且分别有 I、J、K 个类目。我们把观测值落入单元 (i,j,k) 的理论概率(未知的)记作 p_{ijk},且 $v_{ijk}=\ln p_{ijk}$。p_{ijk} 还可以定义为一个个体同时落入变量 A 的第 i 个类目、变量 B 的第 j 个类目、变量 C 的第 k 个类目的概率。

饱和模型包括三个主效应 A、B、C,三个双变量交互作用 AB、AC、BC 和三变量交互作用 ABC。对于 2×2 表,我们用上标表示变量,下标表示变量的各个类目。如:λ_{12}^{AC} 表示变量 A 的类目 1 和变量 C 的类目 2 之间的关联。

完整的模型为

$$v_{ijk}=\mu+\lambda_i^A+\lambda_j^B+\lambda_k^C+\lambda_{ij}^{AB}+\lambda_{ik}^{AC}+\lambda_{jk}^{BC}+\lambda_{ijk}^{ABC} \tag{1}$$

为了去掉模型中多余部分,使参数的个数少于单元个数($I\times J\times K$)。公式(1)中的 λ 受到如下限制:

$$\sum_i \lambda_i^A = \sum_j \lambda_j^B = \cdots = \sum_i \lambda_{ij}^{AB} = \sum_j \lambda_{ij}^{AB} = \cdots = \sum_k \lambda_{ijk}^{ABC} = 0 \tag{2}$$

Deming 和 Stephan(1940)、Fienberg(1970a) 给出理论上的证明。Mosteller(1968) 和 Davis(1974)给出应用程序。许多代数方法(如 Haberman,1972)和处理这些模型的统计软件已经产生。

如果我们写出

$$v_{...} = \sum_i \sum_j \sum_k \frac{v_{ijk}}{IJK} \tag{3}$$

则 $v_{...}$ 是对数概率的总平均。

$$v_{i..} = \sum_j \sum_k \frac{v_{ijk}}{JK} \tag{4}$$

则 $v_{i..}$ 是关于变量 A 第 i 个类目所有对数概率的平均。将公式(1)代入公式(3)和(4)的右侧,则得:

$$\lambda_i^A = v_{i..} - v_{...} \tag{5}$$

所以，λ_i^A 表示类目 A_i 比 A 类目的平均效应多多少。类似地我们可以得出关于其他 λ 的公式。

如：

$$v_{ij.} = \sum_k \frac{v_{ijk}}{K}, v_{i.k} = \sum_j \frac{v_{ijk}}{J}, \cdots$$

$$\lambda_{ij}^{AB} = v_{ij.} - v_{i..} - v_{.j.} + v_{...} \tag{6}$$

$$\lambda_{ijk}^{ABC} = v_{ijk} - v_{ij.} - v_{i.k} - v_{.jk} + v_{i..} + v_{.j.} + v_{..k} - v_{...} \tag{7}$$

公式(6)说明 λ_{ij}^{AB} 表示类目 A_i 和 B_j 的公共效应比变量 A 和 B 独立时效应大还是小。类似地，λ_{ijk}^{ABC} 说明变量 A 和 B 的相互依赖性与变量 C 有关。多变量相互关系的描述是困难的，我们可以说明的就是：如果 λ_{ijk}^{ABC} 明显地与 0 不同，则这些变量的各类目之间是相互联系的，不能用两两变量之间的简单相关来解释。Davis（1974）用简单的方法定义了交互作用。

2 2×2×2 表

当三个变量 A、B、C 都是二项变量（即 $I=J=K=2$ 时，公式(6)和(7)可以大大化简。特别地，我们发现，

$$\lambda_{111}^{ABC} = \lambda_{122}^{ABC} = \lambda_{221}^{ABC} = \lambda_{212}^{ABC} = -\lambda_{112}^{ABC} = -\lambda_{121}^{ABC} = -\lambda_{211}^{ABC} = -\lambda_{222}^{ABC} \tag{8}$$

$$= \frac{1}{8} \left(\ln \frac{p_{111} p_{221}}{p_{121} p_{211}} - \ln \frac{p_{112} p_{222}}{p_{122} p_{212}} \right) \tag{9}$$

$$= \frac{1}{8} \ln \frac{p_{111} p_{221} p_{122} p_{212}}{p_{121} p_{211} p_{112} p_{222}} \tag{10}$$

公式(10)也表明，对 p 的重排，可以给出其他因素的表示方法。如：从式(10)得出，

$$\lambda_{111}^{ABC} = \frac{1}{8} \left(\ln \frac{p_{111} p_{122}}{p_{121} p_{112}} - \ln \frac{p_{211} p_{222}}{p_{221} p_{212}} \right) \tag{11}$$

定义式(10)是关于 2×2×2 表的三变量交互作用，是由 Bartlett（1935）首次提出的。Roy 和 Kastenbaum（1956）将式(10)推广到 $I×J×K$ 表。

3 饱和模型的参数估计

对于 $I×J×K$ 表情况，数据包括三维表各单元 $\{(i,j,k)\}$ 的频数 $\{f_{ijk}\}$。我们记 $y_{ijk} = \ln f_{ijk}$，通过用 y 替换式(6)和(7)中的 v，得到参数的估计。如：从公式(6)得到 λ_{ij}^{AB} 的估计值

$$\hat{\lambda}_{ij}^{AB} = y_{ij.} - y_{i..} - y_{.j.} + y_{...} \tag{12}$$

其中，$y_{ij.} = \sum_k \frac{y_{ijk}}{K}, y_{i..} = \sum_j \sum_k \frac{y_{ijk}}{JK}, \cdots$。

关于 λ 的公式可以很容易地写出来。但用手工计算很麻烦，可以用计算机软件计算

它们的值。

4 参数估计的标准值

我们在前面已经说过拟合饱和模型的目的是描述各 λ 值的相对重要性。这个模型对各 λ 值是可加的,所以,接近于 0 的那些 λ 值只具有一点意义,与 0 的差较大的那些 λ 值是重要的。

从式(12)可以容易地看出,每个估计值 λ 是关于 $\{y_{ijk}\}$ 的线性组合。如:对 $2 \times 2 \times 2$ 表,我们可以重写公式(12)为:

$$
\begin{aligned}
\hat{\lambda}_{11}^{AB} &= y_{11.} - y_{1..} - y_{.1.} + y_{...} \\
&= (y_{111} + y_{112})/2 - (y_{111} + y_{112} + y_{121} + y_{122})/4 \\
&\quad - (y_{111} + y_{112} + y_{211} + y_{212})/4 + (y_{111} + y_{112} + y_{121} \\
&\quad + y_{122} + y_{211} + y_{212} + y_{221} + y_{222})/8 \\
&= (y_{111} + y_{112} - y_{121} - y_{122} - y_{211} - y_{212} + y_{221} + y_{222})/8 \quad (13)
\end{aligned}
$$

在这种特殊的情况下,用 $\pm 1/8$ 乘每个单元频数。Plackett(1962)指出,Poisson 频数的自然对数的方差估计值近似等于频数的倒数:

$$
Var(y_{ijk}) \approx \frac{1}{f_{ijk}} \quad (14)
$$

我们把单元频数的倍数的线性组合写作:

$$
\hat{\lambda} = \sum_i \sum_j \sum_k a_{ijk} y_{ijk} \quad (15)
$$

其中,$\{a_{ijk}\}$ 为待定常数,如:对于 $\hat{\lambda}_{AB}$,由公式(13),我们可得到 $a_{111} = a_{112} = a_{221} = a_{222} = 1/8$,其他 a 值等于 $-1/8$。结合公式(14)和(15),可以看出 λ 的估计值近似为

$$
V(\hat{\lambda}) = \sum_i \sum_j \sum_k \frac{(a_{ijk})^2}{f_{ijk}} \quad (16)
$$

在特殊的饱和模型中,参数方差的估计值不一定都相同(它与变量的类目个数有关)。对脚标相同的 λ 进行标准化,得到标准值 $S(\lambda)$(其方差为 1):

$$
S(\hat{\lambda}) = \frac{\hat{\lambda}}{V(\hat{\lambda})} \quad (17)
$$

Goodman(1971)指出:这些标准值近似服从正态分布。

5 重要的 λ 值的选择

我们所得到的每个标准值是来自一个正态分布(方差为 1,均数为 λ)的观察值,如果 $\lambda = 0$,则观察值来自标准正态分布。标准正态分布函数表表明,来自标准正态分布的所有随机观察值的 95% 左右落入范围 $(-2, 2)$。

假设我们有标准值 4，它远离正常范围，只有两种可能的解释：或者我们证明了它是小概率事件，或者说相应的 λ 不为 0。选择重要的 λ，应使相应的观察标准值位于 $(-2,2)$ 之外。如果观察值位于 $(-2,2)$ 之外，则认为相应的 λ 值不等于 0。但是，假如我们得到 60 个观测值，它们不可能全部落入 $(-2,2)$。

后面我们将发现，如果有一些 λ 值不为 0，则一般地，从逻辑上判断应有其他的 λ 值同时也不为 0。所以，我们得出结论：范围 $(-2,2)$ 应该作为基础，去选择一组 λ 值是有意义的。

饱和模型的分析可以作为其基础，进而可以分析不饱和模型，有兴趣者可参见其他有关文献。

6　多维表

三维表很容易扩展到更多维表，且不需要讨论。所有前面的结果基本上是正确的。但是，随着变量个数及其类目个数的增加，表中个体单元个数也增加。在大量的研究中，单元个数常常超过观测数，导致大量的单元的频数为 0。

由于单元频数为 0，而产生两个问题。第一，X^2 和 Y^2 检验统计量近似于 χ^2 分布的特性受到破坏。第二，λ 的估计值是 y 的线性组合（单元频数的对数），0 的对数是 $-\infty$。为了解决这个问题，Goodman(1970)提出：拟合饱和模型之前，在每个单元频数上加上常数 0.5。

7　多维表的饱和模型应用举例

例 1　下列数据取自 1975 年在英国对进入共同市场进行的一次公民投票活动，是由 Mr. D. Robertson 提供的。其中调查了五个二项变量，资料如下：

A：是否愿意进入共同市场；B：是否是保守党党员；C：是否受过法律学校的教育；

D：是否是联邦成员（或有一名家庭成员是）；E：中产阶级或工人阶级

对每一个变量，第一个类目叫做类目 1，第二个类目叫做类目 2，如：工人阶级是类目 E_2。在这次调查中，有 1636 人参与，但不是每一个问题都回答，所以，有 75 例不属于综合资料（表 1）。

表 1　公民投票资料的单元频数

单元	频数	单元	频数	单元	频数	单元	频数
11111	51	11121	142	11112	31	11122	62
21111	8	21121	37	21112	8	21122	23
12111	51	12121	64	12112	83	12122	57
22111	35	22121	21	22112	94	22122	54
11211	11	11221	37	11212	34	11222	61
21211	6	21221	11	21212	16	21222	24
12211	23	12221	19	12212	106	12222	99
22211	15	22221	25	22212	143	22222	110

将这些结果输入计算机,用统计软件包分析,得到 λ 的估计值和相应的标准化值,后者列在表 2 中。

表 2　λ 估计值的标准化值(表 1 数据)

参数	标准化值	参数	标准化值
A	8.8	ABC	0.3
B	−9.9	ABD	0.4
C	3.7	ABE	−1.0
D	−5.0	ACD	0.2
E	−9.4	ACE	1.5
AB	6.8	ADE	0.0
AC	3.2	BCD	−2.4
AD	−0.4	BCE	0.4
AE	2.7	BDE	−0.3
BC	2.5	CDE	−0.0
BD	−7.2	ABCD	2.6
BE	6.7	ABCE	−0.2
CD	−0.3	ABDE	−0.6
CE	8.5	ACDE	−0.8
DE	−2.5	BCDE	−0.0
		ABCDE	1.8

表 2 中的各项,对于每个 λ 来说,上标表示参数的列,标准化值对应于所有相关变量的第一个类目。例如:"A,8.8"表示 $S(\lambda_1^A = 8.8)$,$S(\lambda_{11}^{AC}) = 3.2$,$S(\lambda_{1111}^{ABDE}) = -0.6$,…。

λ 值的限定条件使我们推断出:$S(\lambda_2^A) = -8.8$, $S(\lambda_{12}^{AC}) = -3.2$, $S(\lambda_{1112}^{ABDE}) = 0.6$,…。

研究标准值的绝对值,可以了解不同效应的相对重要性。重要的因素如下:B、E、A、CE、BD、AB、BE、D、C、AC、AE、$ABCD$、BC、DE、BCD。

我们用这些效应组成较简单模型(不饱和模型),并对数据进行解释。我们在搜集资料时,涉及大量的变量,我们假定所有变量都是多项分类。

分析中的变量具有两种类型。一种是因素变量,一种是反应变量。一个个体属于某个因素变量的一个类目,那么,它一定属于一个反应变量的一个类目。例如:如果一个回答者是一个工人,则他很可能支持劳动党。有时,我们很难确定哪个变量是因素变量,哪个是反应变量。例如:变量"支持保守党"和"上私立学校"。

多维表分析与哪些变量是因素变量,有多少个因素有关。

例 1(续)　表 1 中数据有 5 个变量,变量 A 是唯一的反应变量。因为我们分析的目标是确定哪些因素与回答者的投票有关,即是否愿意进入共同市场。对于我们的模型有

4 个因素,其重要性依次为 B、E、D、C。统计分析不仅给出标准参数值,也给出它们的不饱和值。即

$$\lambda_1^B = -0.351, \lambda_1^E = -0.332, \lambda_1^D = -0.179, \lambda_1^C = -0.13$$

关于这 4 个因素的理论频数的比和相应的实际频数的比列在表 3 中。注:因素 B 和 E 的各类目之间的比作为模型的估计值完全不同于由边缘单因素类目合计得到的实际频数的比。原因是这些实际频数的比不能说明表中其他影响,尤其是高度显著的交互作用 CE、BD、AB、BE,这样会导致错误的结论。这说明这个模型具有实用价值。它告诉我们对数据的主要影响是同时发生的,且说明它们的相对重要性。如:没有必要把 $2\times2\times2\times2\times2$ 表简化为 10 个 2×2 表且分别分析每个子表。

表 3 诸因素各类目(表 1 数据)

因素	类目 1 频数	类目 2 频数	实际频数的比	理论频数的比
B	562	999	1:1.78	1:2.02
E	556	1005	1:1.81	1:1.94
D	715	846	1:1.18	1:1.43
C	821	740	1.11:1	1.30:1

这个模型表明最重要的交互作用是 C 与 E 之间和 B 与 D 之间的交互作用。根据表 1 我们可以重新构造边缘频数的相应的二维表。这些二维表及相应的期望频数(在两个因素是独立的情况下)列在表 4 中。

表 4 CE 和 BD 的边缘表(表 1 数据)

	观测频数					期望频数			
	E_1	E_2	D_1	D_2		E_1	E_2	D_1	D_2
C_1	409	412	B_1 165	397	C_1	292	529	B_1 257	305
C_2	147	593	B_2 550	449	C_2	264	479	B_2 458	541

由表 4 我们可以看出,在单元(1,1)或(2,2)中,对于 CE 子表来说,回答者比期望频数多 117。对于 BD 子表来说,相应的单元的回答者比期望频数少 92。所以,C 与 E 的关联是正的,而 B 与 D 的关联是负的(与表 2 中的标准值的符号比较)。

这里,我们的目的只是把数据的特点与 λ 值联系起来。

通过把变量 A 作为唯一的反应,我们把焦点集中在这个变量上,了解因素变量之间的相互关系是第二位的。通常我们的主要兴趣是把 $2\times2\times2\times2\times2$ 表作为 2×16 的二维表。如表 5。

表5　把表1作为2×16的二维表

		因　素　类　目　组　合															
B	1	2	1	2	1	2	1	2	1	2	1	2	1	2	1	2
C	1	1	2	2	1	1	2	2	1	1	2	2	1	1	2	2
D	1	1	1	1	2	2	2	2	1	1	1	1	2	2	2	2
E	1	1	1	1	1	1	1	1	2	2	2	2	2	2	2	2
反应类目 A_1	51	51	11	23	142	64	37	19	31	83	34	106	62	57	61	9
反应类目 A_2	8	35	6	15	37	21	11	25	8	94	16	143	23	54	24	110

例2　A(疗效):临控、显效、好转、无效($I=4$);B(类型):单纯型、喘息型($J=2$);C(病情):轻、中、重($C=3$)。

表6-1　用复方猪胆胶襄治疗观察不同类型不同病情老慢支疗效比较

疗效	单纯型			喘息型			合计
	轻	中	重	轻	中	重	
临控	8	15	37	20	11	3	94
显效	14	24	59	35	38	11	181
好转	7	13	31	27	29	8	115
无效	2	2	9	4	5	1	23
合计	31	54	136	86	83	23	413

表6-2　用复方猪胆胶襄治疗观察不同类型不同病情老慢支疗效比较

单元	频数	单元	频数
111	8	311	7
112	15	312	13
113	37	313	31
121	20	321	27
122	11	322	29
123	3	323	8
211	14	411	2
212	24	412	2
213	59	413	9
221	35	421	4
222	38	422	5
223	11	423	1
合计	275		138

表 7   实际频数 f_{ij} 的自然对数 y_{ij}

单元	频数	单元	频数
111	2.08	311	1.95
112	2.71	312	2.56
113	3.61	313	3.43
121	3.00	321	3.30
122	2.40	322	3.37
123	1.10	323	2.08
211	2.64	411	0.69
212	3.18	412	0.69
213	4.08	413	2.20
221	3.56	421	1.39
222	3.64	422	1.61
223	2.40	423	0.00

$$y_{...} = \sum\sum\sum \frac{y_{ijk}}{IJK} = 2.41$$

$$y_{1..} = \sum\sum \frac{y_{1jk}}{JK} = 2.48, y_{2..} = \sum\sum \frac{y_{2jk}}{JK} = 3.25,$$

$$y_{3..} = \sum\sum \frac{y_{3jk}}{JK} = 2.78, y_{4..} = \sum\sum \frac{y_{4jk}}{JK} = 1.10$$

$$y_{.1.} = \sum\sum \frac{y_{i1k}}{IK} = 2.485, y_{.2.} = \sum\sum \frac{y_{i2k}}{IK} = 2.320$$

$$y_{..1} = \sum\sum \frac{y_{ij1}}{IJ} = 2.33, y_{..2} = \sum\sum \frac{y_{ij2}}{IJ} = 2.52, y_{..3} = \sum\sum \frac{y_{ij3}}{IJ} = 2.36$$

$$y_{ij.} = \sum \frac{y_{ijk}}{K}, y_{i.k} = \sum \frac{y_{ijk}}{J}, \cdots$$

$\lambda_1^A = y_{1..} - y_{...} = 0.07, \lambda_2^A = y_{2..} - y_{...} = 0.84, \lambda_3^A = y_{3..} - y_{...} = 0.37$

$\lambda_1^B = y_{.1.} - y_{...} = 0.075, \lambda_1^C = y_{..1} - y_{...} = -0.08$

$\lambda_{ij}^{AB} = y_{ij.} - y_{i..} - y_{.j.} + y_{...}$

$\lambda_{12}^{AB} = -0.224, \lambda_{31}^{AB} = -0.226, \lambda_{32}^{AB} = 0.226,$

$\lambda_{41}^{AB} = 0.044, \lambda_{42}^{AB} = -0.044$

$\lambda_{12}^{AC} = -0.042, \lambda_{13}^{AC} = -0.073, \lambda_{23}^{AC} = 0.050$

$\lambda_{41}^{AC} = 0.054, \lambda_{42}^{AC} = -0.043, \lambda_{43}^{AC} = -0.012$

$\lambda_{ijk}^{ABC} = y_{ijk} - y_{ij.} - y_{i.k} - y_{.jk} + y_{i..} + y_{.j.} + y_{..k} - y_{...}$

...

$$V = \frac{1}{(IJK)^2} \sum\sum\sum \frac{1}{f_{ijk}}$$

$$V_1^A = \frac{1}{(JK)^2} \sum\sum \frac{1}{f_{1jk}} + V$$

$$V_1^B = \frac{1}{(IK)^2} \sum\sum \frac{1}{f_{i1k}} + V$$

$$V_1^C = \frac{1}{(IJ)^2} \sum\sum \frac{1}{f_{ij1}} + V$$

$$V_{ij}^{AB} = \frac{1}{K^2} \sum \frac{1}{f_{ijk}} + V_i^A + V_j^B - V$$

...

$$V_{ijk}^{ABC} = \frac{1}{f_{1jk}} + V_i^A + V_j^B + V_k^C + V_{ij}^{AB} + V_{jk}^{BC} + V_{IK}^{AC} - 5V$$

$$u = \frac{\lambda}{\sqrt{\nu}} \sim N(0,1) \tag{18}$$

本例,按公式(18)计算的 u 值,均小于 1.96,故根据现有资料尚不能看出各因子之间存在交互作用。但存在如下趋势:

在 A 和 B 之间:

$\lambda_{12} = -0.224$。"1"表示"临控","2"表示"喘息型","—"号表示"喘息型"可能使"临控"的人数减少;

$\lambda_{31} = -0.226$。"3"表示"好转","1"表示"单纯型","—"号表示"单纯型"可能使"好转"人数减少;

$\lambda_{32} = 0.226$。"3"表示"好转","2"表示"喘息型","+"号表示"喘息型"可能"好转"人数增多。

综上所述,该疗法对单纯型效果较好。

表 8　用复方猪胆胶襄治疗观察不同类型不同病情老慢支疗效分析结果

模　型	χ^2	自由度	概率
A,B,C	132.20	17	0.00
A,B,C,AB	12.18	15	0.67
A,B,C,AC	124.16	14	0.00
A,B,C,BC	129.34	11	0.00
A,B,C,AB,AC	4.13	12	0.98
A,B,C,AB,BC	9.31	9	0.41
A,B,C,AC,BC	121.29	8	0.00
A,B,C,AB,AC,BC	2.35	6	0.89
A,B,C,AB,AC,BC,ABC	0.00	0	1.00

例 3　数据见表 9—1。

表 9—1　三种药品、不同年龄组的疗效

疗效	I			II			III			合计
	青	中	老	青	中	老	青	中	老	
显效	71	49	49	169	150	111	124	136	94	953
有效	63	58	51	145	129	110	112	112	93	873
无效	41	25	20	48	53	19	51	47	19	323
合计	175	132	120	362	332	240	287	295	206	2149

A(疗效):显效、有效、无效

B(药品):I、II、III

C(年龄):青、中、老

表 9-2　三种药品、不同年龄组的疗效

单　元	频　数	单　元	频　数
111	71	223	110
112	49	231	112
113	49	232	112
121	169	233	93
122	150	311	41
123	111	312	25
131	124	313	20
132	136	321	48
133	94	322	53
211	63	323	19
212	58	331	51
213	51	332	47
221	145	333	19
222	129		
合　计	1399		750

设实际频数 f_{ijk} 的自然对数为 y_{ijk}（$I=J=K=3$），则

$$y_{...} = \sum \sum \sum \frac{y_{ijk}}{IJK} = 4.1946, y_{1..} = \sum \sum \sum \frac{y_{1jk}}{JK} = 4.5747,$$

$$y_{2..} = \sum \sum \sum \frac{y_{2jk}}{JK} = 4.5158, y_{3..} = \sum \sum \sum \frac{y_{3jk}}{JK} = 3.4934$$

$$y_{.1.} = \sum \sum \sum \frac{y_{i1k}}{IK} = 3.7900, y_{.2.} = \sum \sum \sum \frac{y_{i2k}}{IK} = 4.4637,$$

$$y_{.3.} = \sum \sum \sum \frac{y_{i3k}}{IK} = 4.3302, y_{..1} = \sum \sum \sum \frac{y_{ij1}}{IJ} = 4.3964,$$

$$y_{..2} = \sum \sum \sum \frac{y_{ij2}}{IJ} = 4.2770, y_{..3} = \sum \sum \sum \frac{y_{ij3}}{IJ} = 3.9105$$

$$y_{ij.} = \sum \frac{y_{ijk}}{K}, y_{i.k} = \sum \frac{y_{ijk}}{J}, \cdots$$

$$\lambda_1^A = y_{1..} - y_{...} = 0.3801, \lambda_2^A = y_{2..} - y_{...} = 0.3212, \lambda_3^A = y_{3..} - y_{...} = -0.7012$$

$$\lambda_1^B = y_{.1.} - y_{...} = -0.4046, \lambda_2^B = y_{.2.} - y_{...} = 0.2691, \lambda_3^B = y_{.3.} - y_{...} = 0.1356$$

$$\lambda_1^C = y_{..1} - y_{...} = 0.2018, \lambda_2^C = y_{..2} - y_{...} = 0.0824, \lambda_3^C = y_{..3} - y_{...} = -0.2841$$

$$\lambda_{ij}^{AB} = y_{ij.} - y_{i..} - y_{.j.} + y_{...}$$

$$\lambda_{ijk}^{ABC} = y_{ijk} - y_{ij.} - y_{i.k} - y_{.jk} + y_{i..} + y_{.j.} + y_{..k} - y_{...}$$

……

$$V = \frac{1}{(IJK)^2} \sum \sum \sum \frac{1}{f_{ijk}} = 0.0007$$

$$V_1^A = \frac{1}{(JK)^2} \sum \sum \frac{1}{f_{1jk}} + V = 0.0020$$

$$V_2^A = 0.0020$$

$$V_3^A = 0.0044$$

$$V_1^B = \frac{1}{(IK)^2} \sum \sum \frac{1}{f_{i1k}} + V = 0.0022$$

$$V_2^B = 0.0024$$

$$V_3^B = 0.0025$$

$$V_1^C = \frac{1}{(IJ)^2} \sum \sum \frac{1}{f_{ij1}} + V = 0.0022$$

$$V_2^C = 0.0025$$

$$V_3^C = 0.0036$$

$$V_{ij}^{AB} = \frac{1}{K^2} \sum \frac{1}{f_{ijk}} + V_i^A + V_j^B - V$$

$$\ldots$$

$$V_{ijk}^{ABC} = \frac{1}{f_{1jk}} + V_i^A + V_j^B + V_k^C + V_{ij}^{AB} + V_{jk}^{BC} + V_{ik}^{AC} - 5V$$

$$u = \frac{\lambda}{\sqrt{\nu}} \sim N(0,1)$$

表 10 三种药品、不同年龄组的疗效的分析结果

模　　型	χ^2	自由度	概率
A, B, C	40.32	20	0.01
A, B, C, AB	34.65	16	0.00
A, B, C, AC	27.46	16	0.04
A, B, C, BC	24.15	16	0.09
A, B, C, AB, AC	21.79	12	0.04
A, B, C, AB, BC	18.49	12	0.10
A, B, C, AC, BC	11.29	12	0.50
A, B, C, AB, AC, BC	5.10	8	0.75
A, B, C, AB, AC, BC, ABC	0.00	0	1.00

本例,按公式(18)计算的 u 值,均小于 1.96,故根据现有资料尚不能看出各因子之间(即疗效、药品、年龄之间)存在交互作用。但存在如下趋势:

1)在 A 和 B 之间

$\lambda_{11}=-0.1547$。第一个"1"表示"显效",第二个"1"表示"第一种药","$-$"号表示"第一种药"可能使"显效"的人数减少;

$\lambda_{31}=0.2206$。"3"表示"无效","1"表示"第一种药","$+$"号表示"第一种药"可能使"无效"人数增多;

$\lambda_{32}=-0.1671$。"3"表示"无效","2"表示"第二种药","$-$"号表示"第二种药"可能"无效"人数减少。

2)在 A 和 C 之间

$\lambda_{23}=0.1567$。"2"表示"有效","3"表示"老年组","$+$"号表示"老年组"可能使"有效"人数增多,即疗效较好;

$\lambda_{33}=-0.2477$。第一个"3"表示"无效",第二个"3"表示"老年组","$-$"号表示"老年组"可能使"无效"人数减少,也说明对老年组疗效较好;

3)在 A、B、C 之间

$\lambda_{212}=0.1335$。"2"表示"有效","1"表示"第一种药",第三个数"2"表示"中年组","$+$"号表示"第一种药"、"中年组"可能使"有效"的人数增多;

$\lambda_{312}=-0.1282$。"3"表示"无效","1"表示"第一种药","2"表示"中年组","$-$"号表示"第一种药"、"中年组"可能使"无效"人数减少;

$\lambda_{322}=0.1211$。"3"表示"无效","2"表示"第二种药",第三个数"2"表示"中年组","$+$"号表示"第二种药"可能使"中年组"的"无效"人数增多;

$\lambda_{313}=0.1176$。"3"表示"无效","1"表示"第一种药",第三个数"3"表示"老年组","$+$"号表示"第一种药"可能使"老年组"的"无效"人数增多。

综上所述:

(1)第二种药疗效较好,第一种药较差。

(2)对老年组疗效较好。

(3)第一种药对中年组疗效较好;第二种药对中年组疗效较差;第一种药对老年组疗效较差。

参考文献

[1]　Fienberg S. The Analysis of Cross-Classified Categorical Data. 2nd. ed. Cambridge, Mit Press, 1980:13.

[2]　艾沃特 BS. 列联表分析. 刘韵源,译. 北京:科学出版社,1980:80.

[3]　张尧庭. 定性资料的统计分析. 桂林:广西师范大学出版社,1991:55.

[4]　胡良平. 现代统计学与 SAS 应用. 北京:军事医学科学出版社,1996:199.

[5]　余松林. 医学现场研究中的统计分析方法. 同济医科大学学报,1985:200-236.

[6]　郭祖超. 医学研究常用统计模型及数据处理方法. 第四军医大学学报,1989:237-294.

(姜　虹)

Kendall 秩相关

Kendall 在 1938 年提出一种可用于非正态分布计量资料的相关测度,称为 Kendall τ。符号 τ 表示相关测度的总体指标,$\hat{\tau}$ 表示相应的样本指标。Kendall τ 的计算以样本观察值的秩次为基础,其值变化范围为 -1 到 $+1$ 之间。$\hat{\tau}$ 的绝对值越大,表示两变量相关程度越密切,$\hat{\tau}$ 的正号和负号表示相关的方向即正相关和负相关。尽管 $\hat{\tau}$ 和 r_s 有相似性,但由于两种统计量测度相关的方式不同,通常计算的数值可以不同。$\hat{\tau}$ 和 r_s 之间的重要差异之一是,$\hat{\tau}$ 为总体参数 τ 的无偏估计值。

$\hat{\tau}$ 可以定义为变量之间的一致性概率与不一致性概率之差。观察数据对的一致性为:$X_i > X_j$ 且 $Y_i > Y_j$,或 $X_i < X_j$ 且 $Y_i < Y_j$;观察数据对的不一致性为:$X_i > X_j$ 且 $Y_i < Y_j$ 或 $X_i < X_j$ 且 $Y_i > Y_j$。还有下列情景可以认为数据对既非一致性,也非不一致性:$X_i = X_j$ 且/或 $Y_i = Y_j$。检验方法及步骤如下。

检验假设 $H_0 : \tau = 0$,即 X 和 Y 无相关。$H_1 : \tau \neq 0 (\tau > 0$ 或 $\tau < 0)$,即 X 和 Y 有相关。

计算检验统计量,公式为:

$$\hat{\tau} = \frac{S}{n(n-1)/2} \tag{1}$$

式中 n 为数据对 (X,Y) 的观察数或秩次数。$S = P - Q$,其中 P 为 Y 值的自然顺序的对子数,Q 为 Y 值的反自然顺序的对子数。S 的计算过程如下:①按数据对 (X_i, Y_i) 中的 X 值由小到大排列并以增序编排秩次,此顺序称为 X 值的自然顺序。②对于每个 Y 值,与它的下一个 Y 值比较。如果下一个 Y 值大于上一个 Y 值,这对 Y 值称为自然顺序。如果下一个 Y 值小于上一个 Y 值,这对 Y 值称为反自然顺序。合计 Y 值的自然顺序对子数 P 和反自然顺序对子数 Q 值。③如果所有 Y 值的对子数均为自然顺序,则 $P = n(n-1)/2, Q = 0$,此时:$S = [n(n-1)/2] - 0 = n(n-1)/2$,有完全正相关:

$$\hat{\tau} = \frac{n(n-1)/2}{n(n-1)/2} = 1 \tag{2}$$

④如果 Y 的对子数均为反自然顺序,则有 $P = 0, Q = n(n-1)/2$,此时:$S = 0 - [n(n-1)/2] = -[n(n-1)/2]$,有完全负相关:

$$\hat{\tau} = \frac{-n(n-1)/2}{n(n-1)/2} = -1 \tag{3}$$

判断原则 根据对子数 n 和 $\alpha/2$，查表 1"Kendall τ 统计量界值表"得界值 τ^*。如果计算的 $|\hat{\tau}|$ 值大于表中的界值 τ^* 值，$P<\alpha$，则在 α 水平上拒绝 H_0，接受 H_1。可以认为 X 和 Y 两变量之间存在相关。如果计算的 $|\hat{\tau}|$ 值小于界值 τ^* 值，则 $P>\alpha$，在 α 水平上不拒绝 H_0。

表 1 Kendall τ 统计量界值表

n	τ^*				
	α:0.005	0.010	0.025	0.050	0.100
4	1.000	1.000	1.000	1.000	1.000
5	1.000	1.000	1.000	0.800	0.800
6	1.000	0.867	0.867	0.733	0.600
7	0.905	0.810	0.714	0.619	0.524
8	0.786	0.714	0.643	0.571	0.429
9	0.722	0.667	0.556	0.500	0.389
10	0.644	0.600	0.511	0.467	0.378
11	0.600	0.564	0.491	0.418	0.345
12	0.576	0.545	0.455	0.394	0.303
13	0.640	0.513	0.436	0.359	0.308
14	0.516	0.473	0.407	0.363	0.275
15	0.505	0.467	0.390	0.333	0.276
16	0.483	0.433	0.383	0.317	0.250
17	0.471	0.426	0.368	0.309	0.250
18	0.451	0.412	0.346	0.294	0.242
19	0.439	0.392	0.333	0.287	0.228
20	0.421	0.379	0.326	0.274	0.221
21	0.410	0.371	0.314	0.267	0.217
22	0.394	0.359	0.307	0.264	0.203
23	0.910	0.352	0.296	0.257	0.202
24	0.377	0.341	0.290	0.246	0.196
25	0.367	0.333	0.287	0.240	0.193
26	0.360	0.329	0.280	0.237	0.188
27	0.356	0.322	0.271	0.231	0.790
28	0.344	0.130	0.265	0.228	0.180
29	0.340	0.310	0.261	0.222	0.172
30	0.333	0.301	0.255	0.218	0.172
31	0.325	0.295	0.252	0.213	0.166
32	0.323	0.290	0.246	0.210	0.165
33	0.314	0.288	0.242	0.205	0.163
34	0.312	0.280	0.237	0.201	0.159
35	0.304	0.277	0.234	0.197	0.156
36	0.302	0.273	0.232	0.194	0.152
37	0.297	0.267	0.228	0.192	0.15
38	0.292	0.263	0.223	0.189	0.149
39	0.287	0.260	0.220	0.188	0.147
40	0.285	0.256	0.218	0.185	0.144

例 1 研究人员测量机体生理生化指标,共获得 25 个数据对 (X,Y),见表 2。试判断 X 与 Y 之间有无相关关系。

检验方法及步骤:

1)检验假设非 $H_0:\tau=0$;$H_1:\tau\neq0$;$\alpha=0.05$。

2)计算检验统计量 $\hat{\tau}$

①编排秩次 按测量数据对中的 X 值由小到大排列并按增序编排秩次,使 X 值成为自然顺序。然后在 X 值的秩次顺序下,将每个 X 值对应 Y 值由小到大编排秩次。表 2 第(2)栏为 25 个数据对 (X,Y) 的秩次。

表 2 Kendall $\hat{\tau}$ 的计算数据及指标

数据对编号(1)	(X,Y) 秩次(2)	Y 的自然顺序对子数(3)	Y 的反自然顺序对子数(4)
1	(1,1)	24	0
2	(2,4)	21	2
3	(3,11)	14	8
4	(4,3)	20	1
5	(5,5)	19	1
6	(6,22)	3	16
7	(7,20)	4	14
8	(8,8)	14	3
9	(9,2)	16	0
10	(10,21)	3	12
11	(11,10)	11	3
12	(12,12)	10	3
13	(13,13)	9	3
14	(14,15)	7	4
15	(15,11)	8	2
16	(16,6)	9	0
17	(17,7)	8	0
18	(18,19)	3	4
19	(19,16)	5	1
20	(20,18)	3	2
21	(21,14)	4	0
22	(22,25)	0	3
23	(23,17)	2	0
24	(24,23)	1	0
25	(25,24)	0	0
		合计 $P=218$	$Q=82$

②求 Y 值的自然顺序和反自然顺序的对子数 表 1 中第 6 对数据对的秩次为(6,22),从第 7 到第 25 对数据对中,大于 22 的 Y 的秩次为 25,23,24,共有 3 个自然顺序对子数,将 3 填入相应的第(3)栏中;小于 22 的 Y 的秩次有 20,8,2,…,14,17,共有 16 个反自然顺序的对子数,将 16 填入相应的第(4)栏中。其余依次类推。

③计算 $\hat{\tau}$

$S = P - Q = 218 - 82 = 136, \hat{\tau} = S/[n(n-1)/2] = 136/[25(25-1)/2] = 0.45$

3）判断　根据 $n=25, \alpha/2 = 0.025$，查表1"Kendall τ 统计量界值表"，得界值 $\tau^* = 0.287$。本例计算的 $\hat{\tau} = 0.45 > \tau^* = 0.287, P < 0.05$。在 $\alpha = 0.05$ 水平上，可以认为两变量 X 与 Y 之间有正相关关系。

相同数据的处理　如果变量 X 出现一组或几组相同的数据，应按下列方式处理：

①将 X 值由小到大排列。②在 X 值的相同数据范围内，将 Y 值由小到大排列。③按照 Y 值的实际大小，计算 Y 值的自然顺序和反自然顺序的对子数。④在一组 X 值的相同数据内，相应的该组 Y 值之间不进行比较，也不计算对子数。计算 τ 的调整公式为：

$$\hat{\tau} = \frac{S}{\sqrt{\frac{1}{2}n(n-1) - T_x} \times \sqrt{\frac{1}{2}n(n-1) - T_y}} \tag{4}$$

$$T_x = \frac{1}{2}\sum t_x(t_x - 1) \tag{5}$$

$$T_y = \frac{1}{2}\sum t_y(t_y - 1) \tag{6}$$

其中 t_x 表示每组相同数据 X 值的个数；t_y 表示每组相同数据 Y 值的个数。

例2　调查获得13个数据对如表3。计算 T_x 和 T_y 值。

表3　有相同数据的 X 值的处理

编号	X 值	Y 值	Y 值的自然顺序对子数	Y 值的反自然顺序对子数
1	0.9	100	9	2
2	0.9	104	6	3
3	1.0	96	10	0
4	1.3	113	1	6
5	1.5	106	4	4
6	1.6	102	2	1
7	1.6	104	2	1
8	1.6	104	2	1
9	1.6	109	2	1
10	1.6	115	0	3
11	1.7	113	0	1
12	1.8	113	0	1
13	2.2	98	0	0
			$P = 38$	$Q = 24$

由表 3 数据可知，X 值中 0.9 有 2 个，1.6 有 5 个，Y 值中 104 有 3 个，113 有 3 个，分别代入公式(5)和(6)有：

$$T_x = \frac{2\times(2-1)+5\times(5-1)}{2} = 11$$

$$T_y = \frac{3\times(3-1)+3\times(3-1)}{2} = 6$$

大样本近似法　当 $n>40$ 时，超出表 1"Kendall τ 统计量界值表"的范围，此时，可用 u 检验。公式为：

$$u = \frac{3\hat{\tau}\sqrt{n(n-1)}}{\sqrt{2(2n+5)}} \tag{7}$$

求出 u 值后，可以按照正态分布，取适当 u_α 值作出判断和结论。

参考文献

[1]　Daniel WW. Applied Nonparametric Statistics. 2nd ed. PWS-KENT Publishing Company，1990：365－375.

（程　琮）

Kendall τ 的可信区间

由样本计算的相关测度指标 $\hat{\tau}$ 是总体指标 τ 的点估计值。也可用 $100(1-\alpha)\%$ 的可信区间来表示 τ 的所在范围的可能性的大小。可信区间的计算方法如下：

样本是随机样本，且由 n 个数据对 (X_i,Y_i) 构成。当没有相同数据对出现时，方差的估计值为：

$$\hat{\sigma}^2 = 4\sum C_i^2 - 2\sum C_i - \frac{2(2n-3)(\sum C_i)^2}{n(n-1)} \tag{1}$$

对于大样本，总体指标 τ 的近似 $100(1-\alpha)\%$ 可信区间为：

$$\hat{\tau} \pm \frac{2}{n(n-1)}\hat{\sigma}u_{\alpha/2} \tag{2}$$

式中 $\hat{\sigma}^2$ 为方差的估计值，C_i 为每个数据对 (X_i,Y_i) 与其他数据对 (X_j,Y_j) 比较时，出现一致性或不一致性的得分的合计值。n 为数据对的个数。$u_{\alpha/2}$ 按正态分布适当取值。

计算 C_i 时，两个数据对 (X_i, Y_i) 和 (X_j, Y_j) 是否一致，取决于下列关系式：

$$X_i > X_j \text{ 且 } Y_i > Y_j \tag{3}$$

$$X_i < X_j \text{ 且 } Y_i < Y_j \tag{4}$$

当两个数据对比较时出现(3)式或(4)式，则为一致性并得分为 1，出现(3)式和(4)式以外的情形如下列关系式：

$$X_i > X_j \text{ 而 } Y_i < Y_j \tag{5}$$

$$X_i < X_j \text{ 而 } Y_i > Y_j \tag{6}$$

则为不一致性并得分为 0。将所有得分合计即为 C_i 值。

例 1　研究 11 名母亲及其胎儿全血核黄素水平。收集母亲的静脉血和胎儿的脐带血，数据如表 1 所示。计算 τ 的 95% 的可信区间。

表 1　母亲及胎儿的核黄素的血液浓度

编号	1	2	3	4	5	6	7	8	9	10	11
母亲血	38.6	44.7	54.2	35.3	28.0	43.0	46.0	41.5	27.7	43.9	37.1
脐带血	44.4	44.5	56.8	40.3	27.8	64.0	57.6	40.6	32.7	48.3	33.0

检验方法及步骤如下：

1）计算样本指标 $\hat{\tau}$　按照计算 Kendall τ 的方法，计算得 $\hat{\tau} = 0.67$。

2）计算 C_i 值　即计算 $C_1, C_2, \cdots, C_n$，为说明计算 C_i 的方法，以第 6 对数据为例，列表 2 说明 C_6 的详细计算方法。

表 2　C_6 的详细计算过程，(X_6, Y_6) 为 $(43.0, 64.0)$

比较顺序号	与 (X_6, Y_6) 比较结果		是否一致	得分
	X_j	Y_j		
1	>38.6	>44.4	一致	1
2	<44.7	>44.5	不一致	0
3	<54.2	>56.8	不一致	0
4	>35.3	>40.3	一致	1
5	>28.0	>27.8	一致	1
6	—	—	—	—
7	<46.0	>57.6	不一致	0
8	>41.5	>40.6	一致	1
9	>27.7	>32.7	一致	1
10	<43.9	>48.3	不一致	0
11	>37.1	>33.0	一致	1
				$C_6 = 6$

表 2 的计算说明：第一行为 (X_6, Y_6) 与 (X_1, Y_1) 比较，则 43.0 > 38.6，64.0 > 44.4，为一致性，得分为 1。第二行为 (X_6, Y_6) 与 (X_2, Y_2) 比较：43.0 < 44.7，64.0 > 44.5，为不一致性，得

分为 0。其他计算依次类推。C_6 为所有得分之和,即 $C_6 = 6$。$C_1 \sim C_n$ 的计算依此类推。

按此方法计算的 C_i 值为:

$C_1 = 9, C_2 = 8, C_3 = 8, C_4 = 9, C_5 = 9, C_6 = 6, C_7 = 8, C_8 = 9, C_9 = 9, C_{10} = 8, C_{11} = 9$

3)计算 $\sum C_i$、$\sum C_i^2$ 及 $\hat{\sigma}^2$

$$\sum C_i = 9 + 8 + 8 + 9 + 9 + 6 + 8 + 9 + 9 + 8 + 9 = 92$$

$$\sum C_i^2 = 9^2 + 8^2 + 8^2 + 9^2 + 9^2 + 6^2 + 8^2 + 9^2 + 9^2 + 8^2 + 9^2 = 778$$

$$\hat{\sigma}^2 = 4\sum C_i^2 - 2\sum C_i - \frac{2(2n-3)(\sum C_i)^2}{n(n-1)}$$

$$= 4 \times 778 - 2 \times 92 - \frac{2 \times (2 \times 11 - 3) \times 92^2}{11 \times (11-1)} = 4.0727$$

4)计算 τ 的 95% 可信区间   本例 $\alpha = 0.05, u$ 取值为 1.96,则:

$$\hat{\tau} \pm \frac{2}{n(n-1)}\hat{\sigma}u_{\alpha/2} = 0.67 \pm \frac{2}{11(11-1)}\sqrt{4.0727} \times 1.96 = 0.67 \pm 0.07 = 0.60 \sim 0.74$$

结果:τ 的 95% 的可信区间为(0.60,0.74)。

参考文献

[1] Daniel WW. Applied Nonparametric Statistics. 2nd ed. WS－KENT Publishing Company, 1990:
    377－381.

[2] Noether GE. Elements of Nonparametric Statistics. New York,Wiley,1967.

(程　琮)

Kendall W 一致性检验

1 基本概念

在等级资料或非正态分布的数据中,研究人员经常对观察对象的不同类型的能力进行评分,观察不同能力之间的评分是否具有一致性。此类数据属于多样本相关数据的分析,可应用 Kendall W 一致性系数(Kendall's W coefficient of concordance)的分析方法。该检验由 Kendall 和 Babington-Smith 在 1939 年提出。

资料类型及特点：设有 b 个评判员（区组），对 k 个观察对象或观察指标（处理组）进行评分。按照每个评判员的评分，对 k 个观察对象或观察指标的评分由小到大编排秩次。秩次为从 $1,2,\cdots,k$。数据见表 1。表 1 显示：共有 $k=10$ 个学生为观察对象。由 $b=6$ 个专家对每个学生 6 个方面的学习能力给予评分，表 1 中的数值不是原始评分数据，而是根据评分已经编排好的秩次。

表 1 6 名专家对 10 名学生学习能力的评分（秩次）

编号	学习才能 ($b=6$)	学生($k=10$)										合计
		1	2	3	4	5	6	7	8	9	10	
1	机械	4	6	1	2	8	10	9	3	5	7	55
2	艺术	5	2	8	6	1	3	7	4	9	10	55
3	文学	7	1	9	5	2	4	6	3	8	10	55
4	音乐	6	5	2	10	8	3	4	1	7	9	55
5	数学	5	7	2	1	9	8	10	4	6	3	55
6	牧师	1	4	9	7	5	3	2	8	10	6	55
合计		28	25	31	31	33	31	38	23	45	45	330

2 应用条件

(1)数据由 k 个观察对象及 b 种测试能力或 b 个评判员的评分构成。
(2)测量尺度至少是顺序尺度。
(3)观察值可以为原始评分的数据，也可以是对原始数据编排的秩次。

3 基本原理

检验假设为：H_0：b 组秩次没有一致性；H_1：b 组秩次存在一致性。
检验统计量 W 计算公式为：

$$W = \frac{12\sum_{j=1}^{k} R_j^2 - 3b^2 k(k+1)^2}{b^2 k(k^2-1)} \tag{1}$$

式中 b 是评判个数，k 是观察对象或观察指标个数，R_j 是分配给第 j 个观察对象的秩次的合计。

如果学习才能或特征之间无相关，则各列出现的秩次值是随机现象。期望的各列合计值近似相等。如果特征之间存在相关，则期望的某些列有较大的秩次，而另一些列则有较小的秩次。当 H_0 成立时，若各列的合计值精确相等，如表 1 数据的各列合计值等于 $330/10=33$。则 6 个特征之间无相关。此时，计算的离均差平方和 S 值为：

$$S = (28-33)^2 + (25-33)^2 + \cdots + (45-33)^2 = 514$$

在 6 种学习能力中，如果每个学生有相同的能力，则应得到相同的评分和秩次。例如，若第一个学生在机械能力方面编排秩次为 1，则在艺术才能方面也编排秩次为 1，其他各才能方面编排秩次均为 1,则秩次之和为 $6 \times 1 = 6$;第二个学生各能力方面均编排秩次为 2,则秩次之和为 $6 \times 2 = 12$。余类推。

如果各个能力方面有完全的相关,则各列秩和为:

第 1 列秩和为:$6 \times 1 = 6$,

第 2 列秩和为:$6 \times 2 = 12$,

第 3 列秩和为:$6 \times 3 = 18$,

…

第 10 列秩和为:$6 \times 10 = 60$,

此时,离均差平方和:

$$S = (6-33)^2 + (12-33)^2 + \cdots + (60-33)^2 = 2970$$

无相关的 S 观察值与有相关的 S 期望值之比为:

$$\frac{514}{2970} = 0.173$$

若存在完全一致性,则其比值为 1。若完全没有一致性,则比值为 0(由于分子为 0)。计算 S 的公式为:

$$S = \sum_{j=1}^{k} \left[R_j - \frac{b(k+1)}{2} \right]^2 \tag{2}$$

公式中符号意义,见公式(1)。如果各组秩次有完全一致性,则列合计为 $1b, 2b, \cdots, kb$,但可以不按顺序排列。各列与期望值之差的平方和,公式为:

$$\sum_{j=1}^{k} \left[jb - \frac{b(k+1)}{2} \right]^2 = b^2 \sum_{j=1}^{k} \left[j - \frac{(k+1)}{2} \right]^2 = \frac{b^2 k(k^2-1)}{12} \tag{3}$$

公式(2)与公式(3)之比,即为检验统计量 W:

$$W = \frac{\sum_{j=1}^{k} \left[R_j - \frac{b(k+1)}{2} \right]^2}{b^2 k(k^2-1)/12} \tag{4}$$

经过适当的数学变换,公式(4)可以变换为公式(1)。两者等价。

4 出现相同数据

若出现 2 个或更多个相同数据时,计算平均秩次。公式(1)中分母被替换为下式:

$$b^2 k(k^2-1) - b \sum (t^3 - t) \tag{5}$$

校正的 W_c 公式为:

$$W_c = \frac{12 \sum_{j=1}^{k} R_j^2 - 3b^2 k(k+1)^2}{b^2 k(k^2-1) - b \sum (t^3 - t)} \tag{6}$$

式中 t 为相同数据的个数。

5 判断原则

当观察的各组秩次接近一致时,S 值倾向于更大。当 S 值较大时,W 值也较大,倾向于 1。当观察的各组秩次不一致时,S 值倾向于更小。当 S 值较小时,W 值也较小,倾向于 0。当 W 值充分大时,结果将导致拒绝没有一致性的无效假设。

当 b 和 k 较小时,可以根据 α、b、k 和 W 值,查 Kendall W 一致性系数表(附表 41)判断结论。

如果 b、k 值超出 Kendall W 一致性系数表(附表 41),则应用大样本近似法计算 χ^2 值,并根据自由度 $\nu = k-1$,查 χ^2 界值表作出判断和结论。Kendall 推荐当 $k > 7$ 时,计算 χ^2 值。χ^2 值计算公式为

$$\chi^2 = b(k-1)W \tag{7}$$

6 实例

例 1 研究人员对戒酒中心的 15 名病人进行调查。让病人对戒酒计划中的 10 项指标给出评分。数据见表 2。表 2 中的数据是对评分编排的秩次。试分析戒酒中心的病人对戒酒计划中的 10 项指标的评分是否具有一致性。

表 2 病人对 10 个指标的评分秩次

病人 (b=15)	10 项指标(k=10)									
	1	2	3	4	5	6	7	8	9	10
1	9	10	6	1	7	8	2	4	3	5
2	10	9	7	2	6	8	3	5	4	1
3	9	8	6	1	5	10	4	3	2	7
4	4	9	6	8	10	3	7	2	5	1
5	10	9	6	1	7	8	3	5	2	4
6	9	10	6	1	7	8	3	4	2	5
7	6	7	1	4	9	2	10	5	8	3
8	10	9	7	2	5	8	3	6	4	1
9	9	10	6	1	8	7	3	5	2	4
10	8	6	2	5	10	9	7	4	3	1
11	9	8	6	1	5	10	4	3	2	7
12	9	10	6	1	7	8	4	5	3	2
13	1	6	7	10	9	4	8	2	3	5
14	9	10	6	1	8	7	3	5	2	4
15	6	3	10	8	1	5	4	7	9
合计	118	124	88	47	104	106	63	64	52	59

检验步骤如下:

1)建立假设检验 H_0:病人对 10 项指标的评分没有一致性;H_1:病人对 10 项指标的评分存在一致性。$\alpha=0.05$。

2)计算检验统计量

$$\sum R_j^2 = 118^2 + 124^2 + 88^2 + 47^2 + 104^2 + 106^2 + 63^2 + 64^2 + 52^2 + 59^2 = 75555$$

代入公式(1)有:

$$W = \frac{12 \sum_{j=1}^{k} R_j^2 - 3b^2 k(k+1)^2}{b^2 k(k^2-1)} = \frac{12 \times 75555 - 3 \times 15^2 \times 10 \times (10+1)^2}{15^2 \times 10 \times (10^2 - 1)} = 0.4036$$

3)确定 P 值,推断结论 由于 $b=15$,$k=10$,超出 Kendall W 一致性系数表(附表41)范围,可应用大样本近似法计算 χ^2 值:

$$\chi^2 = b(k-1)W = 15(10-1)0.4036 = 54.486$$

根据自由度 $\nu = k-1 = 10-1 = 9$,查 χ^2 分布界值表(附表3)。得界值为 $\chi^2_{0.05,9} = 16.92$。本例计算的 χ^2 值为 54.486,大于界值 $\chi^2_{0.05,9} = 16.92$,则 $P < 0.05$。在 $\alpha = 0.05$ 水准上,拒绝 H_0,接受 H_1。

结论:可以认为 15 个病人对 10 项指标的评分具有一致性。

例2 3 个监督员为 5 个雇员的工作能力进行评分。分值最低为 1 分,最高为 10 分。

表3　3 个监督员为 5 个雇员工作能力评分(秩次)

监督员 ($b=3$)	雇员($k=5$)					秩次合计
	1	2	3	4	5	
1	6(3)	2(1.5)	7(4)	2(1.5)	9(5)	15
2	3(2)	2(1)	7(4)	6(3)	9(5)	15
3	9(5)	2(1)	8(3.5)	4(2)	8(3.5)	15
秩次合计	10	3.5	11.5	6.5	13.5	45

注意:表 3 中的数据为 3 个监督员的评分值,括号中数据为编排的秩次。对每个监督员的评分值横向编排秩次。第 1 个监督员有两个相同的评分即 2 分,求平均秩次为 1.5,则 $t_1 = 2$。第 3 个监督员也有两个相同的评分,求平均秩次为 3.5,则 $t_2 = 2$。

当出现相同数据时,计算校正的统计量 W_c。

$$\sum R_j^2 = 10^2 + 3.5^2 + 11.5^2 + 6.5^2 + 13.5^2 = 469$$

$$\sum (t^3 - t) = (2^3 - 2) + (2^3 - 2) = 12$$

$$W_c = \frac{12 \sum_{j=1}^{k} R_j^2 - 3b^2 k(k+1)^2}{b^2 k(k^2-1) - b\sum(t^3-t)} = \frac{12 \times 469 - 3 \times 3^2 \times 5 \times (5+1)^2}{3^2 \times 5 \times (5^2-1) - 3 \times 12} = 0.736$$

根据 $b=3,k=5$，查 Kendall W 一致性系数表（附表 41），当近似界值 $W=0.733$ 时，$P=0.038$。由于 $P<0.05$，拒绝 H_0，接受 H_1。可以认为 3 个监督员对 5 个雇员工作能力的评分具有一致性。

注意：Kendall W 一致性系数表（附表 41）中的 W 界值不一定与计算的统计量 W 值完全相同，可以取相近的 W 界值即可。

参考文献

[1]　Daniel WW. Applied Nonparametric Statistics，2th edition，PWS-KENT Publishing Company，1990：386—391.

（刘一志）

Kendall τ 偏秩相关

1　基本概念

在科研工作中，如果出现一个因变量和一个自变量，且数据服从正态分布，可以应用 Pearson 简单相关分析数据。若数据为非正态分布或等级资料时，可以应用 Spearman 等级相关分析数据。如果出现一个因变量和多个自变量且数据服从正态分布时，可以应用 Pearson 偏相关分析数据。如果数据为非正态分布或分布不明时，可以应用 Kendall τ 偏秩相关（partial rank correlation）分析数据。

偏相关最简单的情形是：设有一个因变量 y 和两个自变量 x 和 z。当控制自变量 z 或保持 z 为常量时，计算 y 与 x 的偏相关系数；也可以通过控制 x，计算 y 与 z 的偏相关系数。此种情形可以推广到自变量大于等于 3 个的情形。

2　计算公式

偏秩相关是以 Kendall τ 为基础的相关系数，要求不能出现相同数据。设：有 1 个因变量，2 个自变量，其中控制自变量 z 时，则 y 与 x 的偏秩相关系数计算公式为：

$$\tau_{xy.z}=\frac{\tau_{xy}-\tau_{xz}\tau_{yz}}{\sqrt{(1-\tau_{xz}^2)(1-\tau_{yz}^2)}} \tag{1}$$

偏秩相关分析也适用于自变量大于等于 3 个的情形。

3 Kendall 偏秩相关系数的显著性检验

偏秩相关系数也存在抽样误差。可以通过查表的方法进行显著性检验。

检验假设为：$H_0:\tau_{xy.z}=0$，$H_1:\tau_{xy.z}\neq 0$。

根据 n 及 α 值，查 Kendall 偏秩相关系数分位数估计值表(附表 42)。此表为单侧分位数，分位数从 0.75 到 0.999。若计算的偏秩相关系数大于界值，则 $P<0.05$，拒绝 H_0，接受 H_1。

4 实例

例 市场研究人员调查了 15 个市场的 3 个变量。因变量 y 为广告花费，自变量 x 为销售量，自变量 z 为消费产品的市场共享额。数据见表 1。试进行偏秩相关分析。

表 1 15 个市场调查数据

编号	x	y	z
1	149.00	21.00	42.50
2	152.00	21.79	43.70
3	155.70	22.40	44.75
4	159.00	23.00	46.00
5	163.30	23.70	47.00
6	166.00	24.30	47.90
7	169.00	24.92	48.95
8	172.00	25.50	49.90
9	174.50	25.80	50.30
10	176.10	26.01	50.90
11	176.50	26.15	50.85
12	179.00	26.30	51.10
13	170.40	25.75	49.50
14	145.00	20.50	43.50
15	158.80	23.10	46.25

分析：设控制自变量 z，计算因变量 y 与自变量 x 之间的偏秩相关，即计算 $\tau_{xy.z}$。

检验步骤如下：

1)首先计算每对变量的 τ 值 三个变量构成 3 种组合：即 x 与 y 对，x 与 z 对和 y 与 z 对。分别计算 3 个变量对的自然顺序对(natural order)和反自然顺序对(reverse natural order)。

自然顺序对：若第 i 个数据对中 x_i 和 y_i 均小于第 j 个数据对中的 x_j 和 y_j，则称为自然顺序对。

反自然顺序对：若第 i 个数据对中 x_i 小于第 j 个数据对中的 x_j，而 y_i 却大于相应数据对中的 y_j，则称为反自然顺序对。

计算 x 与 y 变量的自然与反自然数据对。

表 2 x 与 y 顺序对计算过程

编号	x	y	y 的自然顺序对	y 的反自然顺序对
1	145.00	20.50	14	0
2	149.00	21.00	13	0
3	152.00	21.79	12	0
4	155.70	22.40	11	0
5	158.80	23.10	9	1
6	159.00	23.00	9	0
8	163.30	23.70	8	0
7	166.00	24.30	7	0
9	169.00	24.92	6	0
10	170.40	25.75	4	1
11	172.00	25.50	4	0
12	174.50	25.80	3	0
13	176.10	26.01	2	0
14	176.50	26.15	1	0
15	179.00	26.30	0	0
合计			$P = 103$	$Q = 2$

表 2 数据已将自变量 x 由小到大排序。自然顺序对的计算：第 1 对数据中，y 为 20.50，小于所有后面 y 的 14 个数据，故其自然顺序对为 14，余类推。反自然顺序对的计算：第 1 对数据中，y 为 20.50，大于所有后面 y 的数据个数为 0 个，故其反自然顺序对为 0。第 5 对数据中，y 为 23.10，大于所有后面 y 的数据个数只有 1 个，故其反自然顺序对为 1。余类推。

计算：$S = P - Q$

$$\tau_{xy} = \frac{S}{n(n-1)/2} = \frac{103-2}{15 \times (15-1)/2} = 0.9619$$

用同样方法，计算

$$\tau_{xz} = \frac{S}{n(n-1)/2} = \frac{99}{15 \times (15-1)/2} = 0.9428$$

$$\tau_{yz} = \frac{S}{n(n-1)/2} = \frac{99}{15 \times (15-1)/2} = 0.9428$$

2) 计算偏秩相关系数 当控制自变量 z 时，x 与 y 的偏秩相关系数为：

$$\tau_{xy.z} = \frac{\tau_{xy} - \tau_{xz}\tau_{yz}}{\sqrt{(1-\tau_{xz}^2)(1-\tau_{yz}^2)}} = \frac{0.9619 - 0.9428 \times 0.9428}{\sqrt{[1-(0.9428)^2][1-(0.9428)^2]}} = 0.6572$$

依上述同样方法，可以计算出另外 2 个偏秩相关系数：$\tau_{zy.x}$ 和 $\tau_{zx.y}$。

3)偏秩相关系数的显著性检验　检验假设为：$H_0: \tau_{xy.z}=0$，$H_1: \tau_{xy.z}\neq 0$。

本例，$n=15$，双侧 $\alpha=0.05$。取分位数为：$1-0.05/2=0.975$。查 Kendall 偏秩相关系数分位数估计值表（附表 42）得界值为 0.377。计算的偏相关系数为 0.6572，大于界值 0.377，则 $P<0.05$，拒绝 H_0，接受 H_1。

结论：可以认为该偏相关系数有统计学意义。即在控制市场共享额的条件下，市场广告投入与市场销售量呈正相关关系。

参考文献

[1]　Daniel WW. Applied Nonparametric Statistics，2th edition，PWS-KENT Publishing Company，1990：395—400.

（刘一志）

Spearman 独立性检验

基于秩的 Spearman 独立性检验（Spearman test for independence based on ranks），也称为 Spearman 等级相关。由 Spearman 在 1904 年提出。检验两个变量 X 与 Y 之间是否相关或是否独立。应用条件：数据为非正态分布，或为等级资料。

设：X 为自变量，Y 为因变量，$(X_1,Y_1)，\cdots，(X_n,Y_n)$ 是来自双变量总体的一个随机样本。

1　检验假设及方法

1)检验假设　$H_0: \rho_s=0$，X 与 Y 之间不相关；$H_1: \rho_s\neq 0$，X 与 Y 之间相关。取双侧 $\alpha=0.05$。

2)计算检验统计量 r_s　将 n 个 X 观察值由小到大排序，并且编排秩次 R_i。R_i 表示 $X_i(i=1,2,\cdots,n)$ 的秩次。同样，对 n 个 Y 观察值排序并编排秩次 S_i。S_i 表示 Y_i 的秩次。Spearman 秩相关系数的计算公式为：

$$r_s = \frac{12\sum_{i=1}^{n}\left(R_i-\frac{n+1}{2}\right)\left(S_i-\frac{n+1}{2}\right)}{n(n^2-1)} \tag{1}$$

经化简为：

$$r_s = 1-\frac{6\sum_{i=1}^{n}D_i^2}{n(n^2-1)} \tag{2}$$

式中:$D_i = S_i - R_i, i = 1, \cdots, n$。$r_s$ 的变化范围在 -1 到 $+1$ 间。

3)确定 P 值推断结论   判断结论:根据 n 和 $\alpha = 0.05$,查 Spearman 统计量临界值表(附表 43),得到 r_s 界值。如果 $|r_s| \geqslant r_{s,a}$,则 $P \leqslant \alpha$,拒绝 H_0,接受 H_1。否则不拒绝 H_0。

2   大样本近似法

大样本近似法基于 r_s 的近似正态性。应用标准化量,需要计算 r_s 的期望值及方差。其计算公式为

$$E_0(r_s) = 0 \tag{3}$$

$$Var_0(r_s) = \frac{1}{n-1} \tag{4}$$

r_s 的标准化量为

$$r_s^* = \frac{r_s - E_0(r_s)}{\sqrt{Var_0(r_s)}} = \sqrt{n-1}\, r_s \tag{5}$$

当 n 超出 r_s 界值表时,r_s^* 趋向于近似标准正态分布。判断方法:按正态变量 u 值的适当取值进行判断。

3   出现相同数据

如果 X 或 Y 观察值出现相同数据较多时,则计算平均秩次,应用校正公式计算 r_s。查 Spearman 统计量临界值表(附表 43)得到界值,作出判断。

校正计算公式为

$$r_s = \frac{(n^3 - n)/6 - \sum D_i^2 - \sum t_X - \sum t_Y}{\sqrt{\left[(n^3 - n)/6 - 2\sum t_X\right]\left[(n^3 - n)/6 - 2\sum t_Y\right]}} \tag{6}$$

$$\sum t_X = \frac{\sum(t_i^3 - t_i)}{12} \tag{7}$$

$$\sum t_Y = \frac{\sum(t_j^3 - t_j)}{12} \tag{8}$$

式中:t_i 为 X 观察值中相同数据的个数;t_j 为 Y 观察值中相同数据的个数。当没有出现相同数据时,则 $t_i^3 - t_i$ 和 $t_j^3 - t_j$ 的取值为 0。此时,公式(6)变为公式(2)。按照正态分布,取适当的 u 值作为判断标准。

4   实例

例   研究人员调查肝硬化病人肝中的胶原含量(X)(mg/g 肝重)与脯氨酸含量(Y)(μmol/g 肝重)之间的相关性。数据见表 1。试进行相关分析。

1)计算检验统计量并判断结果

表 1　调查数据及计算过程

编号	胶原含量(X)	X 秩次 R_i	脯氨酸含量(Y)	Y 秩次 S_i	D_i	D_i^2
1	7.1	1.5	2.8	2.5	1	1
2	7.1	1.5	2.9	4	2.5	6.25
3	7.2	3	2.8	2.5	−0.5	0.25
4	8.3	4	2.6	1	−3	9
5	9.4	5	3.5	5	0	0
6	10.5	6	4.6	6	0	0
7	11.4	7	5	7	0	0
合计						$\sum D_i^2 = 16.5$

$$r_s = 1 - \frac{6\sum_{i=1}^{n} D_i^2}{n(n^2-1)} = 1 - \frac{6 \times 16.5}{7 \times (7^2-1)} = 0.705$$

根据 $n=7$ 查 Spearman 统计量临界值表（附表 43），得界值 $r_{s0.05,7}=0.786$。本例 r_s $=0.705$，小于界值 $r_{s0.05,7}=0.786$，则 $P>0.05$。在 $\alpha=0.05$ 水准上，不拒绝 H_0。结论：可以认为两变量之间无相关关系。

2）大样本近似法　仍以此为例，说明大样本近似法的计算方法及计算过程。本例，X 数据中相同秩次有 2 个，则 $t_1=2$。Y 数据中相同秩次有 2 个，则 $t_1=2$。此时，需要计算校正 r_{sc} 值。将数据代入校正公式有：

$$\sum t_X = \frac{\sum(t_i^3 - t_i)}{12} = \frac{2^3-2}{12} = 0.5$$

$$\sum t_Y = \frac{\sum(t_j^3 - t_j)}{12} = \frac{2^3-2}{12} = 0.5$$

$$r_{sc} = \frac{(n^3-n)/6 - \sum D_i^2 - \sum t_X - \sum t_Y}{\sqrt{\left[(n^3-n)/6 - 2\sum t_X\right]\left[(n^3-n)/6 - 2\sum t_Y\right]}}$$

$$= \frac{(7^3-7)/6 - 16.5 - 0.5 - 0.5}{\sqrt{\left[(7^3-7)/6 - 2 \times 0.5\right]\left[(7^3-7)/6 - 2 \times 0.5\right]}} = 0.700$$

计算 r_s 的标准化量有：

$$r_s^* = \sqrt{n-1}\, r_{sc} = \sqrt{7-1} \times 0.700 = 1.71$$

本例，计算的标准化量 r_s^* 值为 1.71，小于双侧 $u_{0.05}=1.96$，则 $P>0.05$。在 $\alpha=0.05$ 水准上，不拒绝 H_0。结论同前。

参考文献

[1]　Hollande M, Wolf DA. Nonparametric Statistical Methods. 2nd ed.　A Wiley-Interscience Publication John Wiley & Sons, Inc., 1999;394−398.

[2]　Spearman C. The Proof and Measurement of Association Between Two Things. Amer. J. Psychol,1904,15:72－101.

[3]　Zar JH. Biostatistical Analysis. Prentice-Hall, Inc. , 1999:395－398.

（刘一志）

非参数回归

　　只是借助术语"参数的"和"非参数的"并不能严格和精确地划分不同的统计方法。当勒让德(Legendre)于 1806 年最初建议最小二乘法时,没考虑到数据的分布问题,从而可认为早期最小二乘法是非参数的,但人们在实践中发现,当误差不服从正态分布时该法不能保证得到有意义的结果。目前通常认为"回归系数最小二乘估计"是参数统计方法。虽然这些估计对任何一批数据都能给出结果;但是只有当数据的误差是正态分布时,这种估计才是最优的。稳健估计,例如 M 估计,虽然不要求误差服从正态分布,但也只有近似服从正态分布的情形下,才会给出较可靠的结果。而非参数回归方法对变量的分布情况没有特定的要求。

　　高尔顿(Galton)早在 1876 年就提出了用与秩有关联的所谓"统计尺度"(statistical scale)来作统计分析的方法,可是,秩方法在回归分析中的应用和发展则是从 20 世纪 60 年代开始的。

　　许多非参数方法都是用数值的秩来取代数值本身来实现统计分析的,通过我们的介绍读者可以看出,这样做不仅不会丢失信息,而且还会使全部数据用得更为充分和合理。还可以看到,在我们讨论的问题中,最小二乘估计是有局限性的,仅是非参数方法的特殊情形。我们从两个实际的例子出发介绍原理和数学公式。

1　简单回归问题举例

　　例 1　为了用离子色谱法测定水中氟化物含量,先用含氟化物的标准溶液进行测量标定,所得数据列于表 1。

　　如果对这 9 次观测数据做散点图,则从中可看出这是一简单线性回归模型:$Y=\alpha+\beta X+e$。为了从这些观测的 Y 和 X 值得到对模型中参数 α 和 β 的估计,人们通常采用最小二乘法。6 如果用其他方法,各估计值则可能是另外一些结果,从各自方法的角度看,都称是最佳的或最合适的。

表 1　用离子色谱法对含氟化物的标准溶液测量结果

观测序号	离子色谱峰面积 Y（相对值）	氟化物浓度 X(mg/L)	秩次(Y)	秩次(X)
1	0	0	1	1
2	0.8525	0.25	2	2
3	1.6504	0.5	3	3
4	3.2758	1	4	4
5	6.6087	2	5	5
6	9.5853	3	6	6.5
7	9.9853	3	7	6.5
8	13.3975	4	8	8
9	16.6086	5	9	9

2　简单回归直线的非参数估计

从所有观测点中选出任何二个不同点 (X_i, Y_i)，(X_j, Y_j) 都可得到一个关于所求直线斜率的估计：

$$b_{ij} = (Y_i - Y_j)/(X_i - X_j) \tag{1}$$

考虑到所有 n 个点可能构成的直线最多可能有 $n(n-1)/2$ 条，我们的目的是把它们概括成有代表性的一条。用最小二乘法对斜率的概括是：$\beta_{ls} = \sum \omega_{ij} b_{ij}$，其中 $\omega_{ij} = (X_i - X_j)^2 / \sum (X_i - X_j)^2$，这里 $\sum$ 是在 $n(n-1)/2$ 对数据点求和，是误差服从正态分布条件下的无偏估计。除此之外，还可以有其他估计，例如中位数和计权中位数等。

1）中位数和计权中位数　中位数是把所有 $n(n-1)/2$ 个 b_k 按照从小到大的次序排列，取其正中间的一个；计权中位数则用与 b_k 相对应的权重 ω_k 算出，找出第 k 个权数，使

$$\omega_1 + \omega_2 + \cdots + \omega_{k-1} < 0.5$$

同时有

$$\omega_1 + \omega_2 + \cdots + \omega_k > 0.5$$

这时则把这一个 b_k 当作计权中位数；如果 $\omega_1 + \omega_2 + \cdots + \omega_{k-1} = 0.5$ 则把 $(b_{k-1} + b_k)/2$ 作为计权中位数。

中位数与均数相比有二优点：一是它总有存在的意义，不管是什么分布它都是把总体按频数分为相等的两半；二是对过大或过小的奇异值而言是稳定的，就是说，中位数的数值不受奇异值大小的影响。

2）α 和 β 的非参数估计　假设 $\hat{\beta}$ 是斜率的计权中位数，而各斜率为 $b_{ij} = (Y_i - Y_j)/(X_i - X_j)$ 其权重 ω_{ij} 正比于 x 的距离 $(X_i - X_j)$，$\omega_{ij} = |X_i - X_j| / \sum |X_i - X_j|$，$\hat{\alpha}$ 是差值 $y_k - \hat{\beta} X_k$ 通常意义下的中位数，α 的这一估计使它成为差值 $y_k - \hat{\beta} X_k$ 的中心点。

通过原点 (X_0, Y_0) 的斜率 β^* 是 $b_j = (Y_j - Y_0)/(X_j - X_0)$ 的计权中位数,权重为 $\omega_j = |X_j - X_0| / \sum |X_i - X_0|$

3)表 1 数据的分析 表 1 所列的 9 个数据点,可构成 36(=9×8/2)个不同的数据对。其中有一对虽然是不同的点,但其 X 值是相同的(=3),这意味着 36 对数据的斜率中的 35 个有定义。每一条斜率 $b_{ij} = (Y_i - Y_j)/(X_i - X_j)$ 都有相应的权重 $\omega_{ij} = |X_i - X_j| / 76.5$,这里除数 76.5 是由求和 $\sum |X_i - X_j|$ 得到的。例如,第一和第二两点的斜率是 $(0.8525-0)/(0.25-0) = 3.41000$,相应权重为 $(0.25-0)/76.5 = 0.003268$。

我们把 35 个斜率按递升次序排列,然后计算累计权重,如表 2。现在从表的累计权重一栏找出超过 0.5 的第一个累积和,从表上可见到是 0.51633,用与此相应斜率作为 β 的估计值 $=3.32404$。然后我们计算 9 个差值 $y_k - \beta x_k$,例如,第一点是 $0-(3.32404)(0)=0$,第二点是 $0.8525-(3.32404)(0.25)=0.02149$,我们把这 9 个差值的中位数作为 α 的估计值,它是 -0.01162,这样所得到的回归直线是 $Y = -0.01162 + 3.324X$。

表 2 表 1 数据中任意二点斜率排序及权重

斜率 b_{ij}	权重 ω_{ij}	累计权重 $\sum \omega_{ij}$
2.9766	0.013072	0.01307
3.15475	0.026144	0.03921
3.17396	0.032680	0.07189
3.17556	0.035948	0.10784
3.1916	0.003268	0.11111
3.1951	0.039216	0.15032
3.2111	0.013072	0.16339
3.23106	0.009804	0.17320
3.2508	0.006536	0.17973
3.2758	0.013072	0.19281
3.28925	0.022876	0.21568
3.3008	0.006536	0.22222
3.30435	0.026144	0.24836
3.30553	0.019608	0.26797
3.31165	0.026144	0.29411
3.31707	0.062092	0.35620
3.32101	0.035948	0.39215
3.32172	0.065359	0.45751
3.32404	0.058824	0.51633
3.32843	0.039216	0.55555
3.3329	0.013072	0.56862
3.3332	0.052288	0.62091
3.3333	0.039216	0.66013
3.33396	0.032680	0.69281

续表

斜率 b_{ij}	权重 ω_{ij}	累计权重 $\sum \omega_{ij}$
3. 34533	0. 049020	0. 74183
3. 34937	0. 052288	0. 79411
3. 35475	0. 026144	0. 82026
3. 35631	0. 045752	0. 86601
3. 3739	0. 039216	0. 90522
3. 3766	0. 013072	0. 91830
3. 3944	0. 026144	0. 94444
3. 41000	0. 003268	0. 94771
3. 4122	0. 013072	0. 96078
3. 51165	0. 026144	0. 98692
3. 8122	0. 013072	1. 00000

4)用秩表达 β　对 α 和 β 的估计是要它们一起使剩余 $e_i = Y_i - (\alpha + \beta X_i)$ 是"小"的。一个量度这一小量的合理方法是绝对剩余计权和 $\sum \omega_i |e_i|$，权重 ω_i 应当是非负数。在最小绝对偏差估计中所有 $\omega_i = 1$，在最小二乘估计中 $\omega_i = |e_i|$ 介于二者之间，有一种中等的计权方式：以绝对误差的秩来计权，$\omega_i = \text{rank}(|e_i|)$，将秩按 $|e_i|$ 从小到大排列，最小一个的秩是 1，ω_i 从最大到最小可以限制在 n 与 1 之间，我们不一定严格按此求秩，而是仿此依情况而定。例如，我们可以选择 α 和 β，使

$$\sum [\text{rank}(e_i) - (n+1)/2] e_i \tag{2}$$

达到最小，当观测样本数 n 足够大，且相应的随机误差总体是对称分布时，式(2)与 $\sum [\text{rank}(|e_i|)] |e_i|$ 会产生相同的估计结果。而当误差分布不对称时，式(2)会给出较好的结果。

可以证明，对 β 做非参数估计，除前面用计权中位数方法外，亦可按(2)式取最小而求得 b 值，其结果是等价的，是后面要介绍的多因素回归的一个特例。因为式(2)取极小值用于估计 β，而平移 α 对剩余（Y 与解释变量贡献）是无关的，所以用式(3)求极值就可以估计出 b：

$$\sum [\text{rank}(Y_i - bX_i) - (n+1)/2](Y_i - bX_i) \tag{3}$$

在式(3)中 b 就是 β 的非参数估计，对于表 1 的数据，就是求下式极值：

$$[\text{rank}(0-0b)-5](0-0b) + [\text{rank}(0.8525-0.25b)-5](0.8525-0.25b) + \cdots +$$
$$[\text{rank}(16.6086-5b)-5](16.6086-5b) \tag{4}$$

按式(4)求 b 的方法将在以后多因素非参数回归中介绍，所估计的结果与上述中位数法是一致的。

3 简单回归的假设检验 *β*=0

为检验 $\beta=0$，我们可以用统计量 t：

$$|t| = \frac{|U|}{SD(U)} \tag{5}$$

其中

$$U = \sum [\operatorname{rank}(y_i) - (n+1)/2] x_i$$

$$SD(U) = \sqrt{(n(n+1)/12) \sum (x_i - \bar{x})^2}$$

检验的 P 值的近似计算是按照 $P(|Z| \leqslant t)$，这里 Z 是具有标准正态分布的随机变量，适用条件是样本大小 n 很大，否则按自由度为 $n-2$ 的 t 分布算 P 值。

对例1，假设检验的目的是考查所求得的离子色谱峰面积（Y）和氟化物浓度（X）之间的直线关系是否有意义。我们所用的非参数检验方法首先把 9 个 Y 从小到大排秩。最小的 Y 是 0，秩为 1；次最小 Y 是 0.8525，秩为 2，等等。在表 1 可加上一列秩。对 U 的计算按式（5）在表 1 逐行求和：

$$U = (1-5) \times 0 + (2-5) \times 0.25 + (3-5) \times 0.5 + \cdots + (9-5) \times 5 = 38.25;$$

$$SD(U) = [(9 \times 10/12)\{(0-2.0833)^2 + (0.25-2.0833)^2 + \cdots + (5-2.0833)^2\}]^{\frac{1}{2}}$$

$= \sqrt{9 \times 10 \times 25.25/12} = 13.761$，从而 $|t| = 2.77952$，它所对应的双侧概率为 $P = 0.027317$，说明非参数方法所估计的回归系数 β 在统计上是有意义的。

1）与最小二乘法估计的比较　非参数方法对回归系数所作估计与最小二乘法估计经过假设检验都是有意义的，两者哪个更好呢？现用例 1 实际数据作比较，如表 3。

表 3　表 1 数据非参数回归与最小二乘回归结果的比较

比较项目		残差估值		较优者
		非参数法（N）	最小二乘法（L）	
残差	观测 1	0.01162	0.02800	N
	观测 2	0.03311	0.05100	N
	观测 3	0.00000	0.01930	N
	观测 4	−0.03662	−0.01440	L
	观测 5	−0.02777	0.00032	L
	观测 6	0.02479	0.05870	N
	观测 7	−0.37521	−0.31430	L
	观测 8	0.11294	0.15270	N
	观测 9	0.00000	0.04560	N
绝对残差和		0.62206	0.68432	N
残差平方和		0.157486	0.149293	L

续表

比较项目	残差估值		较优者
	非参数法（N）	最小二乘法（L）	
绝对残差中位数	0.02777	0.0456	N
绝对残差的极差	0.37521	0.31398	L
绝对列差的四分差	0.025	0.0394	N
绝对列差的众数	0	0.000316	N
决定系数 R^2	0.999434	0.999467	L
回归标准差（误差均方根）	0.14999	0.14604	L
绝对残差均数（自由度为 7）	0.088866	0.101616	N
残差均数（自由度为 7）	-0.25713	-0.00008	L

在表 3 中"较优者"一栏,仅仅是依照各横行数值大小做出的判断,例如第 1 观测的残差,对非参数模型为 0.01162,而对最小二乘模型为 0.02800,因为 0.01162 小于0.02800,所以"较优者"栏标为 N（非参）,表示此项比较结果以非参数法为"较优者"。在9 个实测点中有 6 个（表中标 N 者）更接近非参数回归模型,而与最小二乘回归模型接近的只有 3 个（表中标 L 者）,从这一意义上看,非参数回归模型能更好地概括多数试验点的规律。由最小二乘估计的原理所决定,残差平方和,决定系数 R^2,回归标准差,残差均数这 4 个统计量都是最小二乘估计为"较优者"。实际问题有时"绝对残差"更有意义,这时非参数回归的结果就更可靠些。

2)对检验统计量的说明 检验统计量用于最小二乘回归和最小绝对偏差回归两种情况时都有如下形式:

$$|t| = \frac{\hat{\beta}}{\text{估计值 } SD(\hat{\beta})}$$

它基于如果原假设 $\beta = 0$ 则 $\hat{\beta}$ 可能近似为 0。这一论断对于任何 β 的合理估计都适用,其中包括这里介绍的非参数估计;但是对于非参数的 $\hat{\beta}$ 估计,难于得到一个 $SD(\hat{\beta})$ 的好的估计。检验统计量(5)式也是基于如果有 $\beta = 0$ 则 U 可能近似为零。因而如果 $|t|$ 大,即使得 U 相对于 $SD(U)$ 的大小远离 0,则得出结论 $\beta \neq 0$。

如果 $\beta = 0$ 我们期望 U 近似为零,理由是其期望值是零。当 $\beta = 0$,于是 $y_i = \alpha + e_i$,并且观测 $y_1, y_2, \cdots, y_n$ 可以看作是从同一总体中独立选出的,这意味着,秩 rank(y_i) 的期望对所有 i 都是相同的,因为秩必须加总到 $n(n+1)/2$,每个秩 rank(y_i) 的期望必定是$(n+1)/2$,因此 $[\text{rank}(y_i) - (n+1)/2]$ 对所有 i 的期望为 0,于是 U 的期望为 0。

当 $\beta = 0$,U 的期望近似为零,另一个理由如下:如果 $\beta = 0$,则 $\hat{\beta}$ 非参数估计应当是近似为零,它意味着函数(3)式极小值应当近似为零。当函数值近似为极小时,其斜率近似为零。因此,如果 $\beta = 0$,(3)式的斜率应当在 $b = 0$ 处近似为零。须知,$-U$ 恰恰是在包括$b = 0$ 的区间内的函数(3)式的斜率。

如果原假设 $\beta=0$ 成立的情形下,当样本量较大,就有 $t=U/SD(U)$ 近似服从标准正态分布。因而对大样本,我们对于 P 值的精确度是不怀疑的。为保险起见,可以用自由度为 $n-2$ 的 t 分布来代替标准正态分布。这将导致当原假设成立时,即当 y 值与 X 无关系时,我们将可能不否定有显著关系的结论。

3)与最小二乘检验的相似之处 我们可以把(5)式写成与最小二乘检验统计量相类似的形式。最小二乘检验是用统计量 $t_{ls}=\beta_{ls}/estSD(\beta_{ls})$,这里 $\beta_{ls}=\sum(x_i-\bar{x})(y_i-\bar{y})/\sum(x_i-\bar{x})^2$,而且 $estSD(\beta_{ls})=\hat{\sigma}/\sum(x_i-\bar{x})^2$,即

$$t_{ls}=\frac{\sum(x_i-\bar{x})(y_i-\bar{y})}{\hat{\sigma}\sqrt{(x_i-\bar{x})^2}}$$

非参数检验用到 $t=U/SD(U)$,$U=\sum(r_i-\bar{r})x_i$,$r_i=\text{rank}(y_i)$,$\bar{r}=(n+1)/2$。

$$t_{np}=\frac{\sum(x_i-\bar{x})(r_i-\bar{r})}{\sqrt{n(n+1)/12}\sqrt{\sum(x_i-\bar{x})^2}}$$

t_{np} 与 t_{ls} 的区别在于以 r 取代 y,以 $\sqrt{n(n+1)/12}$ 取代 $\hat{\sigma}$。

4)秩的方差 n 个实测数的秩一般是从 1 到 n 的整数的组合。因而平均秩就是 $\bar{r}=(1+2+\cdots+n)/n=(1+n)/2$。事实上,这 n 个整数也可看作是随机抽样,该样本的方差于是为:

$$Var(r)=\frac{\sum[i-(n+1)/2]^2}{n-1}$$

因为 $\sum[i-(n+1)/2]^2=\sum[i^2-(n+1)i+(n+1)^2/4]=n(n+1)(n-1)/12$,故 $Var(r)=n(n+1)/12$,这就是被广泛采用的以秩作为抽样的方差估计值。

4 多元回归例题

例 2 为了优化金意尿石颗粒剂的浸膏生产工艺,采用了正交试验方法,试验的因素—水平表如表 4,试验方案及试验结果如表 5。

表 4 金意尿石颗粒剂的浸膏工艺优化实验的因素—水平

因　素	水　平		
	1	2	3
水提时间(A_1),小时	1	1.5	2
水提次数(A_2),次	1	2	3
加水量(A_3),倍	6	7	8
药材颗粒大小(A_4),厘米	1	2	3

表 5 　金意尿石颗粒剂的浸膏工艺优化的正交实验结果

A_1	A_2	A_3	A_4	Y_1	Y_2
1	1	6	1	12.8	11.29
1	2	7	3	24.1	13.98
1	3	8	3	25.5	16.07
1.5	1	7	3	18.0	12.41
1.5	2	8	1	25.7	16.04
1.5	3	6	3	25.6	17.09
2	1	8	3	20.6	16.35
2	2	6	3	25.8	18.68
2	3	7	1	27.0	21.17

表 4 列出金意尿石颗粒剂的浸膏工艺优化实验的因素水平,实验因素有:水提时间(A_1),水提次数(A_2),加水量(A_3),药材颗粒大小(A_4)。表 5 数据是关于金意尿石颗粒剂的浸膏工艺优化的正交实验结果,以浸膏得量(Y_1)和大黄素含量(Y_2)作为评价优化情况的指标。用变量 X_1-X_4 解释因素 A_1-A_4,可以假设下列模型:

$$y=\beta_0+\beta_1 X_1+\beta_2 X_2+\beta_3 X_3+\beta_4 X_4$$

如果我们分别做 Y_1 和 Y_2 与 X_1,X_2,X_3,X_4 的二个散点图,会看到明显的直线关系,于是认为回归函数是一次线性的,随机误差是回归的残差均方。

5　多元回归系数的估计

在简单回归问题中,对回归直线斜率的非参数估计可以用两种办法:①成对的数据斜率的计权中位数;②将式(3)取最小。这里的②很容易扩展到多元回归上。寻找 $\beta_1,\beta_2,\cdots,\beta_p$ 的非参数估计值 $b_1,b_2,\cdots,b_p$,使得

$$\sum[\text{rank}(y_i)-(b_1 x_{i1}+\cdots+b_p x_{ip})-(n+1)/2]\times[y_i-(b_1 x_{i1}+\cdots+b_p x_{ip})]　(6)$$

取最小值。然后算得各个差值 $[y_i-(b_1 x_{i1}+\cdots+b_p x_{ip})]$,它们的中位数即可以作为 β_0 的非参数估计。

对于估计值 $\beta_1,\beta_2,\cdots,\beta_p$ 和 β_0 的理解与简单回归直线系数相似。注意到式(6)与(2)是一回事,因为 $e_i=y_i-(b_1 x_{i1}+\cdots+b_p x_{ip})$,与前面对式(2)的说明相似,使(6)式取最小近似等价于绝对残差的一个计权之和取最小。对 β_0 的估计做如下考虑:差值 $y_i-(b_1 x_{i1}+\cdots+b_p x_{ip})$ 应当等于 β_0+e_i,因而是以 β_0 为中心的。

5.1　使(6)取极小的算法

为方便起见,给函数(6)起个名称,这里用 g,它的向量表示为:

$$g(b)=\sum[\text{rank}(y_i-b'x_i)-(n+1)/2]\times(y_i-b'x_i)　(7)$$

这里 $b'=(b_1,\cdots,b_p)$ 和 $x_i=(x_{i1},\cdots,x_{ip})'$。我们要找到一个向量 b 使 $g(b)$ 取极小,这可以用迭代方法来完成,从最小二乘估计开始,反复找出向量 b,使函数值 g 越来越小。给

定初始向量 b^0 作为当前向量,一个更好些的向量按下式形成:

$$b^* = b^0 + t^* d$$

t^* 和 d 的计算如下。令 $z_i = y_i - (b^0)'x_i$,$u_i^0 = \mathrm{rank}(z_i) - (n+1)/2$,$u^0 =$ 通项为 u_i^0 的 $n \times 1$ 向量,$X_c =$ 通项为 $x_{ij} - \overline{X}_j$ 的 $n \times p$ 矩阵,于是可以定义 $d = (X_c'X_c)^{-1}X_c'u^0$。令 $w_i = d'x_i$,再令 t^* 为比值 $(z_i - z_j)/(w_i - w_j)$ 的计权中位数,权重为 $(w_i - w_j)/\sum(w_i - w_j)$,这样完成一次迭代。现在把 b^* 作为当前向量,重复迭代过程。

5.2 算法的验证

假定当前向量为 b^0,一个改进的向量 b^* 使 $g(b^*) < g(b^0)$ 主要是通过两个步骤实现的。第一步找到一个使 g 减小的方向,即找到方向 d 使 $g(b^0 + td)$ 随 t 从 0 到 t 的增加而减小。这样我们就找到 t^* 值,使得 $g(b^0 + td)$ 达到更小。$b^* = b^0 + t^*d$ 具有比 b^0 更小的 g 值。

首先我们想要找到向量 d,使 $g(b^0 + td)$ 随 t 从 0 到 t 的增加而减小。当且仅当在 $t = 0$ 处 $g(b^0 + td)$ 的导数为负数时才可能出现这一情况。这一导数是 $((\vee g(b^0))'d$,这里 $\vee g(b)$ 表示将 $g(b)$ 对 b_j 求出的偏导数向量,其中 $j = 1, \cdots, p$。注意,这里欲求的偏导数在某些 b 处可能是没有定义的。如果我们很幸运使当前所估计的向量 b^0 满足 $\vee g(b^0) = 0$,即如果 $g(b)$ 的所有偏导数在 $b = b^0$ 处都等于零,这就意味着在此处 $g(b)$ 取得最小值,就这样用该算法找到了非参数估计向量。否则,我们可以借助在 $d = -\vee g(b^0)$ 方向的向量上寻找,使在 $t = 0$ 处 $g(b^0 + td)$ 导数为负。但是,由于回归分析是建立在方差和协方差分析的基础上的,所以建议选择 $d = -(X_c'X_c)^{-1}\vee g(b^0)$。

$g(b)$ 对 b_j 的偏导数是 $-\sum[\mathrm{rank}(y_i - b'x_i) - (n+1)/2]x_{ij}$,利用 $\sum[\mathrm{rank}(y_i - b'x_i) - (n+1)/2] = 0$,可得出偏导数还可以写为

$$-\sum[\mathrm{rank}(y_i - b'x_i) - (n+1)/2] \times (x_{ij} - \overline{X}_j)$$

因而 $\vee g(b^0) = -X_c'u^0$,于是所建议的方向向量可以表达成 $d = (X_c'X_c)^{-1}X_c'u^0$ 对于给定的方向向量 d,我们沿着这一方向在 $t = t^*$ 值的附近搜索,使得 $g(b^0 + td)$ 最小。从 (7) 式我们有 $g(b^0 + td) = \sum[\mathrm{rank}(f_i) - (n+1)/2]f_i$,这时 $f_i = y_i - (b^0 + td)'x_i$,注意到 $f_i = z_i - tw_i$。因此,找到 t 值,使 g 最小,也就是找到 t 值,使 (3) 最小,其中 b 被 t、y_i 被 z_i、x_i 被 w_i 替换,换句话说,t^* 是模型 $z = \alpha + \beta w + e$ 的回归线斜率的非参数估计,如同在后面节 5.3 中所见到的,t^* 是比值 $(z_i - z_j)/(w_i - w_j)$ 的计权中位数,其权重与 $|w_i - w_j|$ 成正比。

再来看看导数没有定义情形。

当 $g(b)$ 对 b_j 的偏导数有定义时,它等于 $-\sum[\mathrm{rank}(y_i - b'x_i) - (n+1)/2]x_{ij}$,对于一些点 b 的偏导数没有定义,那里某些剩余 $y_i - b'x_i$ 是相等的,因为它们的秩是没有定义的。在这些点我们可以利用中间秩去计算近似导数。

当 $p = 1$,不可微点在 $b_{ij} = (y_i - y_j)/(x_i - x_j)$。须知这里 $y_j - bx_j$ 和 $y_i - bx_i$ 在 $b = b_{ij}$ 处这两残差是相等的。可以想象,公式 (3) 的函数图是一系列首尾相连的线段,那么点 b_{ij}

则是线段相遇的顶角。

5.3 对表 4 数据的分析

我们利用上述算法得出关于金意尿石颗粒剂数据回归系数的非参数估计。首先用通常的最小二乘估计,得出各回归系数作为开始的向量 $b^0 = (4.953333, 2.380000, 0.233333, -0.201667)$,它们分别是四个解释变量的回归系数 $(\beta_1, \beta_2, \beta_3, \beta_4)$ 的最小二乘估计,然后反复地采用迭代方法加以改进。

为改进 b^0,首先找出一个好的方向向量。为此计算 9 个差值 $y_i - (b^0)'x_i$。本例第 1 个是 $11.29 - [1 \times 4.953333 + 1 \times 2.380000 + 6 \times 0.233333 + 1 \times (-0.201667)] = 2.758336$,第 2 个是 $13.98 - [1 \times 4.953333 + 2 \times 2.380000 + 7 \times 0.233333 + 3 \times (-0.201667)] = 3.238337$,第 3 个到第 9 个依次为 $2.715, 1.5716667, 2.185, 1.725, 2.8016667, 3.2183333, 2.6916667$。将 9 个差值排秩,我们得到向量 u^0,各项 $u_i^0 = \mathrm{rank}(y_i - (b^0)'x_i) - (n+1)/2$,$u^0 = (1, 4, 0, -4, -2, -3, 2, 3, -1)$,用它来计算好的方向向量:$d = (X_c'X_c)^{-1}X_c'u^0$。这里 9×4 矩阵 X_c 是从表 5 前 4 列分别减其均数 $\overline{X}_1 = 1.5, \overline{X}_2 = 2, \overline{X}_3 = 7$ 和 $\overline{X}_4 = 2.33333$,而得到的。从而得到 $d = (-0.333333, -0.5, -0.166667, 0.5)$。

然后,我们求 $g(b^0 + td)$ 的最小值,为此,需要给出的量有 $z_i = y_i - (b^0)'x_i$ 和 $w_i = d'x_i$。z_i 已在求 d 的过程中算出了。现在先来计算

$$w_1 = d'x_1 = (-0.333333) \times 1 + (-0.5) \times 1 + (-0.166667) \times 6 + 0.5 \times 1 = -1.33333$$

类似地,w_2 至 w_9:$-1.3333, -1, -1.66667, -0.66667, -2.33333, -1.5, -1, -1.166667, -2.8333$。

t 的最小值是比值 $(z_i - z_j)/(w_i - w_j)$ 的计权中位数,权重为 $(w_i - w_j)/\sum(w_i - w_j)$。计权中位数找法可以用与表 2 相似的构成办法得到:把上述比值按递增次序排列,列于表的第一列,权重列于第二列,算得累计权重于第三列。找到累计和第一次超过 0.5 时相应的比值为 $t^* = 0.06$。因此估计值改进的向量为 $b^* = b^0 + t^* d = (4.93333, 2.35, 0.22333, -0.17167)$。这就完成了第一次迭代。

重新把 b^* 标为 b^0,我们重复改进估计向量的同样步骤。计算差值 $z_i = y_i - (b_0)'x_i$,求秩以便得到 u^0 各项,然后再计算 $d = (X_c'X_c)^{-1}X_c'u^0 = (1, -0.166667, -0.166667, 0.25)'$。然后计算 $w_i = d'x_i$,找到 $(z_i - z_j)/(w_i - w_j)$ 的计权中位数 $t^* = 0.035$,改进向量为 $b^* = b^0 + t^* d = (4.96833, 2.34417, 0.2175, -0.16292)'$。这样就完成了第二次迭代。到第八次迭代,所有这些估计出的回归系数相对变化(t^*)都小于 10^{-8},因而我们认为 $\beta_1, \beta_2, \beta_3, \beta_4$ 的非参数估计为 $b_1 = 4.97675, b_2 = 2.34837, b_3 = 0.20651, b_4 = -0.16488$ 至少有四位有效数字。

我们从 9 个差值 $y_i - (4.97675x_{i1} + 2.34837x_{i2} + 0.20651x_{i3} - 0.16488x_{i4})$ $(i = 1, 2, \cdots, 9)$ 的中位数得到 β_0 的估计 $b_0 = 2.89072$。当误差是对称分布时,更好的估计是每二差值均值的中位数,即所有 $(d_i + d_j)/2$ 的中位数,$1 \leq i \leq j \leq n$。

6 对假设 $\beta_{q+1} = \cdots = \beta_p = 0$ 的检验

对于检验的原假设 $\beta_{q+1} = \cdots = \beta_p = 0$ 来说,非参数方法与最小二乘法是相似的。回

想到最小二乘检验统计量为

$$F_{ls} = \frac{SSR_{reduced} - SSR_{full}}{(p-q)\sigma_{ls}^2}$$

这里 SSR 是剩余平方和,$SSR = \sum e_i^2$。

检验的表达是以秩进行计权的剩余之和,即以 $SRWR$ 表示出来的,这里 $SRWR = \sum [\mathrm{rank}(e_i) - (n+1)/2] e_i$。非参检验统计量为:

$$F_{np} = \frac{SRWR_{reduced} - SRWR_{full}}{(p-1) c \hat{\tau}} \qquad (8)$$

这里 $c = (n+1)/\sqrt{48}$,$\hat{\tau}$ 由下面公式(9)给出。$SRWR_{reduced}$ 是把简化模型 $Y = \beta_0 + \beta_1 x_1 + \cdots + \beta_q x_q + e$ 按非参数方法而算得的。$SRWR_{full}$ 是全模型。注意 $SRWR$ 是(7)的最小值,即 $SRWR = g(\hat{\beta})$。

为计算 $\hat{\tau}$,取全模型的剩余并构成配对平均 $A_{ij} = (e_i + e_j)/2, 1 \leqslant i \leqslant j \leqslant n$。这样得到共有 $N = n(n+1)/2$ 个数,按递增排列,即:$A(1) \leqslant A(2) \leqslant \cdots \leqslant A(N)$。

设 $a = n(n+1)/4$,$b = \sqrt{n(n+1)(2n+1)/24}$,$k_1 =$ 最接近 $[1/2 + a - (1.645)b]$ 的整数,$k_2 =$ 最接近 $[1/2 + a + (1.645)b]$ 的整数,$f = \sqrt{n/[n-(p+1)]}$。定义

$$\hat{\tau} = f \frac{[A(k_2) - A(k_1)]\sqrt{n}}{2 \times 1.645} \qquad (9)$$

如同最小二乘问题的检验,对非参检验近似的 P 值是按 $P(F \geqslant F_{np})$ 计算的,这里 F 表示一个随机变量服从 F 分布,其自由度为 $p-q$ 和 $n-p-1$。

6.1 公式(8)的说明

求和 $SRWR$ 在非参数估计中所起的作用与求和 SSR 在最小二乘估计中所起的作用是一样的。和式 SSR 能用来衡量最小二乘估计所得出的回归方程与数据符合的情况。相似地,$SRWR$ 能用来衡量非参数估计所得出的回归方程与数据符合的情况。如果原假设不成立,简化模型就不是真实模型,因而用简化模型估计的回归方程与数据拟合得不好。$SRWR$ 在原假设不成立时趋向于大于原假设成立的情形。

非参数检验统计量是由公式(8)定义的。当原假设成立时这一统计量接近于 1,当原假设不成立时它显著大于 1。

6.2 参数 τ 的计算

公式(8)分母为 $[(p-1)(n+1)/48] \hat{\tau}$。$\hat{\tau}$ 是 τ 的估计值,τ 起着与最小二乘估计中 σ 相似的作用。

最小二乘估计向量 β_{ls} 的方差—协方差阵等于 $\sigma^2 (X'X)^{-1}$,这里 X 是解释变量矩阵,需要把数 1 构成的向量加到它们第一列。在非参数回归中,主要问题是关于 $\beta_1, \cdots, \beta_p$ 的估计;而 β_0 的估计是随后单独进行的。设 $\delta = (\beta_1, \cdots, \beta_p)$,$\delta_{ls}$ 的方差—协方差阵是 $\sigma^2 W$,W 是由 $(X'X)^{-1}$ 去掉第一行和第一列得到的。

非参数估计向量 $\hat{\delta}_{np}$ 的方差－协方差阵近似等于 $\tau^2 W$（这一近似对大样本是更好的）。特别是其中对于 $\beta_{1,np}$ 的标准差是近似等于 τ/σ 倍的 $\beta_{j,ls}$ 的标准差。这样一来，是否非参数估计比最小二乘估计更精确，就取决于是否 $\tau < \sigma$。

假设误差总体的分布是对称的。那么 $\beta_{0,np}$ 一个好的选择是各对均数 $(d_i + d_j)/2$ 的中位数，这里 $d_i = y_i - (\beta_1 x_{i1} + \cdots + \beta_p x_{ip})$。这时 $\hat{\beta}_{np}$ 的方差阵近似等于 $\tau^2 (X'X)^{-1}$。

σ 和 τ 二者都可看作误差分布变异的度量。参数 σ 是标准差。参数 τ 可以用误差对之差的分布来描述；$\tau = 1/(12\gamma)$，这里 γ 是在误差之差为 0 处的概率密度。如果误差的分布是高度不同的，那么任何两个独立选择的误差将会倾向于相去甚远，其差别也就远离 0，其误差差别的概率密度就近似等于 0；这就是说，γ 小而 τ 大。

粗略地说，误差的分布越是分散，σ 和 τ 也越大。然而精确的比值 τ/σ 依赖于误差分布的形状。如果误差是正态分布的，则 $\tau/\sigma = 1.023 > 1$，至少对大样本是成立的，非参数估计的精确度稍微劣于最小二乘估计。如果是均匀分布，那么 $\tau/\sigma = 1$。如果误差是拉普拉斯分布，$\tau/\sigma = 0.816 < 1$。

6.3 公式(9)的说明

当误差呈对称分布时，(9)式中 τ 的估计更加合理；当然最好是在非对称分布情形下也是很好的。然而目前可考虑的一些分布要么是不满意，要么是未很好研究。剩余 $\hat{e}_i$ 的性质可粗略地看作与真实误差 e_i 是一样的，尤其对大样本情形，如果 $\hat{e}_i = e_i$ 确实成立，可提出以下验证。

验证是基于比较误差的同一总体分布均数的两个置信区间。当然，回归模型假设这一均数为零，因而我们实际上只关心置信区间本身的长度。为使对置信区间的思考变得容易一些，我们权且把产生 e_i 的总体均数 μ 看成是未知的，我们要计算 μ 的两个 90% 置信区间。两区间趋近相等，于是产生公式(9)。

在构成第一个置信区间时，我们假定误差总体的分布是对称的，如同前面在"τ 参数"一小节所指出的那样，当 $p = 0$ 和 $\beta_0 = \mu$ 时，好的非参数估计是 $n(n+1)/2$ 对平均数 $(e_i + e_j)/2$ 的中位数，这一均数估计值以 $\hat{\mu}$ 表示的均数为 μ 的近似，其标准差近似为 $\tau/\sqrt{n}$（当解释变量数 $p = 0$，矩阵 X 变成一列 1，因而 $\tau^2 (X'X)^{-1} = \tau^2/n$）。对于大样本 n，μ 的分布近似是正态的。因此，如果 $\hat{\tau}$ 是 τ 的估计，μ 的 90% 置信区间近似为 $\hat{\mu} \pm 1.645 \hat{\tau}/\sqrt{n}$。

其次，可以证明，从 $A(k_1)$ 到 $A(k_2)$ 区间也是 μ 的 90% 置信区间。两个区间的长度至少对大样本 n 是近似相同的，即 $2(1.645)\hat{\tau}/\sqrt{n} = A(k_2) - A(k_1)$。选择 $\hat{\tau}$ 实现这一相等，使公式(9)不含 f。当样本量 n 很小时式中 f 的引入改进了检验 P 值的精确度，但它不会影响大样本，那时 $f = 1$。

6.4 对表 4 数据的检验

我们已经从表 5 中的数据估计出回归方程，表示大黄素量 (Y_2) 与 4 个解释变量的线性函数关系。现在我们来做检验，看看是否在这 4 个变量中只含唯一一个解释信息，即水提时间 (A_1) 这个变量，换句话说，我们要来检验是否 $\beta_2 = \beta_3 = \beta_4 = 0$。

为此，我们需要计算检验统计量 F_{np}。在 5.3 节中我们估计出全模型的回归系数。

要计算的剩余是

$$e_i = y_i - (2.89072 + 4.97675x_{i1} + 2.34837x_{i2} + 0.20651x_{i3} + 0.16488x_{i4})$$

然后我们把剩余排秩，算出 $SRWR_{full} = \sum [\text{rank}(e_i) - 5] e_i = 12.1895$。对于没有 x_2，x_3 和 x_4 的简化模型，所估计的回归系数是 $\beta_0 = 8.56, \beta_1 = 5.06$。要计算的各剩余是 $e_i = y_i - (8.56 + 5.06x_{i1})$，因而 $SRWR_{reduced} = \sum [\text{rank}(e_i) - 5] e_i = 46.27$。随后，我们用从全模型中算出的各个剩余得到对 τ 的估计，从 9 个剩余共算出 45($= 9 \times 10/2$)对均数，这包含任一个剩余自己配对，因为 $A_{ii} = (e_i + e_i)/2 = \hat{e}_i$，而当 $i \neq j$ 时，$A_{ij} = (e_i + e_j)/2$。把这些成对均数以递增次序排列：$(1) -1.24512, (2) -1.15024, (3) -1.05536, \cdots, (43) 0.39464, (44) 0.42976, (45) 0.46488$。为得到公式(9)的参数，分别求出 a, b, k_1, k_2：

$$a = 9 \times 10/4 = 22.5, b = \sqrt{9 \times 10 \times 19/24} = 8.44097,$$

$$k_1 = 1/2 + a - 1.645b = 1/2 + 22.5 - 1.645 \times 8.44097 = 9.11460,$$

$$k_2 = 1/2 + a + 1.645b = 1/2 + 22.5 + 1.645 \times 8.44097 = 36.8854,$$

因此 $k_1 = \text{int}(9.11460) = 9$，

第 9 最小配对平均为 $A(k_1) = -0.6225597; k_2 = \text{int}(36.8854) = 36$，第 36 个最小配对平均是 $A(k_2) = 0.197321$。因子 f 是 $\sqrt{9/4} = 1.5$。

于是得到

$$\hat{\tau} = 1.5 \times \sqrt{9 \times [0.197321 - (-0.6225597)]} / [2 \times 1.645] = 1.12142$$

公式(8)的分母是 $(p-q)c\hat{\tau} = (4-1) \times 10/\sqrt{48} \times 2.24650 = 4.85588$，于是有 $F_{np} = (46.27 - 12.1895)/4.85588 = 7.01839$。自由度为 $p - q = 3$ 和 $n - p - 1 = 4$。查 F 分布界值表(附表38)，我们知道 p 值在 0.01 和 0.05 之间，用 SAS 算得为 $P = 0.045164$。于是认为 3 个解释变量 x_2, x_3 和 x_4 中的任一个或几个在除了变量 x_1(水提次数)之外，对于大黄素含量(Y_2)而言有显著效应，即拒绝原假设 $\beta_2 = \beta_3 = \beta_4 = 0$。

非参数估计求公式(6)的极小值和公式(8)的非参数检验统计量都可用软件 Minitab 得到，所用命令为 RANK REGRESSION。软件 SAS 没有直接实现这些计算的命令，我们是通过 SAS 的 REG，IML，SORT，RANK 等过程间接实现的，所得结论与 Minitab 是相同的。

6.5　与最小二乘法估计的比较

现用例 2 表 5 中实际例题数据，把非参数方法所估计与最小二乘法估计作比较，列于表 6。

表 6 与表 3 的结构是完全一样的，只是数据值不同，表 6 是金意尿石颗粒剂的浸膏工艺优化实验数据。与表 3 相似，在 9 个实测点中有 6 个(表中标 N 者)更接近非参数回归模型，而与最小二乘回归模型接近的只有 3 个(表中标 L 者)，从这一意义上看，非参数回归模型能更好地概括多数试验点的规律。由最小二乘估计的原理所决定，残差平方和、决定系数 R^2、回归标准差、残差均数这 4 个统计量都是最小二乘估计为"较优者"。同样地，从"绝对残差和"来看，非参数回归的结果更可靠些。

表 6 表 5 数据非参数回归与最小二乘回归结果的比较

比较项目		残差估计值		较优者
		非参数法（N）	最小二乘法（L）	
残差	观测 1	0.00000	0.2133	N
	观测 2	0.46488	0.6933	N
	观测 3	0.00000	0.1700	N
	观测 4	-1.24512	-0.9733	L
	观测 5	-0.49976	-0.3600	L
	观测 6	-1.05536	-0.8200	L
	观测 7	0.00000	0.2567	N
	观测 8	0.39464	0.6733	N
	观测 9	0.00000	0.1467	N
绝对残差和		3.659761	4.3066	N
残差平方和		3.285721	2.845123	L
绝对残差中位数		0.394642	0.36	L
绝对残差的极差		1.245119	0.8266	L
绝对残差的四分差		0.499761	0.48	L
绝对残差的众数		0	0.1467	N
决定系数 R^2		0.957543	0.9617	L
回归标准（误差均方根）		0.956525	0.84340	L
绝对残差均数（自由度为 7）		0.40664	0.478511	N
残差均数（自由度为 7）		-0.21564	0	L

参考文献

[1] 袁正泉,李文胜,等. 离子色谱法测定水中氟化物的研究. 解放军预防医学杂志,1996,14:265—266.

[2] Birkes D, Dodge Y. Alternative Methods of Regression: A Wiley-Interscience Publication. New York: John Wiley & Sons, Inc. , 1993.

[3] Hettmansperger TP. Statistical Inference Based on Ranks John Wiley & Sons, Inc. , Canada, 1984.

[4] Gibbons JD, Chakraborti S. Nonparametric Statistical inferences. 3rd ed. Revised and Expanded, Marcel Dekker, Inc.

[5] Sen PK, Salama IA. Order Statistics and Nonparametrics: Theory and Applications. Elsevier Sci-

ence Publishers B. V. , 1992.

[6] Myers, Raymond H. Classical and Modern Regression with Applications. Duxbury Press. Boston Massachusetts, 1986:106.

[7] Rawlings, John O. Applied Regression Analysis: A Research Tool. New York: Wadsworth & Brooks/ Cole Advanced Books & Software. Pacific Grove, 1988:78.

[8] Dowdy S, Wearden S. Statistics for Research. 2nd ed. New York: John Wiley & Sons, 1991: 459.

[9] Belsley DA, Kuh E, Welsch RE. Regression Diagnostics. New York: John Wiley & Sons, Inc, 1980.

[10] 高桥行雄,大桥靖雄,芳贺敏郎. SAS による データ の解析. 东京大学出版会,1989.

[11] 方开泰,金辉,陈庆云. 应用回归分析. 北京:科学出版社,1988.

[12] Chatterjee S, Price B. Regression Analysis by Example. 2nd ed. A Wiley-Interscience Publication. New York: John Wiley & Sons, Inc. , 1991.

[13] Gruber, Marvin HJ. Regression Estimators A Comparative Study. Boston : Academic Press, Inc. , 1990.

[14] Conover WJ. Practical Nonparametric Statistics. 2nd ed. John Wiley & Sons, Inc. , 1980.

(张学中)

回归线斜率的 Theil 检验

回归方程中,回归线斜率的 Theil 检验(Theil test for the slope of the regression line)主要通过非参数方法检验线性回归方程中斜率 β 与指定斜率 β_0 的差别有无统计学意义。该方法由 Theil 在 1950 年提出。

在两变量相关性研究中,一般定义 X 为自变量,也称为解释变量;Y 为因变量,也称为反应变量。从一个总体中随机抽取 n 个观察对象,取得某指标的 n 对观察值:$(X_1,Y_1),(X_2,Y_2),\cdots,(X_n,Y_n)$。线性回归模型为:

$$Y=\alpha+\beta X+e_i \quad i=1,\cdots,n \tag{1}$$

式中 α 为截距,β 为回归系数,也称为斜率。X 为自变量,Y 为因变量。e_i 为误差,其中位数为 0。模型中,自变量 X 每增加一个单位,因变量 Y 粗略地变化 β 单位。因变量 Y 的变化可以增加或降低,主要依赖于 β 的正负符号。

1 假设与方法

设回归线的回归系数或斜率 β 是某个指定的值 β_0,则有假设:$H_0:\beta=\beta_0$;$H_1:\beta\neq\beta_0$。

为了计算 Theil 统计量 C,首先应计算 n 个差值:

$$D_i = Y_i - \beta_0 x_i \qquad i = 1, \cdots, n \tag{2}$$

统计量 C 为:

$$C = \sum_{i=1}^{n-1} \sum_{j=i+1}^{n} c(D_j - D_i) \tag{3}$$

其中 $c(D_j - D_i)$ 的取值为:

$$c(D_j - D_i) = \begin{cases} -1 & \text{if } D_j - D_i < 0 \\ 0 & \text{if } D_j - D_i = 0 \\ 1 & \text{if } D_j - D_i > 0 \end{cases} \tag{4}$$

于是,对于每对下标 (i, j),有 $1 \leqslant i < j \leqslant n$。如果 $D_j - D_i$ 为正值,则计分为 1;如果 $D_j - D_i$ 为负值,计分为 -1;如果 $D_j - D_i$ 为零值,计分为 0。统计量 C 是 $+1$ 和 -1 之和。

假设检验方法及步骤:

双侧检验:$H_0 : \beta = \beta_0$;$H_1 : \beta \neq \beta_0$。

单侧检验:若 β 为负值,则有 $H_1 : \beta < \beta_0$;若 β 为正值,则有 $H_1 : \beta > \beta_0$。

在 α 显著性水准上:若 $|C| \geqslant k_\alpha$,则拒绝 H_0,否则不拒绝 H_0。k_α 为判断临界值。根据 n 和 $C = K$,查 Kendall K 统计量上侧概率表(附表 44)得到 $P(K \geqslant x)$ 的概率。其中,$C = K$,其取值即为 x 值。该检验可以为单侧或双侧。由于附表 44 为单侧概率表,故在进行双侧检验时,只取单侧 $\alpha = 0.025$。

2 大样本近似法

大样本近似法是基于当 n 较大时,如 n 大于 40,则超出 Kendall K 统计量上侧概率表(附表 44)的范围,则其标准化统计量 C^* 近似正态分布。对于标准化量,应计算统计量 C 的期望值及方差。C 的期望值为:

$$E_0(C) = 0 \tag{5}$$

并且方差为:

$$Var_0(C) = \frac{n(n-1)(2n+5)}{18} \tag{6}$$

C 的标准化量为:

$$C^* = \frac{C - E_0(C)}{\sqrt{Var_0(C)}} = \frac{C}{\sqrt{n(n-1)(2n+5)/18}} \tag{7}$$

按照正态分布判断如下:若 $|C^*| \geqslant z_{\alpha/2}$,则拒绝 H_0,否则不拒绝 H_0。其中 z 值即为 u 值。

3 出现相同数据

如果差值 D_i 出现相同数据,统计量 C 可以仍按照公式(3)计算。但应注意,判断的临界值是近似值而不是精确值。

4 实例

例 研究人员研究下雨云层的雨量比。共研究了五年时间。雨量比的数值越大,则雨量越多。数据见表1。试对回归线的回归系数(斜率)进行检验。

表 1 各年份雨量比数据

编号	年份 X	雨量比 Y
1	1	1.26
2	2	1.22
3	3	1.15
4	4	1.12
5	5	1.03

分析:年份为自变量 X,雨量比为因变量 Y。由数据看,随着年份的增加,雨量比下降,则回归系数为负值。进行单侧检验。

检验步骤如下:

1)建立检验假设 $H_0: \beta = \beta_0$;$H_1: \beta < \beta_0$;取单侧 $\alpha = 0.05$。

2)计算统计量 C 由公式(2)知,若 $\beta_0 = 0$,则有 $D_i = Y_i$。因变量 Y_i 差值的组合数为:$k(k-1)/2 = 5(5-1)/2 = 10$,即有 10 个差值 $= D_i - Y_i$。表2计算各年份雨量比差值结果。

表 2 各年份雨量比差值计算结果

编号	组合(i,j)	$D_j - D_i$	差值结果	$c(D_j - D_i)$
1	(1,2)	1.22−1.26	−0.04	−1
2	(1,3)	1.15−1.26	−0.11	−1
3	(1,4)	1.12−1.26	−0.14	−1
4	(1,5)	1.03−1.26	−0.23	−1
5	(2,3)	1.15−1.22	−0.07	−1
6	(2,4)	1.12−1.22	−0.10	−1
7	(2,5)	1.03−1.22	−0.19	−1
8	(3,4)	1.12−1.15	−0.03	−1
9	(3,5)	1.03−1.15	−0.12	−1
10	(4,5)	1.03−1.12	−0.09	−1
合计				−10

由表2,计算统计量 C 值:

$$C = \sum_{i=1}^{n-1} \sum_{j=i+1}^{n} c(D_j - D_i) = -10$$

3）确定 P 值，推断结论　由于假设分布为对称分布，分布的上侧和下侧概率值相等。故查表时取上侧概率值。

根据 $n=5$，$C=K$，而 C 的取值（即计算值）的绝对值 $|x| = |-10| = 10$，即 $x=10$。查"Kendall K 统计量上侧概率表（附表 44）得上侧概率值为：$P(K \geqslant 10) = 0.008$，则 $P < 0.05$，在 $\alpha = 0.05$ 水准上，拒绝 H_0，接受 H_1。则 $\beta < \beta_0 = 0$，回归系数为负值。

结论：可以认为随着年份的增加，雨量比有降低的趋势。

大样本近似法

仍以本例为例题，说明大样本近似法的计算过程及方法。由公式（7）有：

$$C^* = \frac{C - E_0(C)}{\sqrt{Var_0(C)}} = \frac{C}{\sqrt{n(n-1)(2n+5)/18}}$$
$$= \frac{-10}{\sqrt{5(5-1)(2 \times 5 + 5)/18}} = -2.45$$

本例：取标准化统计量 C^* 的绝对值为 2.45，大于单侧 $u_{0.05} = 1.64$，则 $P < 0.05$。在 $\alpha = 0.05$ 水准上，拒绝 H_0。结论同前。

参考文献

［1］ Hollander M, Wolfe DA. Nonparametric Statistical Methods. 2nd ed. A Wiley－Interscience Publication John Wiley & Sons, Inc. , 1999:416－421.

［2］ Theil H. A Rank-invariant Method of Linear and Polynomial Regression Analysis. Ⅰ. Proc. Kon. Ned. Akad. v. Wetensch. A, 1950, 53:386－392.

（程　琮）

回归线斜率的点估计及区间估计

Theil 法可以检验线性回归方程的斜率，也可以用于对斜率的总体参数 β 值进行点估计和区间估计（A slope estimator and confidence interval associated with the Theil statistic）。

1　Theil 法估计回归线的斜率

计算 $N = n(n-1)/2$ 个观察个体的样本斜率值。公式为：

$$S_{ij} = (Y_j - Y_i)/(x_j - x_i) \qquad 1 \leqslant i < j \leqslant n \tag{1}$$

斜率的估计值 $\hat{\beta}$ 是样本各斜率值 S_{ij} 的中位数。公式如下：

$$\hat{\beta} = 中位数(S_{ij}, 1 \leqslant i < j \leqslant n) \tag{2}$$

令：$S^{(1)} \leqslant \cdots \leqslant S^{(N)}$ 为样本斜率 S_{ij} 的有序数值。如果样本斜率的个数 N 为奇数，如 $N = 2k+1$，则 $k = \dfrac{N-1}{2}$，并且有公式：

$$\hat{\beta} = S^{(k+1)} \tag{3}$$

在 S_{ij} 有序数据列表中，该值占据的位置为第 $k+1$ 位。如果样本斜率的个数 N 为偶数，如 $N = 2k$，那么 $k = \dfrac{N}{2}$，并且有公式：

$$\hat{\beta} = [S^{(k)} + S^{(k+1)}]/2 \tag{4}$$

也就是说，当 N 为偶数时，在所有 N 个样本斜率 S_{ij} 的有序列表中，$\hat{\beta}$ 是第 k 位和第 $k+1$ 位两个 S_{ij} 数值的平均值。

例 1　以"回归线斜率的 Theil 检验"条目中例子为例，说明计算过程。

表 1　各年份雨量比数据

编号	年份 X	雨量比 Y
1	1	1.26
2	2	1.22
3	3	1.15
4	4	1.12
5	5	1.03

表 2　各样本斜率 S_{ij} 计算结果

编号 (1)	组合(i,j) (2)	$Y_j - Y_i$ (3)	Y 差值 (4)	$X_j - X_i$ (5)	X 差值 (6)	S_{ij} (7)=(4)×(6)	S_{ij} 排序 (8)
1	(1,2)	1.22−1.26	−0.04	2−1	1	−0.04	−0.92
2	(1,3)	1.15−1.26	−0.09	3−1	2	−0.18	−0.57
3	(1,4)	1.12−1.26	−0.14	4−1	3	−0.42	−0.42
4	(1,5)	1.03−1.26	−0.23	5−1	4	−0.92	−0.24
5	(2,3)	1.15−1.22	−0.07	3−2	1	−0.07	−0.20
6	(2,4)	1.12−1.22	−0.10	4−2	2	−0.20	−0.20
7	(2,5)	1.03−1.22	−0.19	5−2	3	−0.57	−0.09
8	(3,4)	1.12−1.15	−0.03	4−3	1	−0.03	−0.06
9	(3,5)	1.03−1.15	−0.12	5−3	2	−0.24	−0.04
10	(4,5)	1.03−1.12	−0.09	5−4	1	−0.09	−0.03

雨量比数据样本斜率的组合个数为：$N=5\times4/2=10$。

按照公式(1)计算样本斜率 S_{ij} 值。计算过程见表2。

对 S_{ij} 由小到大排序有：$S^{(1)}\leqslant\cdots\leqslant S^{(10)}$。结果见表2第(8)栏。

本例，$N=10$ 为偶数。则 $k=\dfrac{N}{2}=\dfrac{10}{2}=5$。$S_{ij}$ 的中位数为：

$$\hat{\beta}=\frac{S^{(k)}+S^{(k+1)}}{2}=\frac{S^{(5)}+S^{(5+1)}}{2}=\frac{-0.20-0.18}{2}=-0.19$$

结果：本例斜率的估计值 $\hat{\beta}$ 为 -0.19。

2 Theil 法估计回归线斜率的可信区间

对于回归线斜率 β 的近似双侧可信区间，其可信系数为 $1-\alpha$。首先，由 Kendall K 统计量上侧概率表(附表44)查阅得到上侧第 α 位百分数点 k_α。令：$C_\alpha=k_\alpha-2$，并且有：

$$M=\frac{N-C_\alpha}{2} \tag{5}$$

$$Q=\frac{N+C_\alpha}{2}=M+C_\alpha \tag{6}$$

式中样本斜率的组合个数为 $N=n(n-1)/2$。斜率 β 的 $100(1-\alpha)\%$ 可信区间为：

$$(\beta_L,\beta_U)$$

计算公式为：

$$\beta_L=S^{(M)},\beta_U=S^{(Q+1)} \tag{7}$$

式中 S_{ij} 为各样本斜率值。把 S_{ij} 由小到大排序后为：$S^{(1)}\leqslant\cdots\leqslant S^{(N)}$。$\beta_L$ 为可信区间下限值，其位于第 M 位。β_U 为可信区间上限值，位于第 $Q+1$ 位。

大样本近似法

对于较大的 n，如 n 大于40时，则整数 C_α 的近似计算公式为：

$$C_\alpha\approx z_{\alpha/2}\sqrt{\frac{n(n-1)(2n+5)}{18}} \tag{8}$$

一般地，分布右侧的值不是整数。保守的方法是，取 C_α 为小于或等于分布右侧值的最大整数。

例2 仍以例1为例，说明计算方法及过程。

(1)查 Kendall K 统计量上侧概率表(附表44)得单侧 $\alpha=0.042$，此时，$n=5$，$k_{0.042}=8$。$C_\alpha=k_{0.042}-2=8-2=6$。

双侧 $\alpha=0.042\times2=0.084$。可信区间为：$100(1-0.084)\%=91.6\%$。

样本斜率的组合个数为：$N=5\times4/2=10$。

(2)计算 M 值及 Q 值

$$M = \frac{N - C_a}{2} = \frac{10 - 6}{2} = 2$$

$$Q = \frac{N + C_a}{2} = \frac{10 + 6}{2} = 8$$

(3)回归线可信区间为：

上限为：$\beta_L = S^{(M)} = S^{(2)} = -0.57$

下限为：$\beta_U = S^{(Q+1)} = S^{(8+1)} = S^{(9)} = -0.04$

注意：查 Kendall K 统计量上侧概率表（附表 44）得到的为单侧 α 值。估计可信区间则应使用双侧 α 值。故应该用 α 值乘以 2。

参考文献

[1] Hollander M，Wolf DA. Nonparametric Statistical Methods. 2nd ed. A Wiley—Interscience Publication John Wiley & Sons，Inc. ，1999；421—426.

[2] Theil H. A Rank-invariant Method of Linear and Polynomial Regression Analysis. Ⅲ. Proc. Kon. Ned. Akad. v. Wetensch. A，1950，53：1397—1412.

（程　琮）

应用 Theil 法估计截距并进行预测

1　方法

线性回归模型为：

$$Y_i = \alpha + \beta X_i + e_i \qquad i = 1, \cdots, n \tag{1}$$

为了估计模型(1)中截距参数 α，定义下列公式：

$$A_i = Y_i - \hat{\beta} x_i \qquad i = 1, \cdots, n \tag{2}$$

式中 $\hat{\beta}$ 是方程(1)中 β 的点估计值。截距参数 α 的估计值与 Theil 统计量有关，并由 Tettmansperger-Mckean-Sheather 在 1997 年提出。公式如下：

$$\hat{\alpha} = 中位数(A_1, \cdots, A_n) \tag{3}$$

令：$A^{(1)} \leqslant \cdots \leqslant A^{(n)}$ 是样本截距 A_i 的有序数值。如果 n 是奇数，如 $n = 2k + 1$，则有 $k = (n-1)/2$。并且有：

$$\hat{\alpha} = A^{(k+1)} \tag{4}$$

此值在顺序 A_i 值列表中,占居了第 $k+1$ 位置。如果 n 是偶数,如 $n=2k$,则有 $k=n/2$。并且有:

$$\hat{\alpha} = \frac{A^{(k)} + A^{(k+1)}}{2} \tag{5}$$

也就是说,当 n 是偶数时,$\hat{\alpha}$ 是在所有 n 个 A_i 值的顺序列表中,是第 k 位和第 $k+1$ 位两个数据之间的均值。

当估计出斜率 $\hat{\beta}$ 和截距 $\hat{\alpha}$ 时,我们可以估计 X 与 Y 的线性关系。公式如下:

$$\text{中位数 } Y_{x=x^*} = \{\text{中位数 } Y, \text{当 } x=x^* \text{ 时}\} = \hat{\alpha} + \hat{\beta}x^* \tag{6}$$

上式的意义为:当自变量 x 为 x^* 时,预测的中位数 $Y_{x=x^*}$ 是因变量 Y 的典型值。

2 实例

例 仍用"回归线斜率的 Theil 检验"条目中的例子为例题。即:研究人员研究下雨云层的雨量比。共研究了五年时间。雨量比值越大,则雨量越多。数据见表1。

表1 各年份雨量比数据

编号	年份 X	雨量比 Y_i
1	1	1.26
2	2	1.22
3	3	1.15
4	4	1.12
5	5	1.03

已经计算出:$\hat{\beta} = -0.19$。将 $\hat{\beta}$ 代入公式(2),计算 5 个 A_i 值。结果为:

$$A_1 = Y_1 - (-0.19)x_1 = 1.26 + 0.19 \times 1 = 1.45$$
$$A_2 = Y_2 - (-0.19)x_2 = 1.22 + 0.19 \times 2 = 1.60$$
$$A_3 = Y_3 - (-0.19)x_3 = 1.15 + 0.19 \times 3 = 1.72$$
$$A_4 = Y_4 - (-0.19)x_4 = 1.12 + 0.19 \times 4 = 1.88$$
$$A_5 = Y_5 - (-0.19)x_5 = 1.03 + 0.19 \times 5 = 1.98$$

将上述 5 个数据由小到大排序有:
$A^{(1)} \leqslant \cdots \leqslant A^{(n)}$ 为:1.45, 1.60, 1.72, 1.88, 1.98。
由于 n 为奇数,$k = (5-1)/2 = 2$,由公式得截距的估计值:

$$\hat{\alpha} = A^{(k+1)} = A^{(2+1)} = A^{(3)} = 1.72$$

估计的线性关系为

$$中位数\ Y_{x=x*} = \{中位数\ Y,当\ x = x^* 时\} = \hat{\alpha} + \hat{\beta}x^*$$
$$= 1.72 - 0.19x^*$$

即方程为：$\hat{Y}_i = \hat{\alpha} + \hat{\beta}x^* = 1.72 - 0.19x^*$

由方程预测雨量比 $\hat{Y}_i$ 值：

(1)预测第 4.5 年时的雨量比：

$$\hat{Y}_i = 1.72 - 0.19x^* = 1.72 - 0.19 \times 4.5 = 0.865$$

(2)预测第 6 年时的雨量比：

$$\hat{Y}_i = 1.72 - 0.19x^* = 1.72 - 0.19 \times 6 = 0.58$$

注意：自变量 x 并不是任意取值的，要根据专业知识来取值。如年份就不能取负值。预测的年份，也不能离原始数据太远。

参考文献

[1]　Hollande M，Wolfe DA. Nonparametric Statistical Methods. 2nd ed. A Wiley－Interscience Publication John Wiley & Sons,Inc. , 1999, 426－429.

[2]　Hettmansperger TP, McKean JW, Sheathe SJ. Rank-based Analyses of Linear Models. To appear in Handbook of Statistics, Volume 15. Edited by S. Ghosh and C. R. Rao. Amsterdam:Elsevier Science, 1997.

[3]　Hettmansperger TP, McKean JW. A Robust Alternative Based on Ranks to Least Squares in Analyzing Linear Models. Technometrics, 1977, 19:275－284.

（程　琮）

非参数单调回归方法

若两变量 X 与 Y 存在回归关系，则当自变量 X 增加时，因变量 Y 也增加，此类回归称为单调增(monotonically increasing)回归。当自变量 X 增加时，因变量 Y 减小，此类回归称为单调减(monotonically decreasing)回归。两种回归统称为单调回归(monotonic regression)。

1　应用条件

数据由随机样本 $(X_1,Y_1),(X_2,Y_2),\cdots,(X_n,Y_n)$ 构成；数据服从双变量分布(bivariate distribution);Y 关于 X 的回归是单调的。

2 $E(Y|X)$ 的点估计

当 X 取某一特定值，即 $X=x_0$ 时，估计 Y 对 X 的回归。

1）编秩次　取得 n 对原始调查数据 (X_i, Y_i)，分别对 X_i 和 Y_i 由小到大编排秩次。X 的秩次为 $R(X_i)$，Y 的秩次为 $R(Y_i)$。若出现相同数据时计算平均秩次。

2）计算秩次的最小二乘回归线　方程如下：

$$\hat{y}=a+bx \tag{1}$$

式中 $\hat{y}=R(Y_i)$，$x=R(X_i)$。回归系数计算公式为：

$$b=\frac{\sum_{i=1}^{n}R(X_i)R(Y_i)-n(n+1)^2/4}{\sum_{i=1}^{n}[R(X_i)]^2-n(n+1)^2/4} \tag{2}$$

若 $b>0$ 为单调增，若 $b<0$ 为单调减。

$$a=(1-b)(n+1)/2 \tag{3}$$

3）计算 $X=x_0$ 时的秩次 $R(x_0)$

①如果 x_0 等于 X_i 的某个取值，则 $R(x_0)$ 等于 X_i 的秩次。

②如果 x_0 位于 X_i 与 X_j（$X_i<X_0<X_j$）之间的某个取值，则由内插法，秩次 $R(x_0)$ 计算公式为

$$R(x_0)=R(X_i)+\frac{x_0-X_i}{X_j-X_i}[R(X_j)-R(X_i)] \tag{4}$$

注意：公式（4）中的秩次不一定是整数。x_0 的取值不能超过变量 X 的样本数据范围。

4）用 $R(x_0)$ 取代方程（1）中的 x，估计 $R(y_0)$：

$$R(y_0)=a+bR(x_0) \tag{5}$$

5）把 $R(y_0)$ 转换为 $\hat{Y}_i=\hat{E}(Y|X=x_0)$，即计算 $E(Y|X=x_0)$ 的估计值。方法如下：

①如果 $R(y_0)$ 等于 Y_i 的观察值，则令 $\hat{Y}_i=\hat{E}(Y|X=x_0)$ 的估计值为 Y_i。

②如果 $R(y_0)$ 位于 Y_i 和 Y_j（$Y_i<Y_j$）两个邻近值的秩次之间，则 $R(Y_i)<R(y_0)<R(Y_j)$。应用内插法有：

$$\hat{Y}_i=\hat{E}(Y|X=x_0)=Y_i+\frac{R(y_0)-R(Y_i)}{R(Y_j)-R(Y_i)}(Y_j-Y_i) \tag{6}$$

③如果 $R(y_0)$ 大于最大 Y 观察值的秩次，则令 $\hat{Y}_i=\hat{E}(Y|X=x_0)$ 等于 Y 的最大观察值。

如果 $R(y_0)$ 小于最小 Y 观察值的秩次，则令 $\hat{Y}_i=\hat{E}(Y|X=x_0)$ 等于 Y 的最小观察值。

3 估计 Y 关于 X 的回归

为了计算完整的回归线,应该取得所有点的数据。

1)对于每个 X_i,按增序排列,从 $X^{(1)}$ 到 $X^{(n)}$,应用前述方法来估计 $E(Y|X)$。

2)对于 Y 的每个秩次 $R(Y_i)$,计算 X_i 的估计秩次 $\hat{R}(X_i)$。由方程(1)得

$$\hat{R}(X_i)=[R(Y_i)-a]/b \qquad i=1,\cdots,n \tag{7}$$

3)把每个估计秩次 $\hat{R}(X_i)$ 转换为 $\hat{X}_i$。转换方法为:

①如果 $\hat{R}(X_i)$ 等于某个观察值 X_j,则令 $\hat{X}_i$ 等于该观察值。

②如果 $\hat{R}(X_i)$ 落在两个相邻观察值 X_j 和 $X_k(X_j<X_k)$ 的秩次之间,则应用内插法有:

$$\hat{X}_i=X_j+\frac{\hat{R}(X_i)-\hat{R}(X_j)}{\hat{R}(X_k)-\hat{R}(X_j)}(X_k-X_j) \tag{8}$$

③如果 $\hat{R}(X_i)$ 大于 X 观察值的最大秩次或小于 X 观察值的最小秩次,则无法估计 $\hat{X}_i$ 值。

4)作图:按照 X 和 Y 的原始数据作图;再按照秩次 $R(X)$ 和 $R(Y)$ 作图。画出相应的回归曲线。

4 实例

例 研究人员研究由葡萄汁转变为葡萄酒需要花费多长时间。随机抽取 17 坛新鲜葡萄汁,葡萄汁中加入糖。每坛葡萄汁的加糖量为从 0 磅到 10 磅。每天对坛中葡萄汁进行检测。观察葡萄汁转变为葡萄酒的天数。观察 30 天试验结束。其中 3 坛没有发酵。设自变量 X 为加糖量(磅),因变量 Y 为发酵的天数(天)。数据见表1。试估计 Y 对 X 的回归方程。

表 1 单调回归线估计的计算

编号 (1)	X_i (2)	Y_i (3)	$R(X_i)$ (4)	$R(Y_i)$ (5)	$R(X_i)$ $R(Y_i)$ (6)	$\hat{R}(Y_i)$ (7)	$\hat{Y}_i$ (8)	$\hat{R}(X_i)$ (9)	$\hat{X}_i$ (10)
1	0.00	>30	1	16	16	16.47	>30	1.50	0.25
2	0.50	>30	2	16	32	15.54	29.54	1.50	0.25
3	1.00	>30	3	16	48	14.60	28.60	1.50	0.25
4	1.80	28	4	14	56	13.67	26.68	3.64	1.51
5	2.20	24	5	13	65	12.73	22.65	4.72	2.09

续表

编号 (1)	X_i (2)	Y_i (3)	$R(X_i)$ (4)	$R(Y_i)$ (5)	$R(X_i)$ $R(Y_i)$ (6)	$\hat{R}(Y_i)$ (7)	$\hat{Y}_i$ (8)	$\hat{R}(X_i)$ (9)	$\hat{X}_i$ (10)
6	2.70	19	6	12	72	11.80	18.60	5.79	2.60
7	4.00	17	7.5	11	82.5	10.40	15.00	6.86	3.44
8	4.00	9	7.5	8	60	10.40	15.00	10.07	5.63
9	4.90	12	9	9.5	85.5	9.00	11.00	8.46	4.58
10	5.60	12	10	9.5	95	8.07	9.14	8.46	4.58
11	6.00	6	11	5	55	7.13	8.13	13.28	7.50
12	6.50	8	12	7	84	6.20	7.20	11.14	6.07
13	7.30	4	13	1.5	19.5	5.27	6.27	17.03	无
14	8.00	5	14	3	42	4.33	5.67	15.43	8.73
15	8.30	6	15	5	75	3.40	5.20	13.28	7.50
16	9.30	4	16	1.5	24	2.46	4.64	17.03	无
17	9.80	6	17	5	85	1.53	4.02	13.28	7.50
合计			$\sum R(X_i)$ $= 153$	153	$R(X_i)R(Y_i)$ $= 996.5$				

分析:由数据大体看出,随着加糖量的增加,由葡萄汁转变为葡萄酒的天数减少。此为单调减回归,即回归系数 $b < 0$。

计算步骤如下:

1)计算 X 和 Y 的秩次 列于表 1 第(4)列和第(5)列。

2)X 和 Y 秩次的积 列于表 1 第(6)列。

3)计算回归系数 b 值和截距 a 由表 1 数据有:

$\sum R(X_i)^2 = 1784.5$,$\sum R(X_i)R(Y_i) = 996.5$,代入公式(2)和(3)有:

$$b = \frac{\sum_{i=1}^{n} R(X_i)R(Y_i) - n(n+1)^2/4}{\sum_{i=1}^{n} [R(X_i)]^2 - n(n+1)^2/4} = \frac{996.5 - 17(17+1)^2/4}{1784.5 - 17(17+1)^2/4} = -0.9337$$

$$a = (1-b)(n+1)/2 = [1-(-0.9337)](17+1)/2 = 17.4033$$

单调回归方程为:$\hat{y} = 17.4033 - 0.9337x$

第(7)栏的计算:将第(4)栏的数据 $R(X_i)$ 代入回归方程中有:

编号 1 的 $\hat{R}(Y_i)$ 有：$\hat{y}=17.4033-0.9337x=17.4033-0.9337\times1=16.47$

编号 2 的 $\hat{R}(Y_i)$ 有：$\hat{y}=17.4033-0.9337x=17.4033-0.9337\times2=15.54$

余类推。

第(8)栏 $\hat{Y}_i$ 数据的计算：将有关数据代入公式(6)有：

编号 1 的计算：由于 $\hat{R}(Y_i)=16.47$，大于 $R(Y_i)$ 的最大秩次 16。故取 Y_i 的值">30"。

编号 2 的计算：由于 $\hat{R}(Y_i)=15.54$，位于 $R(Y_i)$ 的秩次 16 与 14 之间。代入公式(6)有：

$$\hat{Y}_i=\hat{E}(Y|X=x_0)=Y_i+\frac{R(y_0)-R(Y_i)}{R(Y_j)-R(Y_i)}(Y_j-Y_i)=28+\frac{15.54-14}{16-14}(30-28)=29.54$$

编号 3 的计算：$\hat{R}(Y_i)=14.60$，位于 $R(Y_i)$ 的秩次 16 与 14 之间，计算结果为：

$$\hat{Y}_i=\hat{E}(Y|X=x_0)=Y_i+\frac{R(y_0)-R(Y_i)}{R(Y_j)-R(Y_i)}(Y_j-Y_i)$$

$$=28+\frac{14.60-14}{16-14}(30-28)=28.60$$

余类推。

第(9)栏数据 $\hat{R}(X_i)$ 的计算：

编号 1 的 $\hat{R}(X_i)$ 的计算：代入公式(7)有：

$$\hat{R}(X_i)=[R(Y_i)-a]/b=(16-17.4033)/(-0.9337)=1.50$$

编号 4 和 5 的计算：

$$\hat{R}(X_i)=[R(Y_i)-a]/b=(14-17.4033)/(-0.9337)=3.64$$

$$\hat{R}(X_i)=[R(Y_i)-a]/b=(13-17.4033)/(-0.9337)=4.72$$

余类推。

第(10)栏 $\hat{X}_i$ 的计算，代入公式(8)有：

编号 1、2 和 3 的计算：

$$\hat{X}_i=X_j+\frac{\hat{R}(X_i)-R(X_j)}{R(X_k)-R(X_j)}(X_k-X_j)=0.0+\frac{1.5-1}{2-1}(0.5-0.0)=0.25$$

$$\hat{X}_i=X_j+\frac{\hat{R}(X_i)-R(X_j)}{R(X_k)-R(X_j)}(X_k-X_j)=0.0+\frac{1.5-1}{2-1}(0.5-0.0)=0.25$$

$$\hat{X}_i=X_j+\frac{\hat{R}(X_i)-R(X_j)}{R(X_k)-R(X_j)}(X_k-X_j)=0.0+\frac{1.5-1}{2-1}(0.5-0.0)=0.25$$

编号 4、5 和 6 的计算

$$\hat{X}_i = X_j + \frac{\hat{R}(X_i) - R(X_j)}{R(X_k) - R(X_j)}(X_k - X_j)$$

$$= 1.0 + \frac{3.64 - 3}{4 - 3}(1.8 - 1.0) = 1.51$$

$$\hat{X}_i = X_j + \frac{\hat{R}(X_i) - R(X_j)}{R(X_k) - R(X_j)}(X_k - X_j) = 1.8 + \frac{4.72 - 4}{5 - 4}(2.2 - 1.8) = 2.09$$

$$\hat{X}_i = X_j + \frac{\hat{R}(X_i) - R(X_j)}{R(X_k) - R(X_j)}(X_k - X_j) = 2.2 + \frac{5.79 - 5}{6 - 5}(2.7 - 2.2) = 2.60$$

余类推。

编号 13 和 16：由于 $\hat{R}(X_i) = 17.03$，大于最大秩次 17，故 $\hat{X}_i$ 值无法计算，为没有或 "无"。

4）根据表 1 中数据，绘制回归曲线   由第（2）和（3）栏原始数据，绘制图 1。由第（4）和（5）栏编排的秩次数据，绘制图 2。

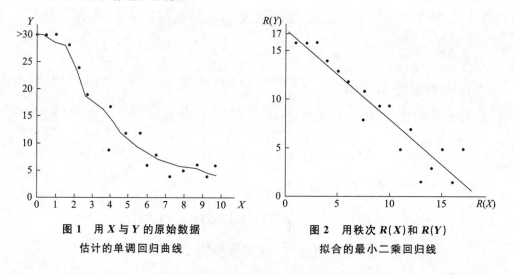

图1　用 X 与 Y 的原始数据　　　　　图2　用秩次 R(X) 和 R(Y)
　　　　估计的单调回归曲线　　　　　　　　　拟合的最小二乘回归线

结论：图 1 显示，数据未进行秩转换时为不规则曲线。图 2 显示，数据经秩转换后，绘制的回归线基本为一条直线。

参考文献

[1] Conover WJ. Practical Nonparametric Statistics. 3rd ed. John Wiley & Sons, Inc. ,1999：344－349.

（程　琮）

非参数两样本及多样本平均角检验

1 Watson 检验

Watson 检验（Watson's Test）由 Watson 在 1962 年提出，它是一种高效的检验方法，也称为 Watson U^2 检验。检验特别适用于圆形分布数据。当数据的应用条件偏离正态时，它可用于取代 Watson-Williams 两样本检验。Watson 检验的应用条件：

（1）圆形分布数据的总体之一是非单众数的；

（2）偏离检验条件较为严重。

（3）如果是分组数据，则分组区间不大于 5 度。

检验统计量为 U^2，公式如下：

$$U^2 = \frac{n_1 n_2}{N^2}\left[\sum_{k=1}^{N} d_k^2 - \frac{\left(\sum_{k=1}^{N} d_k\right)^2}{N}\right] \tag{1}$$

根据两样本含量 n_1 和 n_2，可查 Watson's U^2 界值表（附表 45），得到临界值 U^2_{α, n_1, n_2}。

注意：查表时有时为了方便，可将 n_1 和 n_2 交换位置，即 $U^2_{\alpha, n_1, n_2} = U^2_{\alpha, n_2, n_1}$。

例 1 调查得到两样本圆形分布数据（见表 1）。试对样本数据进行平均角检验。

检验步骤如下：

1）建立假设检验 H_0：两样本来自相同的总体；或来自具有相同方向的两个总体。H_1：两样本并不来自相同的总体；或并不来自具有相同方向的两个总体。取 $\alpha = 0.05$。

2）计算统计量 U^2

每个样本的数据按升序排列。对于两个样本的含量 n_1 和 n_2，则令：样本 1 的第 i 个观察值为 α_{1i}，样本 2 的第 j 个观察值则为 α_{2j}。

据此，本例数据有：$\alpha_{11} = 35°$，$\alpha_{12} = 45°$，$\cdots$；$\alpha_{21} = 75°$，$\alpha_{22} = 80°$，$\cdots$。数据的总个数为 $N = n_1 + n_2$。样本 1 的观察值的累积相对频率为 i/n_1；样本 2 的累积相对频率为 j/n_2。d_k 值（其中 k 为从 1 到 N）为两样本累积相对频率之间的差值。

表1 两样本圆形分析数据检验的计算过程

i (1)	$\alpha_{1i}(°)$ (2)	$\dfrac{i}{n_1}$ (3)	j (4)	$\alpha_{2j}(°)$ (5)	$\dfrac{j}{n_2}$ (6)	$d_k = \dfrac{i}{n_1} - \dfrac{j}{n_2}$ (7)=(3)-(6)	d_k^2 (8)=(7)^2
1	35	0.1000			0.0000	0.1000	0.0100
2	45	0.2000			0.0000	0.2000	0.0400
3	50	0.3000			0.0000	0.3000	0.0900
4	55	0.4000			0.0000	0.4000	0.1600
5	60	0.5000			0.0000	0.5000	0.2500
6	70	0.6000			0.0000	0.6000	0.3600
		0.6000	1	75	0.0909	0.5091	0.2592
		0.6000	2	80	0.1818	0.4182	0.1749
7	85	0.7000			0.1818	0.5182	0.2685
		0.7000	3	90	0.2727	0.4273	0.1826
8	95	0.8000			0.2727	0.5273	0.2780
		0.8000	4	100	0.3636	0.4364	0.1904
9	105	0.9000			0.3636	0.5364	0.2877
		0.9000	5	110	0.4545	0.4455	0.1984
10	120	1.0000			0.4545	0.5455	0.2976
		1.0000	6	130	0.5455	0.4545	0.2066
		1.0000	7	135	0.6364	0.3636	0.1322
		1.0000	8	140	0.7273	0.2727	0.0744
		1.0000	9	150	0.8182	0.1818	0.0331
		1.0000	10	155	0.9091	0.0909	0.0083
		1.0000	11	165	1.0000	0.0000	0.0000
$n_1=10$			$n_2=11$			$\sum d_k = 7.8274$	$\sum d_k^2 = 3.5019$

由表1数据计算有：$N = n_1 + n_2 = 10 + 11 = 21$

$$U^2 = \frac{n_1 n_2}{N^2}\left[\sum_{k=1}^{N} d_k^2 - \frac{\left(\sum_{k=1}^{N} d_k\right)^2}{N}\right] = \frac{10 \times 11}{21^2}\left[3.5019 - \frac{(7.8274)^2}{21}\right] = 0.1458$$

3）确定 P 值并推断结论　根据 $\alpha = 0.05, n_1 = 10, n_2 = 11$，查 Watson's U^2 界值表（附表45），得界值为：$U_{0.05,10,11}^2 = 0.1856$。本例，$U^2 = 0.1458$，小于界值 0.1856，$P > 0.05$，在 $\alpha = 0.05$ 水准上，不拒绝 H_0。

结论：可以认为，两样本圆形分布数据平均角的无差异。

2　具有相同秩次时的 Watson 两样本检验

如果出现某些相同的数据，即：有两个或更多的观察值数值相同时，那么，Watson 两样本检验应进行校正。如例 2 所示。我们定义 t_{1i} 为样本 1 中具有 α_{1i} 数值的相同数据个数。t_{2j} 为样本 2 中 α_{2j} 数值的相同数据个数。另外，m_{1i} 和 m_{2j} 分别为样本 1 和样本 2 的累积数据个数。因此，累积相对频率分别为 m_{1i}/n_1 和 m_{2j}/n_2。如上所述，d_k 表示为两个累积相对频率之间的差值。检验统计量 U^2 为：

$$U^2 = \frac{n_1 n_2}{N^2}\left[\sum_{k=1}^{N} t_k d_k^2 - \frac{\left(\sum_{k=1}^{N} t_k d_k\right)^2}{N}\right] \qquad (2)$$

式中 t_k 为两样本相同数据的个数。

例 2 调查两样本圆形分布数据（见表 2）。样本中含有相同的数据。试进行两样本圆形分布数据平均角的检验。

检验步骤如下：

1）建立检验假设 H_0：两样本来自相同的总体；或来自具有相同方向的两个总体。H_1：两样本并不来自相同的总体；或并不来自具有相同方向的两个总体。取 $\alpha = 0.05$。

表 2 两样本圆形分析数据检验的计算过程

i (1)	$\alpha_{1i}(°)$ (2)	t_{1i} (3)	m_{1i} (4)	$\frac{m_{1i}}{n_1}$ (5)	j (6)	$\alpha_{2j}(°)$ (7)	t_{2j} (8)	m_{2j} (9)	$\frac{m_{2j}}{n_2}$ (10)	d_k (11)= (5)- (10)	d_k^2 (12)= (11)^2	t_k (13)= (3)+ (8)
				0.0000	1	30	1	1	0.1000	−0.1000	0.0100	1
				0.0000	2	35	1	2	0.2000	−0.2000	0.0400	1
1	40	1	1	0.0833					0.2000	−0.1167	0.0136	1
2	45	1	2	0.1667					0.2000	−0.0333	0.0011	1
3	50	1	3	0.2500	3	50	1		0.3000	−0.0500	0.0025	2
4	55	1	4	0.3333					0.3000	0.0333	0.0011	1
				0.3333	4	60	1	4	0.4000	−0.0667	0.0044	1
				0.3333	5	65	2	6	0.6000	−0.2667	0.0711	2
5	70	1	5	0.4167					0.6000	−0.1833	0.0336	1
				0.4167	6	75	1	7	0.7000	−0.2833	0.0803	1
6	80	2	7	0.5833	7	80	1	8	0.8000	−0.2167	0.0469	3
				0.5833	8	90	1	9	0.9000	−0.3167	0.1003	1
7	95	1	8	0.6667					0.9000	−0.2333	0.0544	1
				0.6667	9	100	1	10	1.0000	−0.3333	0.1111	1
8	105	1	9	0.7500					1.0000	−0.2500	0.0625	1
9	110	2	11	0.9167					1.0000	−0.0833	0.0069	2
10	120	1	12	1.0000					1.0000	0.0000	0.0000	1
	$n_1 = 12$					$n_2 = 10$				$\sum t_k d_k =$ −3.5334	$\sum t_k d_k^2 =$ 0.8141	

2）计算检验统计量 U^2　表 2 中的符号意义：t_{1i} 为第 1 个样本中相同数据的个数。t_{2j} 为第 2 个样本中相同数据的个数。t_k 为两样本合计的相同数据的个数。由表 2 数据计算有：

$n_1 = 12, n_2 = 10, N = 12 + 10 = 22; \sum t_k d_k = -3.5334, \sum t_k d_k^2 = 0.8141$。

计算统计量 U^2 有:

$$U^2 = \frac{n_1 n_2}{N^2} \left[\sum_{k=1}^{N} t_k d_k^2 - \frac{\left(\sum_{k=1}^{N} t_k d_k \right)^2}{N} \right]$$

$$= \frac{12 \times 10}{22^2} \left[0.8141 - \frac{(-3.5334)^2}{22} \right] = 0.0611$$

3)确定 P 值并推断结论　根据 $\alpha = 0.05, n_1 = 10, n_2 = 12$,查 Watson's U^2 界值表(附表 45),得界值 $U_{0.05,10,12}^2 = 0.1848$。本例 U^2 值为 0.0611,小于界值 0.1848。$P > 0.05$。在 $\alpha = 0.05$ 水准上,不拒绝 H_0。结论:可以认为两样本圆形分布数据平均角的差异无统计学意义。

3　Wheeler-Watson 检验

该检验由 Wheeler 和 Watson 在 1964 年提出,Mardia 在 1967 年又独立发展了此检验方法。

应用条件:样本含量 n_1 和 n_2 不少于 10,两个样本中均不出现相同的数据。

此方法对所有 N 个数据编排秩次,并且对每一个角度数据计算均匀计分(uniform score)或圆形秩(circular rank)。计算公式为:

$$d = \frac{(360°)(\alpha \text{ 的秩次})}{N} \tag{3}$$

这就使得所有数据在一个圆上得到了相等的空间。于是有:

$$C_i = \sum_{j=1}^{n_i} \cos d_j \tag{4}$$

$$S_i = \sum_{j=1}^{n_i} \sin d_j \tag{5}$$

式中 $i = 1$ 和 2,代表两个样本。检验统计量为:

$$W = 2 \left(\frac{C_1^2 + S_1^2}{n_1} + \frac{C_2^2 + S_2^2}{n_2} \right) \tag{6}$$

根据显著性水平 α 值及自由度 $\nu = 2$,查 χ^2 分布界值表(附表 3),得到 $\chi_{\alpha,2}^2$ 界值。W 值与 χ^2 界值比较,确定 P 值,作出推断。

例 3　仍然以例 1 数据为例,进行 Wheeler-Watson 两样本圆形数据检验。

检验步骤如下:

1)建立检验假设　H_0:两样本来自相同的总体;或来自具有相同方向的两个总体。H_1:两样本并不来自相同的总体;或并不来自具有相同方向的两个总体。取 $\alpha = 0.05$。

2)计算检验统计量　将两样本角度数据统一由小到大编排秩次。计算相应的指标。

表 3　Wheeler-Watson 两样本圆形分布数据检验

方向(°) (1)	方向秩次 (2)	圆形秩次 (d_j) (3)	$\cos d_j$ (4)	$\sin d_j$ (5)	方向(°) (6)	方向 秩次 (7)	圆形秩次 (d_j) (8)	$\cos d_j$ (9)	$\sin d_j$ (10)
35	1	17.14	0.9556	0.2948					
45	2	34.29	0.8262	0.5633					
50	3	51.43	0.6235	0.7818					
55	4	68.57	0.3653	0.9309					
60	5	85.71	0.0747	0.9972					
70	6	102.86	−0.2225	0.9749					
					75	7	120.00	−0.5000	0.8660
					80	8	137.14	−0.7331	0.6802
85	9	154.29	−0.9010	0.4339					
					90	10	171.43	−0.9888	0.1490
95	11	188.57	−0.9888	−0.1490					
					100	12	205.71	−0.9010	−0.43388
105	13	222.86	−0.7331	−0.6802					
					110	14	240.00	−0.5000	−0.8660
120	15	257.14	−0.2225	−0.9749					
					130	16	274.29	0.0747	−0.9972
					135	17	291.43	0.3653	−0.9309
					140	18	308.57	0.6235	−0.7818
					150	19	325.71	0.8262	−0.5633
					160	20	342.86	0.9556	−0.2948
					165	21	360.00	1.0000	0
$n_1=10$		$C_1=$ −0.2226	$S_1=$ 3.1727		$n_2=11$			$C_2=$ 0.2226	$S_2=$ −3.1727

由表 3 数据计算有：$n_1=10, n_2=11, N=21$。样本 1 中数据 35°角的圆形秩次（第 3 栏）的计算方法为：$d_1=\dfrac{360°\times 角度的秩次}{N}=\dfrac{360°\times 1}{21}=17.1429$。样本 1 中数据 45°角的圆形秩次（第 3 栏）的计算方法为：$d_2=\dfrac{360°\times 角度的秩次}{N}=\dfrac{360°\times 2}{21}=34.2857$；余类推。

由圆形秩次 d_j，计算出下列指标：$C_1=-0.2226, S_1=3.1727, C_2=0.2226, S_2=-3.1727$。计算检验统计量 W 值：

$$W=2\left(\frac{(-0.2226)^2+(3.1727)^2}{10}+\frac{(0.2226)^2+(-3.1727)^2}{11}\right)$$

$$=2\times(1.0116+0.9196)=2\times1.9312=3.8624$$

3)确定 P 值并推断结论 根据显著性水平 $\alpha=0.05$，$\upsilon=2$，查 χ^2 分布界值表(附表3)，得 $\chi^2_{0.05,2}=5.991$。本例 $W=3.8624$，小于 χ^2 界值，则 $P>0.05$。在 $\alpha=0.05$ 水准上，不拒绝 H_0。结论:可以认为两样本圆形分布数据平均角的差异无统计学意义。即两样本平均角来自相同的总体或来自具有相同方向的两个总体。

4 多样本检验

Mardia 在 1972 年对 Wheeler-Watson 检验进行了扩展，可用于多个样本检验(multisample testing)。

应用条件:各样本的 n_i 不小于 10;而且不能出现相同的数据。

方法:对来自 k 个样本的所有 N 个数据统一由小到大编排秩次。按公式(3)计算每个数据的圆形秩次 d。用公式(4)和公式(5)计算 C_i 和 S_i。

检验统计量 W 的计算公式为:

$$W = 2\sum_{i=1}^{k} \frac{C_i^2 + S_i^2}{n_i} \tag{7}$$

式中 k 为样本个数。

根据显著性水平 α 值及自由度 $\upsilon=2(k-1)$，查 χ^2 分布界值表(附表3)，得到 $\chi^2_{\alpha,2}$ 界值。计算的统计量 W 值与 χ^2 界值比较，确定 P 值，推断结论。

参考文献

[1] Zar JH. Biostatistical Analysis. Prentice-Hall, Inc. , 1999:630—635.

[2] Watson GS. Goodness of Fit Tests on a Circle. Ⅱ. Biometrika, 1962,49:57—63.

[3] Wheeler S, Watson GS. A Distribution-free Two-sample Test on the Circle. Biometrika, 1964,51:256—257.

[4] Batschelet W. Circular Statistics in Biology. New York:Academic Press, 1981:110—116.

[5] Mardia KV. Statisticas of Directional Data. New York:Academic Press, 1972:357.

(程 琮)

圆形分布分类数据的游程检验

1 圆形分布分类数据的游程检验

游程检验也可用于圆形分布资料。圆形分布分类数据的游程检验(runs test of

nominal-scale categories on a circle),其应用条件:观察数据可以是圆形分布如时钟或罗盘,也可以是椭圆形、矩形或任何封闭的图形。

此检验也可用于两样本检验。原假设为:圆上两分类个数的分布为随机分布。

定义在圆上的一个游程为相同元素的一个序列。序列的两边均为不同的元素。令 n_1 为第一类元素的总个数,n_2 为第二类元素的总个数。u 为全部元素序列游程的总个数。对于线性数据的游程检验,游程个数可以是单数或双数。而对于圆形分布数据的游程个数却总是双数的。游程的一半等于 $u/2$,其属于分类之一的元素;另一半 $u/2$ 个游程属于另一分类的元素。令 $u'=u/2$,表示两分类中每个分类的游程个数。

进行检验时,列出四格表或 2×2 列联表进行分析。

表1 2×2 列联表模式

行　数	列　数		合　计
	第1列	第2列	
第1行	u'	n_1-u'	n_1
第2行	n_2-u'	$u'-1$	n_2-1
合　计	n_2	n_1-1	n_1+n_2-1

定义 m_1、m_2、f 值和 n:

m_1 为四格表中周边4个合计中最小值。如果 m_1 为行合计,则 m_2 为列合计中较小者。如果 m_1 为列合计,则 m_2 为行合计中较小者。f 值则为 m_1 和 m_2 对应的交叉格子中的频数。n 为总例数。

根据 m_1,m_2,n,f,查表2 Fisher 精确检验临界值表(部分)。包括单侧检验和双侧检验的临界值数据。

表2 Fisher 精确检验临界值表(部分)

n	m_1	m_2	单侧 0.05	双侧 0.05
17	5	5	—,4	—,4
17	5	5	—,4	—,4
17	5	7	0,5	0,5
17	5	7	0,5	0,5
17	6	6	0,5	0,5
17	6	7	0,5	0,5
17	6	8	0,5	0,5
17	7	7	0,6	0,6
17	7	8	1,6	1,6
17	8	8	1,6	1,7

例　研究人员调查两个种类的羚羊 A 类和 B 类在池塘边饮水的情况。两类羚羊的排列序列见图1。试进行圆形分布数据的双侧游程检验。

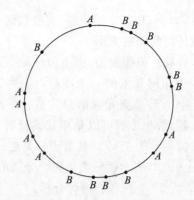

图 1 两类羚羊的排列序列

1)建立检验假设 H_0:圆形池塘边两类羚羊个数的分布是随机的;H_1:圆形池塘边两类羚羊个数的分布不是随机的。取双侧 $\alpha=0.05$。

2)计算检验统计量 游程数的计算:

由圆形分布图,从 12 点按顺时针方向排列序列点,相同类别字母的连续排列为一个游程。排列如下:

$A,BBBBB,AA,BBBB,AAAA,B$

共计有 6 个游程,即 $u=6,u'=\dfrac{u}{2}=3$。

本例:$n_1=7,n_2=10,n_1+n_2=7+10=17$

按照 2×2 列联表模式,列出表 3:

表 3 游程检验四格表

行　数	列　　数		合　计
	第 1 列	第 2 列	
第 1 行	$u'=3$	$n_1-u'=4$	$n_1=7$
第 2 行	$n_2-u'=7$	$u'-1=2$	$n_2-1=9$
合　计	$n_2=10$	$n_1-1=6$	$n_1+n_2-1=16$

表 2 中,m_1 为周边 4 个合计中最小值为 6,则 m_2 为行合计中较小者为 7。m_1 和 m_2 对应的交叉格子即第 1 行与第 2 列交叉格子中的频数 f 值为 4。n 为总例数为 17。

3)确定 P 值,推断结论 根据 $m_1=6,m_2=7,f=4,n=17$,查表 2"Fisher 精确检验临界值表(部分)"。对于双侧检验,$\alpha=0.05$ 的 f 临界值范围为 0~5,包含了 $f=4$,则 $P>0.05$。在 $\alpha=0.05$ 水准上,不拒绝 H_0。

结论:圆形池塘边两类羚羊喝水个数的分布是随机的。

大样本近似法

如果一个或两个样本的含量超出表 2"Fisher 精确检验临界值表"的范围,则可以使用连续校正的 χ^2 检验,也可以使用正态近似法。

正态近似法计算公式如下:

u' 的总体均数为

$$\mu_{u'} = \frac{n_1 n_2}{n_1 + n_2 - 1} \tag{1}$$

u' 的总体标准差为

$$\sigma_{u'} = \sqrt{\frac{n_1 n_2 (n_1 n_2 - n_1 - n_2 + 1)}{(n_1 + n_2 - 1)^2 (n_1 + n_2 - 2)}} \tag{2}$$

应用 z 检验有：

$$z = \frac{|u' - \mu_u'| - 0.5}{\sigma_{u'}} \tag{3}$$

式中 z 值即指 u 值。

如果计算的统计量 $z \geqslant z_{a(2)}$，则拒绝 H_0。$z_{a(2)}$ 为双侧临界值，可查正态分布界值表（附表 1）得到。

参考文献

［1］ Zar JH. Biostatistical Analysis. Prentice-Hall, Inc., 1999;658－660.
［2］ Stevens WL. Distribution of Groups in a Sequence of Alternatives. Ann. Eugen, 1939, 9:10－17.

（程　琮）

Shapiro-Wilk 正态性检验

该检验由 Shapiro 和 Wilk 在 1965 年和 1968 年提出，用于检验一个随机样本是否为正态分布。应用条件要求资料由含量为 n 的随机样本 $X_1, X_2, \cdots, X_n$ 构成，而且具有未知的分布函数 $F(x)$。检验假设 $H_0 : F(x)$ 是具有未指定均数和方差的正态分布函数；$H_1 : F(x)$ 是非正态分布函数。检验统计量为 T，计算公式为：

$$T = \frac{1}{D}\Big[\sum_{i=1}^{k} a_i (x_{(n-i+1)} - x_{(i)}) \Big]^2 \tag{1}$$

$$D = \sum_{i=1}^{n} (x_i - \bar{x})^2 = \sum x^2 - \frac{(\sum x)^2}{n} \tag{2}$$

式中 D 为离均差平方和，$\bar{x}$ 为样本均数，x_i 为样本取值。将样本值由小到大排列如 $X_{(1)} \leqslant X_{(2)} \leqslant \cdots \leqslant X_{(n)}$。令 $X_{(i)}$ 为第 i 位顺序统计量。根据 n，查 Shapiro-Wilk 检验系数表（附表 46），得系数 $a_1, a_2, \cdots, a_k$。其中 k 近似等于 $n/2$。注意，该检验统计量也常指定为

W,故常称为 W 检验。判断原则:根据 $n, P = \alpha$,查 Shapiro-Wilk 检验统计量分位数表(附表 47),得界值 W_p。如果计算的 T 值小于界值 W_p,则在 α 水平上拒绝 H_0,接受 H_1。反之则不拒绝 H_0,认为检验的分布函数为正态分布。该检验由于受到统计用表的限制,只能用于样本含量 $n \leq 50$ 的情形。$n > 50$ 时,则不能应用该检验。

例 从电话簿中随机抽取两位数字共 50 个。数据由小到大排列如表 1 所示。试检验该样本是否为正态分布?

表 1 由电话簿中随机抽取的 50 个两位数

23	23	24	27	29	31	32	33	33	35
36	37	40	42	43	43	44	45	48	48
54	54	56	57	57	58	58	58	58	59
61	61	62	63	64	65	66	68	68	70
73	73	74	75	77	81	87	89	93	97

检验方法及步骤如下:

1)检验假设 H_0:样本的总体分布为正态分布;H_1:样本的总体分布为非正态分布。$\alpha = 0.05$。

2)计算检验统计量 T 列表 2,计算有关指标及数据。根据 $n = 50$,查 Shapiro-Wilk 检验系数表(附表 46),查得每个 i 所对应的 a_i 值,列于表 2 中并计算 $(x_{(n-i+1)} - x_{(i)})$ 的值。

表 2 有关指标及数据的计算

i (1)	a_i (2)	$x_{(n-i+1)} - x_{(i)}$ (3)	(4)= (2)×(3)	i (1)	a_i (2)	$x_{(n-i+1)} - x_{(i)}$ (3)	(4)= (2)×(3)
1	0.3751	97−23	27.7574	14	0.0846	66−42	2.0304
2	0.2574	93−23	18.018	15	0.0764	65−43	1.6808
3	0.2260	89−24	14.69	16	0.0685	64−43	1.4385
4	0.2032	87−27	12.192	17	0.0608	63−44	1.1552
5	0.1847	81−29	9.6044	18	0.0532	62−45	0.9044
6	0.1691	77−31	7.7786	19	0.0459	61−48	0.5967
7	0.1554	75−32	6.6822	20	0.0386	61−48	0.5018
8	0.1430	74−33	5.863	21	0.0314	59−54	0.157
9	0.1317	73−33	5.268	22	0.244	58−56	0.976
10	0.1212	73−35	4.6056	23	0.0174	58−54	0.0348
11	0.1113	70−36	3.7842	24	0.0104	58−57	0.0104
12	0.1020	68−37	3.162	25	0.0035	58−57	0.0035
13	0.0932	68−40	2.6096				
						$\sum(4) =$	131.5045

①表 2 中第一行第(3)栏的计算:$x_{(n-i+1)} - x_{(i)} = x_{(50-1+1)} - x_{(1)} = x_{(50)} - x_{(1)} = 97 - 23$。

97 为表 1 中第 50 位数据，23 为第一位数据。余类推。

②计算 T 值：使用普通计算器的统计运算功能，得出 $\bar{x}=55.04$、$\sum x=2752$、$\sum x^2=169168$，则：

$$D=\sum_{i=1}^{n}(x_i-\bar{x})^2=\sum x^2-\frac{(\sum x)^2}{n}=169168-\frac{(2752)^2}{50}=17698$$

$$\left[\sum_{i=1}^{k}a_i(x_{(n-i+1)}-x_{(i)})\right]^2=131.5045^2=17293.43$$

代入公式（1）则：

$$T=\frac{17293.43}{17698}=0.9771$$

3）确定 P 值，推断结论　根据 $n=50$，$P=\alpha=0.05$，查 Shapiro-Wilk 检验统计量分位数表（附表 47），得界值 $W_{0.05}=0.947$。本例计算的 $T=0.9771$，大于界值 0.947，则 $P>0.05$。在 $\alpha=0.05$ 水平上不拒绝 H_0，可认为该样本的总体分布为正态分布。

参考文献

[1] Conover WJ. Practical Nonparametric Statistics. 2nd ed. John wiley & Sons, Inc., 1980:363—368.

[2] Shapiro SS, Wilk MB. An Analysis of Variance Test for Normality(Complete Samples). Biometrika, 1965, 52(6.2):591—611.

[3] Shapiro SS and Wilk MB. Approximations for the Null distribution of the W Statistics. Technometrics, 1968,10(6.2):861—866.

[4] Shapiro SS and Wilk MB et al. A Comparative Study of Various Test for Normality. Journal of the American Statistical Association, 1968, 64(6.1, 6.2):1343—1372.

（程　琮）

指数分布的 Lilliefors 检验

此方法由 Lilliefor 在 1969 年提出，用于检验总体分布是否为指数分布。应用条件要求，资料由含量为 n 的随机样本 $X_1,X_2,\cdots,X_n$ 构成，且具有未知分布函数 $F(x)$。检验假设 H_0：随机样本服从指数分布，即：

$$F(x) = \begin{cases} 1 - e^{-x/t} & x > 0 \\ 0 & x < 0 \end{cases} \tag{1}$$

式中 t 为未知参数。$H_1:x$ 的分布为非指数分布。检验统计量为 T,公式为:

$$T = |F^*(x) - S(x)| \text{ 的最大值} \tag{2}$$

式中 $F^*(x)$ 是 $F(x)$ 的估计值,$S(x)$ 是经验分布函数。

$$F^*(x) = 1 - e^{-x} \qquad x > 0 \tag{3}$$

$$x = Z_i \tag{4}$$

$$Z_i = X_i / \bar{x} \tag{5}$$

判断原则:根据 n,$P = 1 - \alpha$,查指数分布的 Lilliefors 检验统计量分位数表(附表 48),得界值 W_p。如果 $n > 100$,则查得的表中数值再除以 $\sqrt{n}$ 即为界值 W_p。如果计算的 T 值大于界值 W_p,则在 α 水平上拒绝 H_0,反之则不拒绝 H_0。

例 在一天当中的某段时间,长途电话的每次通话时间据说服从指数分布。调查某时段的 10 次通话时间,以分钟计算,数据如下:6,2,8,6,1,11,10,3,4,6。试检验此数据的分布是否为指数分布?

检验方法及步骤如下:

1)检验假设 H_0:长途电话通话时间服从指数分布;H_1:此分布为非指数分布。$\alpha = 0.05$。

2)计算检验统计量 T 样本均数 $\bar{x} = 5.7$。将数据由小到大排列,列出表 1,计算有关指标及数据。

表 1 检验统计量 T 的计算

i (1)	X_i (2)	$Z_i = X_i/\bar{x}$ (3)	$1 - e^{-Z_i}$ (4)	$i/10 - (1 - e^{-Z_i})$ (5)	$1 - e^{-Z_i} - (i-1)/10$ (6)
1	1	0.1754	0.1609	−0.0609	0.1609
2	2	0.3508	0.2959	−0.0959	0.1959
3	3	0.5263	0.4092	−0.1092	0.2092
4	4	0.7018	0.5043	−0.1043	0.2043
5	6	1.0526	0.6510	−0.1510*	0.2510*
6	6	1.0526	0.6510	−0.0510	0.1510
7	6	1.0526	0.6510	0.0490	0.0510
8	8	1.4035	0.7543	0.0457	0.0543
9	10	1.7544	0.8270	0.0730	0.0270
10	11	1.9298	0.8548	0.1452	−0.0452

表 1 中打 "*" 号者:第(5)栏 $S(x) - F^*(x)$ 的最大差值为 0.1510,第(6)栏 $F^*(x) - S(x)$ 的最大差值为 0.2510。则两者中的最大绝对差值为 0.2510,故 $T = 0.2510$。

3)确定 P 值,推断结论 根据 $n = 10$,$\alpha = 0.05$,$P = 1 - \alpha = 0.95$,查指数分布的 Lilliefors 检验统计量分位数表(附表 48),得界值 $W_{0.95}=0.3244$。本例计算的 $T=0.2510$,小于界值 $W_{0.95}=0.3244$,则 $P>0.05$。在 $\alpha=0.05$ 水平上不拒绝 H_0,可认为该资料服从指数分布。结论:某段时间的长途电话通话时间的分布为指数分布。

参考文献

[1] Conover WJ. Practical Nonparametirc Statistics. 2nd ed. John Wiley & Sons Inc., 1980:362—363.

[2] Lilliefors HW. On the Kolmogorov-Smirnov Test for the Exponential Distribution with Mean Unknown. J Amer Statist Assoc, 1969, 64(6.2):387—389.

(程 琮)

拟合适度检验

1 χ^2 拟合适度检验

χ^2 拟合适度检验的目的是判断样本 $X_1,\cdots,X_n$ 是否来自某个特定分布 $F(X)$。步骤如下:

1)建立假设 H_0:样本抽自 $F(X)$;H_1:样本不是抽自 $F(X)$。确定水准 α(例如 $\alpha=0.05$)。

2)计算期望频数 将样本分为 k 个组段,得到 k 个频数 $O_1,\cdots,O_k$;根据 k 个组段值域,计算总体分布为 $F(X)$ 时 X 取值于这些组段的概率 $P_1,\cdots,P_k$,将这些概率乘以 n 得到 k 个期望频数 $E_1,\cdots,E_k$,其中 $E_i=nP_i,i=1,\cdots,k$。

3)计算统计量 $\chi^2=\sum(O_i-E_i)^2/E_i$。

4)根据 χ^2 值大小确定 P 值,作出推断 χ^2 统计量服从 χ^2 分布,它的自由度 ν 是这样确定的:若 $F(X)$ 完全已知,则 $\nu=k-1$;若仅知道 $F(X)$ 的类型,尚有 m 个参数必须通过样本来估计,则 $\nu=k-m-1$(在这种情况下,要对③中的 χ^2 取极小值)。

在做 χ^2 拟合适度检验时,要求期望频数 $E_i>1.5$,若出现 $E_i\leqslant1.5$ 情况时,应将相邻组段合并,以使所有的 E_i 都大于 1.5。

例 1 检查 50 批产品,每批 13 件,计数每批中瑕疵数 X,得到 50 个数据,其频数分布见表 1 的第 1、2 列,欲检验瑕疵数是否服从 Poisson 分布。

1)检验假设 H_0:X 服从 Poisson 分布;H_1:X 不服从 Poisson 分布。$\alpha=0.05$。

2)样本的频数分布、相应取值于这些组段的概率 P、期望频数 E 等列于表 1 中第 2、

3、4 列；P 是这样计算的：Poisson 分布概率分布函数为 $P(X=K)=e^{-\lambda}\lambda^X/X!$，其中 λ 为均值，用样本均值来估计，样本均值 $=(0\times10+1\times24+\cdots)/50=1.3$，故 $P(X=K)=1.3^X e^{-1.3}/X!$；期望频数 $E=P\times50$。

表 1　χ^2 拟合适度检验计算

瑕疵数(X)	样本频数(O)	概率(P)	期望频数(E)	$(O-E)^2/E$
0	10	0.2725	13.625	0.9644
1	24	0.3543	17.715	2.2298
2	10	0.2303	11.515	0.1993
3	4	0.0998	4.990	0.1964
4	1	0.0324	1.620 →2.041	0.0008
5	1	0.0084	0.421	
6～	0	0.0000	0.000	
合　　计				3.5907

3）表中 $X=5$ 一组的期望频数 $E=0.535<1.5$，故将 $X=4$ 组与 $X=5$ 组的频数 O、期望频数 E 分别合并，$(O-E)^2/E=(2-2.041)^2/2.041=0.0008$，最后得到 χ^2 值为 3.6010，见表 1 中第 5 列最下端。

4）χ^2 的自由度 ν：在计算 χ^2 值时共分了 5 组，$K=5$，计算概率时估计了一个参数 λ，故 $\nu=5-1-1=3$。自由度为 3 的 χ^2 变量其 0.95 位点为 7.81，本例 $\chi^2=3.601<7.81$，$P>0.05$，结论是不拒绝 H_0，尚不能否认瑕疵数服从 Poisson 分布。χ^2 拟合适度检验不仅可用于检验样本的理论分布，也可用于检验任何"理论值与实际值的偏离"，例如曲线拟合中的拟合适度检验。

2　Kolmogorov-Smirnov 单样本统计量

Kolmogorov-Smirnov 检验也是一种拟合适度检验，即判断样本 $X_1,\cdots,X_n$ 是否来自某个特定分布 $F_0(X)$，$F_0(X)$ 为已知累积分布函数。记样本所抽自的总体累积分布函数为 $F(X)$，我们需检验的 H_0 是：$F(X)=F_0(X)$。已知，样本经验分布函数 $S(X)=$（样本中 $\leqslant X$ 的观察值个数）$/n$ 为 $F(X)$ 的一个近似，因此，若 H_0 成立，$S(X)$ 与 $F_0(X)$ 相差不应太大。衡量它们差异的统计量

$$D_n=\sup|S(X)-F_0(X)|$$

称为 Kolmogorov-Smirnov 单样本统计量。只要 $F_0(X)$ 连续，D_n 的分布就与 $F_0(X)$ 无关。在具体计算时，可用另一等价公式：

$$D_n=\max\{|S(X_i)-F_0(X_i)|,|S(X_i-\varepsilon)-F_0(X_i)|\}$$

其中 ε 为一很小的正数。另外两个统计量：

$$D_n^+=\sup[S(X)-F_0(X)]$$
$$D_n^-=\sup[F_0(X)-S(X)]$$

称为单侧 Kolmogorov-Smirnov 统计量,与 D_n 有类似性质。在 H_0 下,三者都不应太大。它们的常用位点见表 2"Kolmogorov-Smirnov 单样本统计量界值表",对 $n>40$ 情形,也给出了近似值。三个统计量中选用哪个,取决于假设 H_0 及 H_1,简要表示如表 3。

表 2　Kolmogorov-Smirnov 单样本统计量界值表

n	(单)	0.10	0.05	0.025	0.01	0.005	n	(单)	0.10	0.05	0.025	0.01	0.005
	(双)	0.20	0.10	0.050	0.02	0.010		(双)	0.20	0.10	0.050	0.02	0.010
1		0.900	0.950	0.975	0.990	0.995	21		0.226	0.259	0.287	0321	0.344
2		0.684	0.776	0.842	0.900	0.929	22		0.221	0.253	0.281	0.314	0.337
3		0.565	0.636	0.708	0.785	0.829	23		0.216	0.247	0.275	0.307	0.330
4		0.493	0.565	0.624	0.689	0.734	24		0.212	0.242	0.269	0.301	0.323
5		0.447	0.509	0.563	0.627	0.669	25		0.208	0.238	0.264	0.295	0.317
6		0.410	0.468	0.519	0.577	0.617	26		0.204	0.233	0.259	0.290	0.311
7		0.381	0.436	0.483	0.538	0.576	27		0.200	0.229	0.254	0.284	0.305
8		0.358	0.410	0.454	0.507	0.542	28		0.197	0.225	0.250	0.279	0.300
9		0.339	0.387	0.430	0.480	0.513	29		0.193	0.221	0.246	0.275	0.295
10		0.323	0.369	0.109	0.457	0.489	30		0.190	0.28	0.242	0.270	0.290
11		0.308	0.352	0.391	0.437	0.468	31		0.187	0.214	0.238	0.266	0.285
12		0.296	0.338	0.375	0.419	0.449	32		0.184	0.211	0.234	0.262	0.281
13		0.285	0.325	0.301	0.404	0.432	33		0.182	0.208	0.231	0.258	0.277
14		0.275	0.314	0.349	0.390	0.418	34		0.179	0.205	0.227	0.254	0.273
15		0.266	0.304	0.338	0.377	0.404	35		0.177	0.202	0.224	0.251	0.269
16		0.258	0.295	0.327	0.366	0.392	36		0.174	0.199	0.221	0.247	0.265
17		0.250	0.286	0.318	0.355	0.381	37		0.172	0.196	0.218	0.244	0.262
18		0.244	0.279	0.309	0.346	0.371	38		0.170	0.194	0.215	0.241	0.258
19		0.237	0.271	0.301	0.337	0.361	39		0.168	0.191	0.213	0.238	0.255
20		0.232	0.265	0.294	0.329	0.352	40		0.165	0.189	0.210	0.235	0.252
							>40		$\dfrac{1.073}{\sqrt{n}}$	$\dfrac{1.224}{\sqrt{n}}$	$\dfrac{1.358}{\sqrt{n}}$	$\dfrac{1.517}{\sqrt{n}}$	$\dfrac{1.628}{\sqrt{n}}$

表 3　统计量选择表

H_0	H_1	统计量
$F(X)=F_0(X)$	$F(X)\neq F_0(X)$	D_n
$F(X)\leqslant F_0(X)$	$F(X)>F_0(X)$	D_n^+
$F(X)\geqslant F_0(X)$	$F(X)<F_0(X)$	D_n^-

3 Kolmogorov-Smirnov 单样本统计量的应用

1)拟合适度检验,用于检验假设 $H_0 : F(X) = F_0(X)$

步骤如下(以 $H_1 : F(X) \neq F_0(X)$ 双侧检验为例):

①建立假设 $H_0 : F(X) = F_0(X)$;$H_1 : F(X) \neq F_0(X)$。取定水准 α。

②计算 $D_n = \max\{|S(X) - F_0(X)|,|S(X-\varepsilon) - F_0(X)|\}$ 其中 ε 为一很小的正数。

③依 n、D_n 查表 2"Kolmogorov-Smirnov 单样本统计量界值表",确定 P 值,作推断。

例 2   有 20 个抽自 $[0,1]$ 上均匀分布的随机数如下:

0.0123,0.1039,0.1954,0.2621,0.2802,0.3217,0.3645,0.3919,

0.4240,0.4814,0.5139,0.5846,0.6275,0.6541,0.6889,0.7621,

0.8320,0.8871,0.9249,0.9634

欲检验它们的平方根是否也服从 $[0,1]$ 上均匀分布。

①H_0:它们的平方根遵从均匀分布;H_1:它们的平方根不遵从均匀分布。$\alpha = 0.01$。

②计算 D_n,过程列于表 4。

表 4 D_n 计算过程表

X_i	$S(X)$	$F_0(X)$	$|S(X)-F_0(X)|$	$|S(X-\varepsilon)-F_0(X)|$
0.11	0.05	0.11	0.06	0.11
0.32	0.10	0.32	0.22	0.27
0.44	0.15	0.44	0.29	0.34
0.51	0.20	0.51	0.31	0.36
0.53	0.25	0.53	0.28	0.33
0.57	0.30	0.57	0.27	0.32
0.60	0.35	0.60	0.25	0.30
0.63	0.40	0.63	0.23	0.28
0.65	0.45	0.65	0.20	0.25
0.69	0.50	0.69	0.19	0.24
0.72	0.55	0.72	0.17	0.22
0.76	0.60	0.76	0.16	0.21
0.79	0.65	0.79	0.14	0.19
0.81	0.70	0.81	0.11	0.16
0.83	0.75	0.83	0.08	0.13
0.87	0.80	0.87	0.07	0.12
0.91	0.85	0.91	0.06	0.11
0.94	0.90	0.94	0.04	0.09
0.96	0.95	0.96	0.01	0.06
0.98	1.00	0.98	0.02	0.03

其中第一列 X 为此 20 个数的平方根,依从小到大顺序排列;第二列 $S(X)$ 为样本经验分布函数;第三列为均匀分布的累积分布函数,它就等于 X;第四列为第二列减第三列的绝对值;第五列是第三列减去第二列上一行的绝对值(第二列第 0 行为 0);D_n 为第四、五列中最大的数。此处 $D_n = 0.36$,查表 2"Kolmogorov-Smirnov 单样本统计量界值表",$n =$

$20,\alpha=0.01$ 时 D_n 界值为 $0.352,D_n=0.36>0.352$,故 $P<0.01$,拒绝 H_0,认为这 20 个数的平方根不服从均匀分布。

2)用于对 $F(X)$ 作区间估计时求样本含量　如果我们希望用经验分布函数 $S(X)$ 去估计 $F(X)$ 并希望对任一 X 值,$S(X)$ 与 $F(X)$ 的差值不大于固定值 C 的概率为 $1-\alpha$,也就是说:$P(D_n<C)=1-\alpha$ 时,需取多大的 n 才能满足要求呢? 我们可以利用 Kolmogorov-Smirnov 单样本统计量界值表求出所需的 n。

例 3　我们想抽一个大小为 n 的样本,用它的经验分布函数 $S(X)$ 作为总体分布 $F(X)$ 在每一点 X 处的估计值,要求误差不超过 0.25 的概率为 0.98,需抽多大样本才够?

在 Kolmogorov-Smirnov 单样本统计量界值表中,找到 P 值为 $1-0.98=0.02$ 的一列,在这一列中找到比 0.25 小的最大的界值,这里是 0.247,它对应的 n 为 36,即为所需样本含量。若我们将要求提高,要使误差不超过 0.2,表中没有这样的界值,我们用 $n>40$ 一行的界值 $1.52/\sqrt{n}$。令 $1.52/\sqrt{n}=0.2$,得到 $n=57.76$,因此抽取 58 例即可。所谓对 $F(X)$ 求区间估计,是指在 $S(X)$ 上下垂直距离为 D_n 的位置上绘出两条曲线。它们之间的地带特称为置信带。

4　χ^2 与 Kolmogorov-Smirnov 拟合适度检验的比较

Kolmogorov-Smirnov 拟合适度检验要求总体分布 $F_0(X)$ 完全已知,不含待估参数,并要求 $F_0(X)$ 连续,不适用于分类数据;而 χ^2 检验可先估计 $F_0(X)$ 中未知参数再做检验,也可用于分类数据,是其优点。但 χ^2 检验用于非分类数据时须先分组,而分组有一定任意性,同时,它只是个近似检验,要求样本不能太小,一般认为功效较差。Kolmogorov-Smirnov 统计量有精确分布,可用于小样本,并可用于求置信带、求样本含量以及单侧检验等等。从拟合适度检验的观点看,χ^2 检验只检验了 $S(X)$ 与 $F_0(X)$ 在某些点上的接近程度,Kolmogorov-Smirnov 拟合适度检验则更贴切地检验了二分布的接近程度。

5　正态问题的 Lilliefores 检验

正态分布含均值 μ 和方差 σ^2 二个参数,当 μ 和 σ^2 未知时,为了检验分布的正态性,先用样本均值和方差作为 μ 和 σ^2 的估计值确定理论分布,再用 Kolmogorov-Smirnov 单样本统计量的形式作拟合适度检验,称 Lilliefores 检验,因为检验界值是 Lilliefores 用模拟试验的方式计算出来的。步骤如下:

1)建立假设 H_0:总体分布正态;H_1:总体分布非正态。取定水准 α(例如 $\alpha=0.05$)。

2)依样本均值和方差作为 μ 和 σ^2 的估计值确定理论分布 $F(X)$;同时求出样本经验分布函数 $S(X)$,及

$$D=\sup|S(X)-F(X)|$$

3)根据 D,查 Lilliefores 检验界值表,确定 P 值,做推断。

例 4　12 个样本数据如下:9800,9300,15200,8600,12200,11600,10200,8700,6900,9600,15500,7200;欲检验分布是否正态。

1)检验假设　H_0:总体分布正态;H_1:总体分布非正态。$\alpha=0.05$。

2)样本均值 $\overline{X}=10400$，方差 $S^2=7690909$，标准差 $S=2773$；依 $\overline{X}$ 和 S 将原变量 X 变换成：$Z=(X-\overline{X})/S=(X-10400)/2773$，再依标准正态分布函数 $\Phi(Z)$ 求出理论分布函数值 $F(X)=\Phi(Z)$，以及 $S(X)$，最后得到 D。见表5。

表5　D 值计算表

X	$S(X)$	Z	$F(X)$	$\|S(X)-F(X)\|$	$\|S(X-\varepsilon)-F(X)\|$
6900	0.0833	−1.26	0.1038	0.0205	0.1038
7200	0.1667	−1.15	0.1251	0.0416	0.0418
8600	0.2500	−0.65	0.2578	0.0078	0.0911
8700	0.3333	−0.61	0.2709	0.0624	0.0209
9300	0.4167	−0.40	0.3446	0.0721	0.0113
9600	0.5000	−0.29	0.3859	0.1141	0.0308
9800	0.5833	−0.22	0.4129	0.1704	0.0871
10200	0.6667	−0.07	0.4721	0.1946	0.1112
11600	0.7500	0.43	0.6664	0.0836	0.0003
12200	0.8333	0.65	0.7422	0.0911	0.0078
15200	0.9167	1.73	0.9582	0.0415	0.1249
15500	1.0000	1.84	0.9671	0.0329	0.0504
			1.0000	0.0000	

从表5可见 $D=0.1946$，它是 $X=10200$ 时的 $\|S(X)-F(X)\|$。

3)查表6"Lilliefores 检验界值表"，$n=12$，$\alpha=0.20$ 时，界值为的 0.199；此例 $D=0.1946<0.199$，故 $P>0.20$，不拒绝 H_0，尚看不出总体分布非正态。

表6　Lilliefores 检验界值表

n	P					n	P				
	0.20	0.15	0.10	0.05	0.01		0.20	0.15	0.10	0.05	0.01
4	0.300	0.319	0.352	0.381	0.417	14	0.183	0.194	0.207	0.227	0.261
5	0.285	0.299	0.315	0.337	0.405	15	0.177	0.187	0.201	0.220	0.257
6	0.265	0.277	0.294	0.319	0.364	16	0.173	0.182	0.195	0.213	0.250
7	0.247	0.258	0.276	0.300	0.348	17	0.169	0.177	0.189	0.206	0.245
8	0.233	0.244	0.261	0.285	0.331	18	0.166	0.173	0.184	0.200	0.239
9	0.223	0.233	0.249	0.271	0.311	19	0.163	0.169	0.179	0.195	0.235
10	0.215	0.224	0.239	0.258	0.294	20	0.160	0.166	0.174	0.190	0.231
11	0.206	0.217	0.230	0.249	0.284	25	0.142	0.147	0.158	0.173	0.200
12	0.199	0.212	0.223	0.242	0.275	30	0.131	0.136	0.144	0.161	0.187
13	0.190	0.202	0.214	0.234	0.268	>30	$\dfrac{0.736}{\sqrt{n}}$	$\dfrac{0.768}{\sqrt{n}}$	$\dfrac{0.805}{\sqrt{n}}$	$\dfrac{0.886}{\sqrt{n}}$	$\dfrac{1.031}{\sqrt{n}}$

参考文献

[1]　Conover WJ. Practical Nonparametric Statistics. 2nd ed. John Wiley & Sons,1980.

[2]　Gibbons JD. , Chakraborti S. Nonparametric Statistical Inference. 3rd ed. Marcel Dekker,1992.

（薛禾生）

附录一 统计用表

附表 1 正态分布表

(说明：表中 P 为标准正态曲线下正态离差左侧的面积，表中数字为该 P 值所对应的标准正态离差即 u 值)

P	0.000	0.001	0.002	0.003	0.004	0.005	0.006	0.007	0.008	0.009
0.00		−3.0902	−2.8782	−2.7478	−2.6521	−2.5758	−2.5121	−2.4573	−2.4089	−2.3656
0.01	−2.3263	−2.2904	−2.2571	−2.2262	−2.1973	−2.1701	−2.1444	−2.1201	−2.0969	−2.0749
0.02	−2.0537	−2.0335	−2.0141	−1.9954	−1.9774	−1.9600	−1.9431	−1.9268	−1.9110	−1.8957
0.03	−1.8808	−1.8663	−1.8522	−1.8384	−1.8250	−1.8119	−1.7991	−1.7866	−1.7744	−1.7624
0.04	−1.7507	−1.7392	−1.7279	−1.7169	−1.7060	−1.6954	−1.6849	−1.6747	−1.6646	−1.6546
0.05	−1.6449	−1.6352	−1.6258	−1.6164	−1.6072	−1.5982	−1.5893	−1.5805	−1.5718	−1.5632
0.06	−1.5548	−1.5464	−1.5382	−1.5301	−1.5220	−1.5141	−1.5063	−1.4985	−1.4909	−1.4833
0.07	−1.4758	−1.4684	−1.4611	−1.4538	−1.4466	−1.4395	−1.4325	−1.4255	−1.4187	−1.4118
0.08	−1.4051	−1.3984	−1.3917	−1.3852	−1.3787	−1.3722	−1.3658	−1.3595	−1.3532	−1.3469
0.09	−1.3408	−1.3346	−1.3285	−1.3225	−1.3165	−1.3106	−1.3047	−1.2988	−1.2930	−1.2873
0.10	−1.2816	−1.2759	−1.2702	−1.2646	−1.2591	−1.2536	−1.2481	−1.2426	−1.2372	−1.2319
0.11	−1.2265	−1.2212	−1.2160	−1.2107	−1.2055	−1.2004	−1.1952	−1.1901	−1.1850	−1.1800
0.12	−1.1750	−1.1700	−1.1650	−1.1601	−1.1552	−1.1503	−1.1455	−1.1407	−1.1359	−1.1311
0.13	−1.1264	−1.1217	−1.1170	−1.1123	−1.1077	−1.1031	−1.0985	−1.0939	−1.0893	−1.0848
0.14	−1.0803	−1.0758	−1.0714	−1.0669	−1.0625	−1.0581	−1.0537	−1.0494	−1.0450	−1.0407
0.15	−1.0364	−1.0322	−1.0279	−1.0237	−1.0194	−1.0152	−1.0110	−1.0069	−1.0027	−0.9986
0.16	−0.9945	−0.9904	−0.9863	−0.9822	−0.9782	−0.9741	−0.9701	−0.9661	−0.9621	−0.9581
0.17	−0.9542	−0.9502	−0.9463	−0.9424	−0.9385	−0.9346	−0.9307	−0.9269	−0.9230	−0.9192
0.18	−0.9154	−0.9116	−0.9078	−0.9040	−0.9002	−0.8965	−0.8927	−0.8890	−0.8853	−0.8816
0.19	−0.8779	−0.8742	−0.8705	−0.8669	−0.8633	−0.8596	−0.8560	−0.8524	−0.8488	−0.8452
0.20	−0.8416	−0.8381	−0.8345	−0.8310	−0.8274	−0.8239	−0.8204	−0.8169	−0.8134	−0.8099
0.21	−0.8064	−0.8030	−0.7995	−0.7961	−0.7926	−0.7892	−0.7858	−0.7824	−0.7790	−0.7756
0.22	−0.7722	−0.7688	−0.7655	−0.7621	−0.7588	−0.7554	−0.7521	−0.7488	−0.7454	−0.7421
0.23	−0.7388	−0.7356	−0.7323	−0.7290	−0.7257	−0.7225	−0.7192	−0.7160	−0.7128	−0.7095
0.24	−0.7063	−0.7031	−0.6999	−0.6967	−0.6935	−0.6903	−0.6871	−0.6840	−0.6808	−0.6776
0.25	−0.6745	−0.6713	−0.6682	−0.6651	−0.6620	−0.6588	−0.6557	−0.6526	−0.6495	−0.6464
0.26	−0.6433	−0.6403	−0.6372	−0.6341	−0.6311	−0.6280	−0.6250	−0.6219	−0.6189	−0.6158
0.27	−0.6128	−0.6098	−0.6068	−0.6038	−0.6008	−0.5978	−0.5948	−0.5918	−0.5888	−0.5858
0.28	−0.5828	−0.5799	−0.5769	−0.5740	−0.5710	−0.5681	−0.5651	−0.5622	−0.5592	−0.5563
0.29	−0.5534	−0.5505	−0.5476	−0.5446	−0.5417	−0.5388	−0.5359	−0.5330	−0.5302	−0.5273
0.30	−0.5244	−0.5215	−0.5187	−0.5158	−0.5129	−0.5101	−0.5072	−0.5044	−0.5015	−0.4987
0.31	−0.4959	−0.4930	−0.4902	−0.4874	−0.4845	−0.4817	−0.4789	−0.4761	−0.4733	−0.4705

续附表 1　正态分布表

（说明：表中 P 为标准正态曲线下正态离差左侧的面积，表中数字为该 P 值所对应的标准正态离差即 u 值）

P	0.000	0.001	0.002	0.003	0.004	0.005	0.006	0.007	0.008	0.009
0.32	−0.4677	−0.4649	−0.4621	−0.4593	−0.4565	−0.4538	−0.4510	−0.4482	−0.4454	−0.4427
0.33	−0.4399	−0.4372	−0.4344	−0.4316	−0.4289	−0.4261	−0.4234	−0.4207	−0.4179	−0.4152
0.34	−0.4125	−0.4097	−0.4070	−0.4043	−0.4016	−0.3989	−0.3961	−0.3934	−0.3907	−0.3880
0.35	−0.3853	−0.3826	−0.3799	−0.3772	−0.3745	−0.3719	−0.3692	−0.3665	−0.3638	−0.3611
0.36	−0.3585	−0.3558	−0.3531	−0.3505	−0.3478	−0.3451	−0.3425	−0.3398	−0.3372	−0.3345
0.37	−0.3319	−0.3292	−0.3266	−0.3239	0.3213	−0.3186	−0.3160	−0.3134	−0.3107	−0.3081
0.38	−0.3055	−0.3029	−0.3002	−0.2976	−0.2950	−0.2924	−0.2898	−0.2871	−0.2845	−0.2819
0.39	−0.2793	−0.2767	−0.2741	−0.2715	−0.2689	−0.2663	−0.2637	−0.2611	−0.2585	−0.2559
0.40	−0.2533	−0.2508	−0.2482	−0.2456	−0.2430	−0.2404	−0.2378	−0.2353	−0.2327	−0.2301
0.41	−0.2275	−0.2250	−0.2224	−0.2198	−0.2173	−0.2147	−0.2121	−0.2096	−0.2070	−0.2045
0.42	−0.2019	−0.1993	−0.1968	−0.1942	−0.1917	−0.1891	−0.1866	−0.1840	−0.1815	−0.1789
0.43	−0.1764	−0.1738	−0.1713	−0.1687	−0.1662	−0.1637	−0.1611	−0.1586	−0.1560	−0.1535
0.44	−0.1510	−0.1484	−0.1459	−0.1434	−0.1408	−0.1383	−0.1358	−0.1332	−0.1307	−0.1282
0.45	−0.1257	−0.1231	−0.1206	−0.1181	−0.1156	−0.1130	−0.1105	−0.1080	−0.1055	−0.1030
0.46	−0.1004	−0.0979	−0.0954	−0.0929	−0.0904	−0.0878	−0.0853	−0.0828	−0.0803	−0.0778
0.47	−0.0753	−0.0728	−0.0702	−0.0677	−0.0652	−0.0627	−0.0602	−0.0577	−0.0552	−0.0527
0.48	−0.0502	−0.0476	−0.0451	−0.0426	−0.0401	−0.0376	−0.0351	−0.0326	−0.0301	−0.0276
0.49	−0.0251	−0.0226	−0.0201	−0.0175	−0.0150	−0.0125	−0.0100	−0.0075	−0.0050	−0.0025
0.50	0.0000	0.0025	0.0050	0.0075	0.0100	0.0125	0.0150	0.0175	0.0201	0.0226
0.51	0.0251	0.0276	0.0301	0.0326	0.0351	0.0376	0.0401	0.0426	0.0451	0.0476
0.52	0.0502	0.0527	0.0552	0.0577	0.0602	0.0627	0.0652	0.0677	0.0702	0.0728
0.53	0.0753	0.0778	0.0803	0.0828	0.0853	0.0878	0.0904	0.0929	0.0954	0.0979
0.54	0.1004	0.1030	0.1055	0.1080	0.1105	0.1130	0.1156	0.1181	0.1206	0.1231
0.55	0.1257	0.1282	0.1307	0.1332	0.1358	0.1383	0.1408	0.1434	0.1459	0.1484
0.56	0.1510	0.1535	0.1560	0.1586	0.1611	0.1637	0.1662	0.1687	0.1713	0.1738
0.57	0.1764	0.1789	0.1815	0.1840	0.1866	0.1891	0.1917	0.1942	0.1968	0.1993
0.58	0.2019	0.2045	0.2070	0.2096	0.2121	0.2147	0.2173	0.2198	0.2224	0.2250
0.59	0.2275	0.2301	0.2327	0.2353	0.2378	0.2404	0.2430	0.2456	0.2482	0.2508
0.60	0.2533	0.2559	0.2585	0.2611	0.2637	0.2663	0.2689	0.2715	0.2741	0.2767
0.61	0.2793	0.2819	0.2845	0.2871	0.2898	0.2924	0.2950	0.2976	0.3002	0.3029
0.62	0.3055	0.3081	0.3107	0.3134	0.3160	0.3186	0.3213	0.3239	0.3266	0.3292
0.63	0.3319	0.3345	0.3372	0.3398	0.3425	0.3451	0.3478	0.3505	0.3531	0.3558
0.64	0.3585	0.3611	0.3638	0.3665	0.3692	0.3719	0.3745	0.3772	0.3799	0.3826
0.65	0.3853	0.3880	0.3907	0.3934	0.3961	0.3989	0.4016	0.4043	0.4070	0.4097

续附表 1 正态分布表

（说明：表中 P 为标准正态曲线下正态离差左侧的面积，表中数字为该 P 值所对应的标准正态离差即 u 值）

P	0.000	0.001	0.002	0.003	0.004	0.005	0.006	0.007	0.008	0.009
0.66	0.4125	0.4152	0.4179	0.4207	0.4234	0.4261	0.4289	0.4316	0.4344	0.4372
0.67	0.4399	0.4427	0.4454	0.4482	0.4510	0.4538	0.4565	0.4593	0.4621	0.4649
0.68	0.4677	0.4705	0.4733	0.4761	0.4789	0.4817	0.4845	0.4874	0.4902	0.4930
0.69	0.4959	0.4987	0.5015	0.5044	0.5072	0.5101	0.5129	0.5158	0.5187	0.5215
0.70	0.5244	0.5273	0.5302	0.5330	0.5359	0.5388	0.5417	0.5446	0.5476	0.5505
0.71	0.5534	0.5563	0.5592	0.5622	0.5651	0.5681	0.5710	0.5740	0.5769	0.5799
0.72	0.5828	0.5858	0.5888	0.5918	0.5948	0.5978	0.6008	0.6038	0.6068	0.6098
0.73	0.6128	0.6158	0.6189	0.6219	0.6250	0.6280	0.6311	0.6341	0.6372	0.6403
0.74	0.6433	0.6464	0.6495	0.6526	0.6557	0.6588	0.6620	0.6651	0.6682	0.6713
0.75	0.6745	0.6776	0.6808	0.6840	0.6871	0.6903	0.6935	0.6967	0.6999	0.7031
0.76	0.7063	0.7095	0.7128	0.7160	0.7192	0.7225	0.7257	0.7290	0.7323	0.7356
0.77	0.7388	0.7421	0.7454	0.7488	0.7521	0.7554	0.7588	0.7621	0.7655	0.7688
0.78	0.7722	0.7756	0.7790	0.7824	0.7858	0.7892	0.7926	0.7961	0.7995	0.8030
0.79	0.8064	0.8099	0.8134	0.8169	0.8204	0.8239	0.8274	0.8310	0.8345	0.8381
0.80	0.8416	0.8452	0.8488	0.8524	0.8560	0.8596	0.8633	0.8669	0.8705	0.8742
0.81	0.8779	0.8816	0.8853	0.8890	0.8927	0.8965	0.9002	0.9040	0.9078	0.9116
0.82	0.9154	0.9192	0.9230	0.9269	0.9307	0.9346	0.9385	0.9424	0.9463	0.9502
0.83	0.9542	0.9581	0.9621	0.9661	0.9701	0.9741	0.9782	0.9822	0.9863	0.9904
0.84	0.9945	0.9986	1.0027	1.0069	1.0110	1.0152	1.0194	1.0237	1.0279	1.0322
0.85	1.0364	1.0407	1.0450	1.0494	1.0537	1.0581	1.0625	1.0669	1.0714	1.0758
0.86	1.0803	1.0848	1.0893	1.0939	1.0985	1.1031	1.1077	1.1123	1.1170	1.1217
0.87	1.1264	1.1311	1.1359	1.1407	1.1455	1.1503	1.1552	1.1601	1.1650	1.1700
0.88	1.1750	1.1800	1.1850	1.1901	1.1952	1.2004	1.2055	1.2107	1.2160	1.2212
0.89	1.2265	1.2319	1.2372	1.2426	1.2481	1.2536	1.2591	1.2646	1.2702	1.2759
0.90	1.2816	1.2873	1.2930	1.2988	1.3047	1.3106	1.3165	1.3225	1.3285	1.3346
0.91	1.3408	1.3469	1.3532	1.3595	1.3658	1.3722	1.3787	1.3852	1.3917	1.3984
0.92	1.4051	1.4118	1.4187	1.4255	1.4325	1.4395	1.4466	1.4538	1.4611	1.4684
0.93	1.4758	1.4833	1.4909	1.4985	1.5063	1.5141	1.5220	1.5301	1.5382	1.5464
0.94	1.5548	1.5632	1.5718	1.5805	1.5893	1.5982	1.6072	1.6164	1.6258	1.6352
0.95	1.6449	1.6546	1.6646	1.6747	1.6849	1.6954	1.7060	1.7169	1.7279	1.7392
0.96	1.7507	1.7624	1.7744	1.7866	1.7991	1.8119	1.8250	1.8384	1.8522	1.8663
0.97	1.8808	1.8957	1.9110	1.9268	1.9431	1.9600	1.9774	1.9954	2.0141	2.0335
0.98	2.0537	2.0749	2.0969	2.1201	2.1444	2.1701	2.1973	2.2262	2.2571	2.2904
0.99	2.3263	2.3656	2.4089	2.4573	2.5121	2.5758	2.6521	2.7478	2.8782	3.0902

附表 2 t 分布界值表

自由度 ν		概　率　P									
	单侧	0.25	0.20	0.10	0.05	0.025	0.010	0.005	0.0025	0.001	0.0005
	双侧	0.50	0.40	0.20	0.10	0.050	0.020	0.010	0.0050	0.002	0.0010
1		1.00000	1.37638	3.07768	6.31375	12.70620	31.82052	63.65674	127.32134	318.30884	636.61925
2		0.81650	1.06066	1.88562	2.91999	4.30265	6.96456	9.92484	14.08905	22.32712	31.59905
3		0.76489	0.97847	1.63774	2.35336	3.18245	4.54070	5.84091	7.45332	10.21453	12.92398
4		0.74070	0.94096	1.53321	2.13185	2.77645	3.74695	4.60409	5.59757	7.17318	8.61030
5		0.72669	0.91954	1.47588	2.01505	2.57058	3.36493	4.03214	4.77334	5.89343	6.86883
6		0.71756	0.90570	1.43976	1.94318	2.44691	3.14267	3.70743	4.31683	5.20763	5.95882
7		0.71114	0.89603	1.41492	1.89458	2.36462	2.99795	3.49948	4.02934	4.78529	5.40788
8		0.70639	0.88889	1.39682	1.85955	2.30600	2.89646	3.35539	3.83252	4.50079	5.04131
9		0.70272	0.88340	1.38303	1.83311	2.26216	2.82144	3.24984	3.68966	4.29681	4.78091
10		0.69981	0.87906	1.37218	1.81246	2.22814	2.76377	3.16927	3.58141	4.14370	4.58689
11		0.69745	0.87553	1.36343	1.79588	2.20099	2.71808	3.10581	3.49661	4.02470	4.43698
12		0.69548	0.87261	1.35622	1.78229	2.17881	2.68100	3.05454	3.42844	3.92963	4.31779
13		0.69383	0.87015	1.35017	1.77093	2.16037	2.65031	3.01228	3.37247	3.85198	4.22083
14		0.69242	0.86805	1.34503	1.76131	2.14479	2.62449	2.97684	3.32570	3.78739	4.14045
15		0.69120	0.86624	1.34061	1.75305	2.13145	2.60248	2.94671	3.28604	3.73283	4.07277
16		0.69013	0.86467	1.33676	1.74588	2.11991	2.58349	2.92078	3.25199	3.68615	4.01500
17		0.68920	0.86328	1.33338	1.73961	2.10982	2.56693	2.89823	3.22245	3.64577	3.96513
18		0.68836	0.86205	1.33039	1.73406	2.10092	2.55238	2.87844	3.19657	3.61048	3.92165
19		0.68762	0.86095	1.32773	1.72913	2.09302	2.53948	2.86093	3.17372	3.57940	3.88341
20		0.68695	0.85996	1.32534	1.72472	2.08596	2.52798	2.84534	3.15340	3.55181	3.84952
21		0.68635	0.85907	1.32319	1.72074	2.07961	2.51765	2.83136	3.13521	3.52715	3.81928
22		0.68581	0.85827	1.32124	1.71714	2.07387	2.50832	2.81876	3.11882	3.50499	3.79213
23		0.68531	0.85753	1.31946	1.71387	2.06866	2.49987	2.80734	3.10400	3.48496	3.76763
24		0.68485	0.85686	1.31784	1.71088	2.06390	2.49216	2.79694	3.09051	3.46678	3.74540
25		0.68443	0.85624	1.31635	1.70814	2.05954	2.48511	2.78744	3.07820	3.45019	3.72514
26		0.68404	0.85567	1.31497	1.70562	2.05553	2.47863	2.77871	3.06691	3.43500	3.70661
27		0.68368	0.85514	1.31370	1.70329	2.05183	2.47266	2.77068	3.05652	3.42103	3.68959
28		0.68335	0.85465	1.31253	1.70113	2.04841	2.46714	2.76326	3.04693	3.40816	3.67391
29		0.68304	0.85419	1.31143	1.69913	2.04523	2.46202	2.75639	3.03805	3.39624	3.65941
30		0.68276	0.85377	1.31042	1.69726	2.04227	2.45726	2.75000	3.02980	3.38518	3.64596
31		0.68249	0.85337	1.30946	1.69552	2.03951	2.45282	2.74404	3.02212	3.37490	3.63346
32		0.68223	0.85300	1.30857	1.69389	2.03693	2.44868	2.73848	3.01495	3.36531	3.62180
33		0.68200	0.85265	1.30774	1.69236	2.03452	2.44479	2.73328	3.00824	3.35634	3.61091
34		0.68177	0.85232	1.30695	1.69092	2.03224	2.44115	2.72839	3.00195	3.34793	3.60072

续附表 2　t 分布界值表

自由度 ν		概　率　P									
	单侧	0.25	0.20	0.10	0.05	0.025	0.010	0.005	0.0025	0.001	0.0005
	双侧	0.50	0.40	0.20	0.10	0.050	0.020	0.010	0.0050	0.002	0.0010
35		0.68156	0.85201	1.30621	1.68957	2.03011	2.43772	2.72381	2.99605	3.34005	3.59115
36		0.68137	0.85172	1.30551	1.68830	2.02809	2.43449	2.71948	2.99049	3.33262	3.58215
37		0.68118	0.85144	1.30485	1.68709	2.02619	2.43145	2.71541	2.98524	3.32563	3.57367
38		0.68100	0.85118	1.30423	1.68595	2.02439	2.42857	2.71156	2.98029	3.31903	3.56568
39		0.68083	0.85094	1.30364	1.68488	2.02269	2.42584	2.70791	2.97561	3.31279	3.55812
40		0.68067	0.85070	1.30308	1.68385	2.02108	2.42326	2.70446	2.97117	3.30688	3.55097
41		0.68052	0.85048	1.30254	1.68288	2.01954	2.42080	2.70118	2.96696	3.30127	3.54418
42		0.68038	0.85026	1.30204	1.68195	2.01808	2.41847	2.69807	2.96296	3.29595	3.53775
43		0.68024	0.85006	1.30155	1.68107	2.01669	2.41625	2.69510	2.95916	3.29089	3.53163
44		0.68011	0.84987	1.30109	1.68023	2.01537	2.41413	2.69228	2.95553	3.28607	3.52580
45		0.67998	0.84968	1.30065	1.67943	2.01410	2.41212	2.68959	2.95208	3.28148	3.52025
46		0.67986	0.84951	1.30023	1.67866	2.01290	2.41019	2.68701	2.94878	3.27710	3.51496
47		0.67975	0.84934	1.29982	1.67793	2.01174	2.40835	2.68456	2.94563	3.27291	3.50990
48		0.67964	0.84917	1.29944	1.67722	2.01063	2.40658	2.68220	2.94262	3.26891	3.50507
49		0.67953	0.84902	1.29907	1.67655	2.00958	2.40489	2.67995	2.93973	3.26508	3.50044
50		0.67943	0.84887	1.29871	1.67591	2.00856	2.40327	2.67779	2.93696	3.26141	3.49601
60		0.67860	0.84765	1.29582	1.67065	2.00030	2.39012	2.66028	2.91455	3.23171	3.46020
70		0.67801	0.84679	1.29376	1.66691	1.99444	2.38081	2.64790	2.89873	3.21079	3.43501
80		0.67757	0.84614	1.29222	1.66412	1.99006	2.37387	2.63869	2.88697	3.19526	3.41634
90		0.67723	0.84563	1.29103	1.66196	1.98667	2.36850	2.63157	2.87788	3.18327	3.40194
100		0.67695	0.84523	1.29007	1.66023	1.98397	2.36422	2.62589	2.87065	3.17374	3.39049
120		0.67654	0.84463	1.28865	1.65765	1.97993	2.35782	2.61742	2.85986	3.15954	3.37345
140		0.67625	0.84420	1.28763	1.65581	1.97705	2.35328	2.61140	2.85221	3.14947	3.36138
160		0.67603	0.84387	1.28687	1.65443	1.97490	2.34988	2.60691	2.84649	3.14195	3.35237
180		0.67586	0.84362	1.28627	1.65336	1.97323	2.34724	2.60342	2.84205	3.13612	3.34540
200		0.67572	0.84342	1.28580	1.65251	1.97190	2.34514	2.60063	2.83851	3.13148	3.33984
220		0.67561	0.84326	1.28541	1.65181	1.97081	2.34342	2.59836	2.83562	3.12769	3.33530
240		0.67551	0.84312	1.28509	1.65123	1.96990	2.34199	2.59647	2.83322	3.12454	3.33152
260		0.67543	0.84301	1.28482	1.65074	1.96913	2.34078	2.59487	2.83119	3.12187	3.32834
280		0.67537	0.84291	1.28458	1.65031	1.96847	2.33974	2.59350	2.82945	3.11959	3.32561
300		0.67531	0.84282	1.28438	1.64995	1.96790	2.33884	2.59232	2.82795	3.11762	3.32325
500		0.67498	0.84234	1.28325	1.64791	1.96472	2.33383	2.58570	2.81955	3.10661	3.31009
1000		0.67474	0.84198	1.28240	1.64638	1.96234	2.33008	2.58075	2.81328	3.09840	3.30028
∞		0.67449	0.84163	1.28157	1.64488	1.96001	2.32642	2.57593	2.80716	3.09040	3.29072

附表3 χ^2 分布界值表

自由度							概　率　P						
ν	0.995	0.990	0.975	0.950	0.900	0.750	0.500	0.250	0.100	0.050	0.025	0.010	0.005
1	0.000	0.000	0.001	0.004	0.016	0.102	0.455	1.323	2.706	3.841	5.024	6.635	7.879
2	0.010	0.020	0.051	0.103	0.211	0.575	1.386	2.773	4.605	5.991	7.378	9.210	10.597
3	0.072	0.115	0.216	0.352	0.584	1.213	2.366	4.108	6.251	7.815	9.348	11.345	12.838
4	0.207	0.297	0.484	0.711	1.064	1.923	3.357	5.385	7.779	9.488	11.143	13.277	14.860
5	0.412	0.554	0.831	1.145	1.610	2.675	4.351	6.626	9.236	11.070	12.833	15.086	16.750
6	0.676	0.872	1.237	1.635	2.204	3.455	5.348	7.841	10.645	12.592	14.449	16.812	18.548
7	0.989	1.239	1.690	2.167	2.833	4.255	6.346	9.037	12.017	14.067	16.013	18.475	20.278
8	1.344	1.646	2.180	2.733	3.490	5.071	7.344	10.219	13.362	15.507	17.535	20.090	21.955
9	1.735	2.088	2.700	3.325	4.168	5.899	8.343	11.389	14.684	16.919	19.023	21.666	23.589
10	2.156	2.558	3.247	3.940	4.865	6.737	9.342	12.549	15.987	18.307	20.483	23.209	25.188
11	2.603	3.053	3.816	4.575	5.578	7.584	10.341	13.701	17.275	19.675	21.920	24.725	26.757
12	3.074	3.571	4.404	5.226	6.304	8.438	11.340	14.845	18.549	21.026	23.337	26.217	28.300
13	3.565	4.107	5.009	5.892	7.042	9.299	12.340	15.984	19.812	22.362	24.736	27.688	29.819
14	4.075	4.660	5.629	6.571	7.790	10.165	13.339	17.117	21.064	23.685	26.119	29.141	31.319
15	4.601	5.229	6.262	7.261	8.547	11.037	14.339	18.245	22.307	24.996	27.488	30.578	32.801
16	5.142	5.812	6.908	7.962	9.312	11.912	15.338	19.369	23.542	26.296	28.845	32.000	34.267
17	5.697	6.408	7.564	8.672	10.085	12.792	16.338	20.489	24.769	27.587	30.191	33.409	35.718
18	6.265	7.015	8.231	9.390	10.865	13.675	17.338	21.605	25.989	28.869	31.526	34.805	37.156
19	6.844	7.633	8.907	10.117	11.651	14.562	18.338	22.718	27.204	30.144	32.852	36.191	38.582
20	7.434	8.260	9.591	10.851	12.443	15.452	19.337	23.828	28.412	31.410	34.170	37.566	39.997
21	8.034	8.897	10.283	11.591	13.240	16.344	20.337	24.935	29.615	32.671	35.479	38.932	41.401
22	8.643	9.542	10.982	12.338	14.041	17.240	21.337	26.039	30.813	33.924	36.781	40.289	42.796
23	9.260	10.196	11.689	13.091	14.848	18.137	22.337	27.141	32.007	35.172	38.076	41.638	44.181
24	9.886	10.856	12.401	13.848	15.659	19.037	23.337	28.241	33.196	36.415	39.364	42.980	45.559
25	10.520	11.524	13.120	14.611	16.473	19.939	24.337	29.339	34.382	37.652	40.646	44.314	46.928
26	11.160	12.198	13.844	15.379	17.292	20.843	25.336	30.435	35.563	38.885	41.923	45.642	48.290
27	11.808	12.879	14.573	16.151	18.114	21.749	26.336	31.528	36.741	40.113	43.195	46.963	49.645
28	12.461	13.565	15.308	16.928	18.939	22.657	27.336	32.620	37.916	41.337	44.461	48.278	50.993
29	13.121	14.256	16.047	17.708	19.768	23.567	28.336	33.711	39.087	42.557	45.722	49.588	52.336
30	13.787	14.953	16.791	18.493	20.599	24.478	29.336	34.800	40.256	43.773	46.979	50.892	53.672
31	14.458	15.655	17.539	19.281	21.434	25.390	30.336	35.887	41.422	44.985	48.232	52.191	55.003
32	15.134	16.362	18.291	20.072	22.271	26.304	31.336	36.973	42.585	46.194	49.480	53.486	56.328
33	15.815	17.074	19.047	20.867	23.110	27.219	32.336	38.058	43.745	47.400	50.725	54.776	57.648
34	16.501	17.789	19.806	21.664	23.952	28.136	33.336	39.141	44.903	48.602	51.966	56.061	58.964

续附表3 χ^2 分布界值表

自由度						概率	P						
ν	0.995	0.990	0.975	0.950	0.900	0.750	0.500	0.250	0.100	0.050	0.025	0.010	0.005
35	17.192	18.509	20.569	22.465	24.797	29.054	34.336	40.223	46.059	49.802	53.203	57.342	60.275
36	17.887	19.233	21.336	23.269	25.643	29.973	35.336	41.304	47.212	50.998	54.437	58.619	61.581
37	18.586	19.960	22.106	24.075	26.492	30.893	36.336	42.383	48.363	52.192	55.668	59.893	62.883
38	19.289	20.691	22.878	24.884	27.343	31.815	37.335	43.462	49.513	53.384	56.896	61.162	64.181
39	19.996	21.426	23.654	25.695	28.196	32.737	38.335	44.539	50.660	54.572	58.120	62.428	65.476
40	20.707	22.164	24.433	26.509	29.051	33.660	39.335	45.616	51.805	55.758	59.342	63.691	66.766
41	21.421	22.906	25.215	27.326	29.907	34.585	40.335	46.692	52.949	56.942	60.561	64.950	68.053
42	22.138	23.650	25.999	28.144	30.765	35.510	41.335	47.766	54.090	58.124	61.777	66.206	69.336
43	22.859	24.398	26.785	28.965	31.625	36.436	42.335	48.840	55.230	59.304	62.990	67.459	70.616
44	23.584	25.148	27.575	29.787	32.487	37.363	43.335	49.913	56.369	60.481	64.201	68.710	71.893
45	24.311	25.901	28.366	30.612	33.350	38.291	44.335	50.985	57.505	61.656	65.410	69.957	73.166
46	25.041	26.657	29.160	31.439	34.215	39.220	45.335	52.056	58.641	62.830	66.617	71.201	74.437
47	25.775	27.416	29.956	32.268	35.081	40.149	46.335	53.127	59.774	64.001	67.821	72.443	75.704
48	26.511	28.177	30.755	33.098	35.949	41.079	47.335	54.196	60.907	65.171	69.023	73.683	76.969
49	27.249	28.941	31.555	33.930	36.818	42.010	48.335	55.265	62.038	66.339	70.222	74.919	78.231
50	27.991	29.707	32.357	34.764	37.689	42.942	49.335	56.334	63.167	67.505	71.420	76.154	79.490
51	28.735	30.475	33.162	35.600	38.560	43.874	50.335	57.401	64.295	68.669	72.616	77.386	80.747
52	29.481	31.246	33.968	36.437	39.433	44.808	51.335	58.468	65.422	69.832	73.810	78.616	82.001
53	30.230	32.018	34.776	37.276	40.308	45.741	52.335	59.534	66.548	70.993	75.002	79.843	83.253
54	30.981	32.793	35.586	38.116	41.183	46.676	53.335	60.600	67.673	72.153	76.192	81.069	84.502
55	31.735	33.570	36.398	38.958	42.060	47.610	54.335	61.665	68.796	73.311	77.380	82.292	85.749
56	32.490	34.350	37.212	39.801	42.937	48.546	55.335	62.729	69.919	74.468	78.567	83.513	86.994
57	33.248	35.131	38.027	40.646	43.816	49.482	56.335	63.793	71.040	75.624	79.752	84.733	88.236
58	34.008	35.913	38.844	41.492	44.696	50.419	57.335	64.857	72.160	76.778	80.936	85.950	89.477
59	34.770	36.698	39.662	42.339	45.577	51.356	58.335	65.919	73.279	77.931	82.117	87.166	90.715
60	35.534	37.485	40.482	43.188	46.459	52.294	59.335	66.981	74.397	79.082	83.298	88.379	91.952
61	36.301	38.273	41.303	44.038	47.342	53.232	60.335	68.043	75.514	80.232	84.476	89.591	93.186
62	37.068	39.063	42.126	44.889	48.226	54.171	61.335	69.104	76.630	81.381	85.654	90.802	94.419
63	37.838	39.855	42.950	45.741	49.111	55.110	62.335	70.165	77.745	82.529	86.830	92.010	95.649
64	38.610	40.649	43.776	46.595	49.996	56.050	63.335	71.225	78.860	83.675	88.004	93.217	96.878
65	39.383	41.444	44.603	47.450	50.883	56.990	64.335	72.285	79.973	84.821	89.177	94.422	98.105
66	40.158	42.240	45.431	48.305	51.770	57.931	65.335	73.344	81.085	85.965	90.349	95.626	99.330
67	40.935	43.038	46.261	49.162	52.659	58.872	66.335	74.403	82.197	87.108	91.519	96.828	100.554
68	41.713	43.838	47.092	50.020	53.548	59.814	67.335	75.461	83.308	88.250	92.689	98.028	101.776

续附表3　χ² 分布界值表

自由度	概　率　P												
ν	0.995	0.990	0.975	0.950	0.900	0.750	0.500	0.250	0.100	0.050	0.025	0.010	0.005
69	42.494	44.639	47.924	50.879	54.438	60.756	68.334	76.519	84.418	89.391	93.856	99.228	102.996
70	43.275	45.442	48.758	51.739	55.329	61.698	69.334	77.577	85.527	90.531	95.023	100.425	104.215
71	44.058	46.246	49.592	52.600	56.221	62.641	70.334	78.634	86.635	91.670	96.189	101.621	105.432
72	44.843	47.051	50.428	53.462	57.113	63.585	71.334	79.690	87.743	92.808	97.353	102.816	106.648
73	45.629	47.858	51.265	54.325	58.006	64.528	72.334	80.747	88.850	93.945	98.516	104.010	107.862
74	46.417	48.666	52.103	55.189	58.900	65.472	73.334	81.803	89.956	95.081	99.678	105.202	109.074
75	47.206	49.475	52.942	56.054	59.795	66.417	74.334	82.858	91.061	96.217	100.839	106.393	110.286
76	47.997	50.286	53.782	56.920	60.690	67.362	75.334	83.913	92.166	97.351	101.999	107.583	111.495
77	48.788	51.097	54.623	57.786	61.586	68.307	76.334	84.968	93.270	98.484	103.158	108.771	112.704
78	49.582	51.910	55.466	58.654	62.483	69.252	77.334	86.022	94.374	99.617	104.316	109.958	113.911
79	50.376	52.725	56.309	59.522	63.380	70.198	78.334	87.077	95.476	100.749	105.473	111.144	115.117
80	51.172	53.540	57.153	60.391	64.278	71.145	79.334	88.130	96.578	101.879	106.629	112.329	116.321
81	51.969	54.357	57.998	61.261	65.176	72.091	80.334	89.184	97.680	103.010	107.783	113.512	117.524
82	52.767	55.174	58.845	62.132	66.076	73.038	81.334	90.237	98.780	104.139	108.937	114.695	118.726
83	53.567	55.993	59.692	63.004	66.976	73.985	82.334	91.289	99.880	105.267	110.090	115.876	119.927
84	54.368	56.813	60.540	63.876	67.876	74.933	83.334	92.342	100.980	106.395	111.242	117.057	121.126
85	55.170	57.634	61.389	64.749	68.777	75.881	84.334	93.394	102.079	107.522	112.393	118.236	122.325
86	55.973	58.456	62.239	65.623	69.679	76.829	85.334	94.446	103.177	108.648	113.544	119.414	123.522
87	56.777	59.279	63.089	66.498	70.581	77.777	86.334	95.497	104.275	109.773	114.693	120.591	124.718
88	57.582	60.103	63.941	67.373	71.484	78.726	87.334	96.548	105.372	110.898	115.841	121.767	125.913
89	58.389	60.928	64.793	68.249	72.387	79.675	88.334	97.599	106.469	112.022	116.989	122.942	127.106
90	59.196	61.754	65.647	69.126	73.291	80.625	89.334	98.650	107.565	113.145	118.136	124.116	128.299
91	60.005	62.581	66.501	70.003	74.196	81.574	90.334	99.700	108.661	114.268	119.282	125.289	129.491
92	60.815	63.409	67.356	70.882	75.100	82.524	91.334	100.750	109.756	115.390	120.427	126.462	130.681
93	61.625	64.238	68.211	71.760	76.006	83.474	92.334	101.800	110.850	116.511	121.571	127.633	131.871
94	62.437	65.068	69.068	72.640	76.912	84.425	93.334	102.850	111.944	117.632	122.715	128.803	133.059
95	63.250	65.898	69.925	73.520	77.818	85.376	94.334	103.899	113.038	118.752	123.858	129.973	134.247
96	64.063	66.730	70.783	74.401	78.725	86.327	95.334	104.948	114.131	119.871	125.000	131.141	135.433
97	64.878	67.562	71.642	75.282	79.633	87.278	96.334	105.997	115.223	120.990	126.141	132.309	136.619
98	65.694	68.396	72.501	76.164	80.541	88.229	97.334	107.045	116.315	122.108	127.282	133.476	137.803
99	66.510	69.230	73.361	77.046	81.449	89.181	98.334	108.093	117.407	123.225	128.422	134.642	138.987
100	67.328	70.065	74.222	77.929	82.358	90.133	99.334	109.141	118.498	124.342	129.561	135.807	140.169

附表 4　二项分布表

n	y	P=0.05	0.10	0.15	0.20	0.25	0.30	0.35	0.40	0.45	0.50	0.55	0.60	0.65	0.70	0.75	0.80	0.85	0.90	0.95
1	0	0.9500	0.9000	0.8500	0.8000	0.7500	0.7000	0.6500	0.6000	0.5500	0.5000	0.4500	0.4000	0.3500	0.3000	0.2500	0.2000	0.1500	0.1000	0.0500
	1	1.0000	1.0000	1.0000	1.0000	1.0000	1.0000	1.0000	1.0000	1.0000	1.0000	1.0000	1.0000	1.0000	1.0000	1.0000	1.0000	1.0000	1.0000	1.0000
2	0	0.9025	0.8100	0.7225	0.6400	0.5625	0.4900	0.4225	0.3600	0.3025	0.2500	0.2025	0.1600	0.1225	0.0900	0.0625	0.0400	0.0225	0.0100	0.0025
	1	0.9975	0.9900	0.9775	0.9600	0.9375	0.9100	0.8775	0.8400	0.7975	0.7500	0.6975	0.6400	0.5775	0.5100	0.4375	0.3600	0.2775	0.1900	0.0975
	2	1.0000	1.0000	1.0000	1.0000	1.0000	1.0000	1.0000	1.0000	1.0000	1.0000	1.0000	1.0000	1.0000	1.0000	1.0000	1.0000	1.0000	1.0000	1.0000
3	0	0.8574	0.7290	0.6141	0.5120	0.4219	0.3430	0.2746	0.2160	0.1664	0.1250	0.0911	0.0640	0.0429	0.0270	0.0156	0.0080	0.0034	0.0010	0.0001
	1	0.9928	0.9720	0.9392	0.8960	0.8438	0.7840	0.7182	0.6480	0.5748	0.5000	0.4252	0.3520	0.2818	0.2160	0.1562	0.1040	0.0608	0.0280	0.0072
	2	0.9999	0.9990	0.9966	0.9920	0.9844	0.9730	0.9571	0.9360	0.9089	0.8750	0.8336	0.7840	0.7254	0.6570	0.5781	0.4880	0.3859	0.2710	0.1426
	3	1.0000	1.0000	1.0000	1.0000	1.0000	1.0000	1.0000	1.0000	1.0000	1.0000	1.0000	1.0000	1.0000	1.0000	1.0000	1.0000	1.0000	1.0000	1.0000
4	0	0.8145	0.6561	0.5220	0.4096	0.3164	0.2401	0.1785	0.1296	0.0915	0.0625	0.0410	0.0256	0.0150	0.0081	0.0039	0.0016	0.0005	0.0001	0.0000
	1	0.9860	0.9477	0.8905	0.8192	0.7383	0.6517	0.5630	0.4752	0.3910	0.3125	0.2415	0.1792	0.1265	0.0837	0.0508	0.0272	0.0120	0.0037	0.0005
	2	0.9995	0.9963	0.9880	0.9728	0.9492	0.9163	0.8735	0.8208	0.7585	0.6875	0.6090	0.5248	0.4370	0.3483	0.2617	0.1808	0.1095	0.0523	0.0140
	3	1.0000	0.9999	0.9995	0.9984	0.9961	0.9919	0.9850	0.9744	0.9590	0.9375	0.9085	0.8704	0.8215	0.7599	0.6836	0.5904	0.4780	0.3439	0.1855
	4	1.0000	1.0000	1.0000	1.0000	1.0000	1.0000	1.0000	1.0000	1.0000	1.0000	1.0000	1.0000	1.0000	1.0000	1.0000	1.0000	1.0000	1.0000	1.0000
5	0	0.7738	0.5905	0.4437	0.3277	0.2373	0.1681	0.1160	0.0778	0.0503	0.0312	0.0185	0.0102	0.0053	0.0024	0.0010	0.0003	0.0001	0.0000	0.0000
	1	0.9774	0.9185	0.8352	0.7373	0.6328	0.5282	0.4284	0.3370	0.2562	0.1875	0.1312	0.0870	0.0540	0.0308	0.0156	0.0067	0.0022	0.0005	0.0000
	2	0.9988	0.9914	0.9734	0.9421	0.8965	0.8369	0.7648	0.6826	0.5931	0.5000	0.4069	0.3174	0.2352	0.1631	0.1035	0.0579	0.0266	0.0086	0.0012
	3	1.0000	0.9995	0.9978	0.9933	0.9844	0.9692	0.9460	0.9130	0.8688	0.8125	0.7438	0.6630	0.5716	0.4718	0.3672	0.2627	0.1648	0.0815	0.0226
	4	1.0000	1.0000	0.9999	0.9997	0.9990	0.9976	0.9947	0.9898	0.9815	0.9688	0.9497	0.9222	0.8840	0.8319	0.7627	0.6723	0.5563	0.4095	0.2262
	5	1.0000	1.0000	1.0000	1.0000	1.0000	1.0000	1.0000	1.0000	1.0000	1.0000	1.0000	1.0000	1.0000	1.0000	1.0000	1.0000	1.0000	1.0000	1.0000
6	0	0.7351	0.5314	0.3771	0.2621	0.1780	0.1176	0.0754	0.0467	0.0277	0.0156	0.0083	0.0041	0.0018	0.0007	0.0002	0.0001	0.0000	0.0000	0.0000
	1	0.9672	0.8857	0.7765	0.6554	0.5339	0.4202	0.3191	0.2333	0.1636	0.1094	0.0692	0.0410	0.0223	0.0109	0.0046	0.0016	0.0004	0.0001	0.0000
	2	0.9978	0.9842	0.9527	0.9011	0.8306	0.7443	0.6471	0.5443	0.4415	0.3438	0.2553	0.1792	0.1174	0.0705	0.0376	0.0170	0.0059	0.0013	0.0001
	3	0.9999	0.9987	0.9941	0.9830	0.9624	0.9295	0.8826	0.8208	0.7447	0.6562	0.5585	0.4557	0.3529	0.2557	0.1694	0.0989	0.0473	0.0158	0.0022
	4	1.0000	0.9999	0.9996	0.9984	0.9954	0.9891	0.9777	0.9590	0.9308	0.8906	0.8364	0.7667	0.6809	0.5798	0.4661	0.3446	0.2235	0.1143	0.0328
	5	1.0000	1.0000	1.0000	0.9999	0.9998	0.9993	0.9982	0.9959	0.9917	0.9844	0.9723	0.9533	0.9246	0.8824	0.8220	0.7379	0.6229	0.4686	0.2649
	6	1.0000	1.0000	1.0000	1.0000	1.0000	1.0000	1.0000	1.0000	1.0000	1.0000	1.0000	1.0000	1.0000	1.0000	1.0000	1.0000	1.0000	1.0000	1.0000
7	0	0.6983	0.4783	0.3206	0.2097	0.1335	0.0824	0.0490	0.0280	0.0152	0.0078	0.0037	0.0016	0.0006	0.0002	0.0001	0.0000	0.0000	0.0000	0.0000
	1	0.9556	0.8503	0.7166	0.5767	0.4449	0.3294	0.2338	0.1586	0.1024	0.0625	0.0357	0.0188	0.0090	0.0038	0.0013	0.0004	0.0001	0.0000	0.0000
	2	0.9962	0.9743	0.9262	0.8520	0.7564	0.6471	0.5323	0.4199	0.3164	0.2266	0.1529	0.0963	0.0556	0.0288	0.0129	0.0047	0.0012	0.0002	0.0000
	3	0.9998	0.9973	0.9879	0.9667	0.9294	0.8740	0.8002	0.7102	0.6083	0.5000	0.3917	0.2898	0.1998	0.1260	0.0706	0.0333	0.0121	0.0027	0.0002
	4	1.0000	0.9998	0.9988	0.9953	0.9871	0.9712	0.9444	0.9037	0.8471	0.7734	0.6836	0.5801	0.4677	0.3529	0.2436	0.1480	0.0738	0.0257	0.0038
	5	1.0000	1.0000	0.9999	0.9996	0.9987	0.9962	0.9910	0.9812	0.9643	0.9375	0.8976	0.8414	0.7662	0.6706	0.5551	0.4233	0.2834	0.1497	0.0444
	6	1.0000	1.0000	1.0000	1.0000	0.9999	0.9998	0.9994	0.9984	0.9963	0.9922	0.9848	0.9720	0.9510	0.9176	0.8665	0.7903	0.6794	0.5217	0.3017
	7	1.0000	1.0000	1.0000	1.0000	1.0000	1.0000	1.0000	1.0000	1.0000	1.0000	1.0000	1.0000	1.0000	1.0000	1.0000	1.0000	1.0000	1.0000	1.0000

续附表 4 二项分布表

n	y	P=0.05	0.10	0.15	0.20	0.25	0.30	0.35	0.40	0.45	0.50	0.55	0.60	0.65	0.70	0.75	0.80	0.85	0.90	0.95
8	0	0.6634	0.4305	0.2725	0.1678	0.1001	0.0576	0.0319	0.0168	0.0084	0.0039	0.0017	0.0007	0.0002	0.0001	0.0000	0.0000	0.0000	0.0000	0.0000
	1	0.9428	0.8131	0.6572	0.5033	0.3671	0.2553	0.1691	0.1064	0.0632	0.0352	0.0181	0.0085	0.0036	0.0013	0.0004	0.0001	0.0000	0.0000	0.0000
	2	0.9942	0.9619	0.8948	0.7969	0.6785	0.5518	0.4278	0.3154	0.2201	0.1445	0.0885	0.0498	0.0253	0.0113	0.0042	0.0012	0.0002	0.0000	0.0000
	3	0.9996	0.9950	0.9786	0.9437	0.8862	0.8059	0.7064	0.5941	0.4770	0.3633	0.2604	0.1737	0.1061	0.0580	0.0273	0.0104	0.0029	0.0004	0.0000
	4	1.0000	0.9996	0.9971	0.9896	0.9727	0.9420	0.8939	0.8263	0.7396	0.6367	0.5230	0.4059	0.2936	0.1941	0.1138	0.0563	0.0214	0.0050	0.0004
	5	1.0000	1.0000	0.9998	0.9988	0.9958	0.9887	0.9747	0.9502	0.9115	0.8555	0.7799	0.6846	0.5722	0.4482	0.3215	0.2031	0.1052	0.0381	0.0058
	6	1.0000	1.0000	1.0000	0.9999	0.9996	0.9987	0.9964	0.9915	0.9819	0.9648	0.9368	0.8936	0.8309	0.7447	0.6329	0.4967	0.3428	0.1869	0.0572
	7	1.0000	1.0000	1.0000	1.0000	1.0000	0.9999	0.9998	0.9993	0.9983	0.9961	0.9916	0.9832	0.9681	0.9424	0.8999	0.8322	0.7275	0.5695	0.3366
	8	1.0000	1.0000	1.0000	1.0000	1.0000	1.0000	1.0000	1.0000	1.0000	1.0000	1.0000	1.0000	1.0000	1.0000	1.0000	1.0000	1.0000	1.0000	1.0000
9	0	0.6302	0.3874	0.2316	0.1342	0.0751	0.0404	0.0207	0.0101	0.0046	0.0020	0.0008	0.0003	0.0001	0.0000	0.0000	0.0000	0.0000	0.0000	0.0000
	1	0.9288	0.7748	0.5995	0.4362	0.3003	0.1960	0.1211	0.0705	0.0385	0.0195	0.0091	0.0038	0.0014	0.0004	0.0001	0.0000	0.0000	0.0000	0.0000
	2	0.9916	0.9470	0.8591	0.7382	0.6007	0.4628	0.3373	0.2318	0.1495	0.0898	0.0498	0.0250	0.0112	0.0043	0.0013	0.0003	0.0000	0.0000	0.0000
	3	0.9994	0.9917	0.9661	0.9144	0.8343	0.7297	0.6089	0.4826	0.3614	0.2539	0.1658	0.0994	0.0536	0.0253	0.0100	0.0031	0.0006	0.0001	0.0000
	4	1.0000	0.9991	0.9944	0.9804	0.9511	0.9012	0.8283	0.7334	0.6214	0.5000	0.3786	0.2666	0.1717	0.0988	0.0489	0.0196	0.0056	0.0009	0.0000
	5	1.0000	0.9999	0.9994	0.9969	0.9900	0.9747	0.9464	0.9006	0.8342	0.7461	0.6386	0.5174	0.3911	0.2703	0.1657	0.0856	0.0339	0.0083	0.0006
	6	1.0000	1.0000	1.0000	0.9997	0.9987	0.9957	0.9888	0.9750	0.9502	0.9102	0.8505	0.7682	0.6627	0.5372	0.3993	0.2618	0.1409	0.0530	0.0084
	7	1.0000	1.0000	1.0000	1.0000	0.9999	0.9996	0.9986	0.9962	0.9909	0.9805	0.9615	0.9295	0.8789	0.8040	0.6997	0.5638	0.4005	0.2252	0.0712
	8	1.0000	1.0000	1.0000	1.0000	1.0000	1.0000	0.9999	0.9997	0.9992	0.9980	0.9954	0.9899	0.9793	0.9596	0.9249	0.8658	0.7684	0.6126	0.3698
	9	1.0000	1.0000	1.0000	1.0000	1.0000	1.0000	1.0000	1.0000	1.0000	1.0000	1.0000	1.0000	1.0000	1.0000	1.0000	1.0000	1.0000	1.0000	1.0000
10	0	0.5987	0.3487	0.1969	0.1074	0.0563	0.0282	0.0135	0.0060	0.0025	0.0010	0.0003	0.0001	0.0000	0.0000	0.0000	0.0000	0.0000	0.0000	0.0000
	1	0.9139	0.7361	0.5443	0.3758	0.2440	0.1493	0.0860	0.0464	0.0233	0.0107	0.0045	0.0017	0.0005	0.0001	0.0000	0.0000	0.0000	0.0000	0.0000
	2	0.9885	0.9298	0.8202	0.6778	0.5256	0.3828	0.2616	0.1673	0.0996	0.0547	0.0274	0.0123	0.0048	0.0016	0.0004	0.0001	0.0000	0.0000	0.0000
	3	0.9990	0.9872	0.9500	0.8791	0.7759	0.6496	0.5138	0.3823	0.2660	0.1719	0.1020	0.0548	0.0260	0.0106	0.0035	0.0009	0.0001	0.0000	0.0000
	4	0.9999	0.9984	0.9901	0.9672	0.9219	0.8497	0.7515	0.6331	0.5044	0.3770	0.2616	0.1662	0.0949	0.0473	0.0197	0.0064	0.0014	0.0001	0.0000
	5	1.0000	0.9999	0.9986	0.9936	0.9803	0.9527	0.9051	0.8338	0.7384	0.6230	0.4956	0.3669	0.2485	0.1503	0.0781	0.0328	0.0099	0.0016	0.0001
	6	1.0000	1.0000	0.9999	0.9991	0.9965	0.9894	0.9740	0.9452	0.8980	0.8281	0.7340	0.6177	0.4862	0.3504	0.2241	0.1209	0.0500	0.0128	0.0010
	7	1.0000	1.0000	1.0000	0.9999	0.9996	0.9984	0.9952	0.9877	0.9726	0.9453	0.9004	0.8327	0.7384	0.6172	0.4744	0.3222	0.1798	0.0702	0.0115
	8	1.0000	1.0000	1.0000	1.0000	1.0000	0.9999	0.9995	0.9983	0.9955	0.9893	0.9767	0.9536	0.9140	0.8507	0.7560	0.6242	0.4557	0.2639	0.0861
	9	1.0000	1.0000	1.0000	1.0000	1.0000	1.0000	1.0000	0.9999	0.9997	0.9990	0.9975	0.9940	0.9865	0.9718	0.9437	0.8926	0.8031	0.6513	0.4013
	10	1.0000	1.0000	1.0000	1.0000	1.0000	1.0000	1.0000	1.0000	1.0000	1.0000	1.0000	1.0000	1.0000	1.0000	1.0000	1.0000	1.0000	1.0000	1.0000
11	0	0.5688	0.3138	0.1673	0.0859	0.0422	0.0198	0.0088	0.0036	0.0014	0.0005	0.0002	0.0000	0.0000	0.0000	0.0000	0.0000	0.0000	0.0000	0.0000
	1	0.8981	0.6974	0.4922	0.3221	0.1971	0.1130	0.0606	0.0302	0.0139	0.0059	0.0022	0.0007	0.0002	0.0000	0.0000	0.0000	0.0000	0.0000	0.0000
	2	0.9848	0.9104	0.7788	0.6174	0.4552	0.3127	0.2001	0.1189	0.0652	0.0327	0.0148	0.0059	0.0020	0.0006	0.0001	0.0000	0.0000	0.0000	0.0000
	3	0.9984	0.9815	0.9306	0.8389	0.7133	0.5696	0.4256	0.2963	0.1911	0.1133	0.0610	0.0293	0.0122	0.0043	0.0012	0.0002	0.0000	0.0000	0.0000
	4	0.9999	0.9972	0.9841	0.9496	0.8854	0.7897	0.6683	0.5328	0.3971	0.2744	0.1738	0.0994	0.0501	0.0216	0.0076	0.0020	0.0003	0.0000	0.0000
	5	1.0000	0.9997	0.9973	0.9883	0.9657	0.9218	0.8513	0.7535	0.6331	0.5000	0.3669	0.2465	0.1487	0.0782	0.0343	0.0117	0.0027	0.0003	0.0000
	6	1.0000	1.0000	0.9997	0.9980	0.9924	0.9784	0.9499	0.9006	0.8262	0.7256	0.6029	0.4672	0.3317	0.2103	0.1146	0.0504	0.0159	0.0028	0.0001
	7	1.0000	1.0000	1.0000	0.9998	0.9988	0.9957	0.9878	0.9707	0.9390	0.8867	0.8089	0.7037	0.5744	0.4304	0.2867	0.1611	0.0694	0.0185	0.0016
	8	1.0000	1.0000	1.0000	1.0000	0.9999	0.9994	0.9980	0.9941	0.9852	0.9673	0.9348	0.8811	0.7999	0.6873	0.5448	0.3826	0.2212	0.0896	0.0152
	9	1.0000	1.0000	1.0000	1.0000	1.0000	1.0000	0.9998	0.9993	0.9978	0.9941	0.9861	0.9698	0.9394	0.8870	0.8029	0.6779	0.5078	0.3026	0.1019
	10	1.0000	1.0000	1.0000	1.0000	1.0000	1.0000	1.0000	1.0000	0.9998	0.9995	0.9986	0.9964	0.9912	0.9802	0.9578	0.9141	0.8327	0.6862	0.4312
	11	1.0000	1.0000	1.0000	1.0000	1.0000	1.0000	1.0000	1.0000	1.0000	1.0000	1.0000	1.0000	1.0000	1.0000	1.0000	1.0000	1.0000	1.0000	1.0000

续附表 4　二项分布表

n	y	P=0.05	0.10	0.15	0.20	0.25	0.30	0.35	0.40	0.45	0.50	0.55	0.60	0.65	0.70	0.75	0.80	0.85	0.90	0.95
12	0	0.5404	0.2824	0.1422	0.0687	0.0317	0.0138	0.0057	0.0022	0.0008	0.0002	0.0001	0.0000	0.0000	0.0000	0.0000	0.0000	0.0000	0.0000	0.0000
	1	0.8816	0.6590	0.4435	0.2749	0.1584	0.0850	0.0424	0.0196	0.0083	0.0032	0.0011	0.0003	0.0001	0.0000	0.0000	0.0000	0.0000	0.0000	0.0000
	2	0.9804	0.8891	0.7358	0.5583	0.3907	0.2528	0.1513	0.0834	0.0421	0.0193	0.0079	0.0028	0.0008	0.0002	0.0000	0.0000	0.0000	0.0000	0.0000
	3	0.9978	0.9744	0.9078	0.7946	0.6488	0.4925	0.3467	0.2253	0.1345	0.0730	0.0356	0.0153	0.0056	0.0017	0.0004	0.0001	0.0000	0.0000	0.0000
	4	0.9998	0.9957	0.9761	0.9274	0.8424	0.7237	0.5833	0.4382	0.3044	0.1938	0.1117	0.0573	0.0255	0.0095	0.0028	0.0006	0.0001	0.0000	0.0000
	5	1.0000	0.9995	0.9954	0.9806	0.9456	0.8822	0.7873	0.6652	0.5269	0.3872	0.2607	0.1582	0.0846	0.0386	0.0143	0.0039	0.0007	0.0001	0.0000
	6	1.0000	0.9999	0.9993	0.9961	0.9857	0.9614	0.9154	0.8418	0.7393	0.6128	0.4731	0.3348	0.2127	0.1178	0.0544	0.0194	0.0046	0.0005	0.0000
	7	1.0000	1.0000	0.9999	0.9994	0.9972	0.9905	0.9745	0.9427	0.8883	0.8062	0.6956	0.5618	0.4167	0.2763	0.1576	0.0726	0.0239	0.0043	0.0002
	8	1.0000	1.0000	1.0000	0.9999	0.9996	0.9983	0.9944	0.9847	0.9644	0.9270	0.8655	0.7747	0.6533	0.5075	0.3612	0.2054	0.0922	0.0256	0.0022
	9	1.0000	1.0000	1.0000	1.0000	1.0000	0.9998	0.9992	0.9972	0.9921	0.9807	0.9579	0.9166	0.8487	0.7472	0.6093	0.4417	0.2642	0.1109	0.0196
	10	1.0000	1.0000	1.0000	1.0000	1.0000	1.0000	0.9999	0.9997	0.9989	0.9968	0.9917	0.9804	0.9576	0.9150	0.8416	0.7251	0.5565	0.3410	0.1184
	11	1.0000	1.0000	1.0000	1.0000	1.0000	1.0000	1.0000	1.0000	0.9999	0.9998	0.9992	0.9978	0.9943	0.9862	0.9683	0.9313	0.8578	0.7176	0.4596
	12	1.0000	1.0000	1.0000	1.0000	1.0000	1.0000	1.0000	1.0000	1.0000	1.0000	1.0000	1.0000	1.0000	1.0000	1.0000	1.0000	1.0000	1.0000	1.0000
13	0	0.5133	0.2542	0.1209	0.0550	0.0236	0.0097	0.0037	0.0013	0.0004	0.0001	0.0000	0.0000	0.0000	0.0000	0.0000	0.0000	0.0000	0.0000	0.0000
	1	0.8646	0.6213	0.3983	0.2336	0.1267	0.0637	0.0296	0.0126	0.0049	0.0017	0.0005	0.0001	0.0000	0.0000	0.0000	0.0000	0.0000	0.0000	0.0000
	2	0.9755	0.8661	0.6920	0.5017	0.3326	0.2025	0.1132	0.0579	0.0269	0.0112	0.0041	0.0013	0.0003	0.0001	0.0000	0.0000	0.0000	0.0000	0.0000
	3	0.9969	0.9658	0.8820	0.7473	0.5843	0.4206	0.2783	0.1686	0.0929	0.0461	0.0203	0.0078	0.0025	0.0007	0.0001	0.0000	0.0000	0.0000	0.0000
	4	0.9997	0.9935	0.9658	0.9009	0.7940	0.6543	0.5005	0.3530	0.2279	0.1334	0.0698	0.0321	0.0126	0.0040	0.0010	0.0002	0.0000	0.0000	0.0000
	5	1.0000	0.9991	0.9925	0.9700	0.9198	0.8346	0.7159	0.5744	0.4268	0.2905	0.1788	0.0977	0.0462	0.0182	0.0056	0.0012	0.0002	0.0000	0.0000
	6	1.0000	0.9999	0.9987	0.9930	0.9757	0.9376	0.8705	0.7712	0.6437	0.5000	0.3563	0.2288	0.1295	0.0624	0.0243	0.0070	0.0013	0.0001	0.0000
	7	1.0000	1.0000	0.9998	0.9988	0.9944	0.9818	0.9538	0.9023	0.8212	0.7095	0.5732	0.4256	0.2841	0.1654	0.0802	0.0300	0.0075	0.0009	0.0000
	8	1.0000	1.0000	1.0000	0.9998	0.9990	0.9960	0.9874	0.9679	0.9302	0.8666	0.7721	0.6470	0.4995	0.3457	0.2060	0.0991	0.0342	0.0065	0.0003
	9	1.0000	1.0000	1.0000	1.0000	0.9999	0.9993	0.9975	0.9922	0.9797	0.9539	0.9071	0.8314	0.7217	0.5794	0.4157	0.2527	0.1180	0.0342	0.0031
	10	1.0000	1.0000	1.0000	1.0000	1.0000	0.9999	0.9997	0.9987	0.9959	0.9888	0.9731	0.9421	0.8868	0.7975	0.6674	0.4983	0.3080	0.1339	0.0245
	11	1.0000	1.0000	1.0000	1.0000	1.0000	1.0000	1.0000	0.9999	0.9995	0.9983	0.9951	0.9874	0.9704	0.9363	0.8733	0.7664	0.6017	0.3787	0.1354
	12	1.0000	1.0000	1.0000	1.0000	1.0000	1.0000	1.0000	1.0000	1.0000	0.9999	0.9996	0.9987	0.9963	0.9903	0.9762	0.9450	0.8791	0.7458	0.4867
	13	1.0000	1.0000	1.0000	1.0000	1.0000	1.0000	1.0000	1.0000	1.0000	1.0000	1.0000	1.0000	1.0000	1.0000	1.0000	1.0000	1.0000	1.0000	1.0000
14	0	0.4877	0.2288	0.1028	0.0440	0.0178	0.0068	0.0024	0.0008	0.0002	0.0001	0.0000	0.0000	0.0000	0.0000	0.0000	0.0000	0.0000	0.0000	0.0000
	1	0.8470	0.5846	0.3567	0.1979	0.1010	0.0475	0.0205	0.0081	0.0029	0.0009	0.0003	0.0001	0.0000	0.0000	0.0000	0.0000	0.0000	0.0000	0.0000
	2	0.9699	0.8416	0.6479	0.4481	0.2811	0.1608	0.0839	0.0398	0.0170	0.0065	0.0022	0.0006	0.0001	0.0000	0.0000	0.0000	0.0000	0.0000	0.0000
	3	0.9958	0.9559	0.8535	0.6982	0.5213	0.3552	0.2205	0.1243	0.0632	0.0287	0.0114	0.0039	0.0011	0.0002	0.0000	0.0000	0.0000	0.0000	0.0000
	4	0.9996	0.9908	0.9533	0.8702	0.7415	0.5842	0.4227	0.2793	0.1672	0.0898	0.0426	0.0175	0.0060	0.0017	0.0003	0.0000	0.0000	0.0000	0.0000
	5	1.0000	0.9985	0.9885	0.9561	0.8883	0.7805	0.6405	0.4859	0.3373	0.2120	0.1189	0.0583	0.0243	0.0083	0.0022	0.0004	0.0000	0.0000	0.0000
	6	1.0000	0.9998	0.9978	0.9884	0.9617	0.9067	0.8164	0.6925	0.5461	0.3953	0.2586	0.1501	0.0753	0.0315	0.0103	0.0024	0.0003	0.0000	0.0000
	7	1.0000	1.0000	0.9997	0.9976	0.9897	0.9685	0.9247	0.8499	0.7414	0.6047	0.4539	0.3075	0.1836	0.0933	0.0383	0.0116	0.0022	0.0002	0.0000
	8	1.0000	1.0000	1.0000	0.9996	0.9978	0.9917	0.9757	0.9417	0.8811	0.7880	0.6627	0.5141	0.3595	0.2195	0.1117	0.0439	0.0115	0.0015	0.0000
	9	1.0000	1.0000	1.0000	1.0000	0.9997	0.9983	0.9940	0.9825	0.9574	0.9102	0.8328	0.7207	0.5773	0.4158	0.2585	0.1298	0.0467	0.0092	0.0004
	10	1.0000	1.0000	1.0000	1.0000	1.0000	0.9998	0.9989	0.9961	0.9886	0.9713	0.9368	0.8757	0.7795	0.6448	0.4787	0.3018	0.1465	0.0441	0.0042
	11	1.0000	1.0000	1.0000	1.0000	1.0000	1.0000	0.9999	0.9994	0.9978	0.9935	0.9830	0.9602	0.9161	0.8392	0.7189	0.5519	0.3521	0.1584	0.0301
	12	1.0000	1.0000	1.0000	1.0000	1.0000	1.0000	1.0000	0.9999	0.9997	0.9991	0.9971	0.9919	0.9795	0.9525	0.8990	0.8021	0.6433	0.4154	0.1530
	13	1.0000	1.0000	1.0000	1.0000	1.0000	1.0000	1.0000	1.0000	1.0000	0.9999	0.9998	0.9992	0.9976	0.9932	0.9822	0.9560	0.8972	0.7712	0.5123
	14	1.0000	1.0000	1.0000	1.0000	1.0000	1.0000	1.0000	1.0000	1.0000	1.0000	1.0000	1.0000	1.0000	1.0000	1.0000	1.0000	1.0000	1.0000	1.0000

续附表 4　二项分布表

n	y	P=0.05	0.10	0.15	0.20	0.25	0.30	0.35	0.40	0.45	0.50	0.55	0.60	0.65	0.70	0.75	0.80	0.85	0.90	0.95
15	0	0.4633	0.2059	0.0874	0.0352	0.0134	0.0047	0.0016	0.0005	0.0001	0.0000	0.0000	0.0000	0.0000	0.0000	0.0000	0.0000	0.0000	0.0000	0.0000
	1	0.8290	0.5490	0.3186	0.1671	0.0802	0.0353	0.0142	0.0052	0.0017	0.0005	0.0001	0.0000	0.0000	0.0000	0.0000	0.0000	0.0000	0.0000	0.0000
	2	0.9638	0.8159	0.6042	0.3980	0.2361	0.1268	0.0617	0.0271	0.0107	0.0037	0.0011	0.0003	0.0001	0.0000	0.0000	0.0000	0.0000	0.0000	0.0000
	3	0.9945	0.9444	0.8227	0.6482	0.4613	0.2969	0.1727	0.0905	0.0424	0.0176	0.0063	0.0019	0.0005	0.0001	0.0000	0.0000	0.0000	0.0000	0.0000
	4	0.9994	0.9873	0.9383	0.8358	0.6865	0.5155	0.3519	0.2173	0.1204	0.0592	0.0255	0.0093	0.0028	0.0007	0.0001	0.0000	0.0000	0.0000	0.0000
	5	0.9999	0.9978	0.9832	0.9389	0.8516	0.7216	0.5643	0.4032	0.2608	0.1509	0.0769	0.0338	0.0124	0.0037	0.0008	0.0001	0.0000	0.0000	0.0000
	6	1.0000	0.9997	0.9964	0.9819	0.9434	0.8689	0.7548	0.6098	0.4522	0.3036	0.1818	0.0950	0.0422	0.0152	0.0042	0.0008	0.0001	0.0000	0.0000
	7	1.0000	1.0000	0.9994	0.9958	0.9827	0.9500	0.8868	0.7869	0.6535	0.5000	0.3465	0.2131	0.1132	0.0500	0.0173	0.0042	0.0006	0.0001	0.0000
	8	1.0000	1.0000	0.9999	0.9992	0.9958	0.9848	0.9578	0.9050	0.8182	0.6964	0.5478	0.3902	0.2452	0.1311	0.0566	0.0181	0.0036	0.0003	0.0000
	9	1.0000	1.0000	1.0000	0.9999	0.9992	0.9963	0.9876	0.9662	0.9231	0.8491	0.7392	0.5968	0.4357	0.2784	0.1484	0.0611	0.0168	0.0022	0.0001
	10	1.0000	1.0000	1.0000	1.0000	0.9999	0.9993	0.9972	0.9907	0.9745	0.9408	0.8796	0.7827	0.6481	0.4845	0.3135	0.1642	0.0617	0.0127	0.0006
	11	1.0000	1.0000	1.0000	1.0000	1.0000	0.9999	0.9995	0.9981	0.9937	0.9824	0.9576	0.9095	0.8273	0.7031	0.5387	0.3518	0.1773	0.0556	0.0055
	12	1.0000	1.0000	1.0000	1.0000	1.0000	1.0000	0.9999	0.9997	0.9989	0.9963	0.9893	0.9729	0.9383	0.8732	0.7639	0.6020	0.3958	0.1841	0.0362
	13	1.0000	1.0000	1.0000	1.0000	1.0000	1.0000	1.0000	1.0000	0.9999	0.9995	0.9983	0.9948	0.9858	0.9647	0.9198	0.8329	0.6814	0.4510	0.1710
	14	1.0000	1.0000	1.0000	1.0000	1.0000	1.0000	1.0000	1.0000	1.0000	1.0000	0.9999	0.9995	0.9984	0.9953	0.9866	0.9648	0.9126	0.7941	0.5367
	15	1.0000	1.0000	1.0000	1.0000	1.0000	1.0000	1.0000	1.0000	1.0000	1.0000	1.0000	1.0000	1.0000	1.0000	1.0000	1.0000	1.0000	1.0000	1.0000
16	0	0.4401	0.1853	0.0743	0.0281	0.0100	0.0033	0.0010	0.0003	0.0001	0.0000	0.0000	0.0000	0.0000	0.0000	0.0000	0.0000	0.0000	0.0000	0.0000
	1	0.8108	0.5147	0.2839	0.1407	0.0635	0.0261	0.0098	0.0033	0.0010	0.0003	0.0001	0.0000	0.0000	0.0000	0.0000	0.0000	0.0000	0.0000	0.0000
	2	0.9571	0.7892	0.5614	0.3518	0.1971	0.0994	0.0451	0.0183	0.0066	0.0021	0.0006	0.0001	0.0000	0.0000	0.0000	0.0000	0.0000	0.0000	0.0000
	3	0.9930	0.9316	0.7899	0.5981	0.4050	0.2459	0.1339	0.0651	0.0281	0.0106	0.0035	0.0009	0.0002	0.0000	0.0000	0.0000	0.0000	0.0000	0.0000
	4	0.9991	0.9830	0.9209	0.7982	0.6302	0.4499	0.2892	0.1666	0.0853	0.0384	0.0149	0.0049	0.0013	0.0003	0.0000	0.0000	0.0000	0.0000	0.0000
	5	0.9999	0.9967	0.9765	0.9183	0.8103	0.6598	0.4900	0.3288	0.1976	0.1051	0.0486	0.0191	0.0062	0.0016	0.0003	0.0000	0.0000	0.0000	0.0000
	6	1.0000	0.9995	0.9944	0.9733	0.9204	0.8247	0.6881	0.5272	0.3660	0.2272	0.1241	0.0583	0.0229	0.0071	0.0016	0.0002	0.0000	0.0000	0.0000
	7	1.0000	0.9999	0.9989	0.9930	0.9729	0.9256	0.8406	0.7161	0.5629	0.4018	0.2559	0.1423	0.0671	0.0257	0.0075	0.0015	0.0002	0.0000	0.0000
	8	1.0000	1.0000	0.9998	0.9985	0.9925	0.9743	0.9329	0.8577	0.7441	0.5982	0.4371	0.2839	0.1594	0.0744	0.0271	0.0070	0.0011	0.0001	0.0000
	9	1.0000	1.0000	1.0000	0.9998	0.9984	0.9929	0.9771	0.9417	0.8759	0.7728	0.6340	0.4728	0.3119	0.1753	0.0796	0.0267	0.0056	0.0005	0.0000
	10	1.0000	1.0000	1.0000	1.0000	0.9997	0.9984	0.9938	0.9809	0.9514	0.8949	0.8024	0.6712	0.5100	0.3402	0.1897	0.0817	0.0235	0.0033	0.0001
	11	1.0000	1.0000	1.0000	1.0000	1.0000	0.9997	0.9987	0.9951	0.9851	0.9616	0.9147	0.8334	0.7108	0.5501	0.3698	0.2018	0.0791	0.0170	0.0009
	12	1.0000	1.0000	1.0000	1.0000	1.0000	1.0000	0.9998	0.9991	0.9965	0.9894	0.9719	0.9349	0.8661	0.7541	0.5950	0.4019	0.2100	0.0684	0.0070
	13	1.0000	1.0000	1.0000	1.0000	1.0000	1.0000	1.0000	0.9999	0.9994	0.9979	0.9934	0.9817	0.9549	0.9006	0.8029	0.6482	0.4386	0.2108	0.0429
	14	1.0000	1.0000	1.0000	1.0000	1.0000	1.0000	1.0000	1.0000	0.9999	0.9997	0.9990	0.9967	0.9902	0.9739	0.9365	0.8593	0.7161	0.4853	0.1892
	15	1.0000	1.0000	1.0000	1.0000	1.0000	1.0000	1.0000	1.0000	1.0000	1.0000	0.9999	0.9997	0.9990	0.9967	0.9900	0.9719	0.9257	0.8147	0.5599
	16	1.0000	1.0000	1.0000	1.0000	1.0000	1.0000	1.0000	1.0000	1.0000	1.0000	1.0000	1.0000	1.0000	1.0000	1.0000	1.0000	1.0000	1.0000	1.0000

续附表 4　二项分布表

n	y	P=0.05	0.10	0.15	0.20	0.25	0.30	0.35	0.40	0.45	0.50	0.55	0.60	0.65	0.70	0.75	0.80	0.85	0.90	0.95
17	0	0.4181	0.1668	0.0631	0.0225	0.0075	0.0023	0.0007	0.0002	0.0000	0.0000	0.0000	0.0000	0.0000	0.0000	0.0000	0.0000	0.0000	0.0000	0.0000
	1	0.7922	0.4818	0.2525	0.1182	0.0501	0.0193	0.0067	0.0021	0.0006	0.0001	0.0000	0.0000	0.0000	0.0000	0.0000	0.0000	0.0000	0.0000	0.0000
	2	0.9497	0.7618	0.5198	0.3096	0.1637	0.0774	0.0327	0.0123	0.0041	0.0012	0.0003	0.0001	0.0000	0.0000	0.0000	0.0000	0.0000	0.0000	0.0000
	3	0.9912	0.9174	0.7556	0.5489	0.3530	0.2019	0.1028	0.0464	0.0184	0.0064	0.0019	0.0005	0.0001	0.0000	0.0000	0.0000	0.0000	0.0000	0.0000
	4	0.9988	0.9779	0.9013	0.7582	0.5739	0.3887	0.2348	0.1260	0.0596	0.0245	0.0086	0.0025	0.0006	0.0001	0.0000	0.0000	0.0000	0.0000	0.0000
	5	0.9999	0.9953	0.9681	0.8943	0.7653	0.5968	0.4197	0.2639	0.1471	0.0717	0.0301	0.0106	0.0030	0.0007	0.0001	0.0000	0.0000	0.0000	0.0000
	6	1.0000	0.9992	0.9917	0.9623	0.8929	0.7752	0.6188	0.4478	0.2902	0.1662	0.0826	0.0348	0.0120	0.0032	0.0006	0.0001	0.0000	0.0000	0.0000
	7	1.0000	0.9999	0.9983	0.9891	0.9598	0.8954	0.7872	0.6405	0.4743	0.3145	0.1834	0.0919	0.0383	0.0127	0.0031	0.0005	0.0000	0.0000	0.0000
	8	1.0000	1.0000	0.9997	0.9974	0.9876	0.9597	0.9006	0.8011	0.6626	0.5000	0.3374	0.1989	0.0994	0.0403	0.0124	0.0026	0.0003	0.0000	0.0000
	9	1.0000	1.0000	1.0000	0.9995	0.9969	0.9873	0.9617	0.9081	0.8166	0.6855	0.5257	0.3595	0.2128	0.1046	0.0402	0.0109	0.0017	0.0001	0.0000
	10	1.0000	1.0000	1.0000	0.9999	0.9994	0.9968	0.9880	0.9652	0.9174	0.8338	0.7098	0.5522	0.3812	0.2248	0.1071	0.0377	0.0083	0.0008	0.0000
	11	1.0000	1.0000	1.0000	1.0000	0.9999	0.9993	0.9970	0.9894	0.9699	0.9283	0.8529	0.7361	0.5803	0.4032	0.2347	0.1057	0.0319	0.0047	0.0001
	12	1.0000	1.0000	1.0000	1.0000	1.0000	0.9999	0.9994	0.9975	0.9914	0.9755	0.9404	0.8740	0.7652	0.6113	0.4261	0.2418	0.0987	0.0221	0.0012
	13	1.0000	1.0000	1.0000	1.0000	1.0000	1.0000	0.9999	0.9995	0.9981	0.9936	0.9816	0.9536	0.8972	0.7981	0.6470	0.4511	0.2444	0.0826	0.0088
	14	1.0000	1.0000	1.0000	1.0000	1.0000	1.0000	1.0000	0.9999	0.9997	0.9988	0.9959	0.9877	0.9673	0.9226	0.8363	0.6904	0.4802	0.2382	0.0503
	15	1.0000	1.0000	1.0000	1.0000	1.0000	1.0000	1.0000	1.0000	1.0000	0.9999	0.9994	0.9979	0.9933	0.9807	0.9499	0.8818	0.7475	0.5182	0.2073
	16	1.0000	1.0000	1.0000	1.0000	1.0000	1.0000	1.0000	1.0000	1.0000	1.0000	1.0000	0.9998	0.9993	0.9977	0.9925	0.9775	0.9369	0.8332	0.5819
	17	1.0000	1.0000	1.0000	1.0000	1.0000	1.0000	1.0000	1.0000	1.0000	1.0000	1.0000	1.0000	1.0000	1.0000	1.0000	1.0000	1.0000	1.0000	1.0000
18	0	0.3972	0.1501	0.0536	0.0180	0.0056	0.0016	0.0004	0.0001	0.0000	0.0000	0.0000	0.0000	0.0000	0.0000	0.0000	0.0000	0.0000	0.0000	0.0000
	1	0.7735	0.4503	0.2241	0.0991	0.0395	0.0142	0.0046	0.0013	0.0003	0.0001	0.0000	0.0000	0.0000	0.0000	0.0000	0.0000	0.0000	0.0000	0.0000
	2	0.9419	0.7338	0.4797	0.2713	0.1353	0.0600	0.0236	0.0082	0.0025	0.0007	0.0001	0.0000	0.0000	0.0000	0.0000	0.0000	0.0000	0.0000	0.0000
	3	0.9891	0.9018	0.7202	0.5010	0.3057	0.1646	0.0783	0.0328	0.0120	0.0038	0.0010	0.0002	0.0000	0.0000	0.0000	0.0000	0.0000	0.0000	0.0000
	4	0.9985	0.9718	0.8794	0.7164	0.5187	0.3327	0.1886	0.0942	0.0411	0.0154	0.0049	0.0013	0.0003	0.0000	0.0000	0.0000	0.0000	0.0000	0.0000
	5	0.9998	0.9936	0.9581	0.8671	0.7175	0.5344	0.3550	0.2088	0.1077	0.0481	0.0183	0.0058	0.0014	0.0003	0.0000	0.0000	0.0000	0.0000	0.0000
	6	1.0000	0.9988	0.9882	0.9487	0.8610	0.7217	0.5491	0.3743	0.2258	0.1189	0.0537	0.0203	0.0062	0.0014	0.0002	0.0000	0.0000	0.0000	0.0000
	7	1.0000	0.9998	0.9973	0.9837	0.9431	0.8593	0.7283	0.5634	0.3915	0.2403	0.1280	0.0576	0.0212	0.0061	0.0012	0.0002	0.0000	0.0000	0.0000
	8	1.0000	1.0000	0.9995	0.9957	0.9807	0.9404	0.8609	0.7368	0.5778	0.4073	0.2527	0.1347	0.0597	0.0210	0.0054	0.0009	0.0001	0.0000	0.0000
	9	1.0000	1.0000	0.9999	0.9991	0.9946	0.9790	0.9403	0.8653	0.7473	0.5927	0.4222	0.2632	0.1391	0.0596	0.0193	0.0043	0.0005	0.0000	0.0000
	10	1.0000	1.0000	1.0000	0.9998	0.9988	0.9939	0.9788	0.9424	0.8720	0.7597	0.6085	0.4366	0.2717	0.1407	0.0569	0.0163	0.0027	0.0002	0.0000
	11	1.0000	1.0000	1.0000	1.0000	0.9998	0.9986	0.9938	0.9797	0.9463	0.8811	0.7742	0.6257	0.4509	0.2783	0.1390	0.0513	0.0118	0.0012	0.0000
	12	1.0000	1.0000	1.0000	1.0000	1.0000	0.9997	0.9986	0.9942	0.9817	0.9519	0.8923	0.7912	0.6450	0.4656	0.2825	0.1329	0.0419	0.0064	0.0002
	13	1.0000	1.0000	1.0000	1.0000	1.0000	1.0000	0.9997	0.9987	0.9951	0.9846	0.9589	0.9058	0.8114	0.6673	0.4813	0.2836	0.1206	0.0282	0.0015
	14	1.0000	1.0000	1.0000	1.0000	1.0000	1.0000	1.0000	0.9998	0.9990	0.9962	0.9880	0.9672	0.9217	0.8354	0.6943	0.4990	0.2798	0.0982	0.0109
	15	1.0000	1.0000	1.0000	1.0000	1.0000	1.0000	1.0000	1.0000	0.9999	0.9993	0.9975	0.9918	0.9764	0.9400	0.8647	0.7287	0.5203	0.2662	0.0581
	16	1.0000	1.0000	1.0000	1.0000	1.0000	1.0000	1.0000	1.0000	1.0000	0.9999	0.9997	0.9987	0.9954	0.9858	0.9605	0.9009	0.7759	0.5497	0.2265
	17	1.0000	1.0000	1.0000	1.0000	1.0000	1.0000	1.0000	1.0000	1.0000	1.0000	1.0000	0.9999	0.9996	0.9984	0.9944	0.9820	0.9464	0.8499	0.6023
	18	1.0000	1.0000	1.0000	1.0000	1.0000	1.0000	1.0000	1.0000	1.0000	1.0000	1.0000	1.0000	1.0000	1.0000	1.0000	1.0000	1.0000	1.0000	1.0000

续附表 4　二项分布表

n	y	P=0.05	0.10	0.15	0.20	0.25	0.30	0.35	0.40	0.45	0.50	0.55	0.60	0.65	0.70	0.75	0.80	0.85	0.90	0.95
19	0	0.3774	0.1351	0.0456	0.0144	0.0042	0.0011	0.0003	0.0001	0.0000	0.0000	0.0000	0.0000	0.0000	0.0000	0.0000	0.0000	0.0000	0.0000	0.0000
	1	0.7547	0.4203	0.1985	0.0829	0.0310	0.0104	0.0031	0.0008	0.0002	0.0000	0.0000	0.0000	0.0000	0.0000	0.0000	0.0000	0.0000	0.0000	0.0000
	2	0.9335	0.7054	0.4413	0.2369	0.1113	0.0462	0.0170	0.0055	0.0015	0.0004	0.0001	0.0000	0.0000	0.0000	0.0000	0.0000	0.0000	0.0000	0.0000
	3	0.9869	0.8850	0.6841	0.4551	0.2631	0.1332	0.0591	0.0230	0.0077	0.0022	0.0005	0.0001	0.0000	0.0000	0.0000	0.0000	0.0000	0.0000	0.0000
	4	0.9980	0.9648	0.8556	0.6733	0.4654	0.2822	0.1500	0.0696	0.0280	0.0096	0.0028	0.0006	0.0001	0.0000	0.0000	0.0000	0.0000	0.0000	0.0000
	5	0.9998	0.9914	0.9463	0.8369	0.6678	0.4739	0.2968	0.1629	0.0777	0.0318	0.0109	0.0031	0.0007	0.0001	0.0000	0.0000	0.0000	0.0000	0.0000
	6	1.0000	0.9983	0.9837	0.9324	0.8251	0.6655	0.4812	0.3081	0.1727	0.0835	0.0342	0.0116	0.0031	0.0006	0.0001	0.0000	0.0000	0.0000	0.0000
	7	1.0000	0.9997	0.9959	0.9767	0.9225	0.8180	0.6656	0.4878	0.3169	0.1796	0.0871	0.0352	0.0114	0.0028	0.0005	0.0000	0.0000	0.0000	0.0000
	8	1.0000	1.0000	0.9992	0.9933	0.9713	0.9161	0.8145	0.6675	0.4940	0.3238	0.1841	0.0885	0.0347	0.0105	0.0023	0.0003	0.0000	0.0000	0.0000
	9	1.0000	1.0000	0.9999	0.9984	0.9911	0.9674	0.9125	0.8139	0.6710	0.5000	0.3290	0.1861	0.0875	0.0326	0.0089	0.0016	0.0001	0.0000	0.0000
	10	1.0000	1.0000	1.0000	0.9997	0.9977	0.9895	0.9653	0.9115	0.8159	0.6762	0.5060	0.3325	0.1855	0.0839	0.0287	0.0067	0.0008	0.0000	0.0000
	11	1.0000	1.0000	1.0000	1.0000	0.9995	0.9972	0.9886	0.9648	0.9129	0.8204	0.6831	0.5122	0.3344	0.1820	0.0775	0.0233	0.0041	0.0003	0.0000
	12	1.0000	1.0000	1.0000	1.0000	0.9999	0.9994	0.9969	0.9884	0.9658	0.9165	0.8273	0.6919	0.5188	0.3345	0.1749	0.0676	0.0163	0.0017	0.0000
	13	1.0000	1.0000	1.0000	1.0000	1.0000	0.9999	0.9993	0.9969	0.9891	0.9682	0.9223	0.8371	0.7032	0.5261	0.3322	0.1631	0.0537	0.0086	0.0002
	14	1.0000	1.0000	1.0000	1.0000	1.0000	1.0000	0.9999	0.9994	0.9972	0.9904	0.9720	0.9304	0.8500	0.7178	0.5346	0.3267	0.1444	0.0352	0.0020
	15	1.0000	1.0000	1.0000	1.0000	1.0000	1.0000	1.0000	0.9999	0.9995	0.9978	0.9923	0.9770	0.9409	0.8668	0.7369	0.5449	0.3159	0.1150	0.0132
	16	1.0000	1.0000	1.0000	1.0000	1.0000	1.0000	1.0000	1.0000	0.9999	0.9996	0.9985	0.9945	0.9830	0.9538	0.8887	0.7631	0.5587	0.2946	0.0665
	17	1.0000	1.0000	1.0000	1.0000	1.0000	1.0000	1.0000	1.0000	1.0000	1.0000	0.9998	0.9992	0.9969	0.9896	0.9690	0.9171	0.8015	0.5797	0.2453
	18	1.0000	1.0000	1.0000	1.0000	1.0000	1.0000	1.0000	1.0000	1.0000	1.0000	1.0000	0.9999	0.9997	0.9989	0.9958	0.9856	0.9544	0.8649	0.6226
	19	1.0000	1.0000	1.0000	1.0000	1.0000	1.0000	1.0000	1.0000	1.0000	1.0000	1.0000	1.0000	1.0000	1.0000	1.0000	1.0000	1.0000	1.0000	1.0000
20	0	0.3585	0.1216	0.0388	0.0115	0.0032	0.0008	0.0002	0.0000	0.0000	0.0000	0.0000	0.0000	0.0000	0.0000	0.0000	0.0000	0.0000	0.0000	0.0000
	1	0.7358	0.3917	0.1756	0.0692	0.0243	0.0076	0.0021	0.0005	0.0001	0.0000	0.0000	0.0000	0.0000	0.0000	0.0000	0.0000	0.0000	0.0000	0.0000
	2	0.9245	0.6769	0.4049	0.2061	0.0913	0.0355	0.0121	0.0036	0.0009	0.0002	0.0000	0.0000	0.0000	0.0000	0.0000	0.0000	0.0000	0.0000	0.0000
	3	0.9841	0.8670	0.6477	0.4114	0.2252	0.1071	0.0444	0.0160	0.0049	0.0013	0.0003	0.0000	0.0000	0.0000	0.0000	0.0000	0.0000	0.0000	0.0000
	4	0.9974	0.9568	0.8298	0.6296	0.4148	0.2375	0.1182	0.0510	0.0189	0.0059	0.0015	0.0003	0.0000	0.0000	0.0000	0.0000	0.0000	0.0000	0.0000
	5	0.9997	0.9887	0.9327	0.8042	0.6172	0.4164	0.2454	0.1256	0.0553	0.0207	0.0064	0.0016	0.0003	0.0000	0.0000	0.0000	0.0000	0.0000	0.0000
	6	1.0000	0.9976	0.9781	0.9133	0.7853	0.6080	0.4166	0.2500	0.1299	0.0577	0.0214	0.0065	0.0015	0.0003	0.0000	0.0000	0.0000	0.0000	0.0000
	7	1.0000	0.9996	0.9941	0.9679	0.8982	0.7723	0.6010	0.4159	0.2520	0.1316	0.0580	0.0210	0.0060	0.0013	0.0002	0.0000	0.0000	0.0000	0.0000
	8	1.0000	0.9999	0.9987	0.9900	0.9591	0.8867	0.7624	0.5956	0.4143	0.2517	0.1308	0.0565	0.0196	0.0051	0.0009	0.0001	0.0000	0.0000	0.0000
	9	1.0000	1.0000	0.9998	0.9974	0.9861	0.9520	0.8782	0.7553	0.5914	0.4119	0.2493	0.1275	0.0532	0.0171	0.0039	0.0006	0.0000	0.0000	0.0000
	10	1.0000	1.0000	1.0000	0.9994	0.9961	0.9829	0.9468	0.8725	0.7507	0.5881	0.4086	0.2447	0.1218	0.0480	0.0139	0.0026	0.0002	0.0000	0.0000
	11	1.0000	1.0000	1.0000	0.9999	0.9991	0.9949	0.9804	0.9435	0.8692	0.7483	0.5857	0.4044	0.2376	0.1133	0.0409	0.0100	0.0013	0.0001	0.0000
	12	1.0000	1.0000	1.0000	1.0000	0.9998	0.9987	0.9940	0.9790	0.9420	0.8684	0.7480	0.5841	0.3990	0.2277	0.1018	0.0321	0.0059	0.0004	0.0000
	13	1.0000	1.0000	1.0000	1.0000	1.0000	0.9997	0.9985	0.9935	0.9786	0.9423	0.8701	0.7500	0.5834	0.3920	0.2142	0.0867	0.0219	0.0024	0.0000
	14	1.0000	1.0000	1.0000	1.0000	1.0000	1.0000	0.9997	0.9984	0.9936	0.9793	0.9447	0.8744	0.7546	0.5836	0.3828	0.1958	0.0673	0.0113	0.0003
	15	1.0000	1.0000	1.0000	1.0000	1.0000	1.0000	1.0000	0.9997	0.9985	0.9941	0.9811	0.9490	0.8818	0.7625	0.5852	0.3704	0.1702	0.0432	0.0026
	16	1.0000	1.0000	1.0000	1.0000	1.0000	1.0000	1.0000	1.0000	0.9997	0.9987	0.9951	0.9840	0.9556	0.8929	0.7748	0.5886	0.3523	0.1330	0.0159
	17	1.0000	1.0000	1.0000	1.0000	1.0000	1.0000	1.0000	1.0000	1.0000	0.9998	0.9991	0.9964	0.9879	0.9645	0.9087	0.7939	0.5951	0.3231	0.0755
	18	1.0000	1.0000	1.0000	1.0000	1.0000	1.0000	1.0000	1.0000	1.0000	1.0000	0.9999	0.9995	0.9979	0.9924	0.9757	0.9308	0.8244	0.6083	0.2642
	19	1.0000	1.0000	1.0000	1.0000	1.0000	1.0000	1.0000	1.0000	1.0000	1.0000	1.0000	1.0000	0.9998	0.9992	0.9968	0.9885	0.9612	0.8784	0.6415
	20	1.0000	1.0000	1.0000	1.0000	1.0000	1.0000	1.0000	1.0000	1.0000	1.0000	1.0000	1.0000	1.0000	1.0000	1.0000	1.0000	1.0000	1.0000	1.0000

附表 5　　Wilcoxon 符号秩检验概率表

T	P	T	P	T	P	T	P	T	P	T	P
$n=5$		$n=8$		$n=10$		$n=11$		$n=12$		$n=13$	
0	0.0313	0	0.0039	0	0.0010	0	0.0005	0	0.0002	0	0.0001
1	0.0625	1	0.0078	1	0.0020	1	0.0010	1	0.0005	1	0.0002
2	0.0938	2	0.0117	2	0.0029	2	0.0015	2	0.0007	2	0.0004
3	0.1563	3	0.0195	3	0.0049	3	0.0024	3	0.0012	3	0.0006
4	0.2188	4	0.0273	4	0.0068	4	0.0034	4	0.0017	4	0.0009
5	0.3125	5	0.0391	5	0.0098	5	0.0049	5	0.0024	5	0.0012
6	0.4063	6	0.0547	6	0.0137	6	0.0068	6	0.0034	6	0.0017
7	0.5000	7	0.0742	7	0.0186	7	0.0093	7	0.0046	7	0.0023
		8	0.0977	8	0.0244	8	0.0122	8	0.0061	8	0.0031
$n=6$		9	0.1250	9	0.0322	9	0.0161	9	0.0081	9	0.0040
0	0.0156	10	0.1563	10	0.0420	10	0.0210	10	0.0105	10	0.0052
1	0.0313	11	0.1914	11	0.0527	11	0.0269	11	0.0134	11	0.0067
2	0.0469	12	0.2305	12	0.0654	12	0.0337	12	0.0171	12	0.0085
3	0.0781	13	0.2734	13	0.0801	13	0.0415	13	0.0212	13	0.0107
4	0.1094	14	0.3203	14	0.967	14	0.0508	14	0.0261	14	0.0133
5	0.1563	15	0.3711	15	0.1162	15	0.0615	15	0.0320	15	0.0164
6	0.2188	16	0.4219	16	0.1377	16	0.0737	16	0.0386	16	0.0199
7	0.2813	17	0.4727	17	0.1611	17	0.0874	17	0.0461	17	0.0239
8	0.3438	18	0.5273	18	0.1875	18	0.1030	18	0.0549	18	0.0287
9	0.4219	$n=9$		19	0.2158	19	0.1201	19	0.0647	19	0.0341
10	0.5000	0	0.0020	20	0.2461	20	0.1392	20	0.0757	20	0.0402
		1	0.0039	21	0.2783	21	0.1602	21	0.0881	21	0.0471
$n=7$		2	0.0059	22	0.3125	22	0.1826	22	0.1018	22	0.0549
0	0.0078	3	0.0098	23	0.3477	23	0.2065	23	0.1167	23	0.0636
1	0.0156	4	0.0137	24	0.3848	24	0.2324	24	0.1331	25	0.0732
2	0.0234	5	0.0195	25	0.4229	25	0.2598	25	0.1506	25	0.0839
3	0.0391	6	0.0273	26	0.4609	26	0.2886	26	0.1697	26	0.0955
4	0.0547	7	0.0371	27	0.5000	27	0.3188	27	0.1902	27	0.1082
5	0.0781	8	0.0488			28	0.3501	28	0.2119	28	0.1219
6	0.1094	9	0.0645			29	0.3823	29	0.2349	29	0.1367
7	0.1484	10	0.0820			30	0.4155	30	0.2593	30	0.1527
8	0.1875	11	0.1016			31	0.4492	31	0.2847	31	0.1698
9	0.2344	12	0.1250			32	0.4829	32	0.3110	32	0.1879
10	0.2891	13	0.1504			33	0.5171	33	0.3386	33	0.2072
11	0.3438	14	0.1797					34	0.3667	34	0.2274
12	0.4063	15	0.2129					35	0.3955	35	0.2487
13	0.4688	16	0.2480					36	0.4250	36	0.2709
14	0.5313	17	0.2852					37	0.4548	37	0.2939
		18	0.3262					38	0.4849	38	0.3177
		19	0.3672					39	0.5151	39	0.3424
		20	0.4102							40	0.3677
		21	0.4551							41	0.3934
		22	0.5000							42	0.4197
										43	0.4463
										44	0.4730
										45	0.5000

续附表 5　Wilcoxon 符号秩检验概率表

T	P	T	P	T	P	T	P	T	P	T	P
n=14		n=14		n=15		n=16		n=17		n=17	
0	0.0001	50	0.4516	47	0.2444	39	0.0719	25	0.0064	74	0.4633
2	0.0002	51	0.4758	48	0.2622	40	0.0795	26	0.0075	75	0.4816
3	0.0003	52	0.5000	49	0.2807	41	0.0877	27	0.0087	76	0.5000
4	0.0004			50	0.2997	42	0.0964	28	0.0101		
5	0.0006	n=15		51	0.3193	43	0.1057	29	0.0118	n=18	
6	0.0009	1	0.0001	52	0.3394	44	0.1158	30	0.0133	6	0.0001
7	0.0012	3	0.0002	53	0.3599	45	0.1261	31	0.0153	10	0.0002
8	0.0015	5	0.0003	54	0.3808	46	0.1372	32	0.0174	12	0.0003
9	0.0020	6	0.0004	55	0.4020	47	0.1489	33	0.0198	14	0.0004
10	0.0026	7	0.0006	56	0.4235	48	0.1613	34	0.0224	15	0.0005
11	0.0034	8	0.0008	57	0.4452	49	0.1742	35	0.0253	16	0.0006
12	0.0043	9	0.0010	58	0.4670	50	0.1877	36	0.0284	17	0.0008
13	0.0054	10	0.0013	59	0.4890	51	0.2019	37	0.0319	18	0.0010
14	0.0067	11	0.0017	60	0.5110	52	0.2166	38	0.0357	19	0.0012
15	0.0083	12	0.0021	n=16		53	0.2319	39	0.0398	20	0.0014
16	0.0101	13	0.0027	3	0.0001	54	0.2477	40	0.0443	21	0.0017
17	0.0123	14	0.0034	5	0.0002	55	0.2641	41	0.0492	22	0.0020
18	0.0148	15	0.0042	7	0.0003	56	0.2809	42	0.0544	23	0.0024
19	0.0176	16	0.0051	8	0.0004	57	0.2983	43	0.0601	24	0.0028
20	0.0209	17	0.0062	9	0.0005	58	0.3161	44	0.0662	25	0.0033
21	0.0247	18	0.0075	10	0.0007	59	0.3343	45	0.0727	26	0.0038
22	0.0290	19	0.0090	11	0.0008	60	0.3529	46	0.0797	27	0.0045
23	0.0338	20	0.0108	12	0.0011	61	0.3718	47	0.0871	28	0.0052
24	0.0392	21	0.0128	13	0.0013	62	0.3910	48	0.0950	29	0.0060
25	0.0453	22	0.0151	14	0.0017	63	0.4104	49	0.1034	30	0.0069
26	0.0520	23	0.0177	15	0.0021	64	0.4301	50	0.1123	31	0.0080
27	0.0594	24	0.0206	16	0.0026	65	0.4500	51	0.1218	32	0.0091
28	0.0676	25	0.0240	17	0.0031	66	0.4699	52	0.1317	33	0.0104
29	0.0765	26	0.0277	18	0.0038	67	0.4900	53	0.1421	34	0.0118
30	0.0863	27	0.0319	19	0.0046	68	0.5100	54	0.1530	35	0.0134
31	0.0969	28	0.0365	20	0.0055			55	0.1645	36	0.0152
32	0.1083	29	0.0416	21	0.0065	n=17		56	0.1764	37	0.0171
33	0.1206	30	0.0473	22	0.0078	4	0.0001	57	0.1889	38	0.0192
34	0.1338	31	0.0535	23	0.0091	8	0.0002	58	0.2019	39	0.0216
35	0.1479	32	0.0603	24	0.0107	9	0.0003	59	0.2153	40	0.0241
36	0.1629	33	0.0677	25	0.0125	11	0.0004	60	0.2293	41	0.0269
37	0.1788	34	0.0757	26	0.0145	12	0.0005	61	0.2437	42	0.0300
38	0.1955	35	0.0844	27	0.0168	13	0.0007	62	0.2585	43	0.0333
39	0.2131	36	0.0938	28	0.0193	14	0.0008	63	0.2738	44	0.0368
40	0.2316	37	0.1039	29	0.0222	15	0.0010	64	0.2895	45	0.0407
41	0.2508	38	0.1147	30	0.0253	16	0.0013	65	0.3058	46	0.0449
42	0.2708	39	0.1262	31	0.0288	17	0.0016	66	0.3221	47	0.0494
43	0.2915	40	0.1384	32	0.0327	18	0.0019	67	0.3389	48	0.0542
44	0.3129	41	0.1514	33	0.0370	19	0.0023	68	0.3559	49	0.0594
45	0.3349	42	0.1651	34	0.0416	20	0.0028	69	0.3733	50	0.0649
46	0.3574	43	0.1796	35	0.0467	21	0.0033	70	0.3910	51	0.0708
47	0.3804	44	0.1947	36	0.0523	22	0.0040	71	0.4088	52	0.0770
48	0.4039	45	0.2106	37	0.0583	23	0.0047	72	0.4268	53	0.0837
49	0.4276	46	0.2271	38	0.0649	24	0.0055	73	0.4450	54	0.0907

续附表 5　Wilcoxon 符号秩检验概率表

T	P	T	P	T	P	T	P	T	P	T	P
n=18		n=19		n=19		n=20		n=20		n=21	
55	0.0982	30	0.0036	79	0.2706	48	0.0164	97	0.3921	61	0.0298
56	0.1061	31	0.0041	80	0.2839	49	0.0181	98	0.4062	62	0.0323
57	0.1144	32	0.0047	81	0.2974	50	0.0200	99	0.4204	63	0.0351
58	0.1231	33	0.0054	82	0.3113	51	0.0220	100	0.4347	64	0.0380
59	0.1323	34	0.0062	83	0.3254	52	0.0242	101	0.4492	65	0.0411
60	0.1419	35	0.0070	84	0.3397	53	0.0266	102	0.4636	66	0.0444
61	0.1519	36	0.0080	85	0.3543	54	0.0291	103	0.4782	67	0.0479
62	0.1624	37	0.0090	86	0.3690	55	0.0319	104	0.4927	68	0.0516
63	0.1733	38	0.0102	87	0.3840	56	0.0348	105	0.5073	69	0.0555
64	0.1846	39	0.0115	88	0.3991	57	0.0379	n=21		70	0.0597
65	0.1964	40	0.0129	89	0.4144	58	0.0413	14	0.0001	71	0.0640
66	0.2086	41	0.0145	90	0.4298	59	0.0448	20	0.0002	72	0.0686
67	0.2211	42	0.0162	91	0.4453	60	0.0487	22	0.0003	73	0.0735
68	0.2341	43	0.0180	92	0.4609	61	0.0527	24	0.0004	74	0.0786
69	0.2475	44	0.0201	93	0.4765	62	0.0570	26	0.0005	75	0.0839
70	0.2613	45	0.0223	94	0.4922	63	0.0615	27	0.0006	76	0.0895
71	0.2754	46	0.0247	95	0.5078	64	0.0664	28	0.0007	77	0.0953
72	0.2899	47	0.0273	n=20		65	0.0715	29	0.0008	78	0.1015
73	0.3047	48	0.0301	11	0.0001	66	0.0768	30	0.0009	79	0.1078
74	0.3198	49	0.0331	16	0.0002	67	0.0825	31	0.0011	80	0.1145
75	0.3353	50	0.0364	19	0.0003	68	0.0884	32	0.0012	81	0.1214
76	0.3509	51	0.0399	20	0.0004	69	0.0947	33	0.0014	82	0.1286
77	0.3669	52	0.0437	22	0.0005	70	0.1012	34	0.0016	83	0.1361
78	0.3830	53	0.0478	23	0.0006	71	0.1081	35	0.0019	84	0.1430
79	0.3994	54	0.0521	24	0.0007	72	0.1153	36	0.0021	85	0.1519
80	0.4159	55	0.0567	25	0.0008	73	0.1227	37	0.0024	86	0.1602
81	0.4325	56	0.0616	26	0.0010	74	0.1305	38	0.0028	87	0.1688
82	0.4493	57	0.0668	27	0.0012	75	0.1387	39	0.0031	88	0.1777
83	0.4661	58	0.0723	28	0.0014	76	0.1471	40	0.0036	89	0.1869
84	0.4831	59	0.0782	29	0.0016	77	0.1559	41	0.0040	90	0.1963
85	0.5000	60	0.0844	30	0.0018	78	0.1650	42	0.0045	91	0.2060
		61	0.0909	31	0.0021	79	0.1744	43	0.0051	92	0.2160
n=19		62	0.0978	32	0.0024	80	0.1841	44	0.0057	93	0.2262
9	0.0001	63	0.1051	33	0.0028	81	0.1942	45	0.0063	94	0.2367
13	0.0002	64	0.1127	34	0.0032	82	0.2045	46	0.0071	95	0.2474
15	0.0003	65	0.1206	35	0.0036	83	0.2152	47	0.0079	96	0.2584
17	0.0004	66	0.1290	36	0.0042	84	0.2262	48	0.0088	97	0.2696
18	0.0005	67	0.1377	37	0.0047	85	0.2375	49	0.0097	98	0.2810
19	0.0006	68	0.1467	38	0.0053	86	0.2490	50	0.0108	99	0.2927
20	0.0007	69	0.1562	39	0.0060	87	0.2608	51	0.0119	100	0.3046
21	0.0008	70	0.1660	40	0.0068	88	0.2729	52	0.0132	101	0.3166
22	0.0010	71	0.1762	41	0.0077	89	0.2853	53	0.0145	102	0.3289
23	0.0012	72	0.1868	42	0.0086	90	0.2979	54	0.0160	103	0.3414
24	0.0014	73	0.1977	43	0.0096	91	0.3108	55	0.0175	104	0.3540
25	0.0017	74	0.2090	44	0.0107	92	0.3238	56	0.0192	105	0.3667
26	0.0020	75	0.2207	45	0.0120	93	0.3371	57	0.0210	106	0.3796
27	0.0023	76	0.2327	46	0.0133	94	0.3506	58	0.0230	107	0.3927
28	0.0027	77	0.2450	47	0.0148	95	0.3643	59	0.0251	108	0.4058
29	0.0031	78	0.2576			96	0.3781	60	0.0273	109	0.4191

续附表 5　Wilcoxon 符号秩检验概率表

T	P	T	P	T	P	T	P	T	P	T	P
n=21		n=22		n=22		n=23		n=23		n=24	
110	0.4324	67	0.0271	116	0.3751	68	0.0163	117	0.2700	62	0.0053
111	0.4459	68	0.0293	117	0.3873	69	0.0177	118	0.2800	63	0.0058
112	0.4593	69	0.0317	118	0.3995	70	0.0192	119	0.2902	64	0.0063
113	0.4729	70	0.0342	119	0.4119	71	0.0208	120	0.3005	65	0.0069
114	0.4864	71	0.0369	120	0.4243	72	0.0224	121	0.3110	66	0.0075
115	0.5000	72	0.0397	121	0.4368	73	0.0242	122	0.3217	67	0.0082
		73	0.0427	122	0.4494	74	0.0261	123	0.3325	68	0.0089
		74	0.0459	123	0.4620	75	0.0281	124	0.3434	69	0.0097
n=22		75	0.0492	124	0.4746	76	0.0303	125	0.3545	70	0.0106
18	0.0001	76	0.0527	125	0.4873	77	0.0325	126	0.3657	71	0.0115
23	0.0002	77	0.0564	126	0.5000	78	0.0349	127	0.3770	72	0.0124
26	0.0003	78	0.0603			79	0.0274	128	0.3884	73	0.0135
29	0.0004	79	0.0644	n=23		80	0.0401	129	0.3999	74	0.0146
30	0.0005	80	0.0687	21	0.0001	81	0.0429	130	0.4115	75	0.0157
32	0.0006	81	0.0733	28	0.0002	82	0.0459	131	0.4231	76	0.0170
33	0.0007	82	0.0780	31	0.0003	83	0.0490	132	0.4348	77	0.0183
34	0.0008	83	0.0829	33	0.0004	84	0.0523	133	0.4466	78	0.0197
35	0.0010	84	0.0881	35	0.0005	85	0.0557	134	0.4584	79	0.0212
36	0.0011	85	0.0935	38	0.0006	86	0.0593	135	0.4703	80	0.0228
37	0.0013	86	0.0991	38	0.0007	87	0.0631	136	0.4822	81	0.0245
38	0.0014	87	0.1050	39	0.0008	88	0.0671	137	0.4941	82	0.0263
39	0.0016	88	0.1111	40	0.0009	89	0.0712	138	0.5060	83	0.0282
40	0.0018	89	0.1174	41	0.0011	90	0.0755			84	0.0302
41	0.0021	90	0.1240	42	0.0012	91	0.0801	n=24		85	0.0323
42	0.0023	91	0.1308	43	0.0014	92	0.0848	25	0.0001	86	0.0346
43	0.0026	92	0.1378	44	0.0015	93	0.0897	32	0.0002	87	0.0369
44	0.0030	93	0.1451	45	0.0017	94	0.0948	36	0.0003	88	0.0394
45	0.0033	94	0.1527	46	0.0019	95	0.1001	38	0.0004	89	0.0420
46	0.0037	95	0.1604	47	0.0022	96	0.1056	40	0.0005	90	0.0447
47	0.0042	96	0.1685	48	0.0024	97	0.1113	42	0.0006	91	0.0475
48	0.0046	97	0.1767	49	0.0027	98	0.1172	43	0.0007	92	0.0505
49	0.0052	98	0.1853	50	0.0030	99	0.1234	44	0.0008	93	0.0537
50	0.0057	99	0.1940	51	0.0034	100	0.1297	45	0.0009	94	0.0570
51	0.0064	100	0.2030	52	0.0037	101	0.1363	46	0.0010	95	0.0604
52	0.0070	101	0.2122	53	0.0041	102	0.1431	47	0.0011	96	0.0640
53	0.0078	102	0.2217	54	0.0046	103	0.1501	48	0.0013	97	0.0678
54	0.0086	103	0.2314	55	0.0051	104	0.1573	49	0.0014	98	0.0717
55	0.0095	104	0.2413	56	0.0056	105	0.1647	50	0.0016	99	0.0758
56	0.0104	105	0.2514	57	0.0061	106	0.1723	51	0.0018	100	0.0800
57	0.0115	106	0.2618	58	0.0068	107	0.1802	52	0.0020	101	0.0844
58	0.0128	107	0.2723	59	0.0074	108	0.1883	53	0.0022	102	0.0890
59	0.0138	108	0.2830	60	0.0082	109	0.1965	54	0.0024	103	0.0938
60	0.0151	109	0.2940	61	0.0089	110	0.2050	55	0.0027	104	0.0987
61	0.0164	110	0.3051	62	0.0098	111	0.2137	56	0.0029	105	0.1038
62	0.0179	111	0.3164	63	0.0107	112	0.2226	57	0.0033	106	0.1091
63	0.0195	112	0.3278	64	0.0117	113	0.2317	58	0.0036	107	0.1146
64	0.0212	113	0.3394	65	0.0127	114	0.2410	59	0.0040	108	0.1203
65	0.0231	114	0.3512	66	0.0138	115	0.2505	60	0.0044	109	0.1261
66	0.0250	115	0.3631	67	0.0150	116	0.2601	61	0.0048	110	0.1322

续附表 5　Wilcoxon 符号秩检验概率表

T	P	T	P	T	P	T	P	T	P	T	P
n=24		n=25		n=25		n=25		n=26		n=26	
111	0.1384	50	0.0008	99	0.0452	148	0.3556	81	0.0076	130	0.1289
112	0.1448	51	0.0009	100	0.0479	149	0.3655	82	0.0082	131	0.1344
113	0.1515	52	0.0010	101	0.0507	150	0.3755	83	0.0088	132	0.1399
114	0.1583	53	0.0011	102	0.0537	151	0.3856	84	0.0095	133	0.1457
115	0.1653	54	0.0013	103	0.0567	152	0.3957	85	0.0102	134	0.1516
116	0.1724	55	0.0014	104	0.0600	153	0.4060	86	0.0110	135	0.1576
117	0.1798	56	0.0015	105	0.0633	154	0.4163	87	0.0118	136	0.1638
118	0.1874	57	0.0017	106	0.0668	155	0.4266	88	0.0127	137	0.1702
119	0.1951	58	0.0019	107	0.0705	156	0.4370	89	0.0136	138	0.1767
120	0.2031	59	0.0021	108	0.0742	157	0.4474	90	0.0146	139	0.1833
121	0.2112	60	0.0023	109	0.0782	158	0.4579	91	0.0156	140	0.1901
122	0.2195	61	0.0025	110	0.0822	159	0.4684	92	0.0167	141	0.1970
123	0.2279	62	0.0028	111	0.0865	160	0.4789	93	0.0179	142	0.2041
124	0.2366	63	0.0031	112	0.0909	161	0.4895	94	0.0191	143	0.2114
125	0.2454	64	0.0034	113	0.0954	162	0.5000	95	0.0204	144	0.2187
126	0.2544	65	0.0037	114	0.1001			96	0.0217	145	0.2262
127	0.2635	66	0.0040	115	0.1050	n=26		97	0.0232	146	0.2339
128	0.2728	67	0.0044	116	0.1100	34	0.0001	98	0.0247	147	0.2417
129	0.2823	68	0.0048	117	0.1152	42	0.0002	99	0.0263	148	0.2496
130	0.2919	69	0.0053	118	0.1205	46	0.0003	100	0.0279	149	0.2577
131	0.3017	70	0.0057	119	0.1261	49	0.0004	101	0.0297	150	0.2658
132	0.3115	71	0.0062	120	0.1317	51	0.0005	102	0.0315	151	0.2741
133	0.3216	72	0.0068	121	0.1376	53	0.0006	103	0.0334	152	0.2826
134	0.3317	73	0.0074	122	0.1436	55	0.0007	104	0.0355	153	0.2911
135	0.3420	74	0.0080	123	0.1498	56	0.0008	105	0.0376	154	0.2998
136	0.3524	75	0.0087	124	0.1562	57	0.0009	106	0.0398	155	0.3085
137	0.3629	76	0.0094	125	0.1627	58	0.0010	107	0.0421	156	0.3174
138	0.3735	77	0.0101	126	0.1694	59	0.0011	108	0.0445	157	0.3264
139	0.3841	78	0.0110	127	0.1763	60	0.0012	109	0.0470	158	0.3355
140	0.3949	79	0.0118	128	0.1833	61	0.0013	110	0.0497	159	0.3447
141	0.4058	80	0.0128	129	0.1905	62	0.0015	111	0.0524	160	0.3539
142	0.4167	81	0.0137	130	0.1979	63	0.0016	112	0.0553	161	0.3633
143	0.4277	82	0.0148	131	0.2054	64	0.0018	113	0.0582	162	0.3727
144	0.4387	83	0.0159	132	0.2131	65	0.0020	114	0.0613	163	0.3822
145	0.4498	84	0.0171	133	0.2209	66	0.0021	115	0.0646	164	0.3918
146	0.4609	85	0.0183	134	0.2289	67	0.0023	116	0.0679	165	0.4014
147	0.4721	86	0.0197	135	0.2371	68	0.0026	117	0.0714	166	0.4111
148	0.4832	87	0.0211	136	0.2454	69	0.0028	118	0.0750	167	0.4208
149	0.4944	88	0.0226	137	0.2539	70	0.0031	119	0.0787	168	0.4306
150	0.5056	89	0.0241	138	0.2625	71	0.0033	120	0.0825	169	0.4405
		90	0.0258	139	0.2712	72	0.0036	121	0.0865	170	0.4503
n=25		91	0.0275	140	0.2801	73	0.0040	122	0.0907	171	0.4602
29	0.0001	92	0.0294	141	0.2891	74	0.0043	123	0.0950	172	0.4702
37	0.0002	93	0.0313	142	0.2983	75	0.0047	124	0.0994	173	0.4801
41	0.0003	94	0.0334	143	0.3075	76	0.0051	125	0.1039	174	0.4900
43	0.0004	95	0.0355	144	0.3169	77	0.0055	126	0.1086	175	0.5000
45	0.0005	96	0.0377	145	0.3264	78	0.0060	127	0.1135		
47	0.0006	97	0.0401	146	0.3360	79	0.0065	128	0.1185		
48	0.0007	98	0.0426	147	0.3458	80	0.0070	129	0.1236		

续附表 5 Wilcoxon 符号秩检验概率表

T	P	T	P	T	P	T	P	T	P	T	P
n=27		n=27		n=27		n=28		n=28		n=28	
39	0.0001	105	0.0218	154	0.2066	74	0.0012	123	0.0349	172	0.2466
47	0.0002	106	0.0231	155	0.2135	75	0.0013	124	0.0368	173	0.2538
52	0.0003	107	0.0246	156	0.2205	76	0.0015	125	0.0387	174	0.2611
55	0.0004	108	0.0260	157	0.2277	77	0.0016	126	0.0407	175	0.2685
57	0.0005	109	0.0276	158	0.2349	78	0.0017	127	0.0428	176	0.2759
59	0.0006	110	0.0292	159	0.2423	79	0.0019	128	0.0450	177	0.2835
61	0.0007	111	0.0309	160	0.2498	80	0.0020	129	0.0473	178	0.2912
62	0.0008	112	0.0327	161	0.2574	81	0.0022	130	0.0496	179	0.2990
64	0.0009	113	0.0346	162	0.2652	82	0.0024	131	0.0521	180	0.3068
65	0.0010	114	0.0366	163	0.2730	83	0.0026	132	0.0546	181	0.3148
66	0.0011	115	0.0386	164	0.2810	84	0.0028	133	0.0573	182	0.3228
67	0.0012	116	0.0407	165	0.2890	85	0.0030	134	0.0600	183	0.3309
68	0.0014	117	0.0430	166	0.2972	86	0.0033	135	0.0628	184	0.3391
69	0.0015	118	0.0453	167	0.3055	87	0.0035	136	0.0657	185	0.3474
70	0.0016	119	0.0477	168	0.3138	88	0.0038	137	0.0688	186	0.3557
71	0.0018	120	0.0502	169	0.3223	89	0.0041	138	0.0719	187	0.3641
72	0.0019	121	0.0528	170	0.3308	90	0.0044	139	0.0751	188	0.3725
73	0.0021	122	0.0555	171	0.3395	91	0.0048	140	0.0785	189	0.3811
74	0.0023	123	0.0583	172	0.3482	92	0.0051	141	0.0819	190	0.3896
75	0.0025	124	0.0613	173	0.3570	93	0.0055	142	0.0855	191	0.3983
76	0.0027	125	0.0643	174	0.3659	94	0.0059	143	0.0801	192	0.4070
77	0.0030	126	0.0674	175	0.3748	95	0.0064	144	0.0929	193	0.4157
78	0.0032	127	0.0707	176	0.3838	96	0.0068	145	0.0968	194	0.4245
79	0.0035	128	0.0741	177	0.3929	97	0.0073	146	0.1008	195	0.4333
80	0.0038	129	0.0776	178	0.4020	98	0.0078	147	0.1049	196	0.4421
81	0.0041	130	0.0812	179	0.4112	99	0.0084	148	0.1091	197	0.4510
82	0.0044	131	0.0849	180	0.4204	100	0.0089	149	0.1135	198	0.4598
83	0.0048	132	0.0888	181	0.4297	101	0.0096	150	0.1180	199	0.4687
84	0.0052	133	0.0927	182	0.4390	102	0.0102	151	0.1225	200	0.4777
85	0.0056	134	0.0968	183	0.4483	103	0.0109	152	0.1273	201	0.4866
86	0.0060	135	0.1010	184	0.4577	104	0.0116	153	0.1321	202	0.4955
87	0.0065	136	0.1054	185	0.4670	105	0.0124	154	0.1370	203	0.5045
88	0.0070	137	0.1099	186	0.4764	106	0.0132	155	0.1421		
89	0.0075	138	0.1145	187	0.4859	107	0.0140	156	0.1473	n=29	
90	0.0081	139	0.1193	188	0.4953	108	0.0149	157	0.1526	50	0.0001
91	0.0087	140	0.1242	189	0.5047	109	0.0159	158	0.1580	59	0.0002
92	0.0093	141	0.1292			110	0.0168	159	0.1636	65	0.0003
93	0.0100	142	0.1343	n=28		111	0.0179	160	0.1693	68	0.0004
94	0.0107	143	0.1396	44	0.0001	112	0.0190	161	0.1751	71	0.0005
95	0.0115	144	0.1450	53	0.0002	113	0.0201	162	0.1810	73	0.0006
96	0.0123	145	0.1506	58	0.0003	114	0.0213	163	0.1870	75	0.0007
97	0.0131	146	0.1563	61	0.0004	115	0.0226	164	0.1932	76	0.0008
98	0.0140	147	0.1621	64	0.0005	116	0.0239	165	0.1995	78	0.0009
99	0.0150	148	0.1681	66	0.0006	117	0.0252	166	0.2059	79	0.0010
100	0.0159	149	0.1742	68	0.0007	118	0.0267	167	0.2124	80	0.0011
101	0.0170	150	0.1804	69	0.0008	119	0.0282	168	0.2190	81	0.0012
102	0.0181	151	0.1868	70	0.0009	120	0.0298	169	0.2257	82	0.0013
103	0.0193	152	0.1932	72	0.0010	121	0.0314	170	0.2326	83	0.0014
104	0.0205	153	0.1999	73	0.0011	122	0.0331	171	0.2395	84	0.0015

续附表 5 Wilcoxon 符号秩检验概率表

T	P	T	P	T	P	T	P	T	P	T	P
n=29		*n=29*		*n=29*		*n=30*		*n=30*		*n=30*	
85	0.0016	134	0.0362	183	0.2340	90	0.0013	139	0.0275	188	0.1854
86	0.0018	135	0.0380	184	0.2406	91	0.0014	140	0.0288	189	0.1909
87	0.0019	136	0.0399	185	0.2473	92	0.0015	141	0.0303	190	0.1965
88	0.0021	137	0.0418	186	0.2541	93	0.0016	142	0.0318	191	0.2022
89	0.0022	138	0.0439	187	0.2611	94	0.0017	143	0.0333	192	0.2081
90	0.0024	139	0.0460	188	0.2681	95	0.0019	144	0.0349	193	0.2140
91	0.0026	140	0.0482	189	0.2752	96	0.0020	145	0.0366	194	0.2200
92	0.0028	141	0.0504	190	0.2824	97	0.0022	146	0.0384	195	0.2261
93	0.0030	142	0.0528	191	0.2896	98	0.0023	147	0.0402	196	0.2323
94	0.0032	143	0.0552	192	0.2970	99	0.0025	148	0.0420	197	0.2386
95	0.0035	144	0.0557	193	0.3044	100	0.0027	149	0.0440	198	0.2449
96	0.0037	145	0.0603	194	0.3120	101	0.0029	150	0.0460	199	0.2514
97	0.0040	146	0.0630	195	0.3196	102	0.0031	151	0.0481	200	0.2579
98	0.0043	147	0.0658	196	0.3272	103	0.0033	152	0.0502	201	0.2646
99	0.0046	148	0.0687	197	0.3350	104	0.0036	153	0.0524	202	0.2713
100	0.0049	149	0.0716	198	0.3428	105	0.0038	154	0.0547	203	0.2781
101	0.0053	150	0.0747	199	0.3507	106	0.0041	155	0.0571	204	0.2849
102	0.0057	151	0.0778	200	0.3586	107	0.0044	156	0.0595	205	0.2919
103	0.0061	152	0.0811	201	0.3666	108	0.0047	157	0.0621	206	0.2989
104	0.0065	153	0.0844	202	0.3747	109	0.0050	158	0.0647	207	0.3060
105	0.0069	154	0.0879	203	0.3828	110	0.0053	159	0.0674	208	0.3132
106	0.0074	155	0.0914	204	0.3909	111	0.0057	160	0.0701	209	0.3204
107	0.0079	156	0.0951	205	0.3991	112	0.0060	161	0.0730	210	0.3277
108	0.0084	157	0.0988	206	0.4074	113	0.0064	162	0.0759	211	0.3351
109	0.0089	158	0.1027	207	0.4157	114	0.0068	163	0.0790	212	0.3425
110	0.0095	159	0.1066	208	0.4240	115	0.0073	164	0.0821	213	0.3500
111	0.0101	160	0.1107	209	0.4324	116	0.0077	165	0.0853	214	0.3576
112	0.0108	161	0.1149	210	0.4408	117	0.0082	166	0.0886	215	0.3652
113	0.0115	162	0.1191	211	0.4492	118	0.0087	167	0.0920	216	0.3728
114	0.0122	163	0.1235	212	0.4576	119	0.0093	168	0.0955	217	0.3805
115	0.0129	164	0.1280	213	0.4661	120	0.0098	169	0.0990	218	0.3883
116	0.0137	165	0.1326	214	0.4745	121	0.0104	170	0.1027	219	0.3961
117	0.0145	166	0.1373	215	0.4830	122	0.0110	171	0.1065	220	0.4039
118	0.0154	167	0.1421	216	0.4915	123	0.0117	172	0.1103	221	0.4118
119	0.0163	168	0.1471	217	0.5000	124	0.0124	173	0.1143	222	0.4197
120	0.0173	169	0.1521	*n=30*		125	0.0131	174	0.1183	223	0.4276
121	0.0183	170	0.1572	55	0.0001	126	0.0139	175	0.1225	224	0.4356
122	0.0193	171	0.1625	66	0.0002	127	0.0147	176	0.1267	225	0.4436
123	0.0204	172	0.1679	71	0.0003	128	0.0155	177	0.1311	226	0.4516
124	0.0216	173	0.1733	75	0.0004	129	0.0164	178	0.1355	227	0.4596
125	0.0228	174	0.1789	78	0.0005	130	0.0173	179	0.1400	228	0.4677
126	0.0240	175	0.1848	80	0.0006	131	0.0182	180	0.1447	229	0.4758
127	0.0253	176	0.1904	82	0.0007	132	0.0192	181	0.1494	230	0.4838
128	0.0267	177	0.1963	84	0.0008	133	0.0202	182	0.1543	231	0.4919
129	0.0281	178	0.2023	85	0.0009	134	0.0213	183	0.1592	232	0.5000
130	0.0296	179	0.2085	87	0.0010	135	0.0225	184	0.1642		
131	0.0311	180	0.2147	88	0.0011	136	0.0236	185	0.1694		
132	0.0328	181	0.2210	89	0.0012	137	0.0249	186	0.1746		
133	0.0344	182	0.2274			138	0.0261	187	0.1799		

附表 6 极差分析用的系数 A 值表

上行：$A_{0.05}$，下行：$A_{0.01}$

组数	每组例数，n								
k	2	3	4	5	6	7	8	9	10
1	6.360	1.300	0.719	0.505	0.402	0.336	0.291	0.256	0.232
	14.677	3.000	1.360	0.865	0.673	0.514	0.430	0.379	0.338
2	0.879	0.316	0.206	0.154	0.125	0.106	0.093	0.084	0.076
	2.110	0.474	0.312	0.227	0.179	0.150	0.131	0.116	0.105
3	0.360	0.156	0.104	0.079	0.065	0.056	0.049	0.044	0.040
	0.660	0.273	0.150	0.112	0.091	0.077	0.068	0.060	0.054
4	0.210	0.096	0.065	0.050	0.042	0.036	0.032	0.028	0.026
	0.350	0.142	0.092	0.070	0.057	0.048	0.043	0.038	0.035
5	0.140	0.066	0.046	0.035	0.030	0.025	0.022	0.020	0.018
	0.226	0.095	0.063	0.049	0.040	0.034	0.030	0.027	0.025
6	0.102	0.050	0.034	0.027	0.022	0.019	0.017	0.015	0.014
	0.157	0.070	0.047	0.036	0.030	0.026	0.023	0.020	0.019
7	0.079	0.039	0.027	0.021	0.018	0.015	0.013	0.012	0.011
	0.117	0.055	0.037	0.029	0.024	0.020	0.018	0.016	0.015
8	0.063	0.032	0.022	0.017	0.014	0.012	0.011	0.010	0.009
	0.094	0.044	0.030	0.023	0.019	0.016	0.014	0.013	0.012
9	0.053	0.027	0.018	0.014	0.012	0.010	0.009	0.008	0.007
	0.076	0.036	0.025	0.019	0.016	0.014	0.012	0.011	0.010
10	0.044	0.023	0.016	0.012	0.010	0.009	0.008	0.007	0.006
	0.064	0.031	0.021	0.016	0.014	0.012	0.010	0.009	0.008

附表 7 由 R 作容许区间估计的系数 I 值表

上行：$I_{0.05}$，下行：$I_{0.01}$

组数	每组例数，n								
k	2	3	4	5	6	7	8	9	10
1	8.990	2.250	1.440	1.130	0.985	0.889	0.823	0.768	0.734
	20.777	5.200	2.720	1.930	1.650	1.360	1.220	1.140	1.070
2	1.760	0.774	0.583	0.487	0.433	0.397	0.372	0.356	0.340
	4.220	1.160	0.882	0.718	0.620	0.561	0.524	0.492	0.470
3	0.882	0.486	0.360	0.306	0.276	0.257	0.240	0.229	0.219
	1.620	0.819	0.520	0.434	0.386	0.353	0.333	0.312	0.296
4	0.594	0.332	0.260	0.224	0.206	0.190	0.181	0.168	0.164
	0.990	0.492	0.368	0.313	0.279	0.254	0.243	0.228	0.221
5	0.443	0.256	0.206	0.175	0.164	0.148	0.139	0.134	0.127
	0.715	0.368	0.282	0.245	0.219	0.201	0.190	0.181	0.177
6	0.353	0.212	0.166	0.148	0.132	0.123	0.118	0.110	0.108
	0.544	0.297	0.230	0.197	0.180	0.168	0.159	0.147	0.145
7	0.296	0.179	0.143	0.124	0.117	0.105	0.097	0.095	0.092
	0.438	0.252	0.196	0.172	0.156	0.140	0.135	0.127	0.124
8	0.252	0.157	0.124	0.108	0.097	0.090	0.088	0.085	0.080
	0.376	0.216	0.170	0.145	0.132	0.120	0.112	0.110	0.108
9	0.225	0.140	0.108	0.094	0.088	0.079	0.076	0.072	0.066
	0.322	0.187	0.150	0.127	0.118	0.111	0.101	0.099	0.095
10	0.197	0.126	0.101	0.085	0.077	0.075	0.072	0.066	0.060
	0.286	0.170	0.133	0.113	0.108	0.100	0.089	0.085	0.080

附表 8　极差分析用 L 界值表

n	$P(1)$:	0.05	0.025	0.01	0.005
	$P(2)$:	0.10	0.05	0.02	0.01
2		3.175	6.353	15.910	31.828
3		0.885	1.304	2.111	3.008
4		0.529	0.717	1.023	1.316
5		0.388	0.507	0.685	0.843
6		0.312	0.399	0.523	0.628
7		0.263	0.333	0.429	0.507
8		0.230	0.288	0.366	0.429
9		0.205	0.255	0.322	0.374
10		0.186	0.230	0.288	0.333

附表 9　极差分析用 M 界值表

n_1	n_2	$P(1)$: 0.05	0.025	0.010	0.005	n_1	n_2	$P(1)$: 0.05	0.025	0.010	0.005
		$P(2)$: 0.10	0.050	0.020	0.010			$P(2)$: 0.10	0.050	0.020	0.010
4	4	0.322	0.407	0.526	0.620	8	8	0.153	0.187	0.231	0.262
	5	0.282	0.353	0.450	0.528		9	0.145	0.177	0.217	0.247
	6	0.256	0.319	0.403	0.469		10	0.139	0.169	0.207	0.235
	7	0.237	0.294	0.370	0.429		15	0.119	0.144	0.176	0.199
	8	0.224	0.276	0.346	0.399		20	0.109	0.132	0.160	0.180
	9	0.213	0.263	0.327	0.377	9	9	0.137	0.167	0.205	0.233
	10	0.204	0.252	0.313	0.359		10	0.131	0.160	0.195	0.221
	15	0.178	0.218	0.268	0.306		15	0.112	0.136	0.165	0.187
	20	0.164	0.200	0.246	0.279		20	0.102	0.124	0.150	0.169
5	5	0.247	0.307	0.387	0.450	10	10	0.125	0.152	0.186	0.210
	6	0.224	0.277	0.347	0.402		12	0.116	0.141	0.171	0.194
	7	0.208	0.256	0.319	0.368		14	0.109	0.133	0.161	0.182
	8	0.195	0.240	0.299	0.343		16	0.104	0.126	0.153	0.173
	9	0.186	0.228	0.282	0.323		18	0.100	0.121	0.147	0.165
	10	0.178	0.218	0.270	0.309		20	0.097	0.117	0.142	0.160
	15	0.155	0.189	0.232	0.263	12	12	0.107	0.130	0.158	0.178
	20	0.142	0.173	0.212	0.240		14	0.101	0.122	0.148	0.167
6	6	0.203	0.250	0.312	0.359		16	0.096	0.116	0.140	0.158
	7	0.188	0.240	0.287	0.329		18	0.092	0.111	0.134	0.151
	8	0.177	0.217	0.268	0.307		20	0.089	0.107	0.130	0.146
	9	0.168	0.206	0.254	0.289	14	14	0.094	0.114	0.138	0.156
	10	0.161	0.197	0.242	0.276		16	0.090	0.108	0.131	0.147
	15	0.139	0.169	0.207	0.235		18	0.086	0.104	0.125	0.141
	20	0.128	0.155	0.189	0.214		20	0.083	0.101	0.121	0.135
7	7	0.174	0.213	0.263	0.301	16	16	0.085	0.103	0.124	0.139
	8	0.163	0.200	0.246	0.281		18	0.081	0.098	0.118	0.133
	9	0.155	0.189	0.233	0.265		20	0.078	0.094	0.114	0.128
	10	0.148	0.181	0.222	0.252	18	18	0.077	0.093	0.113	0.126
	15	0.128	0.155	0.189	0.214		20	0.074	0.090	0.108	0.121
	20	0.117	0.142	0.172	0.195	20	20	0.071	0.086	0.104	0.116

附表 10 Link 及 Wallace 检验用 K 值表 ($P=0.05$)

n	k=2	3	4	5	6	7	8	9	10	11	12	13	14	15	16	17	18	19	20	30	40	50
2	3.43	2.35	1.74	1.39	1.15	0.99	0.87	0.77	0.70	0.63	0.58	0.54	0.50	0.47	0.443	0.418	0.396	0.376	0.358	0.245	0.187	0.151
3	1.90	1.44	1.14	0.94	0.80	0.70	0.62	0.56	0.51	0.47	0.43	0.40	0.38	0.35	0.335	0.317	0.301	0.287	0.274	0.189	0.146	0.119
4	1.62	1.25	1.01	0.84	0.72	0.63	0.57	0.51	0.47	0.43	0.40	0.37	0.35	0.33	0.310	0.294	0.279	0.266	0.254	0.177	0.136	0.112
5	1.53	1.19	0.96	0.81	0.70	0.61	0.55	0.50	0.45	0.42	0.39	0.36	0.34	0.32	0.303	0.287	0.273	0.260	0.249	0.173	0.134	0.110
6	1.50	1.17	0.95	0.80	0.69	0.61	0.55	0.49	0.45	0.42	0.39	0.36	0.34	0.32	0.302	0.287	0.273	0.260	0.249	0.174	0.135	0.110
7	1.49	1.17	0.95	0.80	0.69	0.61	0.55	0.50	0.45	0.42	0.39	0.36	0.34	0.32	0.304	0.289	0.275	0.262	0.251	0.175	0.136	0.111
8	1.49	1.18	0.96	0.81	0.70	0.62	0.56	0.50	0.46	0.42	0.39	0.37	0.35	0.33	0.308	0.292	0.278	0.265	0.254	0.178	0.138	0.113
9	1.50	1.19	0.97	0.82	0.71	0.62	0.56	0.51	0.47	0.43	0.40	0.37	0.35	0.33	0.312	0.297	0.282	0.269	0.258	0.180	0.140	0.115
10	1.52	1.20	0.98	0.83	0.72	0.63	0.57	0.52	0.47	0.44	0.41	0.38	0.36	0.34	0.317	0.301	0.287	0.274	0.262	0.183	0.142	0.117
11	1.54	1.22	0.99	0.84	0.73	0.64	0.58	0.52	0.48	0.44	0.41	0.38	0.36	0.34	0.322	0.306	0.291	0.278	0.266	0.186	0.145	0.119
12	1.56	1.23	1.01	0.85	0.74	0.65	0.58	0.53	0.49	0.45	0.42	0.39	0.37	0.35	0.327	0.311	0.296	0.282	0.270	0.189	0.147	0.121
13	1.58	1.25	1.02	0.86	0.75	0.66	0.59	0.54	0.49	0.46	0.42	0.40	0.37	0.35	0.332	0.316	0.300	0.287	0.274	0.192	0.149	0.122
14	1.60	1.26	1.03	0.87	0.76	0.67	0.60	0.55	0.50	0.46	0.43	0.40	0.38	0.36	0.337	0.320	0.305	0.291	0.279	0.195	0.152	0.124
15	1.62	1.28	1.05	0.89	0.77	0.68	0.61	0.55	0.51	0.47	0.44	0.41	0.38	0.36	0.342	0.325	0.310	0.295	0.283	0.198	0.154	0.126
16	1.64	1.30	1.06	0.90	0.78	0.69	0.62	0.56	0.52	0.48	0.44	0.41	0.39	0.37	0.348	0.330	0.314	0.300	0.287	0.201	0.156	0.128
17	1.66	1.32	1.08	0.91	0.79	0.70	0.63	0.57	0.52	0.48	0.45	0.42	0.39	0.37	0.352	0.335	0.319	0.304	0.291	0.204	0.158	0.130
18	1.68	1.33	1.09	0.92	0.80	0.71	0.64	0.58	0.53	0.49	0.46	0.43	0.40	0.38	0.357	0.339	0.323	0.308	0.295	0.207	0.161	0.132
19	1.70	1.35	1.10	0.93	0.81	0.72	0.64	0.59	0.54	0.50	0.46	0.43	0.41	0.38	0.362	0.344	0.327	0.312	0.299	0.210	0.163	0.134
20	1.72	1.36	1.12	0.95	0.82	0.73	0.65	0.59	0.54	0.50	0.47	0.44	0.41	0.39	0.367	0.348	0.332	0.317	0.303	0.212	0.165	0.135
30	1.92	1.52	1.24	1.05	0.91	0.81	0.73	0.66	0.60	0.56	0.52	0.49	0.46	0.43	0.408	0.387	0.369	0.352	0.337	0.237	0.184	0.151
40	2.08	1.66	1.35	1.14	0.99	0.88	0.79	0.72	0.66	0.61	0.57	0.53	0.50	0.47	0.444	0.422	0.402	0.384	0.367	0.258	0.201	0.165
50	2.23	1.77	1.45	1.22	1.06	0.94	0.85	0.17	0.71	0.65	0.61	0.57	0.53	0.50	0.476	0.453	0.431	0.412	0.394	0.277	0.216	0.177
100	2.81	2.23	1.83	1.55	1.34	1.19	1.07	0.97	0.89	0.83	0.77	0.72	0.67	0.64	0.60	0.573	0.546	0.521	0.499	0.351	0.273	0.224
200	3.61	2.88	2.35	1.99	1.73	1.53	1.38	1.25	1.15	1.06	0.99	0.93	0.87	0.82	0.78	0.74	0.70	0.67	0.64	0.454	0.353	0.290
500	5.15	4.10	3.35	2.84	2.47	2.19	1.97	1.79	1.64	1.52	1.42	1.32	1.24	1.17	1.11	1.06	1.01	0.96	0.92	0.65	0.504	0.414
1000	6.81	5.43	4.44	3.77	3.28	2.90	2.61	2.37	2.18	2.02	1.88	1.76	1.65	1.56	1.47	1.40	1.33	1.27	1.22	0.86	0.669	0.549

续附表 10　Link 及 Wallace 检验用 K 值表（$P=0.01$）

n	k=2	3	4	5	6	7	8	9	10	11	12	13	14	15	16	17	18	19	20	30	40	50
2	7.92	4.32	2.84	2.10	1.66	1.38	1.17	1.02	0.91	0.82	0.74	0.68	0.63	0.58	0.54	0.51	0.480	0.454	0.430	0.285	0.214	0.172
3	3.14	2.12	1.57	1.25	1.04	0.89	0.78	0.69	0.62	0.57	0.52	0.48	0.45	0.42	0.39	0.37	0.352	0.334	0.318	0.217	0.165	0.134
4	2.48	1.74	1.33	1.08	0.91	0.78	0.69	0.62	0.56	0.51	0.47	0.44	0.41	0.38	0.36	0.34	0.323	0.307	0.293	0.200	0.153	0.125
5	2.24	1.60	1.24	1.02	0.86	0.75	0.66	0.59	0.54	0.49	0.46	0.42	0.40	0.37	0.35	0.33	0.314	0.299	0.285	0.196	0.151	0.123
6	2.14	1.55	1.21	0.99	0.85	0.74	0.65	0.59	0.53	0.49	0.45	0.42	0.39	0.37	0.35	0.33	0.313	0.298	0.284	0.196	0.151	0.123
7	2.10	1.53	1.20	0.99	0.84	0.73	0.65	0.59	0.53	0.49	0.45	0.42	0.39	0.37	0.35	0.33	0.314	0.299	0.286	0.198	0.152	0.124
8	2.09	1.53	1.20	0.99	0.85	0.74	0.66	0.59	0.54	0.49	0.46	0.43	0.40	0.37	0.35	0.33	0.318	0.303	0.289	0.200	0.154	0.126
9	2.09	1.54	1.21	1.00	0.85	0.75	0.66	0.60	0.54	0.50	0.46	0.43	0.40	0.38	0.36	0.34	0.322	0.307	0.293	0.203	0.156	0.127
10	2.10	1.55	1.22	1.01	0.86	0.76	0.67	0.61	0.55	0.51	0.47	0.44	0.41	0.38	0.36	0.34	0.327	0.311	0.297	0.206	0.159	0.129
11	2.11	1.56	1.23	1.02	0.87	0.76	0.68	0.61	0.56	0.51	0.48	0.44	0.42	0.39	0.37	0.35	0.332	0.316	0.302	0.209	0.161	0.132
12	2.13	1.58	1.25	1.04	0.89	0.78	0.69	0.62	0.57	0.52	0.48	0.45	0.42	0.40	0.37	0.35	0.337	0.321	0.306	0.213	0.164	0.134
13	2.15	1.60	1.26	1.05	0.90	0.79	0.70	0.63	0.58	0.53	0.49	0.46	0.43	0.40	0.38	0.36	0.342	0.326	0.311	0.216	0.166	0.136
14	2.18	1.62	1.28	1.06	0.91	0.80	0.71	0.64	0.58	0.54	0.50.	0.46	0.43	0.41	0.39	0.36	0.347	0.330	0.316	0.219	0.169	0.138
15	2.20	1.63	1.30	1.08	0.92	0.81	0.72	0.65	0.59	0.54	0.50	0.47	0.44	0.41	0.39	0.37	0.352	0.335	0.320	0.222	0.171	0.140
16	2.22	1.65	1.31	1.09	0.93	0.82	0.73	0.66	0.60	0.55	0.51	0.48	0.45	0.42	0.40	0.38	0.357	0.340	0.325	0.226	0.174	0.142
17	2.25	1.67	1.33	1.10	0.95	0.83	0.74	0.67	0.61	0.56	0.52	0.48	0.45	0.43	0.40	0.38	0.362	0.345	0.329	0.229	0.176	0.144
18	2.27	1.69	1.34	1.12	0.96	0.84	0.75	0.68	0.62	0.57	0.53	0.49	0.46	0.43	0.41	0.39	0.367	0.350	0.334	0.232	0.179	0.146
19	2.30	1.71	1.36	1.13	0.97	0.85	0.76	0.68	0.62	0.57	0.53	0.50	0.46	0.44	0.41	0.39	0.372	0.354	0.338	0.235	0.181	0.148
20	2.32	1.73	1.38	1.14	0.98	0.86	0.77	0.69	0.63	0.58	0.54	0.50	0.47	0.44	0.42	0.40	0.376	0.359	0.343	0.238	0.184	0.150
30	2.59	1.95	1.54	1.27	1.09	0.96	0.85	0.77	0.70	0.65	0.60	0.56	0.52	0.49	0.46	0.44	0.419	0.399	0.381	0.266	0.205	0.168
40	2.80	2.11	1.66	1.38	1.18	1.04	0.93	0.84	0.76	0.70	0.65	0.61	0.57	0.54	0.51	0.48	0.456	0.435	0.415	0.289	0.223	0.183
50	2.99	2.25	1.78	1.48	1.27	1.11	0.99	0.90	0.82	0.75	0.70	0.65	0.61	0.57	0.54	0.51	0.489	0.466	0.446	0.310	0.240	0.196
100	3.74	2.83	2.24	1.86	1.60	1.40	1.25	1.13	1.03	0.95	0.88	0.82	0.77	0.73	0.69	0.65	0.62	0.590	0.564	0.393	0.304	0.248
200	4.79	3.63	2.88	2.39	2.06	1.81	1.61	1.46	1.33	1.23	1.14	1.06	0.99	0.94	0.88	0.84	0.80	0.76	0.73	0.507	0.392	0.320
500	6.81	5.16	4.10	3.41	2.93	2.58	2.30	2.08	1.90	1.75	1.62	1.52	1.42	1.34	1.26	1.20	1.14	1.09	1.04	0.73	0.560	0.458
1000	9.01	6.83	5.42	4.52	3.88	3.41	3.05	2.76	2.52	2.32	2.15	2.01	1.88	1.77	1.68	1.59	1.51	1.44	1.38	0.96	0.743	0.608

附表 11　Mann-Whitney 检验统计量分位数表

n_1	p	$n_2=2$	3	4	5	6	7	8	9	10	11	12	13	14	15	16	17	18	19	20
2	0.001	0	0	0	0	0	0	0	0	0	0	0	0	0	0	0	0	0	0	0
	0.005	0	0	0	0	0	0	0	0	0	0	0	0	0	0	0	0	0	1	1
	0.01	0	0	0	0	0	0	0	0	0	0	0	0	1	1	1	1	1	1	2
	0.025	0	0	0	0	0	0	0	1	1	1	1	2	2	2	2	3	3	3	3
	0.05	0	0	0	1	1	1	2	2	2	3	3	4	4	4	4	5	5	5	5
	0.10	0	1	1	2	2	2	3	3	4	4	5	5	5	6	6	7	7	8	8
3	0.001	0	0	0	0	0	0	0	0	0	0	0	0	0	0	0	1	1	1	1
	0.005	0	0	0	0	0	0	0	0	1	1	1	2	2	2	3	3	3	4	4
	0.01	0	0	0	0	0	1	1	2	2	2	3	3	3	4	4	5	5	5	6
	0.025	0	0	0	1	1	2	2	3	3	4	4	5	5	6	6	7	7	8	9
	0.05	0	1	1	2	3	3	4	5	5	6	6	7	8	8	9	10	10	11	12
	0.10	1	2	2	3	4	5	6	6	7	8	9	10	11	11	12	13	14	15	16
4	0.001	0	0	0	0	0	0	0	1	2	2	3	3	4	4	5	6	6	7	8
	0.005	0	0	0	1	2	2	3	4	4	5	6	6	7	8	8	9	10	10	11
	0.01	0	0	0	1	2	2	3	4	5	6	7	8	8	9	10	11	12	13	14
	0.025	0	0	1	2	3	4	5	5	6	7	8	9	10	11	12	12	13	14	15
	0.05	0	1	2	3	4	5	6	7	8	9	10	11	12	13	15	16	17	18	19
	0.10	1	2	4	5	6	7	8	10	11	12	13	14	16	17	18	19	21	22	23
5	0.001	0	0	0	0	0	0	2	3	4	5	6	7	8	9	10	11	12	13	13
	0.005	0	0	1	2	3	4	5	6	7	8	9	10	11	12	13	14	16	17	18
	0.01	0	0	1	2	3	4	5	6	7	8	9	10	11	12	13	14	15	16	17
	0.025	0	1	2	3	4	6	7	8	9	10	12	13	14	15	16	18	19	20	21
	0.05	1	2	3	5	6	7	9	10	12	13	14	16	17	19	20	21	23	24	26
	0.10	2	3	5	6	8	9	11	13	14	16	18	19	21	23	24	26	28	29	31
6	0.001	0	0	0	0	0	1	2	3	4	6	7	8	9	10	11	12	14	15	16
	0.005	0	0	1	2	3	4	5	6	7	8	10	11	13	14	16	17	19	20	22
	0.01	0	0	2	3	4	5	7	8	9	10	12	13	14	16	17	19	20	21	23
	0.025	0	2	3	4	6	7	9	11	12	14	15	17	18	20	22	23	25	26	28
	0.05	1	3	4	6	8	9	11	13	15	17	18	20	22	24	26	27	29	31	33
	0.10	2	4	6	8	10	12	14	16	18	20	22	24	26	28	30	32	35	37	39
7	0.001	0	0	0	0	1	2	3	4	6	7	8	9	10	11	12	14	15	16	17
	0.005	0	0	1	2	4	5	7	8	10	11	13	14	16	17	19	20	22	23	25
	0.01	0	1	2	4	5	7	8	10	12	13	15	17	18	20	22	24	25	27	29
	0.025	0	2	4	6	7	9	11	13	15	17	19	21	23	25	27	29	31	33	35
	0.05	1	3	5	7	9	12	14	16	18	20	22	25	27	29	31	34	36	38	40
	0.10	2	5	7	9	12	14	17	19	22	24	27	29	32	34	37	39	42	44	47
8	0.001	0	0	0	1	2	3	5	6	7	9	10	12	13	15	16	18	19	21	22
	0.005	0	0	2	3	5	7	8	10	12	14	16	18	19	21	23	25	27	29	31
	0.01	0	1	3	5	7	8	10	12	14	16	18	21	23	25	27	29	31	33	35
	0.025	1	3	5	7	9	11	14	16	18	20	23	25	27	30	32	35	37	39	42
	0.05	2	4	6	9	11	14	16	19	21	24	27	29	32	34	37	40	42	45	48
	0.10	3	6	8	11	14	17	20	23	25	28	31	34	37	40	43	46	49	52	55
9	0.001	0	0	0	2	3	4	6	8	9	11	13	15	16	18	20	22	24	26	27
	0.005	0	1	2	4	6	8	10	12	14	17	19	21	23	25	28	30	32	34	37
	0.01	0	2	4	6	8	10	12	15	17	19	22	24	27	29	32	34	37	39	41
	0.025	1	3	5	8	11	13	16	18	21	24	27	29	32	35	38	40	43	46	49
	0.05	2	5	7	10	13	16	19	22	25	28	31	34	37	40	43	46	49	52	55
	0.10	3	6	10	13	16	19	23	26	29	32	36	39	42	46	49	53	56	59	63
10	0.001	0	0	1	2	4	6	7	9	11	13	15	18	20	22	24	26	28	30	33
	0.005	0	1	3	5	7	10	12	14	17	19	22	25	27	30	32	35	38	40	43
	0.01	0	2	4	7	9	12	14	17	20	23	25	28	31	34	37	39	42	45	48
	0.025	1	4	6	9	12	15	18	21	24	27	30	34	37	40	43	46	49	53	56
	0.05	2	5	8	12	15	18	21	25	28	32	35	38	42	45	49	52	56	59	63
	0.10	4	7	11	14	18	22	25	29	33	37	40	44	48	52	55	59	63	67	71

续附表 11　Mann-Whitney 检验统计量分位数表

n_1	p	$n_2=2$	3	4	5	6	7	8	9	10	11	12	13	14	15	16	17	18	19	20
	0.001	0	0	1	3	5	7	9	11	13	16	18	21	23	25	28	30	33	35	38
	0.005	0	1	3	6	8	11	14	17	19	22	25	28	31	34	37	40	43	46	49
11	0.01	0	2	5	8	10	13	16	19	23	26	29	32	35	38	42	45	48	51	54
	0.025	1	4	7	10	14	17	20	24	27	31	34	38	41	45	48	52	56	59	63
	0.05	2	6	9	13	17	20	24	28	32	35	39	43	47	51	55	58	62	66	70
	0.10	4	8	12	16	20	24	28	32	37	41	45	49	53	58	62	66	70	74	79
	0.001	0	0	1	3	5	8	10	13	15	18	21	24	26	29	32	35	38	41	43
	0.005	0	2	4	7	10	13	16	19	22	25	28	32	35	38	42	45	48	52	55
12	0.01	0	3	6	9	12	15	18	22	25	29	32	36	39	43	47	50	54	57	61
	0.025	2	5	8	12	15	19	23	27	30	34	38	42	46	50	54	58	62	66	70
	0.05	3	6	10	14	18	22	27	31	35	39	43	48	52	56	61	65	69	73	78
	0.10	5	9	13	18	22	27	31	36	40	45	50	54	59	64	68	73	78	82	87
	0.001	0	0	2	4	6	9	12	15	18	21	24	27	30	33	36	39	43	46	49
	0.005	0	2	4	8	11	14	18	21	25	28	32	35	39	43	46	50	54	58	61
13	0.01	1	3	6	10	13	17	21	24	28	32	36	40	44	48	52	56	60	64	68
	0.025	2	5	9	13	17	21	25	29	34	38	42	46	51	55	60	64	68	73	77
	0.05	3	7	11	16	20	25	29	34	38	43	48	52	57	62	66	71	76	81	85
	0.10	5	10	14	19	24	29	34	39	44	49	54	59	64	69	75	80	85	90	95
	0.001	0	0	2	4	7	10	13	16	20	23	26	30	33	37	40	44	47	51	55
	0.005	0	2	5	8	12	16	19	23	27	31	35	39	43	47	51	55	59	64	68
14	0.01	1	3	7	11	14	18	23	27	31	35	39	44	48	52	57	61	66	70	74
	0.025	2	6	10	14	18	23	27	32	37	41	46	51	56	60	65	70	75	79	84
	0.05	4	8	12	17	22	27	32	37	42	47	52	57	62	67	72	78	83	88	93
	0.10	5	11	16	21	26	32	37	42	48	53	59	64	70	75	81	86	92	98	103
	0.001	0	0	2	5	8	11	15	18	22	25	29	33	37	41	44	48	52	56	60
	0.005	0	3	6	9	13	17	21	25	30	34	38	43	47	52	56	61	65	70	74
15	0.01	1	4	8	12	16	20	25	29	34	38	43	48	52	57	62	67	71	76	81
	0.025	2	6	11	15	20	25	30	35	40	45	50	55	60	65	71	76	81	86	91
	0.05	4	8	13	19	24	29	34	40	45	51	56	62	67	73	78	84	89	95	101
	0.10	6	11	17	23	28	34	40	46	52	58	64	69	75	81	87	93	99	105	111
	0.001	0	0	3	6	9	12	16	20	24	28	32	36	40	44	49	53	57	61	66
	0.005	0	3	6	10	14	19	23	28	32	37	42	46	51	56	61	66	71	75	80
16	0.01	1	4	8	13	17	22	27	32	37	42	47	52	57	62	67	72	77	83	88
	0.025	2	7	12	16	22	27	32	38	43	48	54	60	66	71	76	82	87	93	99
	0.05	4	9	15	20	26	31	37	43	49	55	61	66	72	78	84	90	96	102	108
	0.10	6	12	18	24	30	37	43	49	55	62	68	75	81	87	94	100	107	113	120
	0.001	0	1	3	6	10	14	18	22	26	30	35	39	44	48	53	58	62	67	71
	0.005	0	3	7	11	16	20	25	30	35	40	45	50	55	61	66	71	76	82	87
17	0.01	1	5	9	14	19	24	29	34	39	45	50	56	61	67	72	78	83	89	94
	0.025	3	7	12	18	23	29	35	40	46	52	58	64	70	76	82	88	94	100	106
	0.05	4	10	16	21	27	34	40	46	52	58	65	71	78	84	90	97	103	110	116
	0.10	7	13	19	26	32	39	46	53	59	66	73	80	86	93	100	107	114	121	128
	0.001	0	1	4	7	11	15	19	24	28	33	38	43	48	52	57	62	67	72	77
	0.005	0	3	7	12	17	22	27	32	38	43	48	54	59	65	71	76	82	88	93
18	0.01	1	5	10	15	20	25	31	37	42	48	54	60	66	71	77	83	89	95	101
	0.025	3	8	13	19	25	31	37	43	49	56	62	68	75	81	87	94	100	107	113
	0.05	5	10	17	23	29	36	42	49	56	62	69	76	83	89	96	103	110	117	124
	0.10	7	14	21	28	35	42	49	56	63	70	78	85	92	99	107	114	121	129	136
	0.001	0	1	4	8	12	16	21	26	30	35	41	46	51	56	61	67	72	78	83
	0.005	1	4	9	13	18	23	29	34	40	46	52	58	64	70	75	82	88	94	100
19	0.01	2	5	10	16	21	27	33	39	45	51	57	64	70	76	83	89	95	102	108
	0.025	3	8	14	20	26	33	39	46	53	59	66	73	80	86	93	100	107	114	120
	0.05	5	11	18	24	31	38	45	52	59	66	73	81	88	95	102	110	117	124	131
	0.10	8	15	22	29	37	44	52	59	67	74	82	90	98	105	113	121	129	136	144
	0.001	0	1	4	8	13	17	22	27	33	38	43	49	55	60	66	71	77	83	89
	0.005	1	4	9	14	19	25	31	37	43	49	55	61	68	74	80	87	93	100	106
20	0.01	2	6	11	17	23	29	35	41	48	54	61	68	74	81	88	94	101	108	115
	0.025	3	9	15	21	28	35	42	49	56	63	70	77	84	91	99	106	113	120	128
	0.05	5	12	19	26	33	40	48	55	63	70	78	85	93	101	108	116	124	131	139
	0.10	8	16	23	31	39	47	55	63	71	79	87	95	103	111	120	128	136	144	152

附表 12 Hollander 极端反应检验近似界值 C_α 表

(上行界值:$\alpha \approx 0.05$;下行界值:$\alpha \approx 0.01$)

N	n_1								
	4	5	6	7	8	9	10	11	12
8	5.00	5.00							
	—	—							
9	5.00	10.00	17.50						
	—	—							
10	5.00	14.80	23.33	28.00	42.00				
	5.00	10.00	17.50	28.00	—				
11	8.75	14.80	26.83	39.43	49.88	60.00			
	5.00	10.00	17.50	28.00	42.00				
12	8.75	20.00	29.50	42.00	58.00	68.89	82.50		
	5.00	10.00	17.50	28.00	42.00	60.00	—		
13	10.00	21.20	34.00	48.42	63.88	80.00	100.10	110.00	
	5.00	10.00	23.33	34.86	49.88	68.89	82.50	—	
14	13.00	23.20	38.83	54.86	73.50	90.22	110.00	132.00	154.90
	5.00	14.80	23.33	39.43	55.50	75.56	92.40	110.00	—
15	14.00	26.80	42.83	61.43	79.50	101.60	122.10	144.90	168.70
	5.00	14.80	28.00	42.00	59.50	79.56	102.50	120.90	143.00
16	14.00	29.20	47.50	67.71	89.88	112.20	135.60	161.60	187.00
	5.00	17.20	30.83	47.71	67.88	88.89	110.40	136.20	164.70
17	17.00	33.20	53.33	74.86	98.88	124.00	150.00	176.90	205.70
	8.75	17.20	34.00	52.00	73.88	96.00	120.90	148.20	177.70
18	18.75	36.80	58.00	82.86	108.00	135.60	164.40	194.20	224.90
	8.75	20.00	37.33	56.00	79.50	104.00	131.60	161.60	190.90
19	20.00	40.00	64.00	90.86	118.90	148.90	180.10	212.60	246.00
	8.75	21.20	39.33	60.86	85.50	112.89	142.10	174.00	206.30
20	21.00	44.80	70.00	98.86	129.90	162.20	196.40	231.60	267.70
	8.75	23.20	42.00	66.86	91.88	122.20	153.60	188.00	222.90

附表 13 Siegel-Tukey 变异度检验用表

(双侧 $\alpha = 0.05$)

n_2	n_1						
	4	5	6	7	8	9	10
$n_2 = n_1$	10~26	17~38	26~52	36~69	49~87	62~109	78~132
$n_2 = n_1 + 1$	11~29	18~42	27~57	38~74	51~93	65~115	81~139
$n_2 = n_1 + 2$	12~32	20~45	29~61	40~79	53~99	68~121	84~146
$n_2 = n_1 + 3$	13~35	21~49	31~65	42~84	55~105	71~127	88~152
$n_2 = n_1 + 4$	14~38	22~53	32~70	44~89	58~110	73~134	91~159
$n_2 = n_1 + 5$	14~42	23~57	34~74	46~94	60~116	76~140	94~166

附表 14　Ansari-Bradley W 统计量上尾概率表

$2 \leqslant n_1 \leqslant n_2, (n_1 + n_2) \leqslant 20$

$n_1 = 2$

x	$n_2=2$	$n_2=3$	$n_2=4$	$n_2=5$	$n_2=6$	$n_2=7$	$n_2=8$	$n_2=9$	$n_2=10$	$n_2=11$	$n_2=12$	$n_2=13$	$n_2=14$	$n_2=15$	$n_2=16$	$n_2=17$	$n_2=18$
2	1.0000	1.0000	1.0000	1.0000	1.0000	1.0000	1.0000	1.0000	1.0000	1.0000	1.0000	1.0000	1.0000	1.0000	1.0000	1.0000	1.0000
3	0.8333	0.9000	0.9333	0.9524	0.9643	0.9722	0.9778	0.9818	0.9848	0.9872	0.9890	0.9905	0.9917	0.9926	0.9935	0.9942	0.9947
4	0.1667	0.5000	0.6667	0.7619	0.8214	0.8611	0.8889	0.9091	0.9242	0.9359	0.9451	0.9524	0.9583	0.9632	0.9673	0.9708	0.9737
5		0.2000	0.3333	0.5238	0.6429	0.7222	0.7778	0.8182	0.8485	0.8718	0.8901	0.9048	0.9167	0.9265	0.9346	0.9415	0.9474
6			0.0667	0.2381	0.3571	0.5000	0.6000	0.6727	0.7273	0.7692	0.8022	0.8286	0.8500	0.8676	0.8824	0.8947	0.9053
7				0.0952	0.1786	0.3056	0.4000	0.5091	0.5909	0.6538	0.7033	0.7429	0.7750	0.8015	0.8235	0.8421	0.8579
8					0.0357	0.1389	0.2222	0.3273	0.4091	0.5000	0.5714	0.6286	0.6750	0.7132	0.7451	0.7719	0.7947
9						0.0556	0.1111	0.2000	0.2727	0.3590	0.4286	0.5048	0.5667	0.6176	0.6601	0.6959	0.7263
10							0.0222	0.0909	0.1515	0.2308	0.2967	0.3714	0.4333	0.5000	0.5556	0.6023	0.6421
11								0.0364	0.0758	0.1410	0.1978	0.2667	0.3250	0.3897	0.4444	0.5029	0.5526
12									0.0152	0.0641	0.1099	0.1714	0.2250	0.2868	0.3399	0.3977	0.4474
13										0.0256	0.0549	0.1048	0.1500	0.2059	0.2549	0.3099	0.3579
14											0.0110	0.0476	0.0833	0.1324	0.1765	0.2281	0.2737
15												0.0190	0.0417	0.0809	0.1176	0.1637	0.2053
16													0.0083	0.0368	0.0654	0.1053	0.1421
17														0.0147	0.0327	0.0643	0.0947
18															0.0065	0.0292	0.0526
19																0.0117	0.0263
20																	0.0053

续附表 14 Ansari-Bradley W 统计量上尾概率表

$2 \leqslant n_1 \leqslant n_2, (n_1 + n_2) \leqslant 20$

$n_1 = 3$

x	$n_2=3$	$n_2=4$	$n_2=5$	$n_2=6$	$n_2=7$	$n_2=8$	$n_2=9$	$n_2=10$	$n_2=11$	$n_2=12$	$n_2=13$	$n_2=14$	$n_2=15$	$n_2=16$	$n_2=17$
4	1.0000	1.0000	1.0000	1.0000	1.0000	1.0000	1.0000	1.0000	1.0000	1.0000	1.0000	1.0000	1.0000	1.0000	1.0000
5	0.9000	0.9429	0.9643	0.9726	0.9833	0.9879	0.9909	0.9930	0.9945	0.9956	0.9964	0.9971	0.9975	0.9979	0.9982
6	0.7000	0.8286	0.8929	0.9288	0.9500	0.9636	0.9727	0.9790	0.9835	0.9868	0.9893	0.9912	0.9926	0.9938	0.9947
7	0.3000	0.5714	0.7143	0.8095	0.8667	0.9030	0.9273	0.9441	0.9560	0.9648	0.9714	0.9765	0.9804	0.9835	0.9860
8	0.1000	0.3429	0.5000	0.6548	0.7500	0.8182	0.8836	0.8951	0.9176	0.9341	0.9464	0.9559	0.9632	0.9690	0.9737
9		0.1429	0.2857	0.4643	0.5833	0.6909	0.7636	0.8182	0.8571	0.8857	0.9071	0.9235	0.9363	0.9463	0.9544
10		0.0286	0.1071	0.2857	0.4167	0.5455	0.6364	0.7168	0.7747	0.8198	0.8536	0.8794	0.8995	0.9154	0.9281
11			0.0357	0.1429	0.2500	0.3939	0.5000	0.5979	0.6703	0.7341	0.7821	0.8206	0.8505	0.8741	0.8930
12				0.0595	0.1333	0.2606	0.3636	0.4755	0.5604	0.6374	0.6964	0.7485	0.7892	0.8225	0.8491
13				0.0119	0.0500	0.1455	0.2364	0.3497	0.4396	0.5297	0.6000	0.6632	0.7132	0.7575	0.7930
14					0.0167	0.0727	0.1364	0.2413	0.3297	0.4242	0.5000	0.5735	0.6324	0.6852	0.7281
15						0.0303	0.0727	0.1503	0.2253	0.3209	0.4000	0.4794	0.5441	0.6058	0.6561
16						0.0061	0.0273	0.0839	0.1429	0.2286	0.3036	0.3868	0.4559	0.5232	0.5789
17							0.0091	0.0420	0.0824	0.1516	0.2179	0.2985	0.3676	0.4396	0.5000
18								0.0175	0.0440	0.0945	0.1464	0.2206	0.2868	0.3591	0.4211
19								0.0035	0.0165	0.0527	0.0929	0.1529	0.2108	0.2817	0.3439
20									0.0055	0.0264	0.0536	0.1015	0.1495	0.2136	0.2719
21										0.0110	0.0286	0.0632	0.1005	0.1548	0.2070
22										0.0022	0.0107	0.0353	0.0637	0.1073	0.1509
23											0.0036	0.0176	0.0368	0.0712	0.1070
24												0.0074	0.0196	0.0444	0.0719
25												0.0015	0.0074	0.0248	0.0456
26													0.0025	0.0124	0.0263
27														0.0052	0.0140
28														0.0010	0.0053
29															0.0018

续附表 14　Ansari-Bradley W 统计量上尾概率表

$2 \leqslant n_1 \leqslant n_2$，$(n_1 + n_2) \leqslant 20$

$n_1 = 4$

x	$n_2=4$	$n_2=5$	$n_2=6$	$n_2=7$	$n_2=8$	$n_2=9$	$n_2=10$	$n_2=11$	$n_2=12$	$n_2=13$	$n_2=14$	$n_2=15$	$n_2=16$
6	1.0000	1.0000	1.0000	1.0000	1.0000	1.0000	1.0000	1.0000	1.0000	1.0000	1.0000	1.0000	1.0000
7	0.9857	0.9921	0.9952	0.9970	0.9980	0.9986	0.9990	0.9993	0.9995	0.9996	0.9997	0.9997	0.9998
8	0.9286	0.9603	0.9762	0.9848	0.9899	0.9930	0.9950	0.9963	0.9973	0.9979	0.9984	0.9987	0.9990
9	0.8000	0.8889	0.9333	0.9576	0.9717	0.9804	0.9860	0.9897	0.9923	0.9941	0.9954	0.9964	0.9971
10	0.6288	0.7778	0.8571	0.9091	0.9394	0.9580	0.9700	0.9780	0.9835	0.9874	0.9902	0.9923	0.9938
11	0.3714	0.6032	0.7333	0.8242	0.8788	0.9161	0.9401	0.9560	0.9670	0.9748	0.9804	0.9845	0.9876
12	0.2000	0.4286	0.5810	0.7152	0.7980	0.8573	0.8961	0.9238	0.9429	0.9563	0.9660	0.9732	0.9785
13	0.0714	0.2619	0.4190	0.5818	0.6889	0.7762	0.8342	0.8769	0.9066	0.9286	0.9444	0.9561	0.9649
14	0.0143	0.1349	0.2667	0.4424	0.5677	0.6783	0.7542	0.8154	0.8582	0.8908	0.9144	0.9324	0.9459
15		0.0476	0.1429	0.3030	0.4323	0.5650	0.6593	0.7385	0.7951	0.8408	0.8742	0.9002	0.9197
16		0.0159	0.0667	0.1939	0.3111	0.4503	0.5554	0.6520	0.7225	0.7811	0.8245	0.8599	0.8867
17			0.0238	0.1061	0.2020	0.3357	0.4446	0.5546	0.6374	0.7101	0.7647	0.8101	0.8448
18			0.0048	0.0515	0.1212	0.2378	0.3407	0.4564	0.5473	0.6319	0.6967	0.7528	0.7961
19				0.0182	0.0606	0.1538	0.2458	0.3590	0.4527	0.5471	0.6209	0.6873	0.7391
20				0.0061	0.0283	0.0923	0.1658	0.2711	0.3626	0.4613	0.5412	0.6166	0.6764
21					0.0101	0.0490	0.1039	0.1934	0.2775	0.3761	0.4588	0.5413	0.6078
22					0.0020	0.0238	0.0599	0.1319	0.2049	0.2979	0.3791	0.4654	0.5368
23						0.0084	0.0300	0.0821	0.1418	0.2261	0.3033	0.3896	0.4632
24						0.0028	0.0140	0.0484	0.0934	0.1655	0.2353	0.3189	0.3922
25							0.0050	0.0256	0.0571	0.1151	0.1755	0.2531	0.3236
26							0.0010	0.0125	0.0330	0.0765	0.1258	0.1953	0.2609
27								0.0044	0.0165	0.0471	0.0856	0.1450	0.2039
28								0.0015	0.0077	0.0277	0.0556	0.1042	0.1552
29									0.0027	0.0147	0.0340	0.0712	0.1133
30									0.0005	0.0071	0.0196	0.0470	0.0803
31										0.0025	0.0098	0.0289	0.0541
32										0.0008	0.0046	0.0170	0.0351
33											0.0016	0.0090	0.0215
34											0.0003	0.0044	0.0124
35												0.0015	0.0062
36												0.0005	0.0029
37													0.0010
38													0.0002

续附表 14　Ansari-Bradley W 统计量上尾概率表

$2 \leqslant n_1 \leqslant n_2, (n_1 + n_2) \leqslant 20$

$n_1 = 5$

x	$n_2=5$	$n_2=6$	$n_2=7$	$n_2=8$	$n_2=9$	$n_2=10$	$n_2=11$	$n_2=12$	$n_2=13$	$n_2=14$	$n_2=15$
9	1.0000	1.0000	1.0000	1.0000	1.0000	1.0000	1.0000	1.0000	1.0000	1.0000	1.0000
10	0.9921	0.9957	0.9975	0.9984	0.9990	0.9993	0.9995	0.9997	0.9998	0.9998	0.9999
11	0.9762	0.9870	0.9924	0.9953	0.9970	0.9980	0.9986	0.9990	0.9993	0.9995	0.9996
12	0.9286	0.9610	0.9773	0.9880	0.9910	0.9940	0.9959	0.9971	0.9979	0.9985	0.9988
13	0.8492	0.9156	0.9495	0.9689	0.9800	0.9867	0.9908	0.9935	0.9953	0.9966	0.9974
14	0.7302	0.8420	0.9015	0.9386	0.9600	0.9734	0.9817	0.9871	0.9907	0.9931	0.9948
15	0.5873	0.7446	0.8333	0.8936	0.9291	0.9524	0.9670	0.9767	0.9832	0.9876	0.9907
16	0.4127	0.6147	0.7374	0.8275	0.8821	0.9197	0.9437	0.9601	0.9711	0.9787	0.9840
17	0.2698	0.4805	0.6237	0.7451	0.8212	0.8761	0.9116	0.9368	0.9538	0.9659	0.9743
18	0.1508	0.3463	0.5000	0.6457	0.7423	0.8182	0.8681	0.9047	0.9295	0.9476	0.9604
19	0.0714	0.2294	0.3763	0.5385	0.6523	0.7483	0.8132	0.8633	0.8978	0.9235	0.9417
20	0.0238	0.1342	0.2626	0.4266	0.5514	0.6663	0.7468	0.8116	0.8569	0.8920	0.9171
21	0.0079	0.0693	0.1667	0.3209	0.4486	0.5771	0.6708	0.7508	0.8079	0.8533	0.8861
22		0.0303	0.0985	0.2269	0.3477	0.4832	0.5870	0.6810	0.7498	0.8067	0.8483
23		0.0108	0.0505	0.1507	0.2577	0.3916	0.5000	0.6054	0.6846	0.7530	0.8038
24		0.0022	0.0227	0.0917	0.1788	0.3044	0.4130	0.5254	0.6130	0.6923	0.7523
25			0.0076	0.0513	0.1179	0.2268	0.3292	0.4449	0.5383	0.6267	0.6950
26			0.0025	0.0249	0.0709	0.1608	0.2532	0.3662	0.4617	0.5572	0.6329
27				0.0109	0.0400	0.1086	0.1868	0.2928	0.3870	0.4864	0.5673
28				0.0039	0.0200	0.0686	0.1319	0.2262	0.3154	0.4157	0.5000
29				0.0008	0.0090	0.0406	0.0884	0.1690	0.2502	0.3478	0.4327
30					0.0030	0.0220	0.0563	0.1214	0.1921	0.2840	0.3671
31					0.0010	0.0107	0.0330	0.0835	0.1431	0.2262	0.3050
32						0.0047	0.0183	0.0546	0.1022	0.1751	0.2477
33						0.0017	0.0092	0.0339	0.0705	0.1318	0.1962
34						0.0003	0.0041	0.0197	0.0462	0.0960	0.1517
35							0.0014	0.0107	0.0289	0.0675	0.1139
36							0.0005	0.0052	0.0168	0.0455	0.0829
37								0.0023	0.0093	0.0294	0.0583
38								0.0008	0.0047	0.0181	0.0396
39								0.0002	0.0021	0.0105	0.0257
40									0.0007	0.0057	0.0160
41									0.0002	0.0028	0.0093
42										0.0012	0.0052
43										0.0004	0.0026
44										0.0001	0.0012
45											0.0004
46											0.0001

续附表 14　Ansari-Bradley W 统计量上尾概率表

$$2\leqslant n_1\leqslant n_2,(n_1+n_2)\leqslant 20$$

	$n_1=6$								
x	$n_2=6$	$n_2=7$	$n_2=8$	$n_2=9$	$n_2=10$	$n_2=11$	$n_2=12$	$n_2=13$	$n_2=14$
12	1.0000	1.0000	1.0000	1.0000	1.0000	1.0000	1.0000	1.0000	1.0000
13	0.9989	0.9994	0.9997	0.9998	0.9999	0.9999	0.9999	1.0000	1.0000
14	0.9946	0.9971	0.9983	0.9990	0.9994	0.9996	0.9997	0.9998	0.9999
15	0.9848	0.9918	0.9953	0.9972	0.9983	0.9989	0.9992	0.9995	0.9996
16	0.9632	0.9802	0.9887	0.9932	0.9958	0.9973	0.9982	0.9987	0.9991
17	0.9264	0.9592	0.9760	0.9856	0.9910	0.9942	0.9961	0.9973	0.9981
18	0.8658	0.9242	0.9547	0.9724	0.9825	0.9887	0.9925	0.9948	0.9964
19	0.7846	0.8735	0.9217	0.9518	0.9692	0.9799	0.9865	0.9907	0.9935
20	0.6807	0.8048	0.8751	0.9215	0.9487	0.9663	0.9772	0.9843	0.9890
21	0.5849	0.7203	0.8139	0.8803	0.9202	0.9469	0.9636	0.9749	0.9823
22	0.4351	0.6189	0.7366	0.8260	0.8812	0.9199	0.9445	0.9613	0.9725
23	0.3193	0.5122	0.6474	0.7600	0.8322	0.8849	0.9190	0.9431	0.9591
24	0.2154	0.4038	0.5501	0.6829	0.7717	0.8407	0.8860	0.9191	0.9413
25	0.1342	0.3030	0.4499	0.5984	0.7025	0.7877	0.8451	0.8887	0.9184
26	0.0736	0.2133	0.3526	0.5085	0.6246	0.7259	0.7962	0.8514	0.8896
27	0.0368	0.1410	0.2634	0.4190	0.5425	0.6574	0.7398	0.8074	0.8549
28	0.0152	0.0851	0.1861	0.3323	0.4575	0.5831	0.6765	0.7564	0.8138
29	0.0054	0.0484	0.1249	0.2543	0.3754	0.5065	0.6082	0.6996	0.7668
30	0.0011	0.0239	0.0783	0.1860	0.2975	0.4292	0.5364	0.6376	0.7139
31		0.0105	0.0453	0.1303	0.2283	0.3549	0.4636	0.5723	0.6566
32		0.0035	0.0240	0.0859	0.1678	0.2851	0.3918	0.5049	0.5954
33		0.0012	0.0113	0.0539	0.1188	0.2226	0.3235	0.4376	0.5322
34			0.0047	0.0312	0.0798	0.1678	0.2602	0.3716	0.4678
35			0.0017	0.0170	0.0513	0.1226	0.2038	0.3094	0.4046
36			0.0003	0.0082	0.0308	0.0859	0.1549	0.2518	0.3434
37				0.0036	0.0175	0.0579	0.1140	0.2002	0.2861
38				0.0012	0.0090	0.0370	0.0810	0.1550	0.2332
39				0.0004	0.0042	0.0226	0.0555	0.1170	0.1882
40					0.0017	0.0128	0.0364	0.0855	0.1451
41					0.0006	0.0069	0.0228	0.0608	0.1104
42					0.0001	0.0033	0.0135	0.0415	0.0816
43						0.0015	0.0075	0.0274	0.0587
44						0.0005	0.0039	0.0172	0.0409
45						0.0002	0.0018	0.0104	0.0275
46							0.0008	0.0058	0.0177
47							0.0003	0.0031	0.0110
48							0.0001	0.0015	0.0065
49								0.0007	0.0036
50								0.0002	0.0019
51								0.0001	0.0009
52									0.0004
53									0.0001
54									0.0000

续附表 14　Ansari-Bradley W 统计量上尾概率表

$2 \leqslant n_1 \leqslant n_2 , (n_1 + n_2) \leqslant 20$

				$n_1 = 7$			
x	$n_2 = 7$	$n_2 = 8$	$n_2 = 9$	$n_2 = 10$	$n_2 = 11$	$n_2 = 12$	$n_2 = 13$
16	1.0000	1.0000	1.0000	1.0000	1.0000	1.0000	1.0000
17	0.9994	0.9997	0.9998	0.9999	1.0000	1.0000	1.0000
18	0.9983	0.9991	0.9995	0.9997	0.9998	0.9999	0.9999
19	0.9948	0.9972	0.9984	0.9991	0.9994	0.9996	0.9998
20	0.9878	0.9935	0.9963	0.9978	0.9987	0.9992	0.9995
21	0.9744	0.9862	0.9921	0.9954	0.9972	0.9982	0.9988
22	0.9534	0.9744	0.9851	0.9912	0.9946	0.9966	0.9978
23	0.9196	0.9549	0.9734	0.9841	0.9901	0.9937	0.9959
24	0.8730	0.9270	0.9559	0.9734	0.9833	0.9893	0.9930
25	0.8106	0.8878	0.9306	0.9574	0.9729	0.9826	0.9885
26	0.7348	0.8375	0.8965	0.9354	0.9583	0.9730	0.9820
27	0.6463	0.7748	0.8523	0.9059	0.9381	0.9595	0.9727
28	0.5507	0.7021	0.7981	0.8685	0.9118	0.9415	0.9602
29	0.4493	0.6194	0.7336	0.8221	0.8782	0.9181	0.9435
30	0.3537	0.5324	0.6608	0.7676	0.8374	0.8889	0.9223
31	0.2652	0.4435	0.5820	0.7052	0.7887	0.8532	0.8958
32	0.1894	0.3577	0.5000	0.6368	0.7333	0.8111	0.8637
33	0.1270	0.2777	0.4180	0.5637	0.6714	0.7626	0.8258
34	0.0804	0.2075	0.3392	0.4888	0.6050	0.7085	0.7822
35	0.0466	0.1478	0.2664	0.4139	0.5353	0.6494	0.7332
36	0.0256	0.1005	0.2019	0.3421	0.4647	0.5869	0.6795
37	0.0122	0.0648	0.1477	0.2753	0.3950	0.5220	0.6219
38	0.0052	0.0393	0.1035	0.2154	0.3286	0.4568	0.5616
39	0.0017	0.0221	0.0694	0.1633	0.2667	0.3925	0.5000
40	0.0006	0.0115	0.0441	0.1199	0.2113	0.3311	0.4384
41		0.0053	0.0266	0.0847	0.1626	0.2735	0.3781
42		0.0022	0.0149	0.0576	0.1218	0.2213	0.3205
43		0.0008	0.0079	0.0375	0.0882	0.1749	0.2668
44		0.0002	0.0037	0.0233	0.0619	0.1350	0.2178
45			0.0016	0.0136	0.0417	0.1014	0.1742
46			0.0005	0.0075	0.0271	0.0742	0.1363
47			0.0002	0.0038	0.0167	0.0526	0.1042
48				0.0017	0.0099	0.0361	0.0777
49				0.0007	0.0054	0.0239	0.0565
50				0.0003	0.0028	0.0152	0.0398
51				0.0001	0.0013	0.0092	0.0273
52					0.0006	0.0053	0.0180
53					0.0002	0.0029	0.0115
54					0.0001	0.0015	0.0070
55						0.0007	0.0041
56						0.0003	0.0022
57						0.0001	0.0012
58						0.0000	0.0005
59							0.0002
60							0.0001
61							0.0000

续附表 14 **Ansari-Bradley *W* 统计量上尾概率表**

$2 \leqslant n_1 \leqslant n_2, (n_1 + n_2) \leqslant 20$

			$n_1 = 8$		
x	$n_2 = 8$	$n_2 = 9$	$n_2 = 10$	$n_2 = 11$	$n_2 = 12$
20	1.0000	1.0000	1.0000	1.0000	1.0000
21	0.9999	1.0000	1.0000	1.0000	1.0000
22	0.9996	0.9998	0.9999	0.9999	1.0000
23	0.9989	0.9994	0.9997	0.9998	0.9999
24	0.9974	0.9986	0.9992	0.9996	0.9997
25	0.9941	0.9969	0.9983	0.9990	0.9994
26	0.9885	0.9938	0.9965	0.9980	0.9988
27	0.9789	0.9886	0.9935	0.9962	0.9977
28	0.9643	0.9804	0.9887	0.9934	0.9960
29	0.9428	0.9680	0.9813	0.9889	0.9932
30	0.9133	0.9504	0.9704	0.9823	0.9890
31	0.8737	0.9262	0.9551	0.9728	0.9830
32	0.8246	0.8947	0.9344	0.9598	0.9745
33	0.7650	0.8549	0.9075	0.9423	0.9629
34	0.6970	0.8069	0.8738	0.9199	0.9477
35	0.6212	0.7508	0.8328	0.8918	0.9281
36	0.5413	0.6877	0.7847	0.8578	0.9038
37	0.4587	0.6184	0.7296	0.8174	0.8742
38	0.3788	0.5457	0.6686	0.7710	0.8392
39	0.3030	0.4714	0.6031	0.7189	0.7986
40	0.2350	0.3983	0.5347	0.6621	0.7528
41	0.1754	0.3281	0.4653	0.6015	0.7022
42	0.1263	0.2636	0.3969	0.5386	0.6476
43	0.0867	0.2055	0.3314	0.4746	0.5898
44	0.0572	0.1557	0.2704	0.4113	0.5302
45	0.0357	0.1139	0.2153	0.3500	0.4698
46	0.0211	0.0807	0.1672	0.2925	0.4102
47	0.0115	0.0548	0.1262	0.2394	0.3524
48	0.0059	0.0358	0.0925	0.1919	0.2978
49	0.0026	0.0221	0.0656	0.1503	0.2472
50	0.0011	0.0131	0.0449	0.1150	0.2014
51	0.0004	0.0072	0.0296	0.0856	0.1608
52	0.0001	0.0037	0.0187	0.0621	0.1258
53		0.0017	0.0113	0.0437	0.0962
54		0.0007	0.0065	0.0298	0.0719
55		0.0002	0.0035	0.0196	0.0523
56		0.0001	0.0017	0.0124	0.0371
57			0.0008	0.0075	0.0255
58			0.0003	0.0043	0.0170
59			0.0001	0.0023	0.0110
60			0.0000	0.0012	0.0068
61				0.0006	0.0040
62				0.0002	0.0023
63				0.0001	0.0012
64				0.0000	0.0006
65					0.0003
66					0.0001
67					0.0000
68					0.0000

续附表 14　Ansari-Bradley W 统计量上尾概率表

$2 \leqslant n_1 \leqslant n_2 , (n_1 + n_2) \leqslant 20$

	$n_1 = 9$				$n_1 = 10$
x	$n_2 = 9$	$n_2 = 10$	$n_2 = 11$	x	$n_2 = 10$
25	1.0000	1.0000	1.0000	30	1.0000
26	1.0000	1.0000	1.0000	31	1.0000
27	0.9999	0.9999	1.0000	32	1.0000
28	0.9996	0.9998	0.9999	33	0.9999
29	0.9991	0.9995	0.9997	34	0.9998
30	0.9981	0.9990	0.9995	35	0.9996
31	0.9963	0.9980	0.9989	36	0.9992
32	0.9932	0.9964	0.9980	37	0.9984
33	0.9882	0.9937	0.9964	38	0.9971
34	0.9805	0.9894	0.9940	39	0.9951
35	0.9695	0.9831	0.9903	40	0.9920
36	0.9540	0.9741	0.9849	41	0.9874
37	0.9332	0.9618	0.9773	42	0.9808
38	0.9062	0.9453	0.9669	43	0.9718
39	0.8724	0.9240	0.9532	44	0.9597
40	0.8313	0.8972	0.9355	45	0.9440
41	0.7833	0.8646	0.9133	46	0.9239
42	0.7283	0.8259	0.8862	47	0.8993
43	0.6677	0.7813	0.8538	48	0.8694
44	0.6025	0.7310	0.8160	49	0.8344
45	0.5346	0.6759	0.7731	50	0.7940
46	0.4654	0.6166	0.7251	51	0.7486
47	0.3975	0.5548	0.6729	52	0.6986
48	0.3323	0.4916	0.6173	53	0.6449
49	0.2717	0.4287	0.5593	54	0.5881
50	0.2167	0.3673	0.5000	55	0.5296
51	0.1687	0.3092	0.4407	56	0.4704
52	0.1276	0.3092	0.3827	57	0.4119
53	0.0938	0.2552	0.3271	58	0.3551
54	0.0668	0.2064	0.2749	59	0.3014
55	0.0460	0.1632	0.2269	60	0.2514
56	0.0305	0.1262	0.1840	61	0.2060
57	0.0195	0.0952	0.1462	62	0.1656
58	0.0118	0.0700	0.1138	63	0.1306
59	0.0068	0.0500	0.0867	64	0.1007
60	0.0037	0.0347	0.0645	65	0.0761
61	0.0019	0.0232	0.0468	66	0.0560
62	0.0009	0.0150	0.0331	67	0.0403
63	0.0004	0.0093	0.0227	68	0.0282
64	0.0001	0.0056	0.0151	69	0.0192
65	0.0000	0.0031	0.0097	70	0.0126
66		0.0017	0.0060	71	0.0080
67		0.0008	0.0036	72	0.0049
68		0.0004	0.0020	73	0.0029
69		0.0002	0.0011	74	0.0016
70		0.0001	0.0005	75	0.0008
71		0.0000	0.0003	76	0.0004
72			0.0001	77	0.0002
73			0.0000	78	0.0001
74			0.0000	79	0.0000
				80	0.0000

附表15　秩和检验用 T 界值表

	$P(1)$	$P(2)$
每组1行	0.05	0.1
2行	0.025	0.05
3行	0.01	0.02
4行	0.005	0.01

n_1（较小者）	n_2-n_1 0	1	2	3	4	5	6	7	8	9	10
2				3~13	3~15	3~17	4~18	4~20	4~22	4~24	5~25
							3~19	8~21	3~23	3~25	4~26
3	6~15	6~18	7~20	8~22	8~25	9~27	10~29	10~32	11~34	11~37	12~39
			6~21	7~23	7~26	8~28	8~31	9~33	9~36	10~38	10~41
					6~27	6~30	7~32	7~35	7~38	8~40	8~42
							6~33	6~36	6~39	7~41	7~44
4	11~25	12~28	13~31	14~34	15~37	16~40	17~43	18~46	19~49	20~5	21~55
	10~26	11~29	12~32	13~35	14~38	14~42	15~45	16~46	17~51	18~54	19~57
		10~30	11~33	11~37	12~40	13~43	13~47	14~50	15~53	15~57	16~60
			10~34	10~38	11~41	11~45	12~48	12~52	13~55	13~59	14~62
5	19~36	20~40	21~44	23~47	24~51	26~54	27~58	28~62	30~65	31~69	33~72
	17~38	18~42	20~45	21~49	22~53	23~57	24~61	26~64	27~68	28~72	29~76
	16~39	17~43	18~47	19~51	20~55	21~59	22~63	23~67	24~71	25~75	26~79
	15~40	16~44	16~49	17~53	18~57	19~61	20~65	21~69	23~73	22~78	23~82
6	28~50	29~55	31~59	33~63	35~67	37~71	38~76	40~80	42~84	44~88	46~92
	26~52	27~57	29~61	31~65	32~70	34~74	35~79	37~83	38~88	40~92	42~96
	24~54	25~59	27~63	28~68	29~73	30~78	32~82	33~87	34~92	36~96	37~101
	23~55	24~60	25~65	26~70	27~75	28~80	30~84	31~89	32~94	33~99	34~104
7	39~66	41~71	43~76	45~81	47~86	49~91	52~95	54~100	56~105	58~110	61~114
	36~69	38~74	40~79	42~84	44~89	46~94	48~99	50~104	52~109	54~114	56~119
	34~71	35~77	37~82	39~87	40~93	42~98	41~103	45~109	47~114	49~119	51~124
	32~73	34~78	35~84	37~89	38~95	40~100	41~106	43~111	44~117	46~122	47~128
8	51~85	54~90	56~96	59~101	62~106	64~112	67~117	69~123	72~128	75~133	77~139
	49~87	51~93	53~99	55~105	58~110	60~116	62~122	65~127	67~133	70~138	72~144
	45~91	47~97	49~103	51~109	53~115	56~120	58~126	60~132	62~138	64~144	66~150
	43~93	45~99	47~105	49~111	51~117	53~123	54~130	56~136	58~142	60~148	62~165
9	66~105	69~111	72~117	75~123	78~129	81~135	84~t41	87~147	90~153	93~159	96~165
	62~109	65~115	68~121	71~127	73~134	76~140	79~146	82~152	84~159	87~165	90~171
	59~112	61~119	63~126	66~132	68~139	71~145	73~152	76~158	78~165	81~171	83~178
	56~115	58~122	61~128	63~135	65~142	67~149	69~156	72~162	74~169	76~176	78~183
10	82~128	86~134	89~141	92~148	96~154	99~161	103~167	106~174	110~180	113~187	117~193
	78~132	81~139	84~146	88~152	91~159	94~166	97~173	100~180	103~187	107~193	110~200
	94~136	77~143	79~151	82~158	85~165	88~172	91~179	93~187	96~194	99~201	102~208
	71~139	73~147	76~154	79~161	81~169	84~176	86~184	89~191	92~198	94~206	97~213

附表 16　Wilcoxon 符号秩检验统计量分位数表

n	$W_{0.005}$	$W_{0.01}$	$W_{0.025}$	$W_{0.05}$	$W_{0.10}$	$W_{0.20}$	$W_{0.30}$	$W_{0.40}$	$W_{0.50}$	$\dfrac{n(n+1)}{2}$
4	0	0	0	0	1	3	3	4	5	10
5	0	0	0	1	3	4	5	6	7.5	15
6	0	0	1	3	4	6	8	9	10.5	21
7	0	1	3	4	6	9	11	12	14	28
8	1	2	4	6	9	12	14	16	18	36
9	2	4	6	9	11	15	18	20	22.5	45
10	4	6	9	11	15	19	22	25	27.5	55
11	6	8	11	14	18	23	27	30	33	66
12	8	10	14	18	22	28	32	36	39	78
13	10	13	18	22	27	33	38	42	45.5	91
14	13	16	22	26	32	39	44	48	52.5	105
15	16	20	26	31	37	45	51	55	60	120
16	20	24	30	36	43	51	58	63	68	136
17	24	28	35	42	49	58	65	71	76.5	153
18	28	33	41	48	56	66	73	80	85.5	171
19	33	38	47	54	63	74	82	89	95	190
20	38	44	53	61	70	83	91	98	105	210
21	44	50	59	68	78	91	100	108	115.5	131
22	49	56	67	76	87	100	110	119	126.5	153
23	55	63	74	84	95	110	120	130	138	176
24	62	70	82	92	105	120	131	141	150	300
25	69	77	90	101	114	131	143	153	162.5	325
26	76	85	99	111	125	142	155	165	175.5	351
27	84	94	108	120	135	154	167	178	189	378
28	92	102	117	131	146	166	180	192	203	406
29	101	111	127	141	158	178	193	206	217.5	435
30	110	121	138	152	170	191	207	220	232.5	465
31	119	131	148	164	182	205	221	235	248	496
32	129	141	160	176	195	219	236	250	264	528
33	139	152	171	188	208	233	251	266	280.5	561
34	149	163	183	201	222	248	266	282	297.5	595
35	160	175	196	214	236	263	283	299	315	630
36	172	187	209	228	251	279	299	317	333	666
37	184	199	222	242	266	295	316	335	351.5	703
38	196	212	236	257	282	312	334	353	370.5	741
39	208	225	250	272	298	329	352	372	390	780
40	221	239	265	287	314	347	371	391	410	820
41	235	253	280	303	331	365	390	411	430.5	861
42	248	267	295	320	349	384	409	431	451.5	903
43	263	282	311	337	366	403	429	452	473	946
44	277	297	328	354	385	422	450	473	495	990
45	292	313	344	372	403	442	471	495	517.5	1035
46	308	329	362	390	423	463	492	517	540.5	1081
47	324	346	379	408	442	484	514	540	564	1128
48	340	363	397	428	463	505	536	563	588	1176
49	357	381	416	447	483	527	559	587	612.5	1225
50	374	398	435	467	504	550	583	611	637.5	1275

附表 17　平方秩检验统计量分位数表

n	p	m=3	4	5	6	7	8	9	10
3	0.005	14	14	14	14	14	14	21	21
	0.01	14	14	14	14	21	21	26	26
	0.025	14	14	21	26	29	30	35	41
	0.05	21	21	26	30	38	42	49	54
	0.10	26	29	35	42	50	59	69	77
	0.90	65	90	117	149	182	221	260	305
	0.95	70	101	129	161	197	238	285	333
	0.975	77	110	138	170	213	257	308	362
	0.99	77	110	149	194	230	285	329	394
	0.995	77	110	149	194	245	302	346	413
4	0.005	30	30	30	39	39	46	50	54
	0.01	30	30	39	46	50	51	62	66
	0.025	30	39	50	54	63	71	78	90
	0.05	39	50	57	66	78	90	102	114
	0.10	50	62	71	85	99	114	130	149
	0.90	111	142	182	222	270	321	375	435
	0.95	119	154	197	246	294	350	413	476
	0.975	126	165	206	255	311	374	439	510
	0.99	126	174	219	270	334	401	470	545
	0.995	126	174	230	281	351	414	494	567
5	0.005	55	55	66	75	79	88	99	110
	0.01	55	66	75	82	90	103	115	127
	0.025	66	79	88	100	114	130	145	162
	0.05	75	88	103	120	135	155	175	195
	0.10	87	103	121	142	163	187	212	239
	0.90	169	214	264	319	379	445	514	591
	0.95	178	228	282	342	410	479	558	639
	0.975	183	235	297	363	433	508	592	680
	0.99	190	246	310	382	459	543	631	727
	0.995	190	255	319	391	478	559	654	754
6	0.005	91	104	115	124	136	152	167	182
	0.01	91	115	124	139	155	175	191	210
	0.025	115	130	143	164	184	208	231	255
	0.05	124	139	164	187	211	239	268	299
	0.10	136	163	187	215	247	280	315	352
	0.90	243	300	364	435	511	592	679	772
	0.95	255	319	386	463	545	634	730	831
	0.975	259	331	406	486	574	670	771	880
	0.99	271	339	424	511	607	706	817	935
	0.995	271	346	431	526	624	731	847	970

续附表 17 平方秩检验统计量分位数表

n	p	$m=3$	4	5	6	7	8	9	10
7	0.005	140	155	172	195	212	235	257	280
	0.01	155	172	191	212	236	260	287	315
	0.025	172	195	217	245	274	305	338	372
	0.05	188	212	240	274	308	344	384	425
	0.10	203	236	271	308	350	394	440	489
	0.90	335	407	487	572	665	764	871	984
	0.95	347	428	515	608	707	814	929	1051
	0.975	356	443	536	635	741	856	909	1108
	0.99	364	456	560	664	779	900	1032	1172
	0.995	371	467	571	683	803	929	1067	1212
8	0.005	204	236	260	284	311	340	368	401
	0.01	221	249	276	309	340	372	408	445
	0.025	249	276	311	345	384	425	468	513
	0.05	268	300	340	381	426	473	524	576
	0.10	285	329	374	423	476	531	590	652
	0.90	447	536	632	735	846	965	1091	1224
	0.95	464	560	664	776	896	1023	1159	1303
	0.975	476	579	689	807	935	1071	1215	1368
	0.99	485	599	716	840	980	1124	1277	1442
	0.995	492	604	731	863	1005	1156	1319	1489
9	0.005	304	325	361	393	429	466	508	549
	0.01	321	349	384	423	464	508	553	601
	0.025	342	380	423	469	517	570	624	682
	0.05	365	406	457	510	567	626	689	755
	0.10	390	444	501	561	625	694	766	843
	0.90	581	689	803	925	1056	1195	1343	1498
	0.95	601	717	840	972	1112	1261	1420	1587
	0.975	615	741	870	1009	1158	1317	1485	1662
	0.99	624	757	900	1049	1209	1377	1556	1745
	0.995	629	769	916	1073	1239	1417	1601	1798
10	0.005	406	448	486	526	573	620	672	725
	0.1	425	470	513	561	613	667	725	785
	0.025	457	505	560	616	677	741	808	879
	0.05	486	539	601	665	734	806	883	963
	0.10	514	580	649	724	801	885	972	1064
	0.90	742	866	1001	1144	1296	1457	1627	1806
	0.95	765	901	1045	1197	1360	1533	1715	1907
	0.975	778	925	1078	1241	1413	1596	1788	1991
	0.99	793	949	1113	1286	1470	1664	1869	2085
	0.995	798	961	1130	1314	1505	1708	1921	2145

附表 18 Fligner-Policello U 统计量上侧概率表

n	m	x	$P_0\{\hat{U} \geqslant x\}$	n	m	x	$P_0\{\hat{U} \geqslant x\}$
3	3	2.347	0.100	4	5	1.500	0.095
		∞	0.050			2.160	0.056
						3.265	0.032
3	4	1.732	0.114			∞	0.008
		3.273	0.057				
		∞	0.029	4	6	1.434	0.091
						2.247	0.048
3	5	1.632	0.089			3.021	0.024
		2.324	0.071			6.899	0.010
		4.195	0.036				
		∞	0.018	4	7	1.428	0.010
						2.104	0.052
3	6	1.897	0.083			3.295	0.021
		2.912	0.048			4.786	0.012
		5.116	0.024				
		∞	0.012	4	8	1.371	0.101
						2.162	0.051
3	7	1.644	0.092			2.868	0.024
		2.605	0.042			4.252	0.010
		6.037	0.017				
		∞	0.008	4	9	1.434	0.094
						2.057	0.050
3	8	1.500	0.097			2.683	0.025
		2.777	0.042			4.423	0.010
		4.082	0.024				
		6.957	0.012	4	10	1.466	0.099
						2.000	0.050
3	9	1.595	0.100			2.951	0.025
		2.353	0.950			4.276	0.010
		3.566	0.023				
		7.876	0.009	4	11	1.448	0.100
						2.067	0.049
3	10	1.611	0.101			2.776	0.026
		2.553	0.049			4.017	0.011
		3.651	0.025				
		8.795	0.007	4	12	1.455	0.100
						2.096	0.049
3	11	1.638	0.099			2.847	0.024
		2.369	0.055			3.904	0.010
		3.503	0.028				
		5.831	0.011	5	5	1.447	0.103
						2.063	0.048
3	12	1.616	0.101			2.859	0.028
		2.449	0.048			7.187	0.008
		3.406	0.024				
		5.000	0.011	5	6	1.362	0.102
						1.936	0.056
4	4	1.586	0.100			2.622	0.026
		2.502	0.057			3.913	0.011
		4.483	0.029				
		∞	0.014				

续附表 18　Fligner-Policello U 统计量上侧概率表

n	m	x	$P_0\{\hat{U} \geqslant x\}$	n	m	x	$P_0\{\hat{U} \geqslant x\}$
5	7	1.308	0.100	6	11	1.320	0.100
		1.954	0.051			1.833	0.050
		2.465	0.025			2.337	0.025
		4.246	0.009			3.161	0.010
5	8	1.378	0.099	6	12	1.330	0.101
		1.919	0.048			1.835	0.050
		2.556	0.025			2.349	0.026
		3.730	0.009			3.151	0.010
5	9	1.361	0.099	7	7	1.333	0.099
		1.893	0.050			1.804	0.050
		2.536	0.025			2.331	0.025
		3.388	0.010			3.195	0.010
5	10	1.361	0.098	7	8	1.310	0.100
		1.900	0.049			1.807	0.050
		2.496	0.025			2.263	0.025
		3.443	0.011			3.088	0.010
5	11	1.340	0.100	7	9	1.320	0.100
		1.891	0.051			1.790	0.051
		2.497	0.025			2.287	0.025
		3.435	0.011			2.967	0.010
5	12	1.369	0.100	7	10	1.313	0.100
		1.923	0.049			1.776	0.050
		2.479	0.025			2.248	0.025
		3.444	0.010			3.002	0.010
5	13	1.335	0.104	7	11	1.302	0.100
		1.860	0.051			1.769	0.050
		2.502	0.028			2.240	0.025
		3.712	0.011			2.979	0.010
6	6	1.326	0.100	7	12	1.318	0.101
		1.816	0.050			1.787	0.050
		2.500	0.024			2.239	0.025
		3.519	0.010			2.929	0.010
6	7	1.327	0.100	8	8	1.295	0.101
		1.796	0.050			1.766	0.050
		2.443	0.025			2.251	0.026
		3.230	0.011			2.954	0.010
6	9	1.338	0.099	8	9	1.283	0.100
		1.845	0.050			1.765	0.051
		2.349	0.024			2.236	0.026
		3.224	0.010			2.925	0.010
6	10	1.339	0.100	8	10	1.284	0.100
		1.829	0.050			1.756	0.050
		2.339	0.025			2.209	0.025
		3.164	0.010			2.880	0.010

续附表 18　Fligner-Policello U 统计量上侧概率表

n	m	x	$P_0\{\hat{U} \geqslant x\}$	n	m	x	$P_0\{\hat{U} \geqslant x\}$
8	11	1.290	0.100	10	10	1.295	0.100
		1.746	0.050			1.723	0.050
		2.205	0.025			2.161	0.025
		2.856	0.010			2.770	0.010
8	12	1.293	0.100	10	11	1.284	0.100
		1.759	0.050			1.726	0.050
		2.198	0.025			2.152	0.025
		2.845	0.010			2.733	0.010
9	9	1.294	0.101	10	12	1.284	0.100
		1.744	0.050			1.720	0.050
		2.206	0.025			2.144	0.025
		2.857	0.010			2.718	0.010
9	10	1.304	0.099	11	11	1.289	0.100
		1.742	0.050			1.716	0.050
		2.181	0.025			2.138	0.025
		2.802	0.010			2.705	0.010
9	11	1.288	0.100	11	12	1.290	0.100
		1.744	0.050			1.708	0.050
		2.172	0.025			2.127	0.025
		2.798	0.010			2.683	0.010
9	12	1.299	0.100	12	12	1.283	0.100
		1.737	0.050			1.708	0.050
		2.172	0.025			2.117	0.025
		2.770	0.010			2.661	0.010

附表 19　已知峰处理组 Mack-Wolfe A_p 统计量精确临界值表

$k=4$	$k=5$	$k=6$
$p=3,n=2$	$p=3,n=2$	$p=4,n=2$
$a_{3,0.0893}=13$	$a_{3,0.0654}=19$	$a_{4,0.0885}=26$
$a_{3,0.0476}=14$	$a_{3,0.0377}=20$	$a_{4,0.0400}=28$
$a_{3,0.0060}=16$	$a_{3,0.0080}=22$	$a_{4,0.0075}=31$
$p=3,n=3$	$p=3,n=3$	$p=4,n=3$
$a_{3,0.0768}=27$	$a_{3,0.0882}=38$	$a_{4,0.0962}=54$
$a_{3,0.0364}=29$	$a_{3,0.0385}=41$	$a_{4,0.0419}=58$
$a_{3,0.0080}=32$	$a_{3,0.0086}=45$	$a_{4,0.0078}=64$
$p=3,n=4$	$p=3,n=4$	$p=4,n=4$
$a_{3,0.0836}=45$	$a_{3,0.0946}=64$	$a_{4,0.0993}=92$
$a_{3,0.0415}=48$	$a_{3,0.0475}=68$	$a_{4,0.0448}=98$
$a_{3,0.0091}=53$	$a_{3,0.0099}=75$	$a_{4,0.0094}=107$
$p=3,n=5$	$p=3n=5$	$p=4,n=5$
$a_{3,0.0943}=67$	$a_{3,0.0944}=97$	$a_{4,0.0997}=140$
$a_{3,0.0497}=71$	$a_{3,0.0449}=103$	$a_{4,0.0469}=148$
$a_{3,0.0094}=79$	$a_{3,0.0090}=113$	$a_{4,0.0097}=161$
	$p=4,n=2$	$p=5,n=2$
	$a_{4,0.0812}=21$	$a_{5,0.0837}=31$
	$a_{4,0.0301}=23$	$a_{5,0.0419}=33$
	$a_{4,0.0077}=25$	$a_{5,0.0064}=37$
	$p=4,n=3$	$p=5,n=3$
	$a_{4,0.0943}=43$	$a_{5,0.0880}=65$
	$a_{4,0.0452}=46$	$a_{5,0.0418}=69$
	$a_{4,0.0089}=51$	$a_{5,0.0077}=76$
	$p=4,n=4$	$p=5,n=4$
	$a_{4,0.0973}=73$	$a_{5,0.0914}=111$
	$a_{4,0.0440}=78$	$a_{5,0.0447}=117$
	$a_{4,0.0083}=86$	$a_{5,0.0099}=127$
	$p=4,n=5$	$p=5,n=5$
	$a_{4,0.0961}=111$	$a_{5,0.0931}=169$
	$a_{4,0.0490}=117$	$a_{5,0.0473}=177$
	$a_{4,0.0086}=129$	$a_{5,0.0095}=192$

附表 20　未知峰处理组 Mack-Wolfe A_p 统计量临界值表

k	$n=n_1=\cdots=n_k$	$a_{p,0.01}^*$	$a_{p,0.05}^*$	$a_{p,0.10}^*$
3	3	2.556	2.324	1.889
3	4	2.635	2.196	1.850
	5	2.694	2.166	1.849
	6	2.668	2.102	1.787
	7	2.674	2.158	1.836
	8	2.633	2.082	1.837
	9	2.623	2.111	1.800
	10	2.662	2.112	1.825
4	2	2.554	2.195	1.915
	2	2.700	2.213	1.903
	4	2.708	2.180	1.912
	5	2.738	2.221	1.951
	6	2.646	2.160	1.903
	7	2.744	2.205	1.898
	8	2.756	2.184	1.890
	9	2.794	2.201	1.891
	10	2.771	2.172	1.876
5	2	2.619	2.191	1.894
	3	2.725	2.239	1.969
	4	2.744	2.195	1.963
	5	2.716	2.222	1.960
	6	2.749	2.227	1.972
	7	2.761	2.240	1.951
	8	2.765	2.216	1.937
	9	2.786	2.236	1.925
	10	2.772	2.249	1.943
6	2	2.643	2.226	1.964
	3	2.733	2.242	2.040
	4	2.862	2.265	1.939
	5	2.851	2.251	1.989
	6	2.817	2.242	1.964
	7	2.808	2.257	1.950
	8	2.819	2.256	1.981
	9	2.770	2.266	1.978
	10	2.863	2.278	1.982
7	2	2.756	2.233	1.992
	3	2.782	2.286	1.982
	4	2.802	2.279	1.999
	5	2.831	2.312	2.017
	6	2.785	2.280	1.974
	7	2.823	2.294	1.997
	8	2.889	2.282	1.988
	9	2.826	2.276	1.986
	10	2.919	2.338	2.008

续附表 20　未知峰处理组 Mack-Wolfe A_p 统计量临界值表

k	$n=n_1=\cdots=n_k$	$a_{p,0.01}^*$	$a_{p,0.05}^*$	$a_{p,0.10}^*$
8	2	2.723	2.292	2.016
	3	2.821	2.297	2.021
	4	2.866	2.310	2.039
	5	2.798	2.289	2.022
	6	2.885	2.339	2.027
	7	2.928	2.321	2.034
	8	2.875	2.315	2.034
	9	2.874	2.305	2.021
	10	2.893	2.333	2.028
9	2	2.789	2.287	1.999
	3	2.815	2.283	2.027
	4	2.864	2.305	2.031
	5	2.917	2.310	2.035
	6	2.887	2.325	2.041
	7	2.925	2.341	2.030
	8	2.879	2.325	2.037
	9	2.883	2.293	2.027
	10	2.888	2.340	2.059
10	2	2.818	2.315	2.021
	3	2.802	2.315	2.026
	4	2.910	2.331	2.031
	5	2.874	2.319	2.025
	6	2.912	2.297	2.027
	7	2.922	2.347	2.046
	8	2.895	2.343	2.031
	9	2.948	2.380	2.050
	10	2.905	2.351	2.032

附表 21　Page 顺序效应检验 L 界值表

b	$k=3$, α			$k=4$, α			$k=5$, α			$k=6$, α			$k=7$, α			$k=8$, α		
	0.001	0.01	0.05	0.001	0.01	0.05	0.001	0.01	0.05	0.001	0.01	0.05	0.001	0.01	0.05	0.001	0.01	0.05
2			28		60	58	109	106	103	178	173	166	269	261	252	388	376	362
3		42	41	89	87	84	160	155	150	260	252	244	394	382	370	567	549	532
4	56	55	54	117	114	111	210	204	197	341	331	321	516	501	487	743	722	701
5	70	68	66	145	141	137	259	251	244	420	409	397	637	620	603	917	893	869
6	83	81	79	172	167	163	307	299	291	499	486	474	757	737	719	1090	1063	1037
7	96	93	91	198	193	189	355	346	338	577	563	550	876	855	835	1262	1232	1204
8	109	106	104	225	220	214	403	393	384	655	640	625	994	972	950	1433	1401	1371
9	121	119	116	252	246	240	451	441	431	733	717	701	1113	1088	1065	1603	1569	1537
10	134	131	128	278	272	266	499	487	477	811	793	777	1230	1205	1180	1773	1736	1703
11	147	144	141	305	298	292	546	534	523	888	869	852	1348	1321	1295	1943	1905	1868
12	160	156	153	331	324	317	593	581	570	965	946	928	1485	1437	1410	2112	2072	2035
13	172	169	165															
14	185	181	178															
15	197	194	190															
16	210	206	202															
17	223	218	215															
18	235	231	227															
19	248	243	239															
20	260	256	251															

附表 22 秩和检验用 H 界值表

n	n_1	n_2	n_3	P 0.05	0.01
7	3	2	2	4.71	
	3	3	1	5.14	
8	3	3	2	5.36	
	4	2	2	5.33	
	4	3	1	5.21	
	5	2	1	5.00	
9	3	3	3	5.60	7.20
	4	2	2	5.44	6.44
	4	4	1	4.97	6.67
	5	2	2	5.16	6.53
	5	3	1	4.97	6.21
10	4	3	3	5.73	6.75
	4	4	2	5.45	7.04
	5	3	2	5.25	6.32
	5	4	1	4.99	6.95
11	4	4	3	5.60	7.14
	5	3	3	5.65	7.03
	5	4	2	5.72	7.12
	5	5	1	5.13	7.31
12	4	4	4	5.63	7.65
	5	4	3	5.63	7.44
	5	5	2	5.34	7.27
13	5	4	4	5.67	7.76
	5	5	3	5.71	7.54
14	5	5	4	5.64	7.79
15	5	5	5	5.78	7.98

附表 23　Birnbaum-Hall 检验统计量分位数表

n	$P=0.80$	0.90	0.95	0.98	0.99
4	3/4	3/4			
5	3/5	4/5	4/5		
6	4/6	4/6	5/6	5/6	5/6
7	4/7	5/7	5/7	6/7	6/7
8	5/8	5/8	5/8	6/8	6/8
9	5/9	5/9	6/9	6/9	7/9
10	5/10	6/10	6/10	7/10	7/10
11	5/11	6/11	7/11	7/11	8/11
12	6/12	6/12	7/12	8/12	8/12
13	6/13	7/13	7/13	8/13	8/13
14	6/14	7/14	8/14	8/14	9/14
15	6/15	7/15	8/15	9/15	9/15
16	7/16	7/16	8/16	9/16	9/16
17	7/17	8/17	8/17	9/17	10/17
18	7/18	8/18	9/18	9/18	10/18
19	7/19	8/19	9/19	10/19	10/19
20	7/20	8/20	9/20	10/20	11/20
22	8/22	9/22	10/22	11/22	11/22
24	8/24	9/24	10/24	11/24	12/24
26	9/26	10/26	10/26	11/26	12/26
28	9/28	10/28	11/28	12/28	13/28
30	9/30	10/30	11/30	12/30	13/30
32	10/32	11/32	12/32	13/32	14/32
34	10/34	11/34	12/34	13/34	14/34
36	10/36	11/36	12/36	14/36	14/36
38	10/38	12/38	13/38	14/38	15/38
40	11/40	12/40	13/40	14/40	15/40
当 $n>40$ 时的 近似值	$2.02/\sqrt{n}$	$2.18/\sqrt{n}$	$2.34/\sqrt{n}$	$2.53/\sqrt{n}$	$2.66/\sqrt{n}$

附表 24 单侧 K 个样本 Smirnov 统计量分位数表

n	k=2 P=0.90	0.95	0.975	0.99	0.995	k=3 0.90	0.95	0.975	0.99	0.995	k=4 0.90	0.95	0.975	0.99	0.995	k=5 0.90	0.95	0.975	0.99	0.995
2																				
3	2	2																		
4	3	3	3	4	4	2	3		4	4								4	5	
5	3	3	4	4	5	3	3	4	4	5	3	3	4			3	4	4	5	
6	3	4	4	5	5	3	4	4	5	5	3	4	4	5	5	4	5	5	5	5
7	4	4	5	5	6	4	4	5	5	6	4	4	5	5	6	4	5	5	6	6
8	4	4	5	5	6	4	5	5	6	6	4	5	6	6	6	5	5	6	6	6
9	4	5	5	6	7	4	5	5	6	7	4	5	6	6	7	5	6	6	7	7
10	4	5	6	6	7	5	5	6	6	7	5	5	6	7	7	6	6	6	7	7
12	5	5	6	7	8	5	6	6	7	8	5	6	7	7	8	6	7	7	8	8
14	5	6	7	7	9	6	6	7	7	9	6	6	7	8	9	7	7	8	8	9
16	6	6	7	8	9	6	7	7	8	9	6	7	8	8	9	7	8	8	9	10
18	6	7	8	9	10	7	7	8	9	10	7	8	8	9	10	8	8	9	10	10
20	6	7	8	9	11	7	8	8	9	11	7	8	9	10	11	8	9	9	10	11
25	7	8	9	10	12	8	9	9	10	12	8	9	10	11	12	9	10	11	12	12
30	8	9	10	11	13	9	10	10	11	13	9	10	11	12	13	10	11	12	13	14
35	8	10	11	12	14	10	11	11	12	14	10	11	12	14	14	11	12	13	14	15
40	9	10	12	13	15	11	12	12	13	15	11	12	13	15	15	12	13	14	15	16
45	10	11	12	14	16	12	12	13	14	16	12	13	14	15	16	12	13	15	16	17
50	10	12	13	15	17	13	13	14	15	17	13	13	15	16	17	13	14	15	17	18
当 n>50 时的近似值	$\dfrac{1.52}{\sqrt{n}}$	$\dfrac{1.73}{\sqrt{n}}$	$\dfrac{1.92}{\sqrt{n}}$	$\dfrac{2.15}{\sqrt{n}}$	$\dfrac{2.30}{\sqrt{n}}$	$\dfrac{1.73}{\sqrt{n}}$	$\dfrac{1.92}{\sqrt{n}}$	$\dfrac{2.09}{\sqrt{n}}$	$\dfrac{2.30}{\sqrt{n}}$	$\dfrac{2.45}{\sqrt{n}}$	$\dfrac{1.85}{\sqrt{n}}$	$\dfrac{2.02}{\sqrt{n}}$	$\dfrac{2.19}{\sqrt{n}}$	$\dfrac{2.39}{\sqrt{n}}$	$\dfrac{2.53}{\sqrt{n}}$	$\dfrac{1.92}{\sqrt{n}}$	$\dfrac{2.09}{\sqrt{n}}$	$\dfrac{2.25}{\sqrt{n}}$	$\dfrac{2.45}{\sqrt{n}}$	$\dfrac{2.59}{\sqrt{n}}$

续附表 24　单侧 K 个样本 Smirnov 统计量分位数表

n	k=6 0.90	k=6 0.95	k=6 0.975	k=6 0.99	k=6 0.995	k=7 0.90	k=7 0.95	k=7 0.975	k=7 0.99	k=7 0.995	k=8 0.90	k=8 0.95	k=8 0.975	k=8 0.99	k=8 0.995	k=9 0.90	k=9 0.95	k=9 0.975	k=9 0.99	k=9 0.995	k=10 0.90	k=10 0.95	k=10 0.975	k=10 0.99	k=10 0.995
2																									
3																									
4	3					3																			
5	4	4	4			4	4	4			4	4				4	4								
6	4	4	5	5	6	4	5	5	5	6	4	5	5	5	6	5	5	5	5	6		4	5	6	6
7	5	5	5	6	6	5	5	5	6	6	5	5	6	6	7	5	5	6	6	7	5	5	6	6	7
8	5	5	6	6	7	5	6	6	6	7	5	6	6	6	7	6	6	6	7	8	5	5	6	7	7
9	5	6	6	7	7	6	6	7	7	8	6	6	7	7	8	6	6	7	8	9	6	6	7	7	8
10	6	6	6	7	8	6	6	7	8	8	6	7	8	8	9	7	7	8	8	9	6	6	7	8	9
12	6	7	7	8	8	7	7	8	9	9	7	8	8	9	9	7	7	8	9	10	7	7	8	8	9
14	7	7	8	9	9	7	8	9	9	10	7	8	9	10	10	8	8	9	10	11	7	7	9	10	10
16	7	8	9	9	10	8	8	9	10	11	8	9	9	10	11	8	8	10	10	11	8	8	9	10	11
18	8	9	9	10	10	8	9	10	11	11	8	9	10	11	11	9	9	10	11	12	8	9	10	11	12
20	8	9	10	10	11	9	9	11	11	11	9	11	11	12	13	10	10	11	12	13	9	10	10	12	13
25	9	10	11	12	12	10	11	12	12	13	10	12	13	13	14	11	11	13	14	14	10	11	12	14	14
30	10	11	12	13	14	11	12	13	13	14	11	13	14	15	15	12	12	14	15	16	11	12	13	15	16
35	11	12	13	14	15	12	13	14	14	15	12	14	15	16	16	13	13	15	16	17	12	13	14	16	17
40	12	13	14	15	16	12	13	15	15	16	13	15	16	17	17	13	14	16	17	18	13	14	15	17	18
45	13	14	15	16	17	13	14	16	16	17	13	15			18	14	15		18	19	14	15	16	18	19
50	13	15	16	17	18	14	15		17	18	14			17			16				14	16	17		
当n>50时的近似值	$\dfrac{1.97}{\sqrt n}$	$\dfrac{2.14}{\sqrt n}$	$\dfrac{2.30}{\sqrt n}$	$\dfrac{2.49}{\sqrt n}$	$\dfrac{2.63}{\sqrt n}$	$\dfrac{2.02}{\sqrt n}$	$\dfrac{2.18}{\sqrt n}$	$\dfrac{2.34}{\sqrt n}$	$\dfrac{2.53}{\sqrt n}$	$\dfrac{2.66}{\sqrt n}$	$\dfrac{2.05}{\sqrt n}$	$\dfrac{2.22}{\sqrt n}$	$\dfrac{2.37}{\sqrt n}$	$\dfrac{2.55}{\sqrt n}$	$\dfrac{2.69}{\sqrt n}$	$\dfrac{2.09}{\sqrt n}$	$\dfrac{2.25}{\sqrt n}$	$\dfrac{2.40}{\sqrt n}$	$\dfrac{2.58}{\sqrt n}$	$\dfrac{2.72}{\sqrt n}$	$\dfrac{2.11}{\sqrt n}$	$\dfrac{2.27}{\sqrt n}$	$\dfrac{2.42}{\sqrt n}$	$\dfrac{2.61}{\sqrt n}$	$\dfrac{2.74}{\sqrt n}$

附表 25 双侧 K 个样本 Smirnov 统计量分位数表

	$P=0.90$	$P=0.95$	$P=0.975$	$P=0.99$	$P=0.995$
$n=3$	$2(k=2)$				
$n=4$	$3(2\leqslant k\leqslant6)$	$3(k=2)$			
$n=5$	$3(k=2)$ $4(3\leqslant k\leqslant10)$	$4(2\leqslant k\leqslant10)$	$4(2\leqslant k\leqslant4)$	$4(k=2)$	
$n=6$	$4(2\leqslant k\leqslant8)$ $5(k=9,10)$	$4(k=2,3)$ $5(4\leqslant k\leqslant10)$	$4(k=2)$ $5(3\leqslant k\leqslant10)$	$5(2\leqslant k\leqslant6)$	$5(k=2,3)$
$n=7$	$4(2\leqslant k\leqslant4)$ $5(5\leqslant k\leqslant10)$	$4(k=2)$ $5(3\leqslant k\leqslant10)$	$5(2\leqslant k\leqslant5)$ $6(6\leqslant k\leqslant10)$	$5(k=2)$ $6(3\leqslant k\leqslant10)$	$6(2\leqslant k\leqslant10)$
$n=8$	$4(k=2)$ $5(3\leqslant k\leqslant10)$	$5(2\leqslant k\leqslant6)$ $6(7\leqslant k\leqslant10)$	$5(k=2)$ $6(3\leqslant k\leqslant10)$	$6(2\leqslant k\leqslant7)$ $7(8\leqslant k\leqslant10)$	$6(k=2,3)$ $7(4\leqslant k\leqslant10)$
$n=9$	$4(k=2)$ $5(3\leqslant k\leqslant10)$	$5(k=2,3)$ $6(4\leqslant k\leqslant10)$	$6(2\leqslant k\leqslant9)$ $7(k=10)$	$6(k=2,3)$ $7(4\leqslant k\leqslant10)$	$7(2\leqslant k\leqslant10)$
$n=10$	$5(2\leqslant k\leqslant6)$ $6(7\leqslant k\leqslant10)$	$5(k=2)$ $6(3\leqslant k\leqslant10)$	$6(2\leqslant k\leqslant5)$ $7(6\leqslant k\leqslant10)$	$7(2\leqslant k\leqslant10)$	$7(2\leqslant k\leqslant4)$ $8(5\leqslant k\leqslant10)$
$n=12$	$5(k=2,3)$ $6(4\leqslant k\leqslant10)$	$6(2\leqslant k\leqslant4)$ $7(5\leqslant k\leqslant10)$	$6(k=2)$ $7(3\leqslant k\leqslant10)$	$7(k=2,3)$ $8(4\leqslant k\leqslant10)$	$8(2\leqslant k\leqslant7)$ $9(8\leqslant k\leqslant10)$
$n=14$	$6(2\leqslant k\leqslant7)$ $7(8\leqslant k\leqslant10)$	$6(k=2)$ $7(3\leqslant k\leqslant10)$	$7(k=2,3)$ $8(4\leqslant k\leqslant10)$	$8(2\leqslant k\leqslant5)$ $9(6\leqslant k\leqslant10)$	$8(k=2)$ $9(3\leqslant k\leqslant10)$
$n=16$	$6(k=2,3)$ $7(4\leqslant k\leqslant10)$	$7(2\leqslant k\leqslant5)$ $8(6\leqslant k\leqslant10)$	$8(2\leqslant k\leqslant8)$ $9(k=9,10)$	$8(k=2)$ $9(3\leqslant k\leqslant10)$	$9(2\leqslant k\leqslant4)$ $10(5\leqslant k\leqslant10)$
$n=18$	$6(k=2)$ $7(3\leqslant k\leqslant10)$	$7(k=2)$ $8(3\leqslant k\leqslant10)$	$8(2\leqslant k\leqslant4)$ $9(5\leqslant k\leqslant10)$	$9(2\leqslant k\leqslant4)$ $10(5\leqslant k\leqslant10)$	$10(2\leqslant k\leqslant9)$ $11(k=10)$
$n=20$	$7(2\leqslant k\leqslant6)$ $8(7\leqslant k\leqslant10)$	$8(2\leqslant k\leqslant7)$ $9(8\leqslant k\leqslant10)$	$8(k=2)$ $9(3\leqslant k\leqslant10)$	$9(k=2)$ $10(3\leqslant k\leqslant10)$	$10(k=2,3)$ $11(4\leqslant k\leqslant10)$
$n=25$	$8(2\leqslant k\leqslant8)$ $9(k=9,10)$	$9(2\leqslant k\leqslant8)$ $10(k=9,10)$	$9(k=2)$ $10(3\leqslant k\leqslant9)$ $11(k=10)$	$11(2\leqslant k\leqslant8)$ $12(k=9,10)$	$11(k=2)$ $12(3\leqslant k\leqslant10)$
$n=30$	$8(k=2)$ $9(3\leqslant k\leqslant10)$	$9(k=2)$ $10(3\leqslant k\leqslant10)$	$10(k=2)$ $11(3\leqslant k\leqslant10)$	$12(2\leqslant k\leqslant8)$ $13(k=9,10)$	$12(k=2)$ $13(3\leqslant k\leqslant10)$
$n=35$	$9(2\leqslant k\leqslant4)$ $10(5\leqslant k\leqslant10)$	$10(k=2,3)$ $11(4\leqslant k\leqslant10)$	$11(k=2)$ $12(3\leqslant k\leqslant10)$	$13(2\leqslant k\leqslant8)$ $14(k=9,10)$	$13(k=2)$ $14(3\leqslant k\leqslant10)$
$n=40$	$10(2\leqslant k\leqslant8)$ $11(k=9,10)$	$11(2\leqslant k\leqslant5)$ $12(6\leqslant k\leqslant10)$	$12(k=2,3)$ $13(4\leqslant k\leqslant10)$	$13(k=2)$ $14(3\leqslant k\leqslant10)$	$t2(k=2)$ $15(3\leqslant k\leqslant10)$
$n=45$	$10(k=2,3)$ $11(4\leqslant k\leqslant10)$	$12(2\leqslant k\leqslant8)$ $13(k=9,10)$	$13(2\leqslant k\leqslant5)$ $14(6\leqslant k\leqslant10)$	$14(k=2)$ $15(3\leqslant k\leqslant10)$	$15(k=2)$ $16(3\leqslant k\leqslant10)$
$n=50$	$11(2\leqslant k\leqslant6)$ $12(7\leqslant k\leqslant10)$	$12(k=2,3)$ $13(4\leqslant k\leqslant10)$	$14(2\leqslant k\leqslant9)$ $15(k=10)$	$15(k=2,3)$ $16(4\leqslant k\leqslant10)$	$16(k=2,3)$ $17(4\leqslant k\leqslant10)$
当 $n>50$ 时的近似值	$1.52/\sqrt{n}$	$1.73/\sqrt{n}$	$1.92/\sqrt{n}$	$2.15/\sqrt{n}$	$2.30/\sqrt{n}$

附表 26(a)　Jonckheere-Terpstra 检验统计量 J 界值表(a)

（括号中数字为精确显著性水平）

n_1	n_2	n_3	$\alpha=0.5$	$\alpha=0.2$	$\alpha=0.1$	$\alpha=0.05$	$\alpha=0.025$	$\alpha=0.01$	$\alpha=0.005$
2	2	2	6(0.57778)	8(0.28889)	9(0.16667)	10(0.08889)	10(0.03333)	12(0.01111)	12(0.01111)
			7(0.42222)	9(0.16667)	10(0.08889)	11(0.03333)	12(0.01111)	—	—
2	2	3	8(0.56190)	11(0.21905)	12(0.13810)	13(0.07619)	14(0.03810)	15(0.01429)	15(0.01429)
			9(0.43810)	12(0.13810)	13(0.07619)	14(0.03810)	15(0.01429)	16(0.00476)	16(0.00476)
2	2	4	10(0.55238)	13(0.25714)	15(0.11667)	16(0.07143)	17(0.03810)	18(0.01905)	19(0.00714)
			11(0.44762)	14(0.18095)	16(0.07143)	17(0.03810)	18(0.01905)	19(0.00714)	20(0.00238)
2	2	5	12(0.54497)	16(0.21561)	18(0.10450)	19(0.06614)	20(0.03968)	22(0.01058)	22(0.01058)
			13(0.45503)	17(0.15344)	19(0.06614)	20(0.03968)	21(0.02116)	23(0.00397)	23(0.00397)
2	2	6	14(0.53968)	18(0.24444)	20(0.13571)	22(0.06349)	23(0.03968)	25(0.01270)	26(0.00635)
			15(0.46032)	19(0.18492)	21(0.09444)	23(0.03968)	24(0.02381)	26(0.00635)	27(0.00238)
2	2	7	16(0.53535)	21(0.21212)	23(0.12172)	25(0.06061)	27(0.02525)	28(0.01515)	29(0.00808)
			17(0.46465)	22(0.16364)	24(0.08788)	26(0.04040)	28(0.01515)	29(0.00808)	30(0.00404)
2	2	8	18(0.53199)	23(0.23535)	26(0.11178)	28(0.05892)	30(0.02694)	32(0.01010)	33(0.00539)
			19(0.46801)	24(0.18855)	27(0.08215)	29(0.04040)	31(0.01684)	33(0.00539)	34(0.00269)
2	3	3	11(0.50000)	14(0.22143)	15(0.15179)	17(0.05714)	18(0.03036)	19(0.01429)	20(0.00536)
			12(0.40000)	15(0.15179)	16(0.09643)	18(0.03036)	19(0.01429)	20(0.00536)	21(0.00179)
2	3	4	13(0.54286)	17(0.22222)	19(0.11190)	20(0.07381)	22(0.02619)	23(0.01349)	24(0.00635)
			14(0.45714)	18(0.16190)	20(0.07381)	21(0.04524)	23(0.01349)	24(0.00635)	25(0.00238)
2	3	5	16(0.50000)	20(0.22302)	22(0.12421)	24(0.05913)	25(0.03810)	27(0.01310)	28(0.00675)
			17(0.42500)	21(0.16944)	23(0.08770)	25(0.03810)	26(0.02302)	28(0.00675)	29(0.00317)
2	3	6	18(0.53355)	23(0.22338)	25(0.13398)	27(0.07143)	29(0.03290)	31(0.01255)	32(0.00714)
			19(0.46645)	24(0.17554)	26(0.09957)	28(0.04957)	30(0.02100)	32(0.00714)	33(0.00368)
2	3	7	21(0.50000)	26(0.22374)	29(0.10960)	31(0.06023)	33(0.02929)	35(0.01225)	36(0.00732)
			22(0.44003)	27(0.18030)	30(0.08232)	32(0.04268)	34(0.01032)	36(0.00732)	37(0.00417)
2	3	8	23(0.52727)	29(0.22393)	32(0.11826)	35(0.05198)	37(0.02650)	39(0.01189)	40(0.00754)
			24(0.47273)	30(0.18430)	33(0.09192)	36(0.03768)	38(0.01810)	40(0.00754)	41(0.00451)
2	4	4	16(0.53746)	20(0.25587)	23(0.10794)	25(0.05016)	26(0.03206)	28(0.01079)	29(0.00540)
			17(0.46254)	21(0.19810)	24(0.07556)	28(0.03206)	27(0.01905)	29(0.00540)	30(0.00254)
2	4	5	19(0.53261)	24(0.22872)	27(0.10491)	29(0.05397)	30(0.03680)	32(0.01501)	33(0.00880)
			20(0.46739)	25(0.18095)	28(0.07662)	30(0.03680)	31(0.02395)	33(0.00880)	34(0.00491)
2	4	6	22(0.52929)	28(0.20859)	31(0.10245)	33(0.05685)	35(0.02821)	37(0.01219)	38(0.00758)
			23(0.47071)	29(0.16797)	32(0.07742)	34(0.04076)	36(0.01898)	38(0.00758)	39(0.00440)
2	4	7	25(0.25634)	31(0.23209)	35(0.10047)	37(0.05921)	39(0.03193)	42(0.01033)	43(0.00660)
			26(0.47366)	32(0.19305)	36(0.7797)	38(0.04406)	40(0.02261)	43(0.00660)	44(0.00408)
2	4	8	28(0.52410)	35(0.21496)	38(0.12268)	41(0.06112)	44(0.02593)	46(0.01310)	48(0.00593)
			29(0.47590)	36(0.18077)	39(0.09879)	42(0.04686)	45(0.01863)	47(0.00892)	49(0.00377)
2	5	5	23(0.50000)	28(0.23274)	31(0.11935)	34(0.05014)	35(0.03565)	38(0.01046)	39(0.00643)
			24(0.44228)	29(0.19000)	32(0.09157)	35(0.03565)	36(0.02453)	39(0.00643)	40(0.00373)
2	5	6	26(0.52597)	32(0.23596)	36(0.10462)	38(0.06277)	40(0.03469)	43(0.01179)	44(0.00777)
			27(0.47403)	33(0.19708)	37(0.08178)	39(0.04715)	41(0.02486)	44(0.00777)	45(0.00491)
2	5	7	30(0.50000)	37(0.20292)	40(0.11588)	40(0.05821)	46(0.02507)	48(0.01290)	50(0.00601)
			31(0.45303)	38(0.17057)	41(0.09355)	44(0.04477)	47(0.01820)	49(0.00894)	51(0.00393)

续附表 26(a)　Jonckheere-Terpstra 检验统计量 J 界值表(a)

（括号中数字为精确显著性水平）

n_1	n_2	n_3	$\alpha=0.5$	$\alpha=0.2$	$\alpha=0.1$	$\alpha=0.05$	$\alpha=0.025$	$\alpha=0.01$	$\alpha=0.005$
2	5	8	33(0.52151)	41(0.20773)	45(0.10400)	48(0.05459)	51(0.02519)	53(0.01383)	55(0.00701)
			34(0.47849)	42(0.17764)	46(0.08500)	49(0.04283)	52(0.01885)	54(0.00996)	56(0.00482)
2	6	6	30(0.52338)	37(0.22198)	41(0.10607)	44(0.05260)	46(0.03031)	49(0.01139)	51(0.00526)
			31(0.47662)	38(0.18816)	42(0.08528)	45(0.04027)	47(0.02235)	50(0.00786)	52(0.00343)
2	6	7	34(0.52125)	42(0.21088)	46(0.10721)	49(0.05720)	52(0.02703)	55(0.01103)	57(0.00551)
			35(0.47875)	43(0.18087)	47(0608803)	50(0.04521)	53(0.02040)	56(0.00789)	58(0.00376)
2	6	8	38(0.51949)	47(0.20176)	51(0.0804)	54(0,06118)	57(0.03135)	61(0.01070)	63(0.00569)
			40(0.48051)	48(0.17491)	52(0.09031)	55(0.04953)	58(0.02449)	62(0.00788)	64(0.00404)
2	7	7	39(0.50000)	47(0.21740)	52(0.10029)	55(0.05828)	58(0.02858)	61(0.01293)	64(0.00509)
			40(0.46130)	48(0.18948)	53(0.08358)	53(0.04543)	59(0.02225)	62(0.00964)	65(0.00360)
2	7	8	43(0.51781)	52(0.22285)	57(0.11128)	61(0.05543)	64(0.02987)	68(0.01127)	70(0.00642)
			44(0.48219)	53(0.19675)	52(0.09468)	65(0.04555)	69(0.02381)	69(0.00857)	71(0.00474)
2	8	8	48(0.51641)	58(0.21616)	63(0.11392)	68(0.05085)	71(0.02858)	75(0.01170)	78(0.00537)
			49(0.48359)	59(0.19248)	64(0.09833)	69(0.04231)	72(0.02319)	76(0.00913)	79(0.00404)
3	3	3	14(0.50000)	17(0.25952)	19(0.13869)	21(0.06131)	22(0.03690)	24(0.01071)	24(0.01071)
			15(0.41548)	18(0.19405)	20(0.09464)	22(0.03690)	23(0.02083)	25(0.00476)	25(0.00476)
3	3	4	17(0.50000)	21(0.22833)	23(0.13000)	25(0.06405)	27(0.02643)	28(0.01548)	29(0.00857)
			18(0.42667)	22(0.17500)	24(0.09310)	26(0.04214)	28(0.01548)	29(0.00857)	30(0.00429)
3	3	5	20(0.50000)	25(0.20584)	27(0.12348)	29(0.06623)	31(0.03106)	33(0.01234)	34(0.00714)
			21(0.43528)	26(0.16147)	28(0.09177)	30(0.04621)	32(0.02002)	34(0.00714)	35(0.00390)
3	3	6	23(0.50000)	28(0.23193)	31(0.11845)	33(0.06791)	35(0.03506)	38(0.01017)	39(0.00622)
			24(0.44210)	29(0.18912)	32(0.09075)	34(0.04946)	36(0.02408)	39(0.00622)	40(0.00357)
3	3	7	26(0.50000)	32(0.21323)	35(0.11451)	38(0.05219)	40(0.02768)	42(0.01320)	44(0.00551)
			27(0.44761)	33(0.17619)	36(0.08989)	39(0.03849)	41(0.01941)	43(0.00868)	45(0.00335)
3	3	8	29(0.50000)	35(0.23428)	39(0.11131)	42(0.05446)	44(0.03092)	47(0.01122)	48(0.00759)
			30(0.45216)	36(0.19843)	40(0.08914)	43(0.04144)	45(0.02259)	48(0.00759)	49(0.00498)
3	4	4	20(0.53221)	25(0.23247)	28(0.10926)	30(0.05758)	32(0.02649)	34(0.01030)	35(0.00589)
			21(0.46779)	26(0.18528)	29(0.08043)	31(0.03974)	33(0.01688)	35(0.00589)	36(0.00320)
3	4	5	24(0.50000)	29(0.23579)	32(0.12269)	35(0.05281)	37(0.02648)	39(0.01169)	40(0.00732)
			25(0.44304)	30(0.19325)	33(0.09481)	36(0.03791)	38(0.01789)	40(0.00732)	41(0.00440)
3	4	6	27(0.52566)	33(0.23834)	37(0.10723)	39(0.06505)	42(0.02642)	44(0.01284)	46(0.00553)
			28(0.47434)	34(0.19973)	38(0.08432)	40(0.04923)	43(0.01865)	45(0.00856)	47(0.00343)
3	4	7	31(0.50000)	38(0.20504)	41(0.11810)	44(0.06003)	47(0.02633)	49(0.01379)	51(0.00657)
			32(0.45344)	39(0.17279)	42(0.09566)	45(0.04644)	48(0.01926)	50(0.00963)	52(0.00435)
3	4	8	34(0.52137)	42(0.20952)	46(0.10583)	49(0.05607)	52(0.02624)	55(0.01058)	57(0.00522)
			35(0.47863)	43(0.17947)	47(0.08672)	50(0.04419)	53(0.01974)	56(0.00752)	58(0.00354)
3	5	5	28(0.50000)	34(0.22029)	37(0.12200)	40(0.05823)	42(0.03227)	4S(0.01116)	46(0.00740)
			29(0.44913)	35(0.18365)	38(0.09706)	41(0.04382)	43(0.02324)	46(0.00740)	47(0.00475)
3	5	6	32(0.50000)	39(0.20820)	42(0.12137)	45(0.06278)	48(0.02822)	51(0.01071)	53(0.00500)
			33(0.45405)	40(0.17607)	48(0.09882)	46(0.04890)	49(0.02085)	52(0,00741)	54(0.00328)
3	5	7	36(0.50000)	43(0.22963)	48(0.10022)	51(0.05332)	54(0.02518)	57(0.01033)	59(0.00519)
			37(0.45809)	44(0.19851)	49(0.08220)	52(0.04211)	55(0.01903)	58(0.00740)	60(0.00356)

续附表 26(a)　Jonckheere-Terpstra 检验统计量 *J* 界值表(a)

（括号中数字为精确显著性水平）

n_1	n_2	n_3	$\alpha=0.5$	$\alpha=0.2$	$\alpha=0.1$	$\alpha=0.05$	$\alpha=0.025$	$\alpha=0.01$	$\alpha=0.005$
3	5	8	40(0.50000)	48(0.21844)	53(0.10138)	56(0.05718)	59(0.02926)	63(0.01001)	65(0.00534)
			41(0.46147)	49(0.19057)	54(0.08461)	57(0.04627)	60(0.02284)	64(0.00737)	66(0.00380)
3	6	6	36(0.52087)	44(0.21513)	48(0.11162)	51(0.06089)	54(0.02965)	57(0.01264)	59(0.00656)
			37(0.47913)	45(0.18533)	49(0.09226)	52(0.04855)	55(0.02267)	58(0.00919)	60(0.00459)
3	6	7	41(0.50000)	49(0.22091)	54(0.10392)	57(0.05931)	60(0.03081)	64(0.01085)	66(0.00590)
			42(0.46187)	50(0.19315)	55(0.08704)	58(0.04821)	61(0.02420)	65(0.00807)	67(0.00425)
3	6	8	45(0.51759)	54(0.22580)	59(0.11440)	63(0.05797)	67(0.02551)	70(0.01238)	73(0.00539)
			46(0.48241)	55(0.19983)	60(0.09770)	64(0.04788)	68(0.02027)	71(0.00950)	74(0.00397)
3	7	7	46(0.50000)	55(0.21371)	60(0.10697)	64(0.05366)	67(0.02919)	71(0.01125)	73(0.00651)
			47(0.46502)	56(0.18868)	61(0.09112)	65(0.04421)	68(0.02337)	72(0.00861)	74(0.00486)
3	7	8	51(0.50000)	61(0.20768)	66(0.10953)	70(0.05853)	74(0.02783)	78(0.01156)	81(0.00540)
			52(0.46769)	62(0.18490)	67(0.09460)	71(0.04917)	75(0.02265)	79(0.00907)	82(0.00410)
3	8	8	58(0.51497)	67(0.21440)	73(0.10544)	78(0.05022)	81(0.02986)	86(0.01089)	89(0.00539)
			67(0.48503)	68(0.19289)	74(0.09197)	79(0.04251)	82(0.02477)	87(0.00869)	90(0.00418)
4	4	4	24(0.52840)	30(0.21573)	33(0.10993)	35(0.06323)	37(0.03296)	39(0.01530)	41(0.00615)
			25(0.47160)	31(0.17558)	34(0.08439)	36(0.04632)	38(0.02286)	40(0.00993)	42(0.00367)
4	4	5	28(0.52535)	35(0.20291)	38(0.11051)	41(0.05178)	43(0.02833)	45(0.01412)	47(0.00630)
			29(0.47465)	36(0.16825)	39(0.08738)	42(0.03873)	44(0.02027)	46(0.00959)	48(0.00402)
4	4	6	32(0.52292)	39(0.22651)	43(0.11087)	46(0.05649)	48(0.03336)	51(0.01321)	53(0.00639)
			33(0.47708)	40(0.19294)	44(0.08984)	47(0.04376)	49(0.02497)	52(0.00931)	54(0.00429)
4	4	7	36(0.52091)	44(0.21471)	48(0.11118)	51(0.06052)	54(0.02939)	57(0.01248)	59(0.00645)
			37(0.47909)	45(0.18488)	49(0.09184)	52(0.04822)	55(0.02244)	58(0.00906)	60(0.00450)
4	4	8	40(0.51923)	49(0.20504)	53(0.11139)	57(0.05216)	60(0.02636)	63(0.01188)	65(0.00649)
			41(0.48077)	50(0.17830)	54(0.09353)	58(0.04204)	61(0.02049)	64(0.00885)	66(0.00468)
4	5	5	33(0.50000)	40(0.21074)	44(0.10139)	47(0.05094)	49(0.02980)	52(0.01162)	54(0.00557)
			34(0.45453)	41(0.17872)	45(0.08177)	48(0.03928)	50(0.02220)	53(0.00815)	55(0.00371)
4	5	6	37(0.52068)	45(0.21719)	49(0.11377)	53(0.05021)	55(0.03096)	58(0.01346)	61(0.00502)
			38(0.47932)	46(0.18750)	50(0.09435)	54(0.03970)	56(0.02382)	59(0.00987)	62(0.00347)
4	5	7	42(0.50000)	50(0.22261)	55(0.10570)	58(0.06081)	62(0.02519)	65(0.01147)	67(0.00633)
			43(0.46215)	51(0.19494)	56(0.08875)	59(0.04959)	63(0.01963)	66(0.00858)	68(0.00459)
4	5	6	46(0.51748)	56(0.20134)	60(0.11594)	64(0.05923)	68(0.02636)	71(0.01294)	74(0.00572)
			47(0.48252)	57(0.17722)	61(0.09919)	65(0.04905)	69(0.02102)	72(0.00998)	75(0.00425)
4	6	6	42(0.51886)	51(0.20965)	55(0.11612)	59(0.05592)	62(0.02909)	66(0.01031)	68(0.00565)
			43(0.48114)	52(0.18307)	56(0.09810)	60(0.04546)	63(0.02287)	67(0.00769)	69(0.00408)
4	6	7	47(0.51733)	57(0.20342)	62(0.10126)	66(0.05067)	69(0.02756)	73(0.01066)	75(0.00619)
			48(0.48267)	58(0.17938)	63(0.08619)	67(0.04174)	70(0.02208)	74(0.00818)	76(0.00463)
4	6	8	52(0.51603)	62(0.22166)	68(0.10397)	72(0.05539)	76(0.02631)	80(0.01095)	83(0.00513)
			53(0,48397)	63(0.19820)	69(0.08972)	73(0.04651)	77(0.02141)	81(0.00859)	84(0.00390)
4	7	7	53(0.50000)	63(0.21068)	68(0.11261)	73(0.05154)	76(0.02963)	81(0.01000)	83(0.00607)
			54(0.46809)	64(0.18800)	69(0.09759)	74(0.04318)	77(0.02426)	82(0.00783)	84(0.00465)
4	7	8	58(0.51481)	69(0.21695)	75(0.10806)	80(0.05226)	84(0.02621)	88(0.01177)	91(0.00595)
			59(0.48519)	70(0.19552)	76(0.09450)	81(0.04441)	85(0.02170)	89(0.00946)	92(0.00466)

续附表 26(a)　Jonckheere-Terpstra 检验统计量 *J* 界值表(a)

（括号中数字为精确显著性水平）

n_1	n_2	n_3	$\alpha=0.5$	$\alpha=0.2$	$\alpha=0.1$	$\alpha=0.05$	$\alpha=0.025$	$\alpha=0.01$	$\alpha=0.005$
4	8	8	64(0.51376)	76(0.21292)	82(0.11160)	87(0.05754)	92(0.02610)	97(0.01023)	100(0.00538)
			65(0.48624)	77(0.19320)	83(0.09869)	88(0.04966)	93(0.02191)	98(0.00831)	101(0.00428)
5	5	5	38(0.50000)	46(0.20318)	50(0.10490)	53(0.05715)	56(0.02788)	59(0.01196)	61(0.00626)
			39(0.45888)	47(0.17478)	51(0.08666)	54(0.04558)	57(0.02136)	60(0.00873)	62(0.00440)
5	5	6	43(0.50000)	51(0.22463)	56(0.10781)	60(0.05124)	63(0.02637)	66(0.01222)	69(0.00501)
			44(0.46248)	52(0.19706)	57(0.09078)	61(0.04151)	64(0.02066)	67(0.00921)	70(0.00360)
5	5	7	48(0.50000)	57(0.21690)	62(0.11026)	66(0.05631)	70(0.02514)	73(0.01241)	76(0.00554)
			49(0.46549)	58(0.19200)	63(0.09430)	67(0.04665)	71(0.02008)	74(0.00960)	77(0.00413)
5	5	8	53(0.50000)	63(0.21043)	68(0.11235)	73(0.05135)	76(0.02948)	80(0.01256)	83(0.00601)
			54(0.46806)	64(0.18774)	69(0.09734)	74(0.04300)	77(0.02413)	81(0.00992)	84(0.00461)
5	6	6	48(0.51720)	58(0.20518)	63(0.10301)	67(0.05205)	70(0.02859)	74(0.01125)	76(0.00661)
			49(0.48280)	59(0.18118)	64(0.08787)	68(0.04301)	71(0.02299)	75(0.00868)	77(0.00498)
5	6	7	54(0.50000)	64(0.21215)	69(0.11412)	74(0.05272)	78(0.02507)	82(0.01048)	84(0.00641)
			55(0.46829)	65(0.18952)	70(0.09906)	75(0.04427)	79(0.02042)	83(0.00824)	85(0.00494)
5	6	8	59(0.51473)	70(0.21820)	76(0.10935)	81(0.05328)	85(0.02694)	89(0.01223)	92(0.00624)
			60(0.48527)	71(0.19681)	77(0.09575)	82(0.04535)	86(0.02235)	90(0.00955)	93(0.00490)
5	7	7	60(0.50000)	71(0.20814)	77(0.10319)	81(0.05828)	85(0.02998)	90(0.01125)	93(0.00571)
			61(0.47066)	72(0.18741)	78(0.09019)	82(0.04981)	86(0.02499)	91(0.00904)	94(0.00447)
5	7	8	66(0.50000)	78(0.20471)	84(0.10680)	89(0.05493)	93(0.02948)	98(0.01193)	102(0.00515)
			67(0.47271)	79(0.18559)	85(0.09438)	90(0.04739)	94(0.02489)	99(0.00077)	103(0.00410)
5	8	8	72(0.51273)	85(0.21165)	92(0.10461)	97(0.05635)	102(0.02724)	107(0.01166)	111(0.00536)
			73(0.48727)	86(0.19344)	93(0.09319)	98(0.04917)	103(0.02322)	108(0.00968)	112(0.00434)
6	6	6	54(0.51582)	65(0.20145)	70(0.10721)	74(0.05805)	78(0.02816)	82(0.01206)	85(0.00581)
			55(0.48418)	66(0.17969)	71(0.09285)	75(0.04897)	79(0.02306)	83(0.00954)	86(0.00447)
6	6	7	60(0.51464)	71(0.21964)	77(0.11084)	82(0.05446)	86(0.02778)	91(0.01031)	94(0.00520)
			61(0.48536)	72(0.19831)	78(0.09721)	83(0.04645)	87(0.02311)	92(0.00827)	95(0.00406)
6	6	8	66(0.51362)	78(0.21527)	85(0.10104)	90(0.05151)	94(0.02745)	99(0.01100)	102(0.00588)
			67(0.48638)	79(0.19561)	86(0.08914)	91(0.04436)	95(0.02313)	100(0.00899)	103(0.00471)
6	7	7	67(0.50000)	79(0.20598)	85(0.10808)	90(0.05595)	95(0.02559)	100(0.01016)	103(0.00541)
			68(0.47285)	80(0.18689)	86(0.09563)	91(0.04835)	96(0.02153)	101(0.00829)	104(0.00432)
6	7	8	73(0.51267)	86(0.21274)	93(0.10571)	99(0.05002)	103(0.02787)	109(0.01002)	112(0.00558)
			74(0.48733)	87(0.19456)	94(0.09426)	100(0.04351)	104(0.02380)	110(0.00829)	113(0.00454)
6	8	8	80(0.51184)	94(0.21055)	101(0.10987)	107(0.05532)	112(0.02822)	118(0.01098)	122(0.00533)
			81(0.48816)	95(0.19364)	102(0.09885)	108(0.04873)	113(0.02437)	119(0.00923)	123(0.00439)
7	7	7	74(0.50000)	87(0.20413)	94(0.10045)	99(0.05401)	104(0.02609)	109(0.01118)	113(0.00515)
			75(0.47473)	88(0.18643)	95(0.08944)	100(0.04711)	105(0.02225)	110(0.00929)	114(0.00418)
7	7	8	81(0.50000)	95(0.20251)	102(0.10477)	108(0.05235)	113(0.02653)	119(0.01023)	122(0.00597)
			82(0.47637)	96(0.18602)	103(0.00914)	109(0.04605)	114(0.02288)	120(0.00859)	123(0.00494)
7	8	8	88(0.51108)	103(0.20959)	111(0.10393)	117(0.05443)	123(0.02539)	129(0.01041)	133(0.00530)
			89(0.48892)	104(0.19380)	112(0.09402)	118(0.04834)	124(0.02209)	130(0.00885)	134(0.00443)
8	8	8	96(0.51040)	112(0.20874)	120(0.10852)	127(0.05365)	133(0.02629)	139(0.01152)	144(0.00527)
			97(0.48960)	113(0.19393)	121(0.09891)	128(0.04798)	134(0.02310)	140(0.00992)	145(0.00445)

续附表 26(b)　Jonckheere-Terpstra 检验统计量 J 界值表(b)

（括号中数字为精确显著性水平）

n	k	$\alpha=0.5$	$\alpha=0.2$	$\alpha=0.1$	$\alpha=0.05$	$\alpha=0.025$	$\alpha=0.01$	$\alpha=0.005$
2	4	12(0.54921)	15(0.26825)	17(0.13016)	18(0.08294)	20(0.02619)	21(0.01230)	22(0.00516)
		13(0.45079)	16(0.19286)	18(0.08294)	19(9.04841)	21(0.01230)	22(0.00516)	23(0.00159)
	5	20(0.53534)	25(0.21102)	27(0.12133)	29(0.06126)	31(0.02646)	32(0.01623)	34(0.00511)
		21(0.46466)	26(0.16246)	28(0.08779)	30(0.04116)	32(0.01623)	33(0.00939)	35(0.00257)
	6	30(0.52707)	36(0.22650)	39(0.12151)	42(0.05533)	44(0.02944)	46(0.01418)	48(0.00608)
		31(0.47293)	37(0.18713)	40(0.09533)	43(0.04083)	45(0.02071)	47(0.00944)	49(0.00379)
3	4	27(0.52760)	33(0.22197)	36(0.11663)	39(0.05145)	41(0.02657)	43(0.01229)	44(0.00797)
		28(0.47240)	34(0.18229)	37(0.09067)	40(0.03744)	42(0.01834)	44(0.00797)	45(0.00498)
	5	45(0.51980)	53(0.22740)	58(0.10487)	61(0.05884)	64(0.02995)	68(0.01023)	70(0.00549)
		46(0.48020)	54(0.19822)	59(0.08738)	62(0.04752)	65(0.02335)	69(0.00755)	71(0.00392)
	6	68(0.50000)	79(0.20145)	84(0.11087)	89(0.05331)	93(0.02262)	97(0.01193)	100(0.00604)
		69(0.46981)	80(0.18068)	85(0.09686)	90(0.04524)	94(0.02201)	98(0.00958)	101(0.00473)
4	4	48(0.51826)	57(0.21724)	62(0.10581)	66(0.05142)	69(0.02715)	72(0.01304)	75(0.00562)
		49(0.48174)	58(0.19096)	63(0.08950)	67(0.04198)	70(0.02150)	73(0.00998)	76(0.00414)
	5	80(0.51305)	93(0.20589)	99(0.11129)	105(0.05211)	109(0.02876)	115(0.01016)	118(0.00561)
		81(0.48695)	94(0.18756)	100(0.09910)	106(0.04523)	110(0.02450)	116(0.00839)	119(0.00455)
	6	120(0.50994)	137(0.20490)	146(0.10048)	153(0.05084)	159(0.02572)	166(0.01025)	170(0.00568)
		121(0.49006)	138(0.19092)	147(0.09181)	154(0.04567)	160(0.02274)	167(0.00888)	171(0.00468)
5	4	75(0.51321)	88(0.20295)	94(0.10832)	99(0.05735)	104(0.02708)	109(0.01125)	113(0.00502)
		76(0.48679)	89(0.18455)	95(0.09621)	100(0.04983)	105(0.02296)	110(0.00928)	114(0.00404)
	5	125(0.50942)	143(0.20345)	152(0.10385)	159(0.05492)	166(0.02603)	173(0.01095)	178(0.00545)
		126(0.49058)	144(0.19032)	153(0.09542)	160(0.04970)	167(0.02318)	174(0.00958)	179(0.00470)
	6	188(0.50000)	211(0.20386)	223(0.10319)	233(0.05153)	241(0.02701)	251(0.01067)	258(0.00510)
		189(0.48567)	212(0.19377)	224(0.09679)	234(0.04775)	242(0.02477)	252(0.00964)	259(0.00456)
6	4	108(0.51013)	125(0.20037)	133(0.10521)	140(0.05287)	146(0.02647)	153(0.01035)	157(0.00565)
		109(0.43987)	126(0.18631)	134(0.09607)	141(0.00743)	147(0.02336)	154(0.00894)	158(0.00481)
	5	180(0.50721)	203(0.20745)	215(0.10494)	225(0.05229)	234(0.0250S)	243(0.01072)	250(0.00510)
		181(0.49279)	204(0.19719)	216(0.09842)	226(0.04844)	235(0.02292)	244(0.00969)	251(0.00456)
	6	270(0.50548)	301(0.20070)	316(0.10478)	329(0.05285)	341(0.02523)	353(0.01078)	362(0.00527)
		271(0.49452)	302(0.19304)	317(0.09982)	330(0.09900)	342(0.02361)	354(0.00999)	363(0.00485)

附表 27 Wilcoxon 秩和 W 统计量上尾概率表

$n=1$

x	$m=3$	$m=4$	$m=5$	$m=6$	$m=7$	$m=8$	$m=9$	$m=10$	$m=11$
3	0.500	0.600							
4	0.250	0.400	0.500	0.571					
5		0.200	0.333	0.429	0.500	0.556			
6			0.167	0.286	0.375	0.444	0.500	0.545	
7				0.143	0.250	0.333	0.400	0.455	0.500
8					0.125	0.222	0.300	0.364	0.417
9						0.111	0.200	0.273	0.333
10							0.100	0.182	0.250
11								0.091	0.167
12									0.083

$n=1$

x	$m=12$	$m=13$	$m=14$	$m=15$	$m=16$	$m=17$	$m=18$	$m=19$	$m=20$
7	0.538								
8	0.462	0.500	0.533						
9	0.385	0.429	0.467	0.500	0.529				
10	0.308	0.357	0.400	0.438	0.471	0.500	0.526		
11	0.231	0.286	0.333	0.375	0.412	0.444	0.474	0.500	0.524
12	0.154	0.214	0.267	0.312	0.353	0.389	0.421	0.450	0.476
13	0.077	0.143	0.200	0.250	0.294	0.333	0.368	0.400	0.429
14		0.071	0.133	0.188	0.235	0.278	0.316	0.350	0.381
15			0.067	0.125	0.176	0.222	0.263	0.300	0.333
16				0.062	0.118	0.167	0.211	0.259	0.286
17					0.059	0.111	0.158	0.200	0.238
18						0.056	0.105	0.150	0.190
19							0.053	0.100	0.143
20								0.050	0.095
21									0.048

$n=2$

x	$m=3$	$m=4$	$m=5$	$m=6$	$m=7$	$m=8$	$m=9$	$m=10$	$m=11$
6	0.600								
7	0.400	0.600							
8	0.200	0.400	0.571						
9	0.100	0.267	0.429	0.571					
10		0.133	0.286	0.429	0.550				
11		0.067	0.190	0.321	0.444	0.556			
12			0.095	0.214	0.333	0.444	0.545		
13			0.048	0.143	0.250	0.356	0.455	0.545	
14				0.071	0.167	0.267	0.364	0.455	0.538
15				0.036	0.111	0.200	0.291	0.379	0.462
16					0.056	0.133	0.218	0.303	0.385
17					0.028	0.089	0.164	0.242	0.321
18						0.044	0.109	0.182	0.256
19						0.022	0.073	0.136	0.205
20							0.036	0.091	0.154
21							0.018	0.061	0.115
22								0.030	0.077
23								0.015	0.051
24									0.026
25									0.013

续附表 27　Wilcoxon 秩和 W 统计量上尾概率表

$n=2$

x	$m=12$	$m=13$	$m=14$	$m=15$	$m=16$	$m=17$	$m=18$	$m=19$	$m=20$
15	0.538								
16	0.462	0.533							
17	0.396	0.467	0.533						
18	0.330	0.400	0.467	0.529					
19	0.275	0.343	0.408	0.471	0.529				
20	0.220	0.286	0.350	0.412	0.471	0.526			
21	0.176	0.238	0.300	0.360	0.418	0.474	0.526		
22	0.132	0.190	0.250	0.309	0.366	0.421	0.474	0.524	
23	0.099	0.152	0.208	0.265	0.320	0.374	0.426	0.476	0.524
24	0.066	0.114	0.167	0.221	0.275	0.327	0.379	0.429	0.476
25	0.944	0.086	0.133	0.184	0.235	0.287	0.337	0.386	0.433
26	0.022	0.057	0.100	0.147	0.196	0.246	0.295	0.343	0.390
27	0.011	0.038	0.075	0.118	0.163	0.211	0.258	0.305	0.351
28		0.019	0.050	0.088	0.131	0.175	0.221	0.267	0.312
29		0.010	0.033	0.066	0.105	0.146	0.189	0.233	0.277
30			0.017	0.044	0.078	0.117	0.158	0.200	0.242
31			0.008	0.029	0.059	0.094	0.132	0.171	0.212
32				0.015	0.039	0.070	0.105	0.143	0.182
32				0.007	0.026	0.053	0.084	0.119	0.156
34					0.013	0.035	0.063	0.095	0.130
35					0.007	0.023	0.047	0.076	0.108
36						0.012	0.032	0.(157	0.087
37						0.006	0.021	0.043	0.069
38							0.011	0.029	0.052
39							0.005	0.019	0.039
40								0.010	0.026
41								0.005	0.017
42									0.009
43									0.004

$n=3$

x	$m=3$	$m=4$	$m=5$	$m=6$	$m=7$	$m=8$	$m=9$	$m=10$	$m=11$
11	0.500								
12	0.350	0.571							
13	0.200	0.429							
14	0.100	0.314	0.500						
15	0.050	0.200	0.393	0.548					
16		0.114	0.286	0.452					
17		0.057	0.196	0.357	0.500				
18		0.029	0.125	0.274	0.417	0.539			
19			0.071	0.190	0.333	0.461			
20			0.036	0.131	0.258	0.388	0.500		
21			0.018	0.083	0.192	0.315	0.432	0.531	
22				0.048	0.133	0.248	0.364	0.469	
23				0.024	0.092	0.188	0.300	0.406	0.500
24				0.012	0.058	0.139	0.241	0.346	0.442
25					0.033	0.097	0.186	0.287	0.385
26					0.017	0.067	0.141	0.234	0.330
27					0.008	0.042	0.105	0.185	0.277
28						0.024	0.073	0.143	0.228
29						0.012	0.050	0.108	0.184
30						0.006	0.032	0.080	0.146
31							0.018	0.056	0.113

续附表 27　Wilcoxon 秩和 W 统计量上尾概率表

				$n=3$					
x	$m=3$	$m=4$	$m=5$	$m=6$	$m=7$	$m=8$	$m=9$	$m=10$	$m=11$
32							0.009	0.028	0.085
33							0.005	0.024	0.063
34								0.014	0.044
35								0.007	0.030
36								0.003	0.019
37									0.011
38									0.005
39									0.003

				$n=3$					
x	$m=12$	$m=13$	$m=14$	$m=15$	$m=16$	$m=17$	$m=18$	$m=19$	$m=20$
24	0.527								
25	0.473								
26	0.420	0.500							
27	0.367	0.450	0.524						
28	0.316	0.400	0.476						
29	0.268	0.352	0.429	0.500					
30	0.224	0.305	0.384	0.456	0.521				
31	0.182	0.261	0.338	0.412	0.479				
32	0.147	0.220	0.296	0.369	0.438	0.500			
33	0.116	0.182	0.254	0.327	0.396	0.461	0.519		
34	0.090	0.148	0.216	0.287	0.356	0.421	0.481		
35	0.068	0.120	0.181	0.249	0.317	0.382	0.444	0.500	
36	0.051	0.095	0.150	0.213	0.280	0.345	0.407	0.464	0.517
37	0.035	0.073	0.122	0.180	0.244	0.308	0.370	0.429	0.483
38	0.024	0.055	0.099	0.151	0.211	0.273	0.335	0.394	0.449
39	0.015	0.041	0.078	0.125	0.180	0.239	0.300	0.359	0.415
40	0.009	0.029	0.060	0.102	0.152	0.208	0.267	0.325	0.382
41	0.004	0.020	0.046	0.082	0.127	0.179	0.235	0.293	0.349
42	0.002	0.012	0.034	0.065	0.105	0.153	0.206	0.262	0.317
43		0.007	0.024	0.050	0.086	0.129	0.178	0.232	0.286
44		0.004	0.016	0.038	0.069	0.108	0.153	0.204	0.257
45		0.002	0.010	0.028	0.055	0.089	0.131	0.178	0.229
46			0.006	0.020	0.042	0.073	0.111	0.154	0.202
47			0.003	0.013	0.032	0.059	0.092	0.132	0.177
48			0.001	0.009	0.024	0.046	0.077	0.113	0.155
49				0.C95	0.017	0.036	0.062	0.095	0.134
50				0.002	0.011	0.027	0.050	0.080	0.115
51				0.001	0.007	0.020	0.040	0.066	0.098
52					0.004	0.014	0.031	0.054	0.083
53					0.002	0.010	0.023	0.044	0.069
54					0.001	0.006	0.017	0.034	0.058
55						0.004	0.012	0.027	0.047
56						0.002	0.008	0.020	0.038
57						0.001	0.005	0.015	0.030
58							0.003	0.010	0.023
59							0.002	0.007	0.018
60							0.001	0.005	0.013
61								0.003	0.009
62								0.001	0.006
63								0.001	0.004
64									0.002
65									0.001
66									0.001

续附表 27 Wilcoxon 秩和 W 统计量上尾概率表

$n=4$

x	$m=4$	$m=5$	$m=6$	$m=7$	$n=8$	$m=9$	$m=10$	$m=11$
18	0.557							
19	0.443							
20	0.343	0.548						
21	0.243	0.452						
22	0.171	0.365	0.543					
23	0.100	0.278	0.457					
24	0.057	0.206	0.381	0.536				
25	0.029	0.143	0.305	0.464				
26	0.014	0.095	0.238	0.394	0.533			
27		0.056	0.176	0.324	0.467			
28		0.032	0.129	0.264	0.404	0.530		
29		0.016	0.086	0.206	0.341	0.470		
30		0.008	0.057	0.158	0.285	0.413	0.527	
31			0.033	0.115	0.230	0.355	0.473	
32			0.019	0.082	0.184	0.302	0.420	0.525
33			0.010	0.055	0.141	0.252	0.367	0.475
34			0.005	0.036	0.107	0.207	0.318	0.426
35				0.021	0.077	0.165	0.270	0.377
36				0.012	0.055	0.130	0.227	0.330
37				0.006	0.036	0.099	0.187	0.286
38				0.003	0.024	0.074	0.152	0.245
39					0.014	0.053	0.120	0.206
40					0.008	0.038	0.094	0.171
41					0.004	0.025	0.071	0.140
42					0.002	0.017	0.053	0.089
43						0.010	0.038	0.069
44						0.006	0.027	0.052
45						0.003	0.018	0.039
46						0.001	0.012	0.028
47							0.007	0.020
48							0.004	0.013
49							0.002	0.009
50							0.001	0.005
51								0.003
52								0.002
53								0.001
54								0.001

$n=4$

x	$m=12$	$m=13$	$m=14$	$m=15$	$m=16$	$m=17$	$m=18$	$m=19$	$m=20$
34	0.524								
35	0.476								
36	0.431	0.522							
37	0.385	0.478							
38	0.342	0.435	0.521						
39	0.299	0.392	0.479						
40	0.260	0.352	0.439	0.519					
41	0.223	0.312	0.399	0.481					
42	0.190	0.274	0.360	0.443	0.518				
43	0.158	0.239	0.323	0.405	0.482				
44	0.131	0.206	0.287	0.368	0.446	0.517			
45	0.106	0.175	0.253	0.332	0.410	0.483			
46	0.085	0.148	0.221	0.298	0.375	0.449	0.516		

续附表 27 Wilcoxon 秩和 W 统计量上尾概率表

				$n=4$					
x	$m=12$	$m=13$	$m=14$	$m=15$	$m=16$	$m=17$	$m=18$	$m=19$	$m=20$
47	0.066	0.123	0.101	0.265	0.341	0.415	0.484		
48	0.052	0.101	0.164	0.235	0.308	0.381	0.451	0.516	
49	0.039	0.082	0.139	0.205	0.277	0.349	0.419	0.484	
50	0.029	0.065	0.116	0.179	0.247	0.318	0.387	0.453	0.515
51	0.021	0.051	0.096	0.154	0.219	0.287	0.356	0.422	0.485
52	0.015	0.039	0.079	0.131	0.192	0.258	0.326	0.392	0.455
53	0.010	0.030	0.063	0.110	0.168	0.231	0.297	0.363	0.426
54	0.007	0.022	0.051	0.092	0.145	0.205	0.269	0.334	0.397
55	0.004	0.016	0.040	0.076	0.124	0.181	0.242	0.306	0.368
56	0.002	0.011	0.031	0.062	0.106	0.158	0.217	0.279	0.341
57	0.001	0.008	0.023	0.050	0.089	0.138	0.193	0.253	0.314
58	0.001	0.005	0.017	0.040	0.074	0.119	0.171	0.228	0.288
59		0.003	0.012	0.031	0.061	0.101	0.150	0.205	0.262
60		0.002	0.009	0.024	0.050	0.086	0.131	0.183	0.239
61		0.001	0.006	0.918	0.040	0.072	0.113	0.162	0.216
62		0.000	0.004	0.014	0.032	0.060	0.098	0.143	0.194
63			0.002	0.010	0.025	0.049	0.083	0.125	0.174
64			0.001	0.007	0.019	0.040	0.070	0.109	0.153
65			0.001	0.005	0.015	0.032	0.059	0.094	0.137
66			0.000	0.003	0.011	0.026	0.049	0.081	0.120
67				0.002	0.008	0.020	0.040	0.069	0.105
68				0.001	0.006	0.016	0.033	0.058	0.091
69				0.001	0.004	0.012	0.027	0.049	0.079
70				0.000	0.002	0.009	0.021	0.041	0.067
71					0.001	0.006	0.017	0.033	0.057
72					0.001	0.005	0.013	0.027	0.048
73					0.000	0.003	0.010	0.022	0.041
74					0.000	0.002	0.007	0.918	0.034
75						0.001	0.005	0.014	0.028
76						0.001	0.004	0.011	0.023
77						0.000	0.002	0.008	0.018
78						0.000	0.002	0.006	0.015
79							0.001	0.004	0.011
80							0.001	0.003	0.009
81							0.000	0.002	0.007
82							0.000	0.001	0.005
83								0.001	0.004
84								0.000	0.003
85								0.000	0.002
86								0.000	0.001
87									0.001
88									0.000
89									0.000
90									0.000

续附表 27 Wilcoxon 秩和 W 统计量上尾概率表

x	$m=5$	$m=6$	$m=7$	$m=8$	$m=9$	$m=10$
			$n=5$			
28	0.500					
29	0.421					
30	0.345	0.535				
31	0.274	0.465				
32	0.210	0.296				
33	0.155	0.331	0.500			
34	0.111	0.268	0.438			
35	0.075	0.214	0.378	0.528		
36	0.048	0.165	0.319	0.472		
37	0.028	0.123	0.265	0.416		
38	0.016	0.089	0.216	0.362	0.500	
39	0.008	0.063	0.172	0.311	0.449	
40	0.004	0.041	0.134	0.262	0.399	0.523
41		0.026	0.101	0.218	0.350	0.477
42		0.015	0.074	0.177	0.303	0.430
43		0.009	0.053	0.142	0.259	0.384
44		0.004	0.037	0.111	0.219	0.339
45		0.002	0.024	0.085	0.182	0.297
46			0.015	0.064	0.149	0.257
47			0.009	0.047	0.120	0.220
48			0.005	0.033	0.095	0.185
49			0.003	0.023	0.073	0.155
50			0.001	0.015	0.056	0.127
51				0.009	0.041	0.103
52				0.005	0.030	0.082
53				0.003	0.021	0.065
54				0.002	0.014	0.050
55				0.001	0.009	0.038
56					0.006	0.028
57					0.003	0.020
58					0.002	0.014
59					0.001	0.010
60					0.000	0.006
61						0.004
62						0.002
63						0.001
64						0.001
65						0.000

续附表 27　Wilcoxon 秩和 W 统计量上尾概率表

			$n=6$		
x	$m=6$	$m=7$	$m=8$	$m=9$	$m=10$
39	0.531				
40	0.469				
41	0.409				
42	0.350	0.527			
43	0.294	0.473			
44	0.242	0.418			
45	0.197	0.365	0.525		
46	0.155	0.314	0.475		
47	0.120	0.267	0.426		
48	0.090	0.223	0.377	0.523	
49	0.066	0.183	0.331	0.477	
50	0.047	0.147	0.286	0.432	
51	0.032	0.117	0.245	0.388	0.521
52	0.021	0.090	0.207	0.344	0.479
53	0.013	0.069	0.172	0.303	0.437
54	0.008	0.051	0.141	0.264	0.396
55	0.004	0.037	0.114	0.228	0.356
56	0.002	0.026	0.091	0.194	0.318
57	0.001	0.017	0.071	0.164	0.281
58		0.011	0.054	0.136	0.246
59		0.007	0.041	0.112	0.214
60		0.004	0.030	0.091	0.184
61		0.002	0.021	0.072	0.157
62		0.001	0.015	0.057	0.132
63		0.001	0.010	0.044	0.110
64			0.006	0.033	0.090
65			0.004	0.025	0.074
66			0.002	0.018	0.059
67			0.001	0.013	0.047
68			0.001	0.009	0.036
69			0.000	0.006	0.028
70				0.004	0.021
71				0.002	0.016
72				0.001	0.011
73				0.001	0.008
74				0.000	0.005
75				0.000	0.004
76					0.002
77					0.001
78					0.001
79					0.000
80					0.000
81					0.000

续附表 27 Wilcoxon 秩和 W 统计量上尾概率表

	$n=7$					$n=8$		
x	$m=7$	$m=8$	$m=9$	$m=10$	x	$m=8$	$m=9$	$m=10$
53	0.500				68	0.520		
54	0.451				69	0.480		
55	0.402				70	0.439		
56	0.355	0.522			71	0.399		
57	0.310	0.478			72	0.360	0.519	
58	0.267	0.433			73	0.323	0.481	
59	0.228	0.389			74	0.287	0.444	
60	0.191	0.347	0.500		75	0.253	0.407	
61	0.159	0.306	0.459		76	0.221	0.371	0.517
62	0.130	0.268	0.419		77	0.191	0.336	0.483
63	0.104	0.232	0.379	0.519	78	0.164	0.303	0.448
64	0.082	0.198	0.340	0.481	79	0.139	0.271	0.414
65	0.064	0.168	0.303	0.443	80	0.117	0.240	0.381
66	0.049	0.140	0.268	0.406	81	0.097	0.212	0.348
67	0.036	0.116	0.235	0.370	82	0.080	0.185	0.317
68	0.027	0.095	0.204	0.335	83	0.065	0.161	0.286
69	0.019	0.076	0.176	0.300	84	0.052	0.138	0.257
70	0.013	0.060	0.150	0.268	85	0.041	0.118	0.230
71	0.009	0.047	0.126	0.237	86	0.032	0.100	0.204
72	0.006	0.036	0.105	0.209	87	0.025	0.084	0.180
73	0.003	0.027	0.087	0.182	88	0.019	0.069	0.158
74	0.002	0.020	0.071	0.157	89	0.014	0.057	0.137
75	0.001	0.014	0.057	0.135	90	0.010	0.046	0.118
76	0.001	0.010	0.045	0.115	91	0.007	0.037	0.102
77	0.000	0.007	0.036	0.097	92	0.005	0.030	0.086
78		0.005	0.027	0.081	93	0.003	0.023	0.073
79		0.003	0.021	0.067	94	0.002	0.018	0.061
80		0.002	0.016	0.054	95	0.001	0.014	0.051
81		0.001	0.011	0.044	96	0.001	0.010	0.042
82		0.001	0.008	0.035	97	0.001	0.008	0.034
83		0.000	0.006	0.028	98	0.000	0.006	0.027
84		0.000	0.004	0.022	99	0.000	0.004	0.022
85			0.003	0.017	100	0.000	0.003	0.017
80			0.002	0.012	101		0.002	0.013
87			0.001	0.009	102		0.001	0.010
88			0.001	0.007	103		0.001	0.008
89			0.000	0.005	104		0.000	0.006
90			0.000	0.003	105		0.000	0.004
91			0.000	0.002	106		0.000	0.003
92				0.002	107		0.000	0.002
93				0.001	108		0.000	0.002
94				0.001	109			0.001
95				0.000	110			0.001
96				0.000	111			0.000
97				0.000	112			0.000
98				0.000	113			0.000
					114			0.000
					115			0.000
					116			0.000

续附表 27　Wilcoxon 秩和 *W* 统计量上尾概率表

	$n=9$			$n=10$	
x	$m=9$	$m=10$	x		$m=10$
86	0.500		105		0.515
87	0.466		106		0.485
88	0.432		107		0.456
89	0.398		108		0.427
80	0.365	0.516	109		0.398
91	0.333	0.484	110		0.370
92	0.302	0.452	111		0.342
93	0.273	0.421	112		0.315
94	0.245	0.390	113		0.289
95	0.218	0.360	114		0.264
96	0.193	0.330	115		0.241
97	0.170	0.302	116		0.218
98	0.149	0.274	117		0.197
99	0.129	0.248	118		0.176
100	0.111	0.223	119		0.157
101	0.095	0.200	120		0.143
102	0.081	0.177	121		0.124
103	0.068	0.158	122		0.109
104	0.057	0.139	123		0.095
105	0.047	0.121	124		0.083
106	0.039	0.106	125		0.072
107	0.031	0.091	126		0.062
108	0.025	0.078	127		0.053
109	0.020	0.067	128		0.045
110	0.016	0.056	129		0.038
111	0.012	0.047	130		0.032
112	0.009	0.039	131		0.026
113	0.007	0.033	132		0.022
114	0.005	0.027	133		0.018
115	0.004	0.022	134		0.014
116	0.003	0.017	135		0.012
117	0.002	0.014	136		0.009
118	0.001	0.011	137		0.007
119	0.001	0.009	138		0.006
120	0.001	0.007	139		0.004
12!	0.000	0.005	140		0.003
122	0.000	0.004	141		0.003
123	0.000	0.003	142		0.002
124	0.000	0.002	143		0.001
125	0.000	0.001	144		0.001
126	0.000	0.001	145		0.001
127		0.001	146		0.001
128		0.000	147		0.000
129		0.000	148		0.000
130		0.000	149		0.000
131		0.000	150		0.000
132		0.000	151		0.000
133		0.000	152		0.000
134		0.000	153		0.000
135		0.000	154		0.000
			155		0.000

附表 28　Steel-Dwass-Critchlow-Fligner 双侧所有处理组多重比较临界值表

n_1	n_2	n_3	ω_a^*	α	n_1	n_2	n_3	ω_a^*	α	n_1	n_2	n_3	ω_a^*	α
2	2	5	2.739	0.1720	2	5	5	2.739	0.1936	2	7	7	2.898	0.1227
								2.807	0.0556				2.982	0.0379
2	2	6	2.828	0.1317				3.102	0.0317				3.162	0.0262
								3.397	0.0159				3.343	0.0175
2	2	7	2.898	0.1040				3.693	0.0079				3.524	0.0111
													3.704	0.0070
2	3	3	2.778	0.1000	2	5	6	2.828	0.1152				3.885	0.0041
								2.840	0.0519				4.066	0.0023
2	3	4	2.619	0.1730				3.098	0.0303				4.247	0.0012
			3.000	0.0571				3.357	0.0173				4.427	0.0006
								3.615	0.0087	3	3	4	3.000	0.1043
2	3	5	2.739	0.1524				3.873	0.0043					
			2.741	0.0714						3	3	5	2.778	0.1429
			3.162	0.0357	2	5	7	2.739	0.1608				3.162	0.0609
								2.871	0.0978					
2	3	6	2.828	0.1113				2.898	0.0818	3	3	6	2.778	0.1593
			2.921	0.0476				3.101	0.0303				2.921	0.0892
			3.286	0.0238				3.330	0.0177				3.286	0.0453
								3.560	0.0101					
2	3	7	2.740	0.1149				3.790	0.0051	3	3	7	2.778	0.1399
			2.898	0.0843				4.019	0.0025				3.062	0.0634
			3.062	0.0333									3.385	0.0321
			3.385	0.0167	2	6	6	2.828	0.1488					
								2.944	0.0411	3	4	4	3.000	0.1186
2	4	4	2.858	0.0571				3.170	0.0260				3.266	0.0286
			3.266	0.0286				3.397	0.0152					
								3.623	0.0087	3	4	5	3.000	0.1050
2	4	5	2.739	0.1457				3.850	0.0043				3.118	0.0633
			2.771	0.0635				4.076	0.0022				3.162	0.0490
			3.118	0.0317									3.464	0.0159
			3.464	0.0159	2	6	7	2.828	0.10.54					
								2.898	0.0859	3	4	6	3.000	0.1015
2	4	6	2.828	0.1030				3.031	0.0350				3.015	0.0589
			3.015	0.0381				3.233	0.0221				3 286	0.0410
			3.317	0.0190				3.435	0.0140				3.317	0.0190
			3.618	0.13095				3.637	0.0082				3.618	0.0095
								3.839	0.0047					
2	4	7	2.673	0.1207				4.041	0.0023	3	4	7	2.940	0.1117
			2.898	0.0928				4.243	0.0012				3.000	0.0975
			2.940	0.0424									3.062	0.0550
			3.207	0.0242									3.207	0.0394
			3.474	0.0121									3.385	0.0278
			3.742	0.0061									3.474	0.0121
													3.742	0.0061

续附表 28 Steel-Dwass-Critchlow-Fligner 双侧所有处理组多重比较临界值表

n_1	n_2	n_3	ω_a^*	α	n_1	n_2	n_3	ω_a^*	α	n_1	n_2	n_3	ω_a^*	α
3	5	5	2.807	0.1083	3	7	7	3.885	0.0041	4	6	6	2.718	0.1194
			3.102	0.0881				4.066	0.0023				2.944	0.0995
			3.162	0.0753				4.247	0.0012				3.015	0.0873
			3.397	0.0159				4.427	0.0006				3.170	0.0567
			3.693	0.0079	4	4	4	2.858	0.1403				3.317	0.0473
3	5	6	2.840	0.1145				3.266	0.0736				3.397	0.0313
			2.921	0.0967									3.618	0.0253
			3.098	0.0778	4	4	5	2.858	0.1023				3.623	0.0087
			3.162	0.0669				3.118	0.0794				3.850	0.0043
			3.286	0.0393				3.266	0.0532				4.076	0.0022
			3.357	0.0173				3.464	0.0302	4	6	7	2.828	0.1111
			3.615	0.0087	4	4	6	2.858	0.1119				2.940	0.0978
			3.873	0.0043				3.015	0.0901				3.015	0.0838
3	5	7	2.871	0.1001				3.266	0.0586				3.031	0.0689
			3.062	0.0852				3.317	0.0363				3.207	0.0577
			3.101	0.0723				3.618	0.0184				3.233	0.0478
			3.162	0.0616									3.317	0.0405
			3.330	0.0331	4	4	7	2.858	0.1181				3.435	0.0325
			3.385	0.0259				2.940	0.0973				3.474	0.0272
			3.560	0.0101				3.207	0.0672				3.61g	0.0219
			3.790	0.0051				3.266	0.0472				3.637	0.0138
			4.019	0.0025				3.474	0.0234				3.742	0.0105
3	6	6	2.921	0.1139				3.742	0.0118				3.839	0.0047
			2.944	0.0779	4	5	5	2.807	0.1019				4.041	0.0023
			3.170	0.0645				3.102	0.0819				4.243	0.0012
			3.286	0.0551				3.118	0.0692	4	7	7	2.940	0.1032
			3.397	0.0152				3.397	0.0425				2.982	0.0754
			3.623	0.0087				3.464	0.0357				3.162	0.0652
			3.850	0.0043				3.693	0.0079				3.207	0.0578
			4.076	0.0022									3.343	0.0378
3	6	7	2.828	0.1117	4	5	6	2.840	0.1039				3.474	0.0320
			2.921	0.0981				3.015	0.0859				3.524	0.0216
			3.031	0.0801				3.098	0.0708				3.704	0.0178
			3.062	0.0691				3.118	0.0599				3.742	0.0151
			3.233	0.0554				3.317	0.0466				3.885	0.0041
			3.286	0.0483				3.357	0.0386				4.066	0.0023
			3.385	0.0296				3.464	0.0309				4.247	0.0012
			3.435	0.0140				3.615	0.0176				4.427	0.0006
			3.637	0.0082				3.618	0.0135	5	5	5	2.807	0.1372
			3.839	0.0047				3.873	0.0043				3.102	0.0819
			4.041	0.0023	4	5	7	2.871	0.1039				3.397	0.0425
			4.243	0.0012				2.940	0.0894				3.693	0.0218
								3.101	0.0747	5	5	6	2.840	0.1146
3	7	7	2.801	0.1026				3.118	0.0643				3.098	0.0796
			2.982	0.0895				3.207	0.0515				3.102	0.0586
			3.062	0.0796				3.330	0.0411				3.357	0.0451
			3.162	0.0533				3.464	0.0344				3.397	0.0302
			3.343	0.0453				3.474	0.0215				3.615	0.0232
			3.385	0.0396				3.560	0.0157				3.693	0.0154
			3.524	0.0111				3.742	0.0108				3.873	0.0084
			3.704	0.0070				3.790	0.0051					
								4.019	0.0025					

续附表 28　Steel-Dwass-Critchlow-Fligner 双侧所有处理组多重比较临界值表

n_1	n_2	n_3	ω_a^*	α	n_1	n_2	n_3	ω_a^*	α	n_1	n_2	n_3	ω_a^*	α
5	5	7	2.871	0.1082	5	6	7	3.839	0.0109	6	6	7	3.623	0.0230
			3.101	0.0795				3.873	0.0087				3.637	0.0192
			3.102	0.0591				4.019	0.0048				3.839	0.0128
			3.330	0.0457				4.041	0.0023				3.850	0.0085
			3.397	0.0327				4.243	0.0012				4.041	0.0065
			3.560	0.0258									4.076	0.0043
			3.693	0.0168	5	7	7	2.871	0.1118				4.243	0.0023
			3.790	0.0098				2.982	0.0846					
			4.019	0.0049				3.101	0.0749	6	7	7	2.828	0.1171
								3.162	0.0546				2.982	0.0918
5	6	6	2.840	0.1208				3.330	0.0470				3.031	0.0825
			2.944	0.0874				3.343	0.0343				3.162	0.0618
			3.098	0.0749				3.524	0.0285				3.233	0.0545
			3.170	0.0538				3.560	0.0249				3.343	0.0408
			3.357	0.0444				3.704	0.0160				3.435	0.0352
			3.397	0.0297				3.790	0.0133				3.524	0.0251
			3.615	0.0238				3.885	0.0087				3.637	0.0215
			3.623	0.0162				4.01	0.0070				3.704	0.0152
			3.850	0.0122				4.066	0.0023				3.839	0.0126
			3.873	0.0102				4.247	0.0012				3.885	0.0083
			4.076	0.0022				4.427	0.0006				4.041	0.0067
													4.066	0.0045
5	6	7	2.840	0.1129	6	6	6	2.944	0.1041				4.243	0.0034
			2.871	0.0966				3.170	0.0679				4.247	0.0012
			3.031	0.0822				3.397	0.0408				4.427	0.0006
			3.098	0.0718				3.623	0.0238					
			3.101	0.0615				3.850	0.0122	7	7	7	2.801	0.1311
			3.233	0.0508				4.076	0.0062				2.982	0.0963
			3.330	0.0437									3.162	0.0684
			3.357	0.0374	6	6	7	2.828	0.1199				3.343	0.0467
			3.435	0.0299				2.944	0.9943				3.524	0.0302
			3.560	0.0247				3.031	0.0826				3.704	0.0194
			3.615	0.0202				3.170	0.0616				3.885	0.0115
			3.637	0.0164				3.233	0.0528				4.066	0.0067
			3.790	0.0132				3.397	0.0388				4.247	0.0034
								3.435	0.0333				4.427	0.0017

附表 29 k 个独立正态变量范围的临界值表

k	α								
	0.0001	0.0005	0.001	0.005	0.01	0.025	0.05	0.10	0.20
2	5.502	4.923	4.654	3.970	3.643	3.170	2.772	2.326	1.812
3	5.864	5.316	5.063	4.424	4.120	3.682	3.314	2.902	2.424
4	6.083	5.553	5.309	4.694	4.403	3.984	3.633	3.240	2.784
5	6.240	5.722	5.484	4.886	4.603	4.197	3.858	3.478	3.037
6	6.362	5.853	5.619	5.033	4.757	4.361	4.030	3.661	3.232
7	6.461	5.960	5.730	5.154	4.882	4.494	4.170	3.808	3.389
8	6.546	6.050	5.823	5.255	4.987	4.605	4.286	3.931	3.520
9	6.618	6.127	5.903	5.341	5.078	4.700	4.387	4.037	3.632
10	6.682	6.196	5.973	5.418	5.157	4.784	4.474	4.120	3.730
11	6.739	6.257	6.036	5.485	5.227	4.858	4.552	4.211	3.817
12	6.791	6.311	6.092	5.546	5.290	4.925	4.622	4.285	3.895
13	6.837	6.361	6.144	5.602	5.348	4.985	4.685	4.351	3.966
14	6.880	6.407	6.191	5.652	5.400	5.041	4.743	4.412	4.030
15	6.920	6.449	6.234	5.699	5.448	5.092	4.796	4.468	4.089
16	6.957	6.48b	6.274	5.742	5.493	5.139	4.845	4.519	4.144
17	6.991	6.525	6.312	5.783	5.535	5.183	4.891	4.568	4.195
18	7.023	6.559	6.347	5.820	5.574	5.224	4.934	4.612	4.242
19	7.054	6.591	6.380	5.856	5.611	5.262	4.974	4.654	4.287
20	7.082	6.621	6.411	5.889	5.645	5.299	5.012	4.694	4.329
22	7.135	6.677	6.469	5.951	5.709	5.365	5.081	4.767	4.405
24	7.183	6.727	6.520	6.006	5.766	5.425	5.144	4.832	4.475
26	7.226	6.773	6.568	6.057	5.818	5.480	5.201	4.892	4.537
28	7.266	6.816	6.611	6.103	5.866	5.530	5.253	4.947	4.595
30	7.303	6.855	6.651	6.146	5.911	5.577	5.301	4.997	4.648
32	7.337	6.891	6.689	6.186	5.952	5.620	5.346	5.044	4.697
34	7.370	6.925	6.723	6.223	5.990	5.660	5.388	5.087	4.743
36	7.400	6.957	6.756	6.258	6.026	5.698	5.427	5.128	4.786
38	7.428	6.987	6.787	6.291	6.060	5.733	5.463	5.166	4.826
40	7.455	7.015	6.816	6.322	6.092	5.766	5.498	5.202	4.864
50	7.571	7.137	6.941	6.454	6.228	5.909	5.646	5.357	5.026
60	7.664	7.235	7.041	6.561	6.338	6.023	5.764	5.480	5.155
70	7.741	7.317	7.124	6.649	6.429	6.118	5.863	5.582	5.262
80	7.808	7.387	7.196	6.725	6.507	6.199	5.947	5.669	5.353
90	7.866	7.448	7.259	6.792	6.575	6.270	6.020	5.745	5.433
100	7.918	7.502	7.314	6.850	6.636	6.333	6.085	5.812	5.503

附表 30　Hayter-Stone 顺序效应单侧所有处理组多重比较精确界值表

n_1	n_2	n_3	c_α^*	α	n_1	n_2	n_3	c_α^*	α	n_1	n_2	n_3	c_α^*	α
3	3	3	2.778	0.1262	3	4	7	3.062	0.0276	3	6	3	2.556	0.1202
								3.207	0.0197				2.778	0.0825
3	3	4	2.5	0.1388				3.385	0.0139				2.921	0.0474
			2.778	0.0940				3.474	0.0061				3.286	0.9238
			3	0.0524				3.742	0.0030					
										3	6	4	2.5	0.1138
3	3	5	2.741	0.1060	3	5	3	2.741	0.1017				2.556	0.0950
			2.778	0.0775				2.778	0.0736				2.714	0.0744
			3.162	0.0335				3.162	0.0356				2.921	0.0620
													3	0.0522
3	3	6	2.556	0.1252	3	5	4	2.5	0.1043				3.015	0.0309
			2.778	0.0872				2.741	0.0837				3.286	0.0214
			2.921	0.0448				2.771	0.0684				3.317	0.0095
			3.286	0.0227				3	0.0545				3.618	0.0048
								3.118	0.0337					
3	3	7	2.740	0.1026				3.162	0.0258	3	6	5	2.556	0.1061
			2.778	0.0759				3.464	0.0079				2.582	0.0866
			3.062	0.0318									2.741	0.0734
			3.385	0.0161	3	5	5	2.511	0.1027				2.840	0.0604
								2.741	0.0852				2.921	0.0505
3	4	3	2.5	0.1381				2.807	0.0571				3.098	0.0401
			2.778	0.0905				3.102	0.0461				3.162	0.0343
			3	0.0569				3.162	0.0389				3.286	0.0205
								3.397	0.0079				3.357	0.0087
3	4	4	2.5	0.1195				3.693	0.0040				3.615	0.0043
			2.858	0.0749									3.873	0.0022
			3	0.0623	3	5	6	2.556	0.1058					
			3.266	0.0143				2.582	0.0893	3	6	6	2.556	0.1066
								2.741	0.0753				2.718	0.0706
3	4	5	2.5	0.1076				2.840	0.0602				2.921	0.0598
			2.741	0.0836				2.921	0.0504				2.944	0.0406
			2.771	0.0706				3.098	0.0409				3.170	0.0334
			3	0.0558				3.162	0.0348					
			3.118	0.0317				3.286	0.0197	3	6	6	3.286	0.0284
			3.162	0.0245				3.357	0.0087				3.397	0.0076
			3.464	0.0079				3.615	0.0043				3.623	0.0043
								3.873	0.0022				3.850	0.0022
3	4	6	2.5	0.1172									4.076	0.0011
			2.556	0.0946	3	5	7	2.418	0.1099					
			2.714	0.0765				2.641	0.0917	3	6	7	2.556	0.1009
			2.921	0.0634				2.740	0.0804				2.626	0.0816
			3	0.0546				2.741	0.0688				2.740	0.0717
			3.015	0.0295				2.871	0.0530				2.828	0.0593
			3.286	0.0205				3.062	0.0447				2.921	0.0517
			3.317	0.0095				3.101	0.0383				3.031	0.0416
			3.618	0.0048				3.162	0.0322				3.062	0.0357
								3.330	0.0166				3.233	0.0288
3	4	7	2.5	0.1106				3.385	0.0130				3.286	0.0249
			2.673	0.0865				3.560	0.0051				3.385	0.0148
			2.740	0.0728				3.790	0.0025				3.435	0.0070
			2.940	0.0602				4.019	0.0013				3.637	0.0041
			3	0.0516									3.839	0.0023
													4.041	0.0012
													4.243	0.0006

续附表 30   Hayter-Stone 顺序效应单侧所有处理组多重比较精确界值表

n_1	n_2	n_3	c_a^*	α	n_1	n_2	n_3	c_a^*	α	n_1	n_2	n_3	c_a^*	α
3	7	3	2.418	0.1364	3	7	7	2.982	0.0466	4	4	6	2.450	0.1087
			2.740	0.0966				3.162	0.0275				2.714	0.0839
			2.778	0.0714				3.343	0.0233				2.858	0.0601
			3.062	0.0332				3.385	0.0203				3.015	0.0476
			3.385	0.0166				3.524	0.0055				3.266	0.0309
								3.704	0.0035				3.317	0.0182
3	7	4	2.5	0.1045				4.066	0.0012				3.618	0.0092
			2.673	0.0846				4.247	0.0006					
			2.740	0.0715						4	4	7	2.450	0.1134
			2.940	0.0576	4	3	4	2.5	0.1273				2.673	0.0891
			3	0.0500				2.858	0.0762				2.858	0.0639
			3.062	0.0287				3	0.0654				2.940	0.0515
			3.207	0.0204				3.266	0.0143				3.207	0.0355
			3.385	0.0144	4	3	5	2.5	0.1105				3.266	0.0248
			3.474	0.0061				2.741	0.0854				3.474	0.0117
			3.742	0.0030				2.771	0.0698				3.742	0.0059
3	7	5	2.418	0.1103				3	0.0570	4	5	4	2.450	0.1019
			2.641	0.0897				3.118	0.0317				2.771	0.0805
			2.740	0.0788				3.162	0.0245				2.858	0.0532
			2.741	0.0658				3.464	0.0079				3.118	0.0417
			2.871	0.0521									3.266	0.0274
			3.062	0.0441	4	3	6	2.5	0.1226				3.464	0.0159
			3.101	0.0370				2.556	0.0978					
			3.162	0.0314				2.714	0.0764	4	5	5	2.425	0.1330
			3.330	0.0172				2.921	0.0651				2.511	0.0971
			3.385	0.0134				3	0.0543				2.771	0.0795
			3.560	0.0051				3.015	0.0295				2.807	0.0540
			3.790	0.0025				3.286	0.0205				3.102	0.0430
			4.019	0.0013				3.317	0.0095				3.118	0.0359
3	7	6	2.424	0.1105				3.618	0.0048				3.397	0.0220
			2.556	0.0984									3.464	0.0183
			2.626	0.0822	4	3	7	2.5	0.0118				3.693	0.0040
			2.740	0.0721				2.673	0.0874					
			2.828	0.0581				2.740	0.0758	4	5	6	2.425	0.1132
			2.921	0.0508				2.940	0.0603				2.532	0.0028
			3.031	0.0418				3	0.0533				2.714	0.0794
			3.062	0.0358				3.062	0.0276				2.771	0.0690
			3.233	0.0284				3.207	0.0197				2.840	0.0550
			3.286	0.0246				3.385	0.0139				3.015	0.0451
			3.385	0.0153				3.474	0.0061				3.317	0.0242
			3.435	0.0070				3.742	0.0030				3.464	0.0160
			3.637	0.0041									3.615	0.0088
			3.839	0.0023	4	4	4	2.450	0.1440				3.618	0.0067
			4.041	0.0012				2.858	0.0753				3.873	0.0022
			4.243	0.0006				3.266	0.0388					
										4	5	7	2.425	0.1112
					4	4	5	2.450	0.1060				2.641	0.0911
3	7	7	2.418	1344				2.771	0.0810				2.673	0.0800
			2.440	993				2.858	0.0547				2.771	0.0688
			2.740	794				3.118	0.0419				2.871	0.0550
			2.801	537				3.266	0.0280				2.940	0.0469
								3.464	0.0151				3.207	0.0267
								3.118	0.0314				3.330	0.0214
													3.474	0.0107

续附表 30　Hayter-Stone 顺序效应单侧所有处理组多重比较精确界值表

n_1	n_2	n_3	c_α^*	α	n_1	n_2	n_3	c_α^*	α	n_1	n_2	n_3	c_α^*	α
4	5	7	3.560	0.0079	4	7	4	3.266	0.0240	5	3	6	2.556	0.1100
			3.742	0.0054				3.474	0.0121				2.582	0.0893
			3.790	0.0025				3.742	0.0061				2.741	0.0773
			4.019	0.0013									2.840	0.0615
					4	7	5	2.425	0.1067				2.921	0.0526
4	6	4	2.450	0.1036				2.641	0.0898				3.098	0.0410
			2.714	0.0826				2.673	0.0789				3.162	0.0362
			2.858	0.0582				2.771	0.0664				3.286	0.0197
			3.015	0.0473				2.871	0.0546				3.357	0.0087
			3.266	0.0301				2.940	0.0466				3.615	0.0043
			3.317	0.0190				3.207	0.0266				3.873	0.0022
			3.618	0.0095				3.330	0.0211	5	3	7	2.418	0.1167
								3.474	0.0111				2.641	0.0942
4	6	5	2.425	0.1089				3.560	0.0081				2.740	0.0846
			2.582	0.0919				3.742	0.0056				2.741	0.0693
			2.714	0.0787				3.790	0.0025				2.871	0.0535
			2.771	0.0668				4.019	0.0013				3.062	0.0461
			2.840	0.0549									3.162	0.0330
			3.015	0.0450	4	7	6	2.424	0.1036				3.330	0.0166
			3.118	0.0308				2.626	0.0912				3.385	0.0130
			3.317	0.0241				2.673	0.0816				3.560	0.0051
			3.464	0.0158				2.714	0.0693				3.790	0.0025
			3.615	0.0091				2.940	0.0512				4.019	0.0013
			3.618	0.0069				3.015	0.0434	5	4	5	2.425	0.1366
			3.873	0.0022				3.207	0.0299				2.511	0.0965
4	6	6	2.412	0.1332				3.233	0.0245				2.771	0.0812
			2.491	0.0981				3.618	0.0111				2.807	0.0535
			2.714	0.0857				3.637	0.0071				3.102	0.0435
			2.718	0.0633				3.742	0.0054				3.118	0.0371
			2.944	0.0524				3.839	0.0023				3.397	0.0223
			3.015	0.0455				4.041	0.0012				3.464	0.0188
			3.170	0.0295				4.243	0.0006				3.693	0.0040
			3.317	0.0244	4	7	7	2.440	0.1039	5	4	6	2.425	0.1134
			3.618	0.0130				2.620	0.9931				2.582	0.0930
			3.623	0.0043				2.673	0.0844				2.714	0.0816
			4.076	0.0011				2.801	0.0610				2.771	0.0688
								2.940	0.0541				2.840	0.0549
4	6	7	2.424	0.1041				2.982	0.0394				3.015	0.0460
			2.626	0.0917				3.207	0.0299				3.118	0.0318
			2.673	0.0820				3.343	0.0195				3.317	0.0244
			2.714	0.0711				3.524	0.0110				3.464	0.0162
			2.940	0.0514				3.704	0.0091				3.615	0.0088
			3.015	0.0444				3.742	0.0077				3.618	0.0067
			3.233	0.0250				3.885	0.0020				3.873	0.0022
			3.618	0.0113				4.066	0.0012	5	4	7	2.425	0.1131
			3.637	0.0069				4.247	0.0006				2.641	0.0925
			3.742	0.0052	5	3	5	2.511	0.1043				2.673	0.0831
			3.839	0.0023				2.741	0.0890				2.771	0.0692
			4.041	0.0012				2.807	0.0576				2.871	0.0553
			4.243	0.0006				3.102	0.0475				2.940	0.0481
4	7	4	2.450	0.1072				3.162	0.0411				3.118	0.0345
			2.673	0.0872				3.397	0.0079				3.207	0.0271
			2.858	0.0614				3.693	0.0040				3.474	0.0107
			2.940	0.0510										
			3.207	0.0346										

续附表 30　Hayter-Stone 顺序效应单侧所有处理组多重比较精确界值表

n_1	n_2	n_3	c_a^*	α
5	4	7	3.560	0.0079
			3.742	0.0054
			3.790	0.0025
			4.019	0.0013
5	5	5	2.511	0.1217
			2.807	0.0735
			3.102	0.0432
			3.397	0.0221
			3.693	0.0112
5	5	6	2.511	0.1121
			2.582	0.0955
			2.807	0.0708
			2.840	0.0606
			3.098	0.0421
			3.102	0.0308
			3.357	0.0235
			3.615	0.0120
			3.693	0.0079
			3.873	0.0042
5	5	7	2.511	0.1053
			2.641	0.0885
			2.807	0.0677
			2.871	0.0574
			3.101	0.0421
			3.102	0.0312
			3.330	0.0239
			3.560	0.0133
			3.693	0.0086
			3.790	0.0049
			4.019	0.0025
5	6	5	2.582	0.0964
			2.807	0.0699
			2.840	0.0613
			3.098	0.0416
			3.102	0.0302
			3.357	0.0234
			3.615	0.0119
			3.693	0.0078
			3.873	0.0043
5	6	6	2.491	0.1102
			2.582	0.0982
			2.718	0.0745
			2.840	0.0639
			2.944	0.0461
			3.170	0.0281
			3.357	0.0230
			3.615	0.0122
			3.623	0.0083
			3.873	0.0052
			4.076	0.0011

n_1	n_2	n_3	c_a^*	α
5	6	7	2.424	0.1112
			2.582	0.0989
			2.641	0.0767
			2.828	0.0670
			2.871	0.0506
			3.031	0.0434
			3.233	0.0265
			3.330	0.0227
			3.615	0.0105
			3.637	0.0084
			3.839	0.0056
			3.873	0.0044
			4.041	0.0012
			4.243	0.0006
5	7	5	2.511	0.1016
			2.641	0.0878
			2.807	0.0659
			2.871	0.0573
			3.101	0.0414
			3.102	0.0303
			3.330	0.0236
			3.560	0.0133
			3.693	0.0085
			3.790	0.0050
			4.019	0.0025
5	7	6	2.424	0.1093
			2.582	0.0973
			2.641	0.0772
			2.828	0.0662
			2.871	0.0509
			3.031	0.0430
			3.233	0.0263
			3.330	0.0226
			3.615	0.0103
			3.637	0.0084
			3.839	0.0055
			3.873	0.0044
			4.041	0.0012
			4.243	0.0006
5	7	7	2.440	0.1048
			2.620	0.0941
			2.641	0.0856
			2.801	0.0656
			2.871	0.0589
			2.982	0.0445
			3.162	0.0284
			3.330	0.0243
			3.560	0.0127
			3.704	0.0082
			3.790	0.0067
			3.885	0.0044
			4.066	0.0012
			4.247	0.0006

n_1	n_2	n_3	c_a^*	α
6	3	6	2.556	0.1146
			2.718	0.0723
			2.921	0.0625
			2.944	0.0411
			3.286	0.0298
			3.397	0.0076
			3.623	0.0043
			4.076	0.0011
6	3	7	2.556	0.1052
			2.626	0.0844
			2.740	0.0755
			2.828	0.0604
			2.921	0.0536
			3.031	0.0428
			3.286	0.0259
			3.385	0.0148
			3.435	0.0070
			3.637	0.0041
			4.041	0.0012
			4.243	0.0006
6	4	6	2.412	0.1398
			2.491	0.0990
			2.714	0.0882
			2.718	0.0633
			2.944	0.0534
			3.015	0.0473
			3.317	0.0250
			3.618	0.0132
			3.623	0.0043
			4.076	0.0011
6	4	7	2.424	0.1052
			2.626	0.0943
			2.673	0.0861
			2.714	0.0724
			2.940	0.0530
			3.015	0.0447
			3.207	0.0306
			3.233	0.0249
			3.618	0.0114
			3.637	0.0069
			3.742	0.0052
			3.839	0.0023
			4.041	0.0012
			4.243	0.0006

续附表 30　Hayter-Stone 顺序效应单侧所有处理组多重比较精确界值表

n_1	n_2	n_3	c_α^*	α	n_1	n_2	n_3	c_α^*	α	n_1	n_2	n_3	c_α^*	α
6	5	6	2.582	0.1010	6	7	6	2.491	0.1017	7	4	7	3.524	0.0111
			2.718	0.0746				2.626	0.0917				3.704	0.0092
			2.840	0.0654				2.718	0.0728				3.742	0.0079
			2.944	0.0461				2.828	0.0639				3.885	0.0020
			3.170	0.0280				2.944	0.0495				4.066	0.0012
			3.357	0.0233				3.233	0.0276				4.247	0.0006
			3.615	0.0123				3.397	0.0200					
			3.623	0.0083				3.623	0.0118	7	5	7	2.440	0.1058
			3.873	0.0052				3.637	0.0099				2.620	0.0965
			4.076	0.0011				3.839	0.0065				2.641	0.0894
								3.850	0.0043				2.801	0.0669
6	5	7	2.582	0.1003				4.243	0.0012				2.871	0.0609
			2.626	0.0874									2.982	0.0449
			2.641	0.0790									3.162	0.0286
			2.828	0.0677	6	7	7	2.440	0.1054				3.330	0.0247
			2.871	0.0517				2.520	0.0947				3.560	0.0130
			3.031	0.0436				2.626	0.0863				3.704	0.0082
			3.233	0.0265				2.801	0.0686				3.790	0.0068
			3.330	0.0230				2.828	0.0619				3.885	0.0044
			3.615	0.0104				2.982	0.0484				4.066	0.0012
			3.637	0.0084				3.233	0.0283				4.247	0.0006
			3.839	0.0056				3.343	0.0212					
			3.873	0.0045				3.637	0.0110	7	6	7	2.440	0.1049
			4.041	0.0012				3.704	0.0078				2.620	0.0958
			4.243	0.0006				3.839	0.0064				2.626	0.0888
								3.885	0.0042				2.801	0.0692
6	6	6	2.491	0.1189				4.243	0.0017				2.828	0.0635
			2.718	0.0850				4.247	0.0006				2.982	0.0488
			2.944	0.0553									3.233	0.0288
			3.170	0.0356	7	3	7	2.440	0.1026				3.343	0.0212
			3.397	0.0212				2.620	0.0928				3.637	0.0111
			3.623	0.0123				2.740	0.0850				3.704	0.0078
			3.850	0.0062				2.801	0.0551				3.839	0.0064
			4.076	0.0031				2.982	0.0485				3.885	0.0042
								3.162	0.0281				4.243	0.0017
6	6	7	2.491	0.1041				3.343	0.0241				4.247	0.0006
			2.626	0.0921				3.385	0.0213					
			2.718	0.0743				3.524	0.0055	7	7	7	2.440	0.1238
			2.944	0.0502				3.704	0.0035				2.620	0.0946
			3.233	0.0275				4.066	0.0012				2.801	0.0702
			3.397	0.0202				4.247	0.0006				2.982	0.0510
			3.623	0.0118									3.162	0.0359
			3.637	0.0098	7	4	7	2.440	0.1065				3.343	0.0243
			3.839	0.0065				2.620	0.0971				3.704	0.0100
			3.850	0.0044				2.673	0.0897				3.885	0.0059
			4.243	0.0011				2.801	0.0625				4.066	0.0034
								2.940	0.0563				4.247	0.0017
								2.982	0.0398				4.427	0.0009
								3.207	0.0311					
								3.343	0.0197					

附表 31　大样本 Hayter-Stone 顺序效应单侧所有处理组多重比较近似界值表

k	$\alpha=0.01$	$\alpha=0.05$	$\alpha=0.10$
3	3.809	2.943	2.491
4	4.112	3.295	2.873
5	4.325	3.539	3.136
6	4.489	3.725	3.335
7	4.621	3.875	3.495
8	4.732	4.000	3.628
9	4.827	4.107	3.742

附表 32　Nemenyi-Damico-Wolfe 多个处理组与一个对照组多重比较临界值表

$k=3$

n_1	n_2	n_3	y_a^*	α	n_1	n_2	n_3	y_a^*	α	n_1	n_2	n_3	y_a^*	α
1	1	2	6	0.0833	1	3	5	72	0.1071	1	5	5	28	0.1205
								75	0.0933				29	0.0974
1	1	3	12	0.0500				78	0.0615				30	0.0765
								80	0.0536				31	0.0584
1	1	4	16	0.1000				81	0.0397				32	0.0433
			20	0.0333				85	0.0298				33	0.0310
								87	0.0198				34	0.0216
1	1	5	25	0.9714				95	0.0079				35	0.0144
			30	0.0238				100	0.0040				36	0.0087
													38	0.0029
1	1	6	30	0.1071	1	3	6	14	0.1143				40	0.0007
			36	0.0536				15	0.0143					
			42	0.0179				16	0.0690	1	5	6	185	0.1034
								17	0.0512				186	0.0945
1	2	3	21	0.1167				18	0.0369				192	0.0770
				0.0667				19	0.0238				195	0.0684
			24	0.0500				20	0.0155				200	0.0534
			27	0.0167				21	0.0095				204	0.0478
								22	0.0048				215	0.0269
1	2	4	16	0.1143									216	0.0236
			17	0.0667	1	4	4	19	0.1206				228	0.0115
			18	0.0571				20	0.0889				230	0.0090
			20	0.0190				21	0.0603				240	0.0049
			22	0.0095				22	0.0413				255	0.0009
								23	0.0222					
1	2	5	45	0.1071				24	0.0127	1	6	6	38	0.1192
			46	0.0714				25	0.0063				40	0.0977
			50	0.0536				26	0.0032				41	0.0826
			55	0.0298									42	0.0683
			60	0.0119	1	4	5	105	0.1024				43	0.0558
			65	0.0060				108	0.0889				44	0.0446
								110	0.0778				47	0.0205
1	2	6	30	0.1032				112	0.0643				49	0.0108
			31	0.0714				115	0.0556				50	0.0075
			33	0.0595				116	0.0460				52	0.0032
			36	0.0317				124	0.0254				55	0.0007
			39	0.0198				125	0.0214	2	1	2	6	0.1000
			42	0.0079				130	0.0135				7	0.0333
			45	0.0040				132	0.0087					
								136	0.0048	2	1	3	21	0.1000
1	3	3	12	0.1143				150	0.0008				24	0.0333
			13	0.0571									27	0.0167
			14	0.0286	1	4	6	68	0.1091					
								69	0.0996	2	1	4	15	0.0952
			15	0.0905				72	0.0784				16	0.0857
1	3	4	52	0.1107				74	0.0597				18	0.0476
			54	0.0893				75	0.0532				20	0.0190
			56	0.0714				76	0.0442				22	0.0095
			57	0.0536				80	0.0268					
			60	0.0429				81	0.0242					
			63	0.0214				86	0.0104					
			66	0.0107				87	0.0095					
			68	0.0071				93	0.0030					
			72	0.0036				99	0.0009					

续附表 32　Nemenyi-Damico-Wolfe 多个处理组与一个对照组多重比较临界值表

$k=3$

n_1	n_2	n_3	y_α^*	α	n_1	n_2	n_3	y_α^*	α	n_1	n_2	n_3	y_α^*	α
2	1	5	41	0.1012	2	2	6	36	0.0246	2	4	4	17	0.1048
			43	0.0952				39	0.0127				18	0.0883
			45	0.0893				42	0.0063				19	0.0686
			50	0.0476				45	0.0024				20	0.0559
			55	0.0298				48	0.0008				21	0.0406
			60	0.0119									22	0.0286
			65	0.0060	2	3	3	22	0.1036				23	0.0178
								23	0.0893				24	0.0114
2	1	6	25	0.1389				24	0.0786				25	0.0057
			28	0.0913				25	0.0643				26	0.0032
			29	0.0873				26	0.0464				28	0.0006
			33	0.0556				27	0.0393					
			36	0.0317				28	0.0214	2	4	5	90	0.1082
			37	0.0198				30	0.0107				92	0.0929
			42	0.0079				31	0.0071				96	0.0789
			45	0.0040				33	0.0036				102	0.0622
													106	0.0508
2	2	2	7	0.0667	2	3	4	48	0.1040				108	0.0486
			8	0.0222				50	0.0849				118	0.0264
								51	0.0786				120	0.0241
2	2	3	20	0.1190				54	0.0667				130	0.0104
			22	0.0667				56	0.0492				132	0.0065
			24	0.0524				60	0.0325				136	0.0039
			27	0.0190				62	0.0222				146	0.0010
			30	0.0048				66	0.0127					
								68	0.0063	2	4	6	57	0.1098
2	2	4	15	0.1048				70	0.0046				60	0.0963
			16	0.0976									63	0.0774
			17	0.0571	2	3	5	126	0.1024				66	0.0665
			18	0.0500				130	0.0964				69	0.0512
			19	0.0238				138	0.0762				70	0.0455
			19	0.0238				141	0.0683				76	0.0257
			20	0.0214				150	0.0567				78	0.0232
			22	0.0071				153	0.0488				84	0.0106
			24	0.0024				165	0.0302				86	0.0069
								168	0.0214				88	0.0045
2	2	5	39	0.1296				180	0.0115				99	0.0006
			41	0.0939				183	0.0091					
			43	0.0886				195	0.0048	2	5	5	47	0.1093
			46	0.0556				215	0.0008				49	0.0980
			48	0.0503									52	0.0766
			49	0.0489	2	3	6	27	0.1141				54	0.0659
			51	0.0265				28	0.0996				57	0.0510
			53	0.0238				30	0.0794				58	0.0464
			60	0.0106				31	0.0682				63	0.0272
			65	0.0040				33	0.0519				64	0.0226
								34	0.0424				69	0.0105
2	2	6	26	0.1175				36	0.0277				70	0.0081
			28	0.0849				37	0.0221				73	0.0047
			30	0.0786				39	0.0136				79	0.0010
			31	0.0516				40	0.0093					
			32	0.0484				43	0.0041					
			35	0.0254				48	0.0006					

续附表 32　Nemenyi-Damico-Wolfe 多个处理组与一个对照组多重比较临界值表

k＝3

n_1	n_2	n_3	y_α^*	α
2	5	6	150	0.1098
			155	0.0984
			160	0.0888
			168	0.0726
			180	0.0553
			183	0.0490
			201	0.0261
			204	0.0239
			220	0.0104
			234	0.0044
			252	0.0010
2	6	6	32	0.1083
			33	0.0978
			34	0.0886
			36	0.0723
			38	0.0562
			39	0.0497
			43	0.0265
			44	0.0216
			47	0.0105
			48	0.0080
			50	0.0043
			54	0.0009
3	1	1	9	0.1000
3	1	2	19	0.1000
			20	0.0833
			21	0.0500
			22	0.0333
			24	0.0167
3	1	3	11	0.1071
			12	0.0643
			13	0.0286
			14	0.0143
			15	0.0071
3	1	4	46	0.1143
			50	0.0786
			54	0.0500
			60	0.0286
			64	0.0143
			68	0.0071
			72	0.0036

n_1	n_2	n_3	y_α^*	α
3	1	5	62	0.1190
			69	0.0893
			72	0.0635
			75	0.0615
			80	0.0397
			85	0.0258
			90	0.0159
			95	0.0079
			100	0.0040
3	1	6	27	0.1262
			30	0.0952
			31	0.0738
			33	0.0524
			34	0.0512
			36	0.0369
			38	0.0238
			40	0.0155
			42	0.0095
			44	0.0048
3	2	2	19	0.1238
			20	0.0952
			21	0.0857
			22	0.0571
			23	0.0476
			24	0.0286
			25	0.0190
			27	0.0095
3	2	3	21	0.1054
			22	0.0929
			23	0.0714
			24	0.0607
			25	0.0464
			27	0.0250
			29	0.0107
			30	0.0071
			31	0.0036
3	2	4	45	0.1032
			47	0.0857
			49	0.0762
			51	0.0611
			54	0.0508
			55	0.0389
			58	0.03t7
			59	0.0238
			64	0.0111
			66	0.0095
			68	0.0048
			78	0.0008

n_1	n_2	n_3	y_α^*	α
3	2	5	122	0.1004
			124	0.0992
			132	0.0758
			136	0.0651
			145	0.0532
			146	0.0456
			160	0.0286
			162	0.0246
			175	0.0135
			180	0.0099
			195	0.0044
			215	0.0008
3	2	6	26	0.1100
			27	0.0991
			29	0.0766
			30	0.0654
			31	0.0580
			32	0.0483
			35	0.0290
			36	0.0227
			39	0.0121
			40	0.0084
			43	0.0041
			48	0.0006
3	3	3	11	0.1131
			12	0.0810
			13	0.0571
			14	0.0369
			15	0.0214
			16	0.0095
			17	0.0036
3	3	4	47	0.0993
			50	0.0771
			53	0.0569
			56	0.0510
			57	0.0395
			61	0.0248
			68	0.0117
			69	0.0069
			74	0.0026
			78	0.0010
3	3	5	61	0.1011
			62	0.0985
			66	0.0765
			70	0.0699
			75	0.0512
			76	0.0403
			84	0.0252
			85	0.0241

续附表 32　Nemenyi-Damico-Wolfe 多个处理组与一个对照组多重比较临界值表

$$k=3$$

n_1	n_2	n_3	y_α^*	α	n_1	n_2	n_3	y_α^*	α	n_1	n_2	n_3	y_α^*	α
3	3	5	90	0.0148	3	4	6	83	0.0095	4	1	4	17	0.1127
			91	0.0094				88	0.0050				18	0.0873
			96	0.0049				97	0.0010				19	0.0651
			110	0.0009									20	0.0460
					3	5	5	66	0.1089				21	0.0302
3	3	6	25	0.1194				68	0.0998				22	0.0206
			27	0.0950				73	0.0788				23	0.0111
			29	0.0741				76	0.0675				24	0.0063
			31	0.0562				81	0.0514				25	0.0032
			32	0.0528				82	0.0480					
			33	0.0411				92	0.0250	4	1	5	91	0.1040
			36	0.0272				102	0.0106				96	0.0833
			37	0.0196				103	0.0093				102	0.0635
			40	0.0112				109	0.0046				105	0.0627
			41	0.0071				119	0.0010				106	0.0484
			43	0.0038	3	5	6	140	0.1079				115	0.0333
			48	0.0010				144	0.0985				120	0.0238
3	4	4	48	0.1051				154	0.0787				130	0.0103
			49	0.0996				160	0.0693				135	0.0056
			53	0.0762				170	0.0535				140	0.0032
			55	0.0651				172	0.0490				150	0.0008
			58	0.0521				194	0.0255	4	1	6	58	0.1160
			59	0.0469				195	0.0247				61	0.0957
			65	0.0268				216	0.0101				64	0.0788
			66	0.0244				232	0.0044				68	0.0619
			72	0.0109				254	0.0010				70	0.0485
			73	0.0088	3	6	6	30	0.1026				78	0.0273
			77	0.0045				31	0.0927				81	0.0190
			83	0.0010				33	0.0749				84	0.0134
3	4	5	117	0.1079				36	0.0523				87	0.0087
			121	0.0989				37	0.0459				93	0.0030
			129	0.0797				41	0.0257				99	0.0009
			135	0.0680				42	0.0216	4	2	2	14	0.1143
			145	0.0508				46	0.0100				15	0.0857
			146	0.0499				49	0.0047				16	0.0619
			164	0.0263				54	0.0009				17	0.0381
			165	0.0249	4	1	1	13	0.1333				18	0.0238
			184	0.0102				14	0.0667				19	0.0095
			185	0.0094	4	1	2	15	0.0762				20	0.0048
			196	0.0048				16	0.0476	4	2	3	43	0.1071
			214	0.0010				17	0.0190				46	0.0841
3	4	6	53	0.1096				18	0.0095				48	0.0794
			55	0.0979	4	1	3	48	0.1000				49	0.0627
			59	0.0775				50	0.0714				51	0.0587
			61	0.0685				51	0.0679				52	0.0460
			66	0.0504				54	0.0464				57	0.0278
			67	0.0451				57	0.0250				58	0.0198
			74	0.0266				60	0.0143				60	0.0175
			75	0.0231				63	0.0071				62	0.0095
			82	0.0114				66	0.0036				66	0.0048
													72	0.0008

续附表 32　Nemenyi-Damico-Wolfe 多个处理组与一个对照组多重比较临界值表

$k=3$

n_1	n_2	n_3	y_α^*	α	n_1	n_2	n_3	y_α^*	α	n_1	n_2	n_3	y_α^*	α
4	2	4	16	0.1035	4	3	5	243	0.1087	4	4	6	84	0.0101
			17	0.0819				252	0.0973				89	0.0049
			18	0.0651				267	0.0792				102	0.0007
			19	0.0489				276	0.0693					
			20	0.0365				300	0.0500	4	5	5	87	0.1085
			21	0.0248				336	0.0253				90	0.0983
			23	0.0098				375	0.0110				96	0.0783
			25	0.0029				378	0.0096				100	0.0674
			27	0.0006				402	0.0047				107	0.0504
								445	0.0010				121	0.0259
4	2	5	81	0.1079									122	0.0246
			86	0.0890	4	3	6	52	0.1083				137	0.0099
			91	0.0714				54	0.0964				146	0.0050
			100	0.0541				57	0.0800				162	0.0010
			101	0.0036				60	0.0657					
			111	0.0238				64	0.0496	4	5	6	280	0.1000
			116	0.0169				72	0.0261				303	0.0768
			125	0.0105				73	0.0235				312	0.0083
			126	0.0072				81	0.0100				336	0.0497
			135	0.0042				82	0.0091				381	0.0251
			150	0.0007				87	0.0047				430	0.0103
								97	0.0009				432	0.0098
4	2	6	52	0.1100									462	0.0049
			55	0.0921	4	4	4	16	0.1164				513	0.0010
			58	0.0766				17	0.0956					
			61	0.0621				18	0.0779	4	6	6	57	0.1088
			64	0.0501				19	0.0622				59	0.0978
			72	0.0297				20	0.0495				63	0.0786
			73	0.0226				22	0.0290				65	0.0698
			81	0.0114				23	0.0213				70	0.0512
			82	0.0082				25	0.0102				71	0.0480
			90	0.0035				27	0.0038				80	0.0252
			99	0.0006				29	0.0010				90	0.0105
													91	0.0094
4	3	3	44	0.1090	4	4	5	84	0.1089				97	0.0049
			46	0.0952				86	0.0963				108	0.0010
			49	0.0762				91	0.0789					
			50	0.0700				96	0.0643	5	1	1	18	0.1429
			53	0.0533				102	0.0505				19	0.0952
			54	0.0486				115	0.0288				20	0.0476
			60	0.0252				116	0.0241					
			66	0.0105				130	0.0115	5	1	2	39	0.1012
			70	0.0038				131	0.0089				40	0.0952
			75	0.0010				141	0.0037				41	0.0714
								155	0.0010				42	0.0655
4	3	4	46	0.1076									43	0.0476
			49	0.0870	4	4	6	53	0.1086				45	0.0298
			52	0.0701				55	0.0940				46	0.0238
			53	0.0674				58	0.0781				48	0.0119
			57	0.0504				61	0.0641				50	0.0060
			63	0.0281				65	0.0508					
			64	0.0227				66	0.0093	5	1	3	61	0.1171
			70	0.0100				74	0.0251				64	0.0913
			75	0.0048									66	0.0893
			81	0.0008										

续附表 32　Nemenyi-Damico-Wolfe 多个处理组与一个对照组多重比较临界值表

							$k=3$							
n_1	n_2	n_3	y_a^*	α	n_1	n_2	n_3	y_a^*	α	n_1	n_2	n_3	y_a^*	α
5	1	3	69	0.0714	5	2	3	116	0.1067	5	3	4	240	0.1088
			72	0.0516				118	0.0964				246	0.0992
			75	0.0357				126	0.0782				261	0.0705
			78	0.0218				129	0.0698				272	0.0688
			81	0.0139				138	0.0500				291	0.0504
			84	0.0079				152	0.0246				292	0.0496
			87	0.0040				165	0.0107				328	0.0253
								168	0.0079				364	0.0105
5	1	4	90	0.1095				174	0.0144				366	0.0099
			93	0.0913				189	0.0008				388	0.0049
			97	0.0738									424	0.0010
			104	0.0563	5	2	4	81	0.1066					
			105	0.0444				83	0.0980	5	3	5	64	0.1017
			112	0.0310				89	0.0762				65	0.0984
			116	0.0222				91	0.0683				70	0.0740
			124	0.0095				98	0.0505				77	0.0503
			132	0.0032				108	0.0268				87	0.0262
			140	0.0008				109	0.0245				88	0.0231
								120	0.0101				98	0.0099
5	1	5	25	0.1071				121	0.0087				105	0.0010
			26	0.0909				128	0.0040				115	0.0010
			27	0.0761				140	0.0007					
			28	0.0620						5	3	6	137	0.0966
			29	0.0498	5	2	5	43	0.1089				145	0.0797
			31	0.0292				45	0.0942				151	0.0682
			32	0.0216				48	0.0752				162	0.0515
			33	0.0155				52	0.0528				163	0.0490
			34	0.0108				53	0.0476				184	0.0259
			35	0.0072				59	0.0248				185	0.0245
			36	0.0043				65	0.0107				208	0.0102
			39	0.0007				66	0.0087				209	0.0095
								70	0.0041				224	0.0047
5	1	6	157	0.1073				76	0.0010				250	0.0009
			163	0.0925										
			191	0.0790	5	2	6	136	0.1084	5	4	4	82	0.1091
			177	0.0664				142	0.0946				85	0.0970
			186	0.0547				151	0.0761				90	0.0791
			189	0.0447				155	0.0698				93	0.0696
			204	0.0278				168	0.0501				100	0.0510
			216	0.0159				189	0.0260				101	0.0483
			222	0.0115				190	0.0230				113	0.0257
			228	0.0081				213	0.0096				114	0.0243
			240	0.0036				228	0.0041				127	0.0101
			258	0.0007				252	0.0008				128	0.0094
													136	0.0047
5	2	2	38	0.1005	5	3	3	58	0.1071				150	0.0010
			41	0.0741				611	0.0974					
			43	0.0582				64	0.0749	5	4	5	85	0.1077
			44	0.0476				70	0.0506				89	0.0933
			47	0.0291				78	0.0264				93	0.0797
			48	0.0212				79	0.0234				97	0.0679
			51	0.0106				86	0.0104				104	0.0531
			53	0.0053				87	0.0095				105	0.0477
			55	0.0026				91	0.0045				118	0.0256
								100	0.0006					

续附表 32　Nemenyi-Damico-Wolfe 多个处理组与一个对照组多重比较临界值表

k＝3

n_1	n_2	n_3	y_a^*	α	n_1	n_2	n_3	y_a^*	α	n_1	n_2	n_3	y_a^*	α
5	4	5	119	0.0248	6	1	2	26	0.1032	6	2	2	24	0.1175
			119	0.0248				27	0.0833				25	0.0984
			133	0.0100				28	0.0595				26	0.0841
			143	0.0049				29	0.0437				27	0.0598
			159	0.0010				30	0.0278				28	0.0571
5	4	6	274	0.0998				31	0.0159				29	0.0444
			294	0.0794				32	0.0079				30	0.0349
			304	0.0689				33	0.0040				31	0.0238
			328	0.0498	6	1	3	28	0.1012				33	0.0111
			372	0.0257				29	0.0845				34	0.0063
			374	0.0247				30	0.0679				35	0.0032
			422	0.0100				31	0.0548	6	2	3	25	0.1069
			452	0.0050				32	0.0405				26	0.0926
			507	0.0010				33	0.0298				27	0.0799
5	5	5	23	0.1007				34	0.0190				28	0.0673
			25	0.0748				35	0.0131				29	0.0567
			27	0.0540				36	0.0083				30	0.0468
			28	0.0453				37	0.0048				32	0.0301
			31	0.0256	6	1	4	59	0.1039				33	0.0232
			35	0.0102				61	0.0896				35	0.0126
			36	0.0078				63	0.0758				36	0.0084
			38	0.0044				68	0.0506				38	0.0032
			42	0.0009				72	0.0312				40	0.0009
								74	0.0234	6	2	4	52	0.1076
5	5	6	141	0.0996				78	0.0121				53	0.0968
			151	0.0770				80	0.0078				55	0.0844
			157	0.0663				84	0.0030				57	0.0732
			168	0.0533				88	0.0009				62	0.0523
			169	0.0483									63	0.0454
			192	0.0263	6	1	5	156	0.1080				69	0.0247
			193	0.0233				161	0.0956				76	0.0111
			217	0.0096				167	0.0824				77	0.0083
			235	0.0043				172	0.0711				81	0.0040
			264	0.0010				184	0.0500				88	0.0010
								200	0.0256					
5	6	6	146	0.0999				215	0.0119	6	2	5	136	0.1034
			156	0.0800				220	0.0078				141	0.0915
			162	0.0695				230	0.0034				148	0.0795
			175	0.0500				245	0.0007				152	0.0700
			199	0.0251									165	0.0516
			226	0.0099	6	1	6	35	0.0996				166	0.0455
			243	0.0049				39	0.0583				185	0.0264
			273	0.0010				40	0.0493				186	0.0221
								43	0.0279				205	0.0109
6	1	1	25	0.1071				44	0.0223				208	0.0085
			26	0.0714				47	0.0102				219	0.0047
			27	0.0357				48	0.0075				245	0.0006
								50	0.0037					
								53	0.0010	6	2	6	29	0.1077
													30	0.0971
													32	0.0774

续附表 32　Nemenyi-Damico-Wolfe 多个处理组与一个对照组多重比较临界值表

n_1	n_2	n_3	y_α^*	α	n_1	n_2	n_3	y_α^*	α	n_1	n_2	n_3	y_α^*	α
								$k=3$						
6	2	6	33	0.0683	6	4	4	52	0.1044	6	6	6	29	0.1101
			35	0.0527				53	0.0976				30	0.0990
			36	0.0461				57	0.0748				32	0.0795
			40	0.0245				62	0.0520				34	0.0627
			44	0.0111				63	0.0480				35	0.0554
			45	0.0088				70	0.0265				36	0.0486
			48	0.0040				71	0.0241				40	0.0277
			52	0.0010				79	0.0103				41	0.0238
								80	0.0092				46	0.0102
6	3	3	25	0.1051				85	0.0046				47	0.0084
			26	0.0910				94	0.0009				50	0.0046
			27	0.0792									56	0.0010
			28	0.0676	6	4	5	262	0.1093					
			29	0.0578				272	0.0970				$k=4$	
			30	0.0482				290	0.0795					
			33	0.0271				300	0.0695	n_1	n_2	n_3	n_4	y_α^*	α
			34	0.0212				322	0.0499						
			36	0.0128				365	0.0254	1	5	5	5	43	0.1061
			37	0.0094				412	0.0098					44	0.0936
			39	0.0047				442	0.0048					45	0.0814
			42	0.0010				492	0.0010					46	0.0695
6	3	4	52	0.0996	6	4	6	55	0.1078					47	0.0587
			55	0.0785				57	0.0961					48	0.0486
			57	0.0679				61	0.0758					51	0.0252
			61	0.0497				67	0.0513					54	0.0112
			69	0.0241				68	0.0492					55	0.0083
			77	0.0094				76	0.0270					57	0.0042
			82	0.0049				77	0.0241					61	0.0007
			90	0.0010				87	0.0096	2	2	2	2	9	0.1024
								93	0.0050					10	0.0548
6	3	5	131	0.1044				105	0.0009					11	0.0214
			136	0.0921										12	0.0071
			143	0.0798	6	5	5	139	0.0994						
			148	0.0695				149	0.0782	2	3	3	3	32	0.1029
			160	0.0513				154	0.0689					33	0.0932
			161	0.0461				166	0.0496					34	0.0790
			180	0.0268				188	0.0251					35	0.0697
			181	0.0235				213	0.0099					37	0.0499
			202	0.0100				229	0.0048					40	0.0251
			216	0.0046				256	0.0010					43	0.0123
														44	0.0084
6	3	6	28	0.1051	6	5	6	144	0.1000					46	0.0039
			29	0.0939				154	0.0794					51	0.0006
			31	0.0737				160	0.0696						
			32	0.0650				171	0.0498	2	4	4	4	25	0.1070
			34	0.0497				195	0.0260					26	0.0930
			38	0.0272				196	0.0238					27	0.0792
			39	0.0231				221	0.0098					28	0.0673
			43	0.0109				238	0.0059					29	0.0555
			44	0.0088				269	0.0010					30	0.0456
			47	0.0044										32	0.0281
			52	0.0010											

续附表 32　Nemenyi-Damico-Wolfe 多个处理组与一个对照组多重比较临界值表

k=4

n_1	n_2	n_3	n_4	y_a^*	α	n_1	n_2	n_3	n_4	y_a^*	α	n_1	n_2	n_3	n_4	y_a^*	α
2	4	4	4	33	0.0209	4	1	1	1	16	0.1143	5	3	3	3	80	0.1083
				35	0.0109					17	0.0571					82	0.0981
				36	0.0077					18	0.0286					87	0.0760
				37	0.0049											89	0.0679
				41	0.0006	4	2	2	2	19	0.1010					94	0.0505
										20	0.0790					95	0.0475
2	5	5	5	71	0.1079					21	0.9571					104	0.0252
				73	0.0981					22	0.0406					114	0.0104
				77	0.0800					23	0.0260					115	0.0092
				80	0.0672					24	0.0168					121	0.0046
				84	0.0524					25	0.0086					132	0.0010
				85	0.0493					26	0.0048						
				93	0.0264					28	0.0010	5	4	4	4	117	0.1077
				94	0.0237											120	0.0981
				102	0.0099	4	3	3	3	62	0.1088					127	0.0778
				108	0.0044					64	0.0963					131	0.0677
				117	0.0010					67	0.0792					139	0.0503
3	1	1	1	11	0.1000					69	0.0694					155	0.0255
				12	0.0500					73	0.0511					173	0.0099
										74	0.0474					184	0.0049
										81	0.0252					204	0.0010
3	2	2	2	27	0.1032					89	0.0099						
				28	0.0802					94	0.0047	6	1	1	1	29	0.1071
				29	0.0706					103	0.0007					30	0.0714
				30	0.0532	5	1	1	1	22	0.1071					31	0.0476
				31	0.0437					23	0.0714					32	0.0238
				33	0.0254					24	0.0357					33	0.0119
				35	0.0119					25	0.0179						
				36	0.0071	5	2	2	2	49	0.1088	6	2	2	2	32	0.0995
				37	0.0048					50	0.0970					33	0.0843
3	3	3	3	16	0.0996					52	0.0789					34	0.0706
				17	0.0771					54	0.0620					35	0.0582
				18	0.0574					55	0.0571					36	0.0474
				19	0.0416					56	0.0479					38	0.0290
				20	0.0282					60	0.0258					39	0.0219
				21	0.0183					65	0.0102					41	0.0111
				22	0.0106					66	0.0069					42	0.0077
				23	0.0058					68	0.0039					43	0.0048
				24	0.0029					73	0.0009					46	0.0009
				26	0.0005												
3	4	4	4	70	0.1075												
				72	0.0975												
				76	0.0791												
				79	0.0666												
				83	0.0522												
				84	0.0491												
				93	0.0254												
				103	0.0097												
				109	0.0047												
				120	0.0009												

附表 33　L 个正态变量分布与相关 ρ 的累积概率表

						$\rho=0.100$						
x	$l=1$	2	3	4	5	6	7	8	9	10	11	12
0.00	0.50000	0.26594	0.14891	0.08709	0.05286	0.03314	0.02137	0.01413	0.00955	0.00659	0.00462	0.00330
0.10	0.53983	0.30720	0.18271	0.11283	0.07196	0.04720	0.03173	0.02180	0.01528	0.01089	0.00789	0.00580
0.20	0.57926	0.35089	0.22070	0.14336	0.09574	0.06551	0.04580	0.03263	0.02365	0.01741	0.01299	0.00982
0.30	0.61791	0.39645	0.26259	0.17875	0.12461	0.08870	0.06431	0.04741	0.03547	0.02689	0.02063	0.01601
0.40	0.65542	0.44327	0.30791	0.21889	0.15877	0.11724	0.08795	0.06692	0.05157	0.04020	0.03167	0.02519
0.50	0.69146	0.49068	0.35605	0.26340	0.19820	0.15141	0.11722	0.09186	0.07277	0.05823	0.04701	0.03827
0.60	0.72575	0.53802	0.40625	0.31173	0.24261	0.19122	0.15244	0.12276	0.09979	0.08180	0.06758	0.05622
070	0.75804	0.58461	0.45769	0.36310	0.29145	0.23642	0.19360	0.15990	0.13310	0.11159	0.09417	0.07995
0.80	0.78814	0.62984	0.50948	0.41659	0.34393	0.28641	0.24039	0.20320	0.17289	0.14799	0.12737	0.11019
0.90	0.81594	0.67313	0.56074	0.47120	0.39906	0.34035	0.29216	0.25226	0.21899	0.19105	0.16744	0.14738
1.00	0.84134	0.71401	0.61064	0.52586	0.45570	0.39715	0.34794	0.30628	0.27080	0.24041	0.21424	0.19159
1.10	0.86433	0.75211	0.65841	0.57955	0.51267	0.45557	0.40653	0.36416	0.32738	0.29528	0.26716	0.24241
1.20	0.88493	0.78715	0.70344	0.63131	0.56879	0.51430	0.46657	0.42456	0.38744	0.35451	0.32518	0.29898
1.30	0.90320	0.81896	0.74522	0.68034	0.62298	0.57205	0.52664	0.48600	0.44951	0.41664	0.38693	0.36002
1.40	0.91924	0.84747	0.78340	0.72597	0.67430	0.62764	0.58538	0.54698	0.51200	0.48004	0.45078	0.42393
1.50	0.93319	0.87272	0.81779	0.76774	0.72199	0.68007	0.64155	0.60608	0.57335	0.54307	0.51501	0.48895
1.60	0.94520	0.89480	0.84831	0.80534	0.76552	0.72855	0.69415	0.66209	0.63215	0.60415	0.57792	0.55331
1.70	0.95543	0.91387	0.87503	0.83868	0.80458	0.77255	0.74241	0.71402	0.68723	0.66193	0.63800	0.61534
1.80	0.96407	0.93016	0.89811	0.86777	0.83902	0.81174	0.78583	0.76118	0.73772	0.71535	0.69402	0.67365
1.90	0.97128	0.94390	0.91777	0.89281	0.86893	0.84607	0.82417	0.80317	0.78302	0.76367	0.74507	0.72718
2.00	0.97725	0.95537	0.93431	0.91403	0.89449	0.87563	0.85743	0.83986	0.82288	0.80646	0.79058	0.77520
2.10	0.98214	0.96483	0.94806	0.93179	0.91601	0.90069	0.88580	0.87135	0.85729	0.84362	0.83032	0.81738
2.20	0.98610	0.97255	0.95933	0.94645	0.93387	0.92160	0.90961	0.89791	0.88647	0.87529	0.86436	0.85367
2.30	0.98928	0.97877	0.96848	0.95839	0.94850	0.93880	0.92929	0.91995	0.91079	0.90180	0.89298	0.88431
2.40	0.99180	0.98374	0.97580	0.96800	0.96031	0.95275	0.94530	0.93797	0.93074	0.92363	0.91662	0.90971
2.50	0.99379	0.98766	0.98161	0.97564	0.96974	0.96391	0.95816	0.95247	0.94686	0.94131	0.93583	0.93042
2.60	0.99534	0.99072	0.98616	0.98164	0.97716	0.97273	0.96834	0.96399	0.95969	0.95542	0.95120	0.94702
2.70	0.99653	0.99309	0.98968	0.98630	0.98294	0.97960	0.97630	0.97301	0.96976	0.96652	0.96332	0.96013
2.80	0.99744	0.99491	0.99238	0.98987	0.98738	0.98490	0.98244	0.97999	0.97756	0.97514	0.97273	0.97034
2.90	0.99813	0.99628	0.99443	0.99259	0.99076	0.98894	0.98712	0.98532	0.98352	0.98173	0.97995	0.97818
3.00	0.99865	0.99730	0.99596	0.99463	0.99330	0.99197	0.99065	0.98934	0.98802	0.98672	0.98541	0.98412
3.10	0.99903	0.99807	0.99710	0.99614	0.09519	0.99423	0.99328	0.99233	0.99139	0.99044	0.98950	0.98856
3.20	0.99931	0.99863	0.99794	0.99726	0.99658	0.99590	0.99522	0.99454	0.99387	0.99319	0.99252	0.99185
3.30	0.99952	0.99903	0.99855	0.99807	0.99759	0.99711	0.99663	0.99615	0.99568	0.99520	0.99472	0.99425
3.40	0.99966	0.99933	0.99899	0.99865	0.99832	0.99798	0.99765	0.99731	0.99698	0.99665	0.99631	0.99598
3.50	0.99977	0.99953	0.99930	0.99907	0.99884	0.99861	0.99838	0.99814	0.99791	0.99768	0.99745	0.99722

						$\rho=0.125$						
x	$l=1$	2	3	4	5	6	7	8	9	10	11	12
0.00	0.50000	0.26995	0.15492	0.09344	0.05875	0.03825	0.02566	0.01766	0.01244	0.00894	0.00654	0.00486
0.10	0.53983	0.31117	0.18905	0.11992	0.07885	0.05346	0.03721	0.02650	0.01925	0.01424	0.01070	0.00815
0.20	0.57926	0.35475	0.22724	0.15106	0.10360	0.07296	0.05258	0.03865	0.62892	0.02198	0.01694	0.01322
0.30	0.61791	0.40014	0.26919	0.18692	0.13332	0.09729	0.07242	0.95486	0.04220	0.03291	0.02598	0.02074
0.40	0.65542	0.44673	0.31443	0.22733	0.16815	0.12685	0.09734	0.07583	0.05987	0.04783	0.03863	0.03150
0.50	0.69146	0.49388	0.36235	0.27192	0.20804	0.16185	0.12777	0.10217	0.08265	0.06755	0.05573	0.04636
0.60	0.72575	0.54092	0.41221	0.32011	0.25264	0.20223	0.16390	0.13430	0.11114	0.09279	0.07809	0.06619
0.70	0.75804	0.58719	0.46321	0.37115	0.30142	0.24769	0.20568	0.17239	0.14570	0.12407	0.10637	0.09177
0.80	0.78814	0.63209	0.51449	0.42414	0.35357	0.29764	0.25274	0.21629	0.18641	0.16167	0.14103	0.12368
0.90	0.81594	0.67506	0.56519	0.47811	0.40814	0.35121	0.30441	0.26555	0.23300	0.20554	0.18220	0.16223
1.00	0.84134	0.71564	0.61450f	0.53204	0.46404	0.40737	0.35973	0.31935	0.28487	0.25524	0.22961	0.20733
1.10	0.86433	0.75346	0.66170	0.58495	0.52013	0.46493	0.41756	0.37663	0.34105	0.30995	0.28263	0.25850

续附表 33 L 个正态变量分布与相关 ρ 的累积概率表

ρ=0.125

x	$l=1$	2	3	4	5	6	7	8	9	10	11	12
1.20	0.88493	0.78824	0.70618	0.63593	0.57531	0.52264	0.47659	0.43610	0.40032	0.36856	0.34023	0.31487
1.30	0.90320	0.81983	0.74746	0.68419	0.62853	0.57929	0.53549	0.49637	0.46127	0.42966	0.40108	0.37517
1.40	0.91924	0.84816	0.78520	0.72912	0.67891	0.63376	0.59299	0.55603	0.52241	0.49174	0.46366	0.43790
1.50	0.93319	0.87325	0.81920	0.77025	0.72574	0.68512	0.64792	0.61377	0.58230	0.55325	0.52636	0.50141
1.60	0.94520	0.89520	0.84940	0.80731	0.76850	0.73261	0.69935	0.66843	0.63963	0.61276	0.58762	0.56407
1.70	0.95543	0.91417	0.87585	0.84018	0.80688	0.77573	0.74653	0.71911	0.60331	0.66900	0.64605	0.62435
1.80	0.96407	0.93038	0.89871	0.86890	0.84077	0.81418	0.78902	0.76516	0.74252	0.72099	0.70050	0.68097
1.90	0.97128	0.94406	0.91821	0.89363	0.87022	0.84790	0.82658	0.80621	0.78671	0.76804	0.75013	0.73295
2.00	0.97725	0.95548	0.93463	0.91463	0.89542	0.87697	0.85921	0.84212	0.82565	0.80976	0.79443	0.77962
2.10	0.98214	0.96491	0.94827	0.93221	0.91667	0.90164	0.88708	0.87298	0.85931	0.84605	0.83317	0.82067
2.20	0.98610	0.97260	0.95948	0.94673	0.93433	0.92226	0.91051	0.89907	0.88791	0.87703	0.86642	0.85606
2.30	0.98928	0.97880	0.96858	0.95858	0.94881	0.93925	0.92990	0.92075	0.91179	0.90302	0.89442	0.88600
2.40	0.99180	0.98376	0.97587	0.96813	0.96052	0.95305	0.94572	0.93851	0.93142	0.92446	0.91761	0.91087
2.50	0.99379	0.98768	0.98165	0.97572	0.96987	0.96411	0.95843	0.95283	0.94731	0.94187	0.93649	0.93119
2.60	0.99534	0.99073	0.98618	0.98169	0.97725	0.97286	0.96852	0.96422	0.95998	0.95578	0.95163	0.94753
2.70	0.99653	0.99310	0.98970	0.98633	0.98299	0.97968	0.97641	0.97316	0.96994	0.96675	0.96359	0.96046
2.80	0.99744	0.99491	0.99239	0.98989	0.98741	0.98495	0.98251	0.98008	0.97767	0.97528	0.97290	0.97054
2.90	0.99813	0.99628	0.99443	0.99260	0.99078	0.98897	0.98716	0.98537	0.98359	0.98182	0.98005	0.97830
3.00	0.99865	0.99731	0.99597	0.99464	0.99331	0.99199	0.99068	0.98937	0.98807	0.98677	0.98548	0.98419
3.10	0.99903	0.99807	0.99711	0.99615	0.99519	0.99424	0.99330	0.99235	0.99141	0.99047	0.98954	0.98860
3.20	0.99931	0.99863	0.99794	0.99726	0.99658	0.99590	0.99523	0.99455	0.99388	0.99321	0.99254	0.99187
3.30	0.99952	0.99903	0.99855	0.99807	0.99759	0.99711	0.99664	0.99616	0.99568	0.99521	0.99473	0.99426
3.40	0.99966	0.99933	0.99899	0.99865	0.99832	0.99799	0.99765	0.99732	0.99699	0.99665	0.99632	0.99599
3.50	0.99977	0.99953	0.99930	0.99907	0.99884	0.99861	0.99838	0.99815	0.99792	0.99768	0.99745	0.99722

ρ=0.200

x	$l=1$	2	3	4	5	6	7	8	9	10	11	12
0.00	0.50000	0.28205	0.17307	0.11301	0.07741	0.05508	0.04043	0.03044	0.02343	0.01836	0.01463	0.01182
0.10	0.53983	0.32317	0.20810	0.14149	0.10033	0.07358	0.05546	0.04277	0.03363	0.02689	0.02181	0.01791
0.20	0.57926	0.36644	0.24684	0.17430	0.12769	0.09634	0.07448	0.05876	0.04716	0.03842	0.03170	0.02646
0.30	0.61791	0.41134	0.28893	0.21138	0.15966	0.12375	0.09797	0.07897	0.06463	0.05360	0.04496	0.03810
0.40	0.65542	0.45728	0.33392	0.25248	19624	0.15599	0.12631	0.10390	0.08662	0.07305	0.06224	0.05351
0.50	0.69146	0.50364	0.38120	0.29720	0.23725	0.19309	0.15970	0.13389	0.11358	0.09734	0.08417	0.07336
0.60	0.72575	0.54980	0.43008	0.34496	0.28229	0.23486	0.19813	0.16912	0.14584	0.12689	0.11126	0.09824
0.70	0.75804	0.59513	0.47982	0.39502	0.33077	0.28089	0.24137	0.20952	0.18348	0.16191	0.14385	0.12859
0.80	0.78814	0.63906	0.52961	0.44658	0.38194	0.33054	0.28895	0.25477	0.22633	0.20240	0.18206	0.16462
0.90	0.81594	0.68109	0.57869	0.49874	0.43491	0.38301	0.34016	0.30431	0.27398	0.24806	0.22572	0.20632
1.00	0.84134	0.72076	0.62632	0.55059	0.48871	0.43733	0.39411	0.35733	0.32572	0.29832	0.27439	0.25334
1.10	0.86433	0.75773	0.67185	0.60127	0.54234	0.49246	0.44975	0.41283	0.38063	0.35234	0.32732	0.30505
1.20	0.88493	0.79175	0.71472	0.64999	0.59484	0.54732	0.50596	0.46968	0.43760	0.40905	0.38351	0.36052
1.30	0.90320	0.82266	0.75451	0.69605	0.64532	0.60088	0.56162	0.52669	0.49542	0.46726	0.44177	0.41861
1.40	0.91924	0.85040	0.79091	0.73891	0.69302	0.65221	0.61565	0.58270	0.55285	0.52568	0.50083	0.47802
1.50	0.93319	0.87500	0.82373	0.77816	73733	0.70051	0.66710	0.63663	0.60872	0.58305	0.55935	0.53740
1.60	0.94520	0.89654	0.85293	0.81357	0.77782	0.74515	0.71517	0.68753	0.66196	0.63821	0.61609	0.59543
1.70	0.95543	0.91518	0.87856	0.84504	0.81421	0.78572	0.75929	0.73468	0.71170	0.69017	0.66995	0.65092
1.80	0.96407	0.93112	0.90074	0.87260	0.84641	0.82197	0.79906	0.77755	0.75728	0.73814	0.72004	0.70287
1.90	0.97128	0.94460	0.91971	0.89639	0.87448	0.85382	0.83431	0.81582	0.79827	0.78159	0.76569	0.75051
2.00	0.97725	0.95587	0.93571	0.91664	0.89856	0.88138	0.86502	0.84940	0.83448	0.82019	0.80649	0.79334
2.10	0.98214	0.96518	0.94904	0.93365	0.91894	0.90486	0.89135	0.87838	0.86590	0.85388	0.84230	0.83111
2.20	0.98610	0.97279	0.96002	0.94775	0.93594	0.92456	0.91358	0.90297	0.89271	0.88278	0.87315	0.86381
2.30	0.98928	0.97893	0.96894	0.95928	0.94993	0.94086	0.93206	0.92352	0.91521	0.90714	0.89927	0.89161

续附表33　L 个正态变量分布与相关 ρ 的累积概率表

$\rho=0.200$

x	$l=1$	2	3	4	5	6	7	8	9	10	11	12
2.40	0.99180	0.98385	0.97612	0.96860	0.96128	0.95416	0.94721	0.94043	0.93381	0.92734	0.92102	0.91484
2.50	0.99379	0.98773	0.98182	0.97603	0.97038	0.96485	0.95944	0.95413	0.94893	0.94384	0.93884	0.93393
2.60	0.99534	0.99077	0.98629	0.98189	0.97758	0.97334	0.96918	0.96509	0.96106	0.95710	0.95321	0.94937
2.70	0.99653	0.99312	0.98977	0.98646	0.98321	0.98000	0.97684	0.97372	0.97065	0.96762	0.96463	0.96168
2.80	0.99744	0.99492	0.99243	0.98998	0.98755	0.98515	0.98278	0.98044	0.97812	0.97583	0.97357	0.97133
2.90	0.99813	0.99629	0.99446	0.99265	0.99086	0.98909	0.98733	0.98560	0.98387	0.98217	0.98047	0.97880
3.00	0.99865	0.99731	0.99598	0.99467	0.99336	0.99207	0.99078	0.98950	0.98824	0.98698	0.98574	0.98450
3.10	0.99903	0.99807	0.99712	0.99617	0.99523	0.99429	0.99336	0.99243	0.99151	0.99060	0.98969	0.98879
3.20	0.99931	0.99863	0.99795	0.99727	0.99660	0.99593	0.99526	0.99460	0.99394	0.99329	0.99263	0.99198
3.30	0.99952	0.99903	0.99856	0.99808	0.99760	0.99713	0.99666	0.99619	0.99572	0.99525	0.99479	0.99433
3.40	0.99966	0.99933	0.99899	0.99866	0.99833	0.99799	0.99766	0.99733	0.99701	0.99668	0.99635	0.99603
3.50	0.99977	0.99953	0.99930	0.99907	0.99884	0.99861	0.99838	0.99815	0.99793	0.99770	0.99747	0.99724

$\rho=0.250$

x	$l=1$	2	3	4	5	6	7	8	9	10	11	12
0.00	0.50000	0.20022	0.18532	0.12648	0.09066	0.06748	0.05176	0.04067	0.03262	0.02660	0.02202	0.01845
0.10	0.53983	0.33127	0.22090	0.15615	0.11528	0.08800	0.06900	0.05530	0.04513	0.03739	0.03140	0.02666
0.20	0.57926	0.37435	0.25994	0.18994	0.14418	0.11274	0.09027	0.07370	0.06116	0.05145	0.04380	0.03768
0.30	0.61791	0.41893	0.30210	0.22771	0.17745	0.14193	0.11593	0.09634	0.08123	0.06933	0.05981	0.05208
0.40	0.65542	0.46445	0.34691	0.26918	0.21500	0.17569	0.14623	0.12358	0.10578	0.09154	0.07997	0.07045
0.50	0.69146	0.51030	0.39377	0.31393	0.25660	0.21393	0.18125	0.15563	0.13514	0.11849	0.10477	0.09331
0.60	0.72575	0.55588	0.44203	0.36137	0.30181	0.25641	0.22089	0.19252	0.16946	0.15044	0.13453	0.12109
0.70	0.75804	0.60060	0.49095	0.41080	0.35003	0.30265	0.26484	0.23410	0.20870	0.18745	0.16945	0.15405
0.80	0.78814	0.64391	0.53980	0.46144	0.40054	0.35202	0.31256	0.27994	0.25259	0.22937	0.20946	0.19223
0.90	0.81594	0.68530	0.58784	0.51245	0.45248	0.40372	0.36337	0.32946	0.30062	0.27582	0.25429	0.23545
1.00	0.84134	0.72437	0.63439	0.56299	0.50495	0.45686	0.41638	0.38185	0.35208	0.32616	0.30339	0.28323
1.10	0.86433	0.76077	0.67884	0.61227	0.55704	0.51046	0.47Q63	0.43617	0.40607	0.37954	0.35600	0.33497
1.20	0.88493	0.79427	0.72067	0.65954	0.60787	0.56355	0.52509	0.49137	0.46155	0.43498	0.41115	0.38965
1.30	0.90320	0.82472	0.75947	0.70419	0.65663	0.61520	0.57874	0.54637	0.51742	0.49135	0.46774	0.44625
1.40	0.91924	0.85205	0.79498	0.74571	0.70263	0.66457	0.63063	0.60014	0.57258	0.54751	0.52460	0.50357
1.50	0.93319	0.87630	0.82701	0.78374	0.74533	0.71094	0.67991	0.65173	0.62599	0.60236	0.58058	0.56042
1.60	0.94520	0.89755	0.85552	0.81806	0.78434	0.75378	0.72590	0.70031	0.67672	0.65489	0.63459	0.61566
1.70	0.95543	0.91595	0.88057	0.84858	0.81943	0.79270	0.76807	0.74525	0.72403	0.70422	0.68568	0.66826
1.80	0.96407	0.93170	0.90228	0.87533	0.85050	0.82750	0.80609	0.78609	0.76734	0.74971	0.73308	0.71736
1.90	0.97128	0.94503	0.92086	0.89847	0.87761	0.85812	0.83982	0.82258	0.80630	0.79089	0.77626	0.76234
2.00	0.97725	0.95618	0.93656	0.91819	0.90093	0.88465	0.86925	0.85464	0.84074	0.82750	0.81486	0.80276
2.10	0.98214	0.96540	0.94966	0.93478	0.92069	0.90729	0.89453	0.88234	0.87068	0.85950	0.84877	0.83844
2.20	0.98610	0.97294	0.96046	0.94856	0.93721	0.92634	0.91592	0.90591	0.89628	0.88699	0.87804	0.86938
2.30	0.98928	0.97904	0.96925	0.95986	0.95083	0.94214	0.93375	0.92565	0.91782	0.91024	0.90288	0.89575
2.40	0.99180	0.98392	0.97633	0.96900	0.96191	0.95505	0.94840	0.94194	0.93567	0.92957	0.92363	0.91784
2.50	0.99379	0.98778	0.98196	0.97630	0.97081	0.96547	0.96026	0.95519	0.95024	0.94541	0.94068	0.93607
2.60	0.99534	0.99080	0.98638	0.98208	0.97787	0.97376	0.96974	0.96591	0.96196	0.95819	0.95449	0.95086
2.70	0.99653	0.99314	0.98983	0.98658	0.98340	0.98027	0.97721	0.97420	0.97125	0.96835	0.96549	0.96269
2.80	0.99744	0.99494	0.99247	0.99005	0.98767	0.98533	0.98302	0.98076	0.97852	0.97632	0.97414	0.97200
2.90	0.99813	0.99630	0.99449	0.99270	0.99094	0.98920	0.98749	0.98580	0.98413	0.98248	0.98085	0.97924
3.00	0.99865	0.99732	0.99600	0.99470	0.99341	0.99214	0.99088	0.98963	0.98840	0.98718	0.98597	0.98478
3.10	0.99903	0.99807	0.99713	0.99619	0.99526	0.99433	0.99342	0.99251	0.99162	0.99072	0.98984	0.98897
3.20	0.99931	0.99863	0.99795	0.99728	0.99662	0.99596	0.99530	0.99465	0.99400	0.99336	0.99272	0.99209
3.30	0.99952	0.99904	0.99856	0.99808	0.99761	0.99714	0.99668	0.99622	0.99576	0.99530	0.99484	0.99439
3.40	0.99966	0.99933	0.99899	0.99866	0.99833	0.99800	0.99768	0.99735	0.99703	0.99670	0.99638	0.99606
3.50	0.99977	0.99954	0.99930	0.99907	0.99885	0.99862	0.99839	0.99816	0.99794	0.99771	0.99749	0.99727

续附表 33　L 个正态变量分布与相关 ρ 的累积概率表

					$\rho=0.300$							
x	$l=1$	2	3	4	5	6	7	8	9	10	11	12
0.00	0.50000	0.29849	0.19774	0.14031	0.10453	0.08077	0.06421	0.05221	0.04325	0.03638	0.03101	0.02673
0.10	0.53983	0.33949	0.23381	0.17109	0.13073	0.10321	0.08358	0.06907	0.05805	0.04949	0.04267	0.03718
0.20	0.57926	0.38237	0.27314	0.20575	0.16104	0.12975	0.10694	0.08977	0.07650	0.06602	0.05759	0.05070
0.30	0.61791	0.42664	0.31534	0.24413	0.19547	0.16056	0.13459	0.11466	0.09901	0.08647	0.07625	0.06781
0.40	0.65542	0.47175	0.35996	0.28591	0.23397	0.19565	0.16662	0.14397	0.12590	0.11122	0.09911	0.09898
0.50	0.69146	0.51710	0.40641	0.33064	0.27594	0.23487	0.20306	0.17782	0.15738	0.14055	0.12649	0.11461
0.60	0.72575	0.56213	0.45405	0.37774	0.32124	0.27789	0.24370	0.21613	0.19348	0.17458	0.15861	0.14496
0.70	0.75804	0.60624	0.50219	0.42653	0.36916	0.32423	0.28817	0.25863	0.23403	0.21325	0.19549	0.18015
0.80	0.78814	0.64892	0.55011	0.47627	0.41898	0.37325	0.33592	0.30488	0.27869	0.25630	0.23696	0.22008
0.90	0.81594	0.68969	0.59715	0.52617	0.46991	0.42417	0.38623	0.35424	0.32690	0.30327	0.28263	0.26446
1.00	0.84134	0.72815	0.64264	0.57545	0.52111	0.47615	0.43829	0.40593	0.37795	0.35349	0.33191	0.31275
1.10	0.86433	0.76398	0.68602	0.62337	0.57172	0.52828	0.49117	0.45905	0.43095	0.40613	0.38404	0.36423
1.20	0.88493	0.79695	0.72682	0.66925	0.62093	0.57967	0.54394	0.51264	0.48495	0.46026	0.43807	0.41801
1.30	0.90320	0.82692	0.76465	0.71252	0.66803	0.62949	0.59568	0.56573	0.53895	0.51484	0.49299	0.47308
1.40	0.91924	0.85383	0.79926	0.75273	0.71240	0.67698	0.64554	0.61737	0.59195	0.56886	0.54776	0.52838
1.50	0.93319	0.87771	0.83049	0.78954	0.75354	0.72151	0.69275	0.66674	0.64304	0.62132	0.60132	0.58283
1.60	0.94520	0.89866	0.85830	0.82277	0.79110	0.76260	0.73674	0.71311	0.69140	0.67135	0.65276	0.63544
1.70	0.95543	0.91681	0.88275	0.85234	0.82489	0.79991	0.77703	0.75594	0.73640	0.71822	0.70124	0.68532
1.80	0.96407	0.93236	0.90397	0.87828	0.85483	0.83328	0.81335	0.79483	0.77754	0.76135	0.74612	0.73175
1.90	0.97128	0.94552	0.92214	0.90073	0.88099	0.86267	0.84558	0.82958	0.81454	0.80035	0.78093	0.77420
2.00	0.97725	0.95654	0.93751	0.91990	0.90350	0.88816	0.87373	0.86013	0.84726	0.83504	0.82342	0.81233
2.10	0.98214	0.96566	0.95036	0.93606	0.92262	0.90995	0.89795	0.88657	0.87572	0.86538	0.85548	0.84600
2.20	0.98610	0.97313	0.96096	0.94949	0.93863	0.92831	0.91848	0.90909	0.90010	0.89148	0.88319	0.87521
2.30	0.98928	0.97917	0.96961	0.96052	0.95186	0.94357	0.93563	0.92800	0.92067	0.91359	0.90676	0.90015
2.40	0.99180	0.98401	0.97658	0.96947	0.96264	0.95608	0.94975	0.94365	0.93774	0.932013	0.92648	0.92111
2.50	0.99379	0.98784	0.98213	0.97663	0.97132	0.96619	0.96122	0.95640	0.95172	0.94717	0.94274	0.93843
2.60	0.99534	0.99084	0.98650	0.98230	0.97822	0.97426	0.97040	0.96665	0.96299	0.95943	0.95594	0.95254
2.70	0.99653	0.99317	0.98990	0.98673	0.98363	0.98061	0.97766	0.97478	0.97196	0.96920	0.96650	0.96385
2.80	0.99744	0.99495	0.99252	0.99015	0.98783	0.98555	0.98333	0.98114	0.97900	0.97690	0.97483	0.97280
2.90	0.99813	0.99631	0.99452	0.99276	0.99104	0.98935	0.98769	0.98605	0.98445	0.08286	0.98130	0.97977
3.00	0.99865	0.99732	0.99602	0.99474	0.99347	0.99223	0.99101	0.98980	0.98861	0.98743	0.98627	0.98513
3.10	0.99903	0.99808	0.99714	0.99621	0.99530	0.99439	0.99350	0.99262	0.99175	0.99088	0.99003	0.98919
3.20	0.99931	0.99863	0.99796	0.99730	0.99664	0.99599	0.99535	0.99471	0.99408	0.99346	0.99284	0.99223
3.30	0.99952	0.99904	0.99856	0.99809	0.99763	0.99717	0.99671	0.99625	0.99581	0.99536	0.99492	0.99448
3.40	0.99966	0.99933	0.99900	0.99867	0.99834	0.99802	0.99769	0.99737	0.99706	0.99674	0.99643	0.99612
3.50	0.99977	0.99953	0.99930	0.99908	0.99885	0.99862	0.99840	0.99818	0.99796	0.99773	0.99752	0.99730

					$\rho=1/3$							
x	$l=1$	2	3	4	5	6	7	8	9	10	11	12
0.00	0.50000	0.30409	0.20613	0.14974	0.11413	0.09012	0.07311	0.06061	0.05113	0.04375	0.03790	0.03318
0.10	0.53983	0.34504	0.24251	0.18121	0.14133	0.11377	0.09384	0.07893	0.06744	0.05838	0.05111	0.04516
0.20	0.57926	0.38780	0.28201	0.21642	0.17250	0.14144	0.11853	0.10109	0.08744	0.07654	0.06768	0.06030
0.30	0.61791	0.43187	0.32423	0.25516	0.20763	0.17324	0.14739	0.12737	0.11149	0.09863	0.08805	0.07922
0.40	0.65542	0.47670	0.36871	0.29711	0.24653	0.20913	0.18049	0.15796	0.13983	0.12497	0.11260	0.10217
0.50	0.69146	0.52173	0.41489	0.34180	0.28887	0.24891	0.21777	0.19288	0.17258	0.15574	0.14157	0.12950
0.60	0.72575	0.56638	0.46212	0.38866	0.33418	0.29223	0.25897	0.23200	0.20971	0.19100	0.17508	0.16140
0.70	0.75804	0.61010	0.50974	0.43703	0.38187	0.33858	0.30371	0.27501	0.25100	0.23061	0.21310	0.19789
0.80	0.78814	0.65236	0.55707	0.48618	0.43124	0.38733	0.35140	0.32143	0.29605	0.27426	0.25536	0.23880
0.90	0.81594	0.69271	0.60344	0.53536	0.48150	0.43771	0.40135	0.37062	0.34429	0.32145	0.30144	0.28377
1.00	0.84134	0.73076	0.64824	0.58381	0.53186	0.48892	0.45275	0.42180	0.39499	0.37150	0.35073	0.33223
1.10	0.86433	0.76621	0.69093	0.63084	0.58150	0.54009	0.50473	0.47412	0.44731	0.42360	0.40245	0.38346

续附表 33　L 个正态变量分布与相关 ρ 的累积概率表

					$\rho=1/3$							
x	$l=1$	2	3	4	5	6	7	8	9	10	11	12
0.00	0.50000	0.30409	0.20613	0.14974	0.11413	0.09012	0.07311	0.06061	0.05113	0.04375	0.03790	0.03318
0.10	0.53983	0.34504	0.24251	0.18121	0.14133	0.11377	0.09384	0.07893	0.06744	0.05838	0.05111	0.04516
0.20	0.57926	0.38780	0.28201	0.21642	0.17250	0.14144	0.11853	0.10109	0.08744	0.07654	0.06768	0.06030
0.30	0.61791	0.43187	0.32423	0.25516	0.20763	0.17324	0.14739	0.12737	0.11149	0.09863	0.08805	0.07922
0.40	0.65542	0.47670	0.36871	0.29711	0.24653	0.20913	0.18049	0.15796	0.13983	0.12497	0.11260	0.10217
0.50	0.69146	0.52173	0.41489	0.34180	0.28887	0.24891	0.21777	0.19288	0.17258	0.15574	0.14157	0.12950
0.60	0.72575	0.56638	0.46212	0.38866	0.33418	0.29223	0.25897	0.23200	0.20971	0.19100	0.17508	0.16140
0.70	0.75804	0.61010	0.50974	0.43703	0.38187	0.33858	0.30371	0.27501	0.25100	0.23061	0.21310	0.19789
0.80	0.78814	0.65236	0.55707	0.48618	0.43124	0.38733	0.35140	0.32143	0.29605	0.27426	0.25536	0.23880
0.90	0.81594	0.69271	0.60344	0.53536	0.48150	0.43771	0.40135	0.37062	0.34429	0.32145	0.30144	0.28377
1.00	0.84134	0.73076	0.64824	0.58381	0.53186	0.48892	0.45275	0.42180	0.39499	0.37150	0.35073	0.33223
1.10	0.86433	0.76621	0.69093	0.63084	0.58150	0.54009	0.50473	0.47412	0.44731	0.42360	0.40245	0.38346
1.20	0.88493	0.79882	0.73104	0.67581	0.62968	0.59039	0.55641	0.52665	0.50033	0.47683	0.45570	0.43657
1.30	0.90320	0.82847	0.76822	0.71818	0.67570	0.63902	0.60691	0.57849	0.55310	0.53024	0.50951	0.49062
1.40	0.91924	0.85509	0.80223	0.75753	0.71900	0.68529	0.65545	0.62876	0.60471	0.58286	0.56291	0.54458
1.50	0.93319	0.87873	0.83292	0.79354	0.75912	0.72863	0.70134	0.67670	0.65430	0.63380	0.61493	0.59748
1.60	0.94520	0.89946	0.86026	0.82604	0.79573	0.76858	0.74403	0.72166	0.70115	0.68224	0.66471	0.64841
1.70	0.95543	0.91743	0.88431	0.85497	0.82866	0.80484	0.78310	0.76312	0.74466	0.72752	0.71153	0.69656
1.80	0.96407	0.93283	0.90518	0.88036	0.85785	0.83727	0.81831	0.80076	0.78441	0.76913	0.75479	0.74129
1.90	0.97128	0.94588	0.92307	0.90235	0.88336	0.86583	0.84956	0.83437	0.82013	0.80674	0.79409	0.78213
2.00	0.97725	0.95681	0.93821	0.92114	0.90533	0.89062	0.87686	0.86392	0.85172	0.84017	0.82921	0.81878
2.10	0.98214	0.96586	0.95088	0.93698	0.92401	0.91184	0.90037	0.88952	0.87922	0.86942	0.86007	0.85113
2.20	0.98610	0.97327	0.96134	0.95017	0.93966	0.92973	0.92031	0.91134	0.90279	0.89460	0.88676	0.87922
2.30	0.98928	0.97927	0.96988	0.96102	0.95261	0.94462	0.93699	0.92969	0.92269	0.91595	0.90947	0.90322
2.40	0.99180	0.98408	0.97677	0.96982	0.96319	0.95684	0.95074	0.94488	0.93923	0.93378	0.92851	0.92341
2.50	0.99379	0.98789	0.98226	0.97688	0.97171	0.96673	0.96193	0.95729	0.95280	0.94845	0.94423	0.9401
2.60	0.99534	0.99088	0.98659	0.98247	0.97849	0.97463	0.97090	0.96728	0.96376	0.96034	0.95701	0.95376
2.70	0.99653	0.99319	0.98997	0.98684	0.98381	0.98087	0.97801	0.97522	0.97250	0.96984	0.96725	0.96471
2.80	0.99744	0.99497	0.99256	0.99023	0.98795	0.98573	0.98356	0.98144	0.97937	0.97734	0.97535	0.97339
2.90	0.99813	0.99632	0.99454	0.99281	0.99112	0.98947	0.98784	0.98625	0.98469	0.98316	0.98165	0.98017
3.00	0.99865	0.99733	0.99604	0.99477	0.99353	0.99231	0.99111	0.98993	0.98877	0.98763	0.98650	0.98540
3.10	0.99903	0.99808	0.99715	0.99623	0.99533	0.99444	0.99357	0.99270	0.99185	0.99101	0.99018	0.98937
3.20	0.99931	0.99863	0.99797	0.99731	0.99666	0.99602	0.99539	0.99477	0.99415	0.99354	0.99294	0.99234
3.30	0.99951	0.99904	0.99857	0.99810	0.99764	0.99718	0.99673	0.99629	0.99585	0.99541	0.99498	0.99455
3.40	0.99966	0.99933	0.99900	0.99867	0.99835	0.99803	0.99771	0.99739	0.99708	0.99677	0.99647	0.99616
3.50	0.99977	0.99953	0.99931	0.99908	0.99885	0.99863	0.99841	0.99819	0.99797	0.99775	0.99754	0.99732

					$\rho=0.375$							
x	$l=1$	2	3	4	5	6	7	8	9	10	11	12
0.00	0.50000	0.31118	0.21677	0.16179	0.12653	0.10235	0.08493	0.07189	0.06185	0.05392	0.04753	0.04229
0.10	0.53983	0.35208	0.25352	0.19408	0.15491	0.12745	0.10730	0.09199	0.08002	0.07046	0.06267	0.05622
0.20	0.57926	0.39468	0.29320	0.22992	0.18711	0.15645	0.13356	0.11590	0.10191	0.09059	0.08128	0.07349
0.30	0.61791	0.43850	0.33544	0.26907	0.22304	0.18940	0.16385	0.14383	0.12777	0.11464	0.10371	0.09450
0.40	0.65542	0.48300	0.37975	0.31120	0.26249	0.22620	0.19816	0.17589	0.15779	0.14282	0.13025	0.11955
0.50	0.69146	0.52763	0.42558	0.35582	0.30511	0.26660	0.23637	0.21202	0.19200	0.17526	0.16105	0.14886
0.60	0.72575	0.57182	0.47230	0.40237	0.35040	0.31021	0.27817	0.25203	0.23027	0.21189	0.19615	0.18252
0.70	0.75804	0.61503	0.51929	0.45020	0.39778	0.35652	0.32315	0.29555	0.27234	0.25252	0.23540	0.22045
0.80	0.78814	0.65678	0.56587	0.49862	0.44655	0.40489	0.37070	0.34200	0.31775	0.29677	0.27840	0.26239
0.90	0.81594	0.69661	0.61143	0.54690	0.49598	0.45458	0.42015	0.39099	0.36592	0.34411	0.32493	0.30792
1.00	0.84134	0.73415	0.65537	0.59434	0.54530	0.50483	0.47072	0.44150	0.41613	0.39385	0.37411	0.35646
1.10	0.86433	0.76911	0.69719	0.64028	0.59376	0.55481	0.52158	0.49279	0.46756	0.44521	0.42524	0.40726

续附表 33 L 个正态变量分布与相关 ρ 的累积概率表

						$\rho=0.375$						
x	$l=1$	2	3	4	5	6	7	8	9	10	11	12
1.20	0.88493	0.80127	0.73645	0.68413	0.64066	0.60376	0.57190	0.54402	0.51934	0.49730	0.47746	0.45948
1.30	0.90320	0.83050	0.77282	0.72539	0.68537	0.65095	0.62089	0.59433	0.57061	0.54925	0.52988	0.51221
1.40	0.91924	0.85676	0.80608	0.76367	0.72736	0.69574	0.66783	0.64293	0.62051	0.60017	0.58159	0.56453
1.50	0.93319	0.88007	0.83610	0.79868	0.76622	0.73761	0.71211	0.68914	0.66829	0.64924	0.63172	0.61554
1.60	0.94520	0.90053	0.86284	0.83028	0.80166	0.77616	0.75321	0.73237	0.71330	0.69575	0.67951	0.66442
1.70	0.95543	0.91827	0.88636	0.85840	0.83352	0.81113	0.79079	0.77217	0.75501	0.73912	0.72431	0.71048
1.80	0.96407	0.93348	0.90679	0.88309	0.86177	0.84239	0.82464	0.80826	0.79306	0.77889	0.76562	0.75315
1.90	0.97128	0.94637	0.92431	0.90449	0.88646	0.86993	0.85466	0.84047	0.82722	0.81479	0.80309	0.79204
2.00	0.97725	0.95718	0.93916	0.92278	0.90775	0.89385	0.88091	0.86880	0.85743	0.84670	0.83654	0.82090
2.10	0.98214	0.96613	0.95159	0.93823	0.92586	0.91433	0.90352	0.89334	0.88372	0.87460	0.86593	0.85765
2.20	0.98610	0.97347	0.96186	0.95110	0.94106	0.93162	0.92272	0.91429	0.90628	0.89864	0.89135	0.88436
2.30	0.98928	0.97942	0.97026	0.96170	0.95364	0.94603	0.93880	0.93192	0.92534	0.91904	0.91300	0.90719
2.40	0.99180	0.98418	0.97704	0.97031	0.96393	0.95787	0.95208	0.94654	0.94122	0.93610	0.93117	0.92642
2.50	0.99379	0.98796	0.98246	0.97723	0.97224	0.96747	0.96290	0.95850	0.95425	0.95016	0.94620	0.94236
2.60	0.99534	0.99093	0.98673	0.98271	0.97886	0.97516	0.97159	0.96815	0.96481	0.96158	0.95844	0.95539
2.70	0.99653	0.99322	0.99006	0.98701	0.98407	0.98124	0.97849	0.97583	0.97324	0.97072	0.96827	0.96588
2.80	0.99744	0.99499	0.99263	0.99034	0.98813	0.98598	0.98389	0.98186	0.97988	0.97795	0.97606	0.97422
2.90	0.99813	0.99633	0.99458	0.99289	0.99124	0.98964	0.98807	0.98654	0.98504	0.98358	0.98215	0.98074
3.00	0.99865	0.99734	0.99606	0.99482	0.99361	0.99242	0.99126	0.99012	0.98901	0.98791	0.98684	0.98578
3.10	0.99903	0.99809	0.99717	0.99626	0.99538	0.99451	0.99366	0.99283	0.99201	0.99120	0.99041	0.98962
3.20	0.99931	0.99864	0.99798	0.99733	0.99670	0.99607	0.99545	0.99485	0.99425	0.99366	0.99308	0.99251
3.30	0.99952	0.99904	0.99857	0.99811	0.99766	0.99721	0.99677	0.99634	0.99591	0.99549	0.99507	0.99466
3.40	0.99966	0.99933	0.99900	0.99868	0.99836	0.99805	0.99773	0.99743	0.99712	0.99682	0.99652	0.99623
3.50	0.99977	0.99954	0.99931	0.99908	0.99886	0.99864	0.99843	0.99821	0.99800	0.99778	0.99758	0.99737

						$\rho=0.400$						
x	$l=1$	2	3	4	5	6	7	8	9	10	11	12
0.00	0.50000	0.31549	0.22324	0.16917	0.13419	0.117998	0.09238	0.07909	0.06876	0.06053	0.05385	0.04833
0.10	0.53983	0.35636	0.26020	0.20193	0.16325	0.13592	0.11570	0.10022	0.08803	0.07821	0.07015	0.06344
0.20	0.57926	0.39887	0.29999	0.23812	0.19603	0.16569	0.14287	0.12514	0.11100	0.09949	0.08996	0.08194
0.30	0.61791	0.44255	0.34223	0.27750	0.23241	19928	0.17396	0.15401	0.13791	0.12466	0.11358	0.10419
0.40	0.65542	0.48685	0.38643	0.31971	0.27216	0.23657	0.20894	0.18689	0.16887	0.15390	0.14126	0.13044
0.50	0.69146	0.53123	0.43205	0.36428	0.31491	0.27730	0.24765	0.22368	0.20388	0.18725	0.17309	0.16087
0.60	0.72575	0.57515	0.47847	0.41063	0.36017	0.32105	0.28977	0.26416	0.24277	0.22463	0.20904	0.19550
0.70	0.75804	0.61807	0.52508	0.45814	0.40734	0.36730	0.33484	0.30794	0.28523	0.26579	0.24895	0.23419
0.80	0.78814	0.65950	0.57122	0.50612	0.45575	0.41542	0.38229	0.35450	0.33080	0.31033	0.29244	0.27666
0.90	0.81594	0.69902	0.61629	0.55387	0.50468	0.46470	0.43141	0.40319	0.37888	0.35770	0.33904	0.32245
1.00	0.84134	0.73625	0.65972	0.60071	0.55339	0.51436	0.48147	0.45327	0.42876	0.40721	0.38808	0.37095
1.10	0.86433	0.77091	0.70102	0.64600	0.60115	0.56364	0.53165	0.50394	0.47963	0.45808	0.43881	0.42144
1.20	0.88493	0.80280	0.73978	0.68919	0.64729	0.61179	0.58117	0.55438	0.53067	0.50949	0.49040	0.47309
1.30	0.90320	0.83178	0.77567	0.72979	0.69122	0.65813	0.62927	0.60378	0.58104	0.56056	0.54198	0.52502
1.40	0.91924	0.85781	0.80847	0.76743	0.73243	0.70205	0.67527	0.65141	0.62994	0.61047	0.59269	0.57636
1.50	0.93319	0.88093	0.83807	0.80185	0.77055	0.74305	0.71859	0.69660	0.67666	0.65845	0.64171	0.62625
1.60	0.94520	0.90121	0.86445	0.83290	0.80529	0.78078	0.75876	0.73881	0.72058	0.79383	0.68833	0.67394
1.70	0.95543	0.91881	0.88765	0.86053	0.83652	0.81498	0.79547	0.77764	0.76124	0.74607	0.73195	0.71877
1.80	0.96407	0.93390	0.90781	0.88480	0.86420	0.84554	0.82850	0.81281	0.79829	0.78476	0.77212	0.76024
1.90	0.97128	0.94669	0.92511	0.90583	0.88840	0.87247	0.85780	0.84420	0.83153	0.81967	0.80951	0.79798
2.00	0.97725	0.95742	0.93977	0.92383	0.90927	0.89585	0.88341	0.87180	0.86091	0.95066	0.84098	0.83180
2.10	0.98214	0.96631	0.95205	0.93903	0.92703	0.91589	0.90548	0.89571	0.88649	0.87777	0.86949	0.86161
2.20	0.98610	0.97360	0.96221	0.95170	0.94194	0.93282	0.92423	0.91613	0.90844	0.90113	0.89416	0.88750
2.30	0.98928	0.97951	0.97051	0.96214	0.95431	0.94693	0.93995	0.93332	0.927130	0.92097	0.91519	0.90964

续附表 33　L 个正态变量分布与相关 ρ 的累积概率表

						$\rho=0.400$						
x	$l=1$	2	3	4	5	6	7	8	9	10	11	12
2.40	0.99180	0.98425	0.97722	0.97003	0.96442	0.95853	0.95293	0.94759	0.94247	0.93756	0.93284	0.92829
2.50	0.99379	0.98801	0.98258	0.97746	0.97259	0.96796	0.96352	0.95927	0.95518	0.95124	0.94744	0.94376
2.60	0.99534	0.99096	0.98681	0.98287	0.97911	0.97551	0.97204	0.96871	0.96548	0.96237	0.95935	0.95642
2.70	0.99653	0.99325	0.99012	0.98712	0.98425	0.98148	0.97881	0.97623	0.97372	0.97129	0.96893	0.96663
2.80	0.99744	0.99501	0.99267	0.99042	0.98825	0.98615	0.98411	0.98214	0.98022	0.97835	0.97653	0.97475
2.90	0.99813	0.99634	0.99461	0.99294	0.99132	0.98975	0.98822	0.98673	0.98528	0.98386	0.98247	0.98111
3.00	0.99865	0.99734	0.99608	0.99485	0.99366	0.99250	0.99136	0.99025	0.98916	0.98810	0.98706	0.98604
3.10	0.99903	0.99809	0.99718	0.99629	0.99542	0.99456	0.99373	0.99291	0.99211	0.99133	0.99055	0.98979
3.20	0.99931	0.99864	0.99799	0.99735	0.99672	0.99610	0.99550	0.99491	0.99432	0.99375	0.99318	0.99263
3.30	0.99952	0.99904	0.99858	0.99812	0.99768	0.99124	0.99680	0.99638	0.99596	0.99554	0.99513	0.99473
3.40	0.99966	0.99933	0.99901	0.99869	0.99837	0.99806	0.99775	0.99745	0.99715	0.99686	0.99656	0.99628
3.50	0.99977	0.99954	0.99931	0.99909	0.99987	0.99865	0.99844	0.99822	0.99801	0.99781	0.99760	0.99740

						$\rho=0.500$						
x	$l=1$	2	3	4	5	6	7	8	9	10	11	12
0.00	0.50000	0.33333	0.25000	0.20000	0.16667	0.14286	0.12500	0.11111	0.10000	0.09091	0.08333	0.07692
0.10	0.53983	0.37408	0.28772	0.23446	0.19823	0.17192	0.15193	0.13620	0.12350	0.11302	0.10422	0.09673
0.20	0.57926	0.41623	0.32788	0.27192	0.23308	0.20445	0.18240	0.16487	0.15058	0.13869	0.12863	0.12000
0.30	0.61791	0.45931	0.37006	0.31206	0.27104	0.24032	0.21637	0.19713	0.18129	0.16801	0.15669	0.14692
0.40	0.65542	0.50282	0.41379	0.35450	0.31177	0.27930	0.25368	0.23287	0.21559	0.20099	0.18845	0.17757
0.50	0.69146	0.54624	0.45855	0.39874	0.35486	0.32104	0.29403	0.27187	0.25332	0.23750	0.22384	0.21190
0.60	0.72575	0.58906	0.50376	0.44425	0.39981	0.36509	0.33704	0.31380	0.29417	0.27732	0.26266	0.24977
0.70	0.75804	0.63079	0.54885	0.40041	0.44605	0.41091	0.38220	0.35820	0.33775	0.32006	0.30458	0.29089
0.80	0.78814	0.67098	0.59323	0.53661	0.49293	0.45788	0.42894	0.40451	0.38353	0.36525	0.34915	0.33483
0.90	0.81594	0.70922	0.63638	0.58224	0.53983	0.50536	0.47660	0.45211	0.43090	0.41231	0.39582	0.38107
1.00	0.84134	0.74520	0.67778	0.62670	0.58608	0.55267	0.52450	0.50030	0.47920	0.46056	0.44394	0.42898
1.10	0.86433	0.77866	0.71701	0.66944	0.63107	0.59913	0.57195	0.54839	0.52770	0.50930	0.49279	0.47786
1.20	0.88493	0.80941	0.75373	0.71000	0.67424	0.64414	0.61828	0.59568	0.57569	0.55780	0.54166	0.52698
1.30	0.90320	0.83734	0.78766	0.74799	0.71510	0.68713	0.66281	0.64151	0.62248	0.60535	0.58980	0.57559
1.40	0.91924	0.86243	0.81864	0.78309	0.75326	0.72763	0.70519	0.68529	0.66744	0.65127	0.63652	0.62297
1.50	0.93319	0.88471	0.84656	0.81513	0.78843	0.76525	0.74480	0.72652	0.71001	0.69498	0.68119	0.66847
1.60	0.94520	0.90427	0.87143	0.84398	0.82040	0.79973	0.78134	0.76479	0.74975	0.73598	0.72328	0.71151
1.70	0.95543	0.92124	0.89331	0.86964	0.84908	0.83090	0.81459	0.79982	0.78631	0.77388	0.76236	0.75163
1.80	0.96407	0.93581	0.91233	0.89218	0.87448	0.85870	0.84444	0.83144	0.81948	0.80841	0.79811	0.78848
1.90	0.97128	0.94817	0.92867	0.91172	0.89669	0.88317	0.87087	0.85958	0.84914	0.83943	0.83036	0.82183
2.00	0.97725	0.95855	0.94253	0.92845	0.91585	0.90442	0.89395	0.88429	0.87531	0.86691	0.85902	0.85159
2.10	0.98214	0.96717	0.95416	0.94260	0.93217	0.92264	0.91385	0.90569	0.89806	0.89090	0.88415	0.87776
2.20	0.98610	0.97424	0.96380	0.95443	0.94590	0.93805	0.93077	0.92397	0.91758	0.91156	0.90586	0.90045
2.30	0.98928	0.97998	0.97169	0.96419	0.95730	0.95092	0.94497	0.93939	0.93411	0.92911	0.92437	0.91984
2.40	0.99180	0.98459	0.97809	0.97215	0.96665	0.96153	0.95673	0.95220	0.94790	0.94382	0.93992	0.93619
2.50	0.99379	0.98825	0.98321	0.97856	0.97423	0.97017	0.96635	0.96272	0.95927	0.95597	0.95282	0.94979
2.60	0.99534	0.99113	0.98726	0.98366	0.98030	0.97712	0.97411	0.07125	0.06851	0.96588	0.06117	0.06094
2.70	0.99653	0.99336	0.99043	0.98768	0.98509	0.98264	0.98030	0.97807	0.97592	0.07386	0.07188	0.06996
2.80	0.99744	0.99509	0.99298	0.99081	0.98884	0.98697	0.98517	0.98345	0.98180	0.98020	0.97865	0.97716
2.90	0.99813	0.99640	0.99476	0.09321	0.99173	0.99032	0.98896	0.98765	0.98639	0.98517	0.98398	0.98283
3.00	0.99865	0.99738	0.99618	0.99504	0.99394	0.99288	0.99187	0.99089	0.98994	0.98901	0.98812	0.98724
1.10	0.99903	0.99812	0.99724	0.90641	0.99560	0.99483	0.99408	0.99335	0.00264	0.09195	0.90128	0.09063
1.20	0.99931	0.99866	0.99803	0.99743	0.99684	0.99628	0.99573	0.00520	0.99468	0.99417	0.99367	0.99319
3.30	0.99952	0.99905	0.99861	0.99817	0.99776	0.99735	0.99695	0.09657	0.09619	0.99582	0.99546	0.09511
3.40	0.99966	0.99934	0.99902	0.99872	0.99842	0.09813	0.09785	0.99757	0.09730	0.09704	0.00678	0.00652
3.50	0.99977	0.99954	0.99932	0.99911	0.99890	0.99870	0.99850	0.99830	0.99811	0.99792	0.99774	0.99756

续附表 33 *L* 个正态变量分布与相关 *ρ* 的累积概率表

						$\rho=0.600$						
x	$l=1$	2	3	4	5	6	7	8	9	10	11	12
0.00	0.50000	0.35242	0.27862	0.23345	0.20259	0.17999	0.16263	0.14882	0.13753	0.12810	0.12009	0.11320
0.10	0.53983	0.39300	0.31701	0.26941	0.23636	0.21185	0.19282	0.17756	0.16499	0.15442	0.14540	0.13759
0.20	0.57926	0.43482	0.35742	0.30790	0.27297	0.24674	0.22618	0.20954	0.19573	0.18406	0.17404	0.16532
0.30	0.61791	0.47732	0.39946	0.34859	0.31214	0.28445	0.26252	0.24463	0.22969	0.21698	0.20600	0.19639
0.40	0.65542	0.52003	0.44266	0.39105	0.35352	0.32460	0.30160	0.28263	0.26668	0.25302	0.24116	0.23073
0.50	0.69146	0.56248	0.48650	0.43480	0.39665	0.36699	0.34305	0.32321	0.30641	0.29194	0.27930	0.26815
0.60	0.72575	0.60419	0.53006	0.47931	0.44100	0.41094	0.38644	0.36596	0.34851	0.33339	0.32012	0.30835
0.70	0.75804	0.64470	0.57400	0.52403	0.48612	0.45599	0.43123	0.41039	0.39251	0.37693	0.36319	0.35095
0.80	0.78814	0.68360	0.61660	0.56840	0.53133	0.50155	0.47688	0.45595	0.43788	0.42204	0.40801	0.39545
0.90	0.81594	0.72054	0.65780	0.61187	0.57608	0.54704	0.52277	0.50204	0.48402	0.46815	0.45402	0.44131
1.00	0.84134	0.75521	0.69715	0.65392	0.61982	0.59186	0.56830	0.54804	0.53032	0.51463	0.50059	0.48791
1.10	0.86433	0.78740	0.73429	0.69410	0.66202	0.63545	0.61289	0.59334	0.57616	0.56086	0.54710	0.53462
1.20	0.88493	0.81694	0.76893	0.73203	0.70222	0.67730	0.65598	0.63738	0.62093	0.60621	0.59291	0.58080
1.30	0.90320	0.84376	0.80085	0.76739	0.74004	0.71697	0.69707	0.67961	0.66407	0.65010	0.63743	0.62584
1.40	0.91924	0.86782	0.82993	0.79994	0.77516	0.75408	0.73576	0.71958	0.70510	0.69202	0.68010	0.66916
1.50	0.93319	0.88918	0.85610	0.82955	0.80739	0.78836	0.77171	0.75691	0.74361	0.73152	0.72006	0.71027
1.60	0.94520	0.90793	0.87938	0.85616	0.83658	0.81963	0.80069	0.79133	0.77926	0.76825	0.75813	0.74876
1.70	0.95543	0.92420	0.89984	0.87979	0.86269	0.84778	0.83455	0.82266	0.81185	0.80194	0.79281	0.78432
1.80	0.96407	0.93817	0.91763	0.90050	0.88577	0.87282	0.86125	0.85079	0.84124	0.83245	0.82431	0.81673
1.90	0.97128	0.95004	0.93291	0.91846	0.90591	0.89481	0.88482	0.87574	0.86742	0.85972	0.85256	0.84587
2.00	0.97725	0.96000	0.94588	0.93383	0.92328	0.91387	0.90536	0.89759	0.89042	0.88377	0.87756	0.87173
2.10	0.98213	0.96828	0.95677	0.94684	0.93808	0.93020	0.92304	0.91647	0.91038	0.90470	0.89938	0.89438
2.20	0.98610	0.97508	0.96580	0.95772	0.95052	0.94402	0.93807	0.93258	0.92747	0.92269	0.91820	0.91396
2.30	0.98928	0.98061	0.97321	0.96671	0.96087	0.95556	0.95068	0.94615	0.94192	0.93795	0.93421	0.93066
2.40	0.99180	0.98505	0.97922	0.97405	0.96937	0.96509	0.96114	0.95745	0.95399	0.95073	0.94765	0.94472
2.50	0.99379	0.98859	0.98405	0.97998	0.97628	0.97287	0.96970	0.96673	0.96394	0.96130	0.95880	0.95641
2.60	0.99534	0.99137	0.98787	0.98471	0.98181	0.97913	0.97662	0.97427	0.97204	0.96993	0.96792	0.96600
2.70	0.99653	0.99354	0.99087	0.98844	0.98620	0.98411	0.98216	0.98031	0.97856	0.97689	0.97530	0.97378
2.80	0.99744	0.99521	0.99319	0.99135	0.98964	0.98803	0.98652	0.98509	0.98373	0.98243	0.98119	0.97999
2.90	0.99813	0.99648	0.99498	0.99359	0.99230	0.99108	0.98993	0.98884	0.98779	0.98679	0.98583	0.98490
3.00	0.99865	0.99744	0.99633	0.99530	0.99433	0.99342	0.99255	0.99173	0.99094	0.99017	0.98944	0.98873
3.10	0.99903	0.99816	0.99735	0.99659	0.99588	0.99520	0.99455	0.99394	0.99334	0.99277	0.99222	0.99169
3.20	0.99931	0.99868	0.99810	0.99755	0.99703	0.99653	0.99606	0.99560	0.99516	0.99474	0.99433	0.99393
3.30	0.99952	0.99907	0.99865	0.99826	0.99788	0.99752	0.99718	0.99685	0.99652	0.99621	0.99591	0.99562
3.40	0.99966	0.99935	0.99905	0.99877	0.99851	0.99825	0.99800	0.99776	0.99753	0.99730	0.99708	0.99687
3.50	0.99977	0.99955	0.99934	0.99915	0.99896	0.99877	0.99860	0.99843	0.99826	0.99810	0.99794	0.99779

						$\rho=0.625$						
x	$l=1$	2	3	4	5	6	7	8	9	10	11	12
0.00	0.50000	0.35745	0.28618	0.24234	0.21224	0.19007	0.17295	0.15926	0.14802	0.13860	0.13056	0.12362
0.10	0.53983	0.39800	0.32471	0.27864	0.24651	0.22257	0.20391	0.18886	0.17643	0.16594	0.15694	0.14913
0.20	0.57926	0.43974	0.36518	0.31736	0.28351	0.25800	0.23792	0.22160	0.20803	0.19651	0.18658	0.17791
0.30	0.61791	0.48208	0.40717	0.35815	0.32294	0.29610	0.27479	0.25733	0.24271	0.23023	0.21942	0.20994
0.40	0.65542	0.54259	0.45021	0.40059	0.36443	0.33656	0.31423	0.29580	0.28027	0.26693	0.25532	0.24510
0.50	0.69146	0.56680	0.49381	0.44419	0.40753	0.37897	0.35587	0.33668	0.32040	0.30634	0.29404	0.28316
0.60	0.72575	0.60822	0.53744	0.48843	0.45173	0.42283	0.39927	0.37954	0.36270	0.34908	0.33523	0.32381
0.70	0.75804	0.64842	0.58058	0.53276	0.49649	0.46763	0.44390	0.42389	0.40670	0.39170	0.37845	0.36663
0.80	0.78814	0.68699	0.62273	0.57665	0.54124	0.51280	0.48921	0.46918	0.45187	0.43669	0.42321	0.41114
0.90	0.81594	0.72359	0.66343	0.619.56	0.58543	0.55775	0.53460	0.51482	0.49762	0.48246	0.46894	0.45677
1.00	0.84134	0.75792	0.70225	0.66100	0.62852	0.60192	0.57950	0.56022	0.54336	0.52842	0.51503	0.50294
1.10	0.86433	0.78979	0.73886	0.70053	0.67000	0.64477	0.62334	0.60479	0.58847	0.57394	0.56087	0.54902

续附表 33　L 个正态变量分布与相关 ρ 的累积概率表

						$\rho=0.625$						
x	$l=1$	2	3	4	5	6	7	8	9	10	11	12
1.20	0.88493	0.81901	0.77297	0.73779	0.70945	0.68581	0.66560	0.64798	0.63240	0.61846	0.60586	0.59439
1.30	0.90320	0.84552	0.80438	0.77248	0.74650	0.72463	0.70580	0.68929	0.67461	0.66141	0.64943	0.63848
1.40	0.91924	0.86931	0.83296	0.80438	0.78086	0.76089	0.74357	0.72929	0.71464	0.70231	0.69107	0.68076
1.50	0.93319	0.89043	0.85868	0.83337	0.81233	0.79433	0.77861	0.76465	0.75212	0.74074	0.73034	0.72076
1.60	0.94520	0.90896	0.88154	0.85941	0.84082	0.82479	0.81069	0.79811	0.78675	0.77640	0.76690	0.75811
1.70	0.95543	0.92504	0.90164	0.88250	0.86628	0.85218	0.83970	0.82851	0.81835	0.80905	0.80048	0.79253
1.80	0.96407	0.93985	0.91909	0.90275	0.88877	0.87652	0.86561	0.85577	0.84680	0.83856	0.83093	0.82383
1.90	0.97128	0.95057	0.93409	0.92029	0.90938	0.89788	0.88846	0.87992	0.87211	0.86489	0.95919	0.85194
2.00	0.97725	0.96042	0.94682	0.93531	0.92529	0.91639	0.90836	0.90105	0.89432	0.88809	0.88228	0.97694
2.10	0.98214	0.96860	0.95751	0.94802	0.93968	0.93223	0.92548	0.91929	0.91358	0.90826	0.90329	0.89862
2.20	0.98610	0.97533	0.96637	0.95864	0.95180	0.94563	0.94002	0.93485	0.93006	0.92558	0.92138	0.91742
2.30	0.98928	0.98080	0.97365	0.96742	0.96186	0.95683	0.95222	0.94796	0.94399	0.94027	0.93676	0.93345
2.40	0.99180	0.98519	0.97956	0.97459	0.97014	0.96608	0.96234	0.95886	0.95562	0.95256	0.94968	0.94694
2.50	0.99379	0.98869	0.98429	0.98039	0.97686	0.97362	0.97062	0.96783	0.96520	0.96273	0.96038	0.95815
2.60	0.99534	0.99145	0.98805	0.98501	0.98224	0.97969	0.97732	0.97510	0.97301	0.97103	0.96914	0.96735
2.70	0.99653	0.99359	0.99100	0.98866	0.98652	0.98453	0.98268	0.98093	0.97929	0.97772	0.97623	0.97480
2.80	0.99744	0.99525	0.99329	0.99151	0.98987	0.98834	0.98691	0.98556	0.98427	0.98305	0.98188	0.98076
2.90	0.99813	0.99651	0.99505	0.99371	0.99247	0.99130	0.99021	0.98917	0.98819	0.98724	0.98634	0.98547
3.00	0.99865	0.99746	0.99638	0.99538	0.99445	0.99358	0.99276	0.99197	0.99122	0.99050	0.98081	0.98915
3.10	0.99903	0.99817	0.99738	0.99665	0.99596	0.99531	0.99470	0.99411	0.99355	0.99301	0.99249	0.99199
3.20	0.99931	0.99869	0.99812	0.99759	0.99709	0.99661	0.99616	0.99572	0.99531	0.99491	0.99452	0.99414
3.30	0.99952	0.99908	0.99867	0.99828	0.99792	0.99758	0.99725	0.99693	0.99662	0.99633	0.99604	0.99577
3.40	0.99966	0.99935	0.99906	0.99879	0.99853	0.99828	0.99805	0.99782	0.99760	0.99738	0.99718	0.99697
3.50	0.99977	0.99955	0.99935	0.99916	0.99897	0.99880	0.99863	0.99847	0.99831	0.99815	0.99801	0.99786

						$\rho=2/3$						
x	$l=1$	2	3	4	5	6	7	8	9	10	11	12
0.00	0.50000	0.36614	0.29921	0.25775	0.22902	0.20769	0.19109	0.17771	0.16665	0.15732	0.14931	0.14234
0.10	0.53983	0.40668	0.33798	0.29459	0.26411	0.24124	0.22328	0.20871	0.19659	0.18630	0.17744	0.16969
0.20	0.57920	0.44822	0.37852	0.33366	0.30173	0.27751	0.25833	0.24266	0.22955	0.21837	0.20868	0.20011
0.30	0.61791	0.49031	0.42041	0.37459	0.34154	0.31622	0.29601	0.27937	0.26537	0.25336	0.24292	0.23372
0.40	0.05542	0.53248	0.46319	0.41696	0.38317	0.35703	0.33599	0.31856	0.30380	0.29108	0.27996	0.27014
0.50	0.09146	0.57426	0.50637	0.46027	0.42616	0.39950	0.37788	0.35985	0.34449	0.33119	0.31952	0.30916
0.60	0.72575	0.61520	0.54944	0.50403	0.47001	0.44317	0.42123	0.40281	0.38704	0.37331	0.36121	0.35043
0.70	0.75804	0.65487	0.59190	0.54770	0.51418	0.48750	0.46551	0.44694	0.43095	0.41697	0.40459	0.39351
0.80	0.78814	0.69288	0.63328	0.59076	0.55815	0.53194	0.51020	0.49171	0.47570	0.46164	0.44913	0.43790
0.90	0.81594	0.72890	0.67313	0.63272	0.60137	0.57596	0.55471	0.53654	0.52072	0.50676	0.49429	0.48305
1.00	0.84134	0.76266	0.71106	0.67311	0.64335	0.61900	0.59851	0.58087	0.56544	0.55175	0.53948	0.52839
1.10	0.86433	0.79394	0.74676	0.71154	0.68362	0.66059	0.64106	0.62416	0.60929	0.59605	0.58414	0.57332
1.20	0.88493	0.82263	0.77996	0.74766	0.72179	0.70026	0.68189	0.66590	0.65176	0.63911	0.62769	0.61728
1.30	0.90320	0.84863	0.81049	0.78122	0.75753	0.73766	0.72059	0.70565	0.69237	0.68044	0.66963	0.65974
1.40	0.91924	0.87196	0.83824	0.81202	0.79059	0.77248	0.75681	0.74302	0.73072	0.71961	0.70950	0.70023
1.50	0.93319	0.99264	0.86317	0.83997	0.82081	0.80450	0.79030	0.77774	0.76647	0.75626	0.74693	0.73835
1.60	0.94520	0.91079	0.88533	0.85502	0.84810	0.83359	0.82088	0.80957	0.79939	0.79012	0.78163	0.77378
1.70	0.95543	0.92654	0.90478	0.88722	0.87246	0.85971	0.84847	0.83842	0.82933	0.82102	0.81338	0.80630
1.80	0.90407	0.94006	0.92168	0.90667	0.89394	0.88287	0.87305	0.86423	0.85621	0.84886	0.84207	0.83577
1.90	0.97128	0.95154	0.93618	0.92350	0.91266	0.90316	0.89469	0.88704	0.38006	0.87363	0.86768	0.86213
2.00	0.97725	0.96119	0.94849	0.93790	0.92877	0.92072	0.91350	0.90695	0.90095	0.89541	0.89025	0.88543
2.10	0.98213	0.96920	0.95883	0.95009	0.94249	0.93574	0.92967	0.92413	0.91903	0.91430	0.90990	0.90576
2.20	0.98610	0.97579	0.96741	0.96027	0.95402	0.94844	0.94339	0.93876	0.93448	0.93050	0.92678	0.92328
2.30	0.98928	0.98115	0.97445	0.96869	0.96361	0.95905	0.95489	0.95107	0.94753	0.94422	0.94112	0.93819

续附表 33 L 个正态变量分布与相关 ρ 的累积概率表

ρ=2/3

x	l=1	2	3	4	5	6	7	8	9	10	11	12
2.40	0.99180	0.98546	0.98016	0.97557	0.97149	0.96780	0.96443	0.96131	0.95841	0.95570	0.95314	0.95072
2.50	0.99379	0.98889	0.98475	0.98113	0.97789	0.97494	0.97224	0.96973	0.96738	0.96518	0.96310	0.96113
2.60	0.99534	0.99159	0.98839	0.98557	0.98302	0.98070	0.97855	0.97656	0.97468	0.97292	0.97125	0.96966
2.70	0.99653	0.99370	0.99125	0.98907	0.98710	0.98529	0.98361	0.98203	0.98056	0.97916	0.97783	0.97657
2.80	0.99744	0.99532	0.99347	0.99181	0.99029	0.98890	0.98760	0.98638	0.98522	0.98413	0.98309	0.98210
2.90	0.99813	0.99656	0.99517	0.99392	0.99277	0.99171	0.99071	0.98978	0.98889	0.98805	0.98724	0.98647
3.00	0.99805	0.99750	0.99647	0.99554	0.99467	0.99387	0.99312	0.99241	0.99173	0.99109	0.99047	0.98989
3.10	0.99903	0.99819	0.99744	0.99675	0.99612	0.99552	0.99496	0.99442	0.99391	0.99343	0.99296	0.99252
3.20	0.99931	0.99871	0.99816	0.99766	0.99720	0.99676	0.99634	0.99595	0.99557	0.99521	0.99486	0.99452
3.30	0.99952	0.99909	0.99870	0.99833	0.99800	0.99768	0.99737	0.99708	0.99681	0.99654	0.99628	0.99603
3.40	0.99966	0.99936	0.99908	0.99883	0.99858	0.99835	0.99813	0.99792	0.99772	0.99753	0.99734	0.99716
3.50	0.99977	0.99956	0.99936	0.99918	0.99901	0.99884	0.99869	0.99854	0.99839	0.99825	0.99812	0.99799

ρ=0.700

x	l=1	2	3	4	5	6	7	8	9	10	11	12
0.00	0.50000	0.37341	0.31011	0.27069	0.24319	0.22265	0.20656	0.19353	0.18269	0.17351	0.16559	0.15868
0.10	0.53983	0.41390	0.34900	0.30794	0.27891	0.25700	0.23971	0.22561	0.21382	0.20378	0.19509	0.18747
0.20	0.57926	0.45531	0.38964	0.34727	0.31697	0.29389	0.27554	0.25048	0.24782	0.23698	0.22756	0.21927
0.30	0.61791	0.49720	0.43144	0.38828	0.35705	0.33304	0.31380	0.29790	0.28448	0.27293	0.26285	0.25395
0.40	0.65542	0.53909	0.47400	0.43056	0.39875	0.37407	0.35414	0.33758	0.32352	0.31137	0.30072	0.29128
0.50	0.69146	0.58053	0.51682	0.47362	0.44161	0.41655	0.39617	0.37913	0.36458	0.35196	0.34085	0.33096
0.60	0.72575	0.62107	0.55943	0.51695	0.48513	0.45999	0.43941	0.42209	0.40724	0.39428	0.38283	0.37261
0.70	0.75804	0.66030	0.60133	0.56006	0.52880	0.50389	0.48335	0.46598	0.45099	0.43786	0.42622	0.41579
0.80	0.78814	0.69785	0.64206	0.60244	0.57210	0.54772	0.52747	0.51025	0.49532	0.48218	0.47049	0.45997
0.90	0.81594	0.73339	0.68121	0.64361	0.61451	0.59093	0.57122	0.55436	0.53967	52669	0.51509	0.50463
1.00	0.84134	0.76667	0.71842	0.68315	0.65557	0.63304	0.61409	0.59778	0.58350	0.57084	0.55948	0.54920
1.10	0.86433	0.79749	0.75336	0.72067	0.69484	0.67358	0.65557	0.63999	0.62629	0.61409	0.60310	0.59313
1.20	0.88493	0.82572	0.78582	0.75586	0.73196	0.71213	0.69523	0.68053	0.66755	0.65593	0.64544	0.63588
1.30	0.90320	0.85130	0.81563	0.78849	0.76663	0.74836	0.73269	0.71899	0.70684	0.69592	0.68602	0.67698
1.40	0.91924	0.87422	0.84269	0.81839	0.79863	0.78200	0.76765	0.75504	0.74380	0.73366	0.72444	0.71599
1.50	0.93319	0.89455	0.86698	0.84547	0.82783	0.81287	0.79988	0.78841	0.77815	0.76885	0.76037	0.75257
1.60	0.94520	0.91238	0.88854	0.86972	0.85415	0.84085	0.82924	0.81894	0.80968	0.80126	0.79355	0.78644
1.70	0.95543	0.92785	0.90746	0.89119	0.87760	0.86592	0.85567	0.84652	0.83827	0.83074	0.82382	0.81742
1.80	0.96407	0.94112	0.92388	0.90997	0.89826	0.88812	0.87917	0.87115	0.86388	0.85723	0.85110	0.84541
1.90	0.97128	0.95239	0.93798	0.92622	0.91624	0.90754	0.89982	0.89288	0.88656	0.88075	0.87538	0.87039
2.00	0.97725	0.96186	0.94994	0.94011	0.93170	0.92433	0.91776	0.91181	0.90638	0.90138	0.89673	0.89240
2.10	0.98214	0.96973	0.95098	0.95186	0.94486	0.93868	0.93315	0.92812	0.92351	0.91925	0.91528	0.91157
1.20	0.98610	0.97620	0.96831	0.96167	0.95591	0.95080	0.94620	0.94200	0.93813	0.93454	0.93120	0.92806
2.30	0.98928	0.98146	0.97515	0.96979	0.96510	0.96092	0.95713	0.95367	0.95046	0.94748	0.94469	0.94207
2.40	0.99180	0.98569	0.98070	0.97642	0.97265	0.96927	0.96619	0.96336	0.96074	0.95829	0.95599	0.95383
2.50	0.99379	0.98907	0.98515	0.98177	0.97878	0.97608	0.97361	0.97132	0.96920	0.96722	0.96535	0.96358
2.60	0.99534	0.99172	0.98869	0.98605	0.98370	0.98156	0.97960	0.97779	0.97609	0.97450	0.97300	0.97157
2.70	0.99653	0.99579	0.99147	0.98943	0.98760	0.98594	0.98440	0.98297	0.98163	0.98037	0.97918	0.97804
2.80	0.99744	0.99539	0.99363	0.99208	0.99067	0.98938	0.98819	0.98708	0.98603	0.98505	0.98411	0.98322
2.90	0.99813	0.99661	0.99529	0.99412	0.99305	0.99207	0.99115	0.99030	0.98949	0.98873	0.98800	0.98731
3.00	0.99865	0.99753	0.99655	0.99567	0.99487	0.99413	0.99344	0.99279	0.99217	0.99159	0.99103	0.99050
3.10	0.99903	0.99822	0.99750	0.99685	0.99626	0.99570	0.99519	0.99470	0.99423	0.99379	0.99337	0.99297
3.20	0.99931	0.99873	0.99821	0.99773	0.99729	0.99689	0.99650	0.99614	0.99580	0.99547	0.99515	0.99485
3.30	0.99952	0.99910	0.99872	0.99838	0.99806	0.99777	0.99749	0.99722	0.99697	0.99672	0.99649	0.99627
3.40	0.99966	0.99937	0.99910	0.99886	0.99863	0.99842	0.99821	0.99802	0.99783	0.99766	0.99749	0.99732
3.50	0.99977	0.99956	0.99937	0.99920	0.99904	0.99889	0.99874	0.99860	0.99847	0.99834	0.99822	0.99810

续附表 33　L 个正态变量分布与相关 ρ 的累积概率表

					$\rho=0.750$							
x	$l=1$	2	3	4	5	6	7	8	9	10	11	12
0.00	0.50000	0.38497	0.32746	0.29135	0.26594	0.24679	0.23167	0.21932	0.20899	0.20017	0.19252	0.18580
0.10	0.53983	0.42540	0.36666	0.32920	0.30255	0.28229	0.26618	0.25296	0.24184	0.23231	0.22402	0.2167
0.20	0.57926	0.46661	0.40728	0.36886	0.34123	0.32005	0.30310	0.28912	0.27730	0.26712	0.25824	0.25038
0.30	0.61791	0.50817	0.44891	0.40995	0.38164	0.35956	0.34214	0.32752	0.31510	0.30437	0.29497	0.28663
0.40	0.65542	0.54963	0.49109	0.45204	0.42336	0.40103	0.38292	0.36781	0.35493	0.34375	0.33392	0.32517
0.50	0.69146	0.59053	0.53335	0.49465	0.46594	0.44341	0.42502	0.40960	0.39639	0.38489	0.37473	0.36567
0.60	0.72575	0.63046	0.57522	0.53731	0.50890	0.48642	0.46798	0.45242	0.43904	0.42734	0.41698	0.40770
0.70	0.75804	0.66901	0.61623	0.57951	0.55172	0.52958	0.51129	0.49579	0.48239	0.47063	0.46018	0.45080
0.80	0.78814	0.70583	0.65597	0.62080	0.59394	0.57236	0.55444	0.53918	0.52593	0.51426	0.50385	0.49447
0.90	0.81594	0.74062	0.69403	0.66074	0.63506	0.61430	0.59694	0.58208	0.56914	0.55769	0.54744	0.53819
1.00	0.84134	0.77315	0.73009	0.69892	0.67467	0.65491	0.63830	0.62401	0.61151	0.60041	0.59045	0.58143
1.10	0.86433	0.80322	0.76387	0.73503	0.71237	0.69379	0.67808	0.66451	0.65258	0.64195	0.63238	0.62369
1.20	0.88493	0.83074	0.79516	0.76877	0.74786	0.73059	0.71590	0.70315	0.69190	0.68185	0.67276	0.66449
1.30	0.90320	0.85564	0.82383	0.79995	0.78087	0.76500	0.75144	0.73961	0.72912	0.71972	0.71120	0.70342
1.40	0.91924	0.87794	0.84981	0.82845	0.81123	0.79682	0.78444	0.77359	0.76393	0.75525	0.74735	0.74012
1.50	0.93319	0.89769	0.87309	0.85419	0.83884	0.82591	0.81473	0.80489	0.79611	0.78818	0.78095	0.77431
1.60	0.94520	0.91500	0.89372	0.87719	0.86366	0.85218	0.84221	0.83340	0.82550	0.81835	0.81180	0.80578
1.70	0.95543	0.93001	0.91180	0.89751	0.88571	0.87564	0.86686	0.85905	0.85204	0.84566	0.83981	0.83440
1.80	0.96407	0.94280	0.92748	0.91525	0.90508	0.89636	0.88870	0.88187	0.87571	0.87009	0.86492	0.86014
1.90	0.97128	0.95382	0.94092	0.93058	0.92191	0.91443	0.90784	0.90194	0.89659	0.89169	0.88718	0.88299
2.00	0.97725	0.96300	0.95231	0.94367	0.93637	0.93003	0.92442	0.91937	0.91478	0.91057	0.90668	0.90306
2.10	0.98214	0.97063	0.96187	0.95472	0.94864	0.94334	0.93861	0.93435	0.93046	0.92688	0.92356	0.92046
2.20	0.98610	0.97690	0.96980	0.96396	0.95895	0.95456	0.95063	0.94707	0.94381	0.94080	0.93800	0.93538
2.30	0.98928	0.98200	0.97631	0.97158	0.96751	0.96391	0.96068	0.95774	0.95504	0.95254	0.95021	0.94803
2.40	0.99180	0.98610	0.98160	0.97781	0.97453	0.97162	0.96899	0.96660	0.96439	0.96233	0.96042	0.95862
2.50	0.99379	0.98938	0.98584	0.98285	0.98023	0.97790	0.97579	0.97386	0.97207	0.97041	0.96885	0.96738
2.60	0.99534	0.99195	0.98921	0.98687	0.98481	0.98297	0.98129	0.97975	0.97832	0.97698	0.97573	0.97455
2.70	0.99653	0.99396	0.99185	0.99004	0.98844	0.98700	0.98568	0.98447	0.98334	0.98228	0.98128	0.98034
2.80	0.99744	0.99551	0.99391	0.99253	0.99129	0.99018	0.98916	0.98821	0.98733	0.98650	0.98572	0.98497
2.90	0.99813	0.99670	0.99549	0.99445	0.99351	0.99265	0.99187	0.99114	0.99046	0.98982	0.98921	0.98863
3.00	0.99865	0.99759	0.99670	0.99591	0.99521	0.99456	0.99397	0.99341	0.99289	0.99240	0.99193	0.99149
3.10	0.99903	0.99826	0.99760	0.99702	0.99650	0.99601	0.99557	0.99515	0.99476	0.99438	0.99403	0.99369
3.20	0.99931	0.99876	0.99828	0.99785	0.99746	0.99711	0.99678	0.99647	0.99617	0.99589	0.99563	0.99538
3.30	0.99952	0.99912	0.99877	0.99847	0.99818	0.99792	0.99768	0.99745	0.99723	0.99703	0.99683	0.99664
3.40	0.99966	0.99938	0.99914	0.99892	0.99871	0.99852	0.99835	0.99818	0.99802	0.99787	0.99773	0.99759
3.50	0.99977	0.99957	0.99940	0.99924	0.99910	0.99896	0.99883	0.99871	0.99860	0.99849	0.99839	0.99829

					$\rho=0.800$							
x	$l=1$	2	3	4	5	6	7	8	9	10	11	12
0.00	0.50000	0.39758	0.34638	0.31399	0.29100	0.27354	0.25965	0.24823	0.23861	0.23034	0.22314	0.21678
0.10	0.53983	0.43794	0.38580	0.35238	0.32844	0.31011	0.29545	0.28335	0.27311	0.26428	0.25657	0.24973
0.20	0.57926	0.47894	0.42643	0.39232	0.36766	0.34866	0.33337	0.32068	0.30990	0.30059	0.29242	0.28516
0.30	0.61791	0.52016	0.46785	0.43342	0.40831	0.38882	0.37305	0.35990	0.34870	0.33898	0.33042	0.32281
0.40	0.65542	0.56115	0.50960	0.47524	0.44995	0.43019	0.41411	0.40065	0.38913	0.37910	0.37025	0.36235
0.50	0.69146	0.60149	0.55124	0.51732	0.49214	0.47233	0.45613	0.44250	0.43079	0.42057	0.41151	0.40342
0.60	0.72575	0.64075	0.59230	0.55920	0.53440	0.51477	0.49862	0.48498	0.47322	0.46292	0.45377	0.44556
0.70	0.75804	0.67858	0.63236	0.60040	0.57626	0.55702	0.54112	0.52763	0.51594	0.50568	0.49653	0.48831
0.80	0.78814	0.71462	0.67102	0.64051	0.61727	0.59863	0.58314	0.56994	0.55847	0.54836	0.53933	0.53119
0.90	0.81594	0.74861	0.70792	0.67911	0.65698	0.63912	0.62421	0.61145	0.60032	0.59047	0.58166	0.57369
1.00	0.84134	0.78033	0.74275	0.71585	0.69502	0.67811	0.66391	0.65171	0.64103	0.63156	0.62305	0.61534
1.10	0.86433	0.80960	0.77528	0.75044	0.73105	0.71521	0.70185	0.69032	0.68019	0.67117	0.66306	0.65568

续附表 33　L 个正态变量分布与相关 ρ 的累积概率表

ρ=0.800

x	l=1	2	3	4	5	6	7	8	9	10	11	12
1.20	0.88493	0.83634	0.80534	0.78264	0.76480	0.75012	0.73769	0.72692	0.71742	0.70894	0.70129	0.69432
1.30	0.90320	0.86051	0.83279	0.81229	0.79605	0.78261	0.77117	0.76122	0.75242	0.74454	0.73740	0.73089
1.40	0.91924	0.88212	0.85761	0.83930	0.82467	0.81251	0.80210	0.79302	0.78495	0.77770	0.77113	0.76511
1.50	0.93319	0.90124	0.87981	0.86362	0.85060	0.83971	0.83035	0.82215	0.81484	0.80826	0.80227	0.79671
1.60	0.94520	0.91798	0.89943	0.88529	0.87383	0.86419	0.85587	0.84854	0.84199	0.83608	0.83069	0.82573
1.70	0.95543	0.93249	0.91661	0.90438	0.89440	0.88597	0.87865	0.87218	0.86638	0.86113	0.85633	0.85191
1.80	0.96407	0.94492	0.93147	0.92102	0.91243	0.90512	0.89876	0.89312	0.88804	0.88343	0.87921	0.87530
1.90	0.97128	0.95547	0.94420	0.93536	0.92805	0.92179	0.01632	0.91145	0.90706	0.90306	0.89938	0.89598
2.00	0.97725	0.96432	0.95498	0.94759	0.94143	0.93614	0.93149	0.92733	0.92357	0.92014	0.91698	0.91404
2.10	0.98214	0.97168	0.96402	0.95790	0.95277	0.94834	0.94443	0.94093	0.93775	0.93483	0.93214	0.92964
2.20	0.98610	0.97772	0.97151	0.96650	0.96227	0.95861	0.95536	0.95244	0.94978	0.94733	0.94507	0.94296
2.30	0.98928	0.98264	0.97765	0.97359	0.97015	0.96715	0.96448	0.96207	0.95987	0.95785	0.95597	0.95421
2.40	0.99180	0.98660	0.98263	0.97939	0.97661	0.97418	0.97201	0.97005	0.96825	0.96659	0.96504	0.96360
2.50	0.99379	0.98975	0.98663	0.98406	0.98185	0.97991	0.97816	0.97658	0.97512	0.97378	0.97252	0.97135
2.60	0.99534	0.99223	0.98981	0.98780	0.98605	0.98451	0.98313	0.98186	0.98070	0.97962	0.97861	0.97767
2.70	0.99653	0.99417	0.99231	0.99074	0.98939	0.98818	0.98709	0.98610	0.98518	0.98432	0.98352	0.98277
2.80	0.99744	0.99567	0.99425	0.99305	0.99200	0.99107	0.99022	0.98945	0.98873	0.98806	0.98743	0.98684
2.90	0.99813	0.99681	0.99574	0.99483	0.99403	0.99332	0.99267	0.99207	0.99151	0.99099	0.99051	0.99004
3.00	0.99865	0.99767	0.99688	0.99619	0.99559	0.99505	0.99456	0.99410	0.99367	0.99328	0.99290	0.99255
3.10	0.99903	0.99832	0.99773	0.99723	0.99678	0.99637	0.99600	0.99565	0.99533	0.99503	0.99475	0.99448
3.20	0.99931	0.99880	0.99837	0.99800	0.99767	0.99736	0.99709	0.99683	0.99659	0.99637	0.99615	0.99595
3.30	0.99952	0.99915	0.99884	0.99857	0.99833	0.99811	0.99790	0.99771	0.99754	0.99737	0.99721	0.99706
3.40	0.99966	0.99940	0.99918	0.99899	0.99881	0.99865	0.99850	0.99837	0.99824	0.99811	0.99800	0.99789
3.50	0.99977	0.99958	0.99943	0.99929	0.99916	0.99905	0.99894	0.99884	0.99875	0.99866	0.99858	0.99850

ρ=0.875

x	l=1	2	3	4	5	6	7	8	9	10	11	12
0.00	0.50000	0.41957	0.37935	0.35365	0.33521	0.32104	0.30965	0.30020	0.29218	0.28523	0.27913	0.27370
0.10	0.53983	0.45981	0.41908	0.39278	0.37378	0.35910	0.34726	0.33740	0.32900	0.32171	0.31529	0.30958
0.20	0.57926	0.50046	0.45963	0.43301	0.41365	0.39861	0.38643	0.37625	0.36755	0.35999	0.35332	0.34736
0.30	0.61791	0.54109	0.50061	0.47395	0.45442	0.43918	0.42679	0.41639	0.40749	0.39972	0.39286	0.38671
0.40	0.65542	0.58130	0.54157	0.51516	0.49568	0.48040	0.46702	0.45742	0.44840	0.44052	0.43353	0.42727
0.50	0.69146	0.62068	0.58210	0.55620	0.53697	0.52182	0.50939	0.49891	0.48987	0.48195	0.47491	0.4680
0.60	0.72575	0.65883	0.62176	0.59664	0.57787	0.56300	0.55076	0.54039	0.53144	0.52357	0.51656	0.51027
0.70	0.75804	0.69542	0.66017	0.63606	0.61793	0.60350	0.59157	0.58144	0.57266	0.56493	0.55803	0.55182
0.80	0.78814	0.73015	0.69698	0.67409	0.65676	0.64291	0.63141	0.62161	0.61309	0.611558	0.59886	0.59280
0.90	0.81594	0.76276	0.73189	0.71038	0.69400	0.68084	0.66987	0.661150	0.65233	0.64511	0.63864	0.63278
1.00	0.84134	0.79309	0.76464	0.74465	0.72933	0.71696	0.70662	0.69775	0.69000	0.68313	0.67696	0.67137
1.10	0.86433	0.82099	0.79505	0.77667	0.76249	0.75099	0.74134	0.73304	0.72576	0.71930	0.71349	0.70821
1.20	0.98493	0.94639	0.82299	0.80626	0.79328	0.78271	0.77380	0.76611	0.75936	0.75334	0.74792	0.74299
1.30	0.90320	0.86928	0.84839	0.83333	0.82157	0.81195	0.80391	0.79677	0.70057	0.78503	0.79003	0.77548
1.40	0.91924	0.88969	0.87124	0.85782	0.84729	0.83863	0.83128	0.92490	0.81926	0.81422	0.80966	0.80551
1.50	0.93319	0.90771	0.89158	0.87975	0.87041	0.86270	0.85613	0.85041	0.84535	0.84081	0.83669	0.93293
1.60	0.94520	0.92345	0.90949	0.89918	0.89099	0.89419	0.87839	0.87332	0.86982	0.86477	0.86110	0.85773
1.70	0.95543	0.93705	0.92511	0.91621	0.90910	0.90318	0.89810	0.89365	0.98970	0.88613	0.88289	0.87991
1.80	0.96407	0.94870	0.93858	0.93098	0.92488	0.91977	0.91538	0.91152	0.90808	0.90497	0.90213	0.89953
1.90	0.97128	0.95856	0.95007	0.94366	0.93847	0.93412	0.93036	0.92704	0.92408	0.92140	0.91895	0.91670
2.00	0.97725	0.96692	0.95978	0.95442	0.95006	0.94639	0.94320	0.94039	0.93787	0.93558	0.93340	0.93156
2.10	0.99214	0.97368	0.96700	0.96346	0.95984	0.05677	0.05410	0.05174	0.04962	0.91760	0.01502	0.04428
2.20	0.986111	0.97930	0.97461	0.97099	0.96800	0.96546	0.96325	0.96129	0.95952	0.95791	0.05643	0.95506
2.30	0.98928	0.98388	0.98010	0.97716	0.97474	0.97267	0.97085	0.96924	0.96778	0.96645	0.96523	0.96409

续附表 33　L 个正态变量分布与相关 ρ 的累积概率表

						$\rho = 0.875$						
x	$l=1$	2	3	4	5	6	7	8	9	10	11	12
2.40	0.99180	0.98756	0.98455	98220	0.98024	0.97857	0.97710	0.97578	0.97460	0.97351	0.97251	0.97158
2.50	0.99379	0.99048	0.98812	0.98625	0.98469	0.98335	0.98217	0.98112	0.98016	0.97928	0.97847	0.97772
2.60	0.99534	0.99279	0.99095	0.98948	0.98825	0.98719	0.98626	0.98542	0.98465	0.98395	0.98330	0.98270
2.70	0.99653	0.99459	0.99317	0.99203	0.99107	0.99024	0.98951	0.98884	0.98824	0.98769	0.98717	0.98669
2.80	0.99744	0.99598	0.99489	0.99402	0.99328	0.99264	0.99206	0.99155	0.99109	0.99064	0.99024	0.98986
2.90	0.99813	0.99704	0.99622	0.99555	0.99499	0.99450	0.99406	0.99366	0.99329	0.99296	0.99265	0.99235
3.00	0.99865	0.99784	0.99722	0.99673	0.99630	0.99593	0.99559	0.99529	0.99501	0.99475	0.99451	0.99429
3.10	0.99903	0.99844	0.99798	0.99761	0.99729	0.99701	0.99676	0.99653	0.99632	0.99613	0.99595	0.99578
3.20	0.99931	0.99888	0.99855	0.99828	0.99804	0.99783	0.99764	0.99747	0.99732	0.99717	0.99703	0.99691
3.30	0.99952	0.99921	0.99897	0.99877	0.99859	0.99844	0.99830	0.99818	0.99806	0.99795	0.99785	0.99776
3.40	0.99966	0.99944	0.99927	0.99913	0.99900	0.99889	0.99879	0.99870	0.99861	n9853	0.99846	0.99839
3.50	0.99977	0.99961	0.99949	0.99939	0.99930	0.99922	0.99915	0.99908	0.99902	0.99896	0.99891	0.99886

						$\rho = 0.900$						
x	$l=1$	2	3	4	5	6	7	8	9	10	11	12
0.00	0.50000	0.42822	0.39233	0.36931	0.35274	0.33996	0.32967	0.32110	0.31380	0.30747	0.30189	0.29693
0.10	0.53983	0.46841	0.43213	0.40866	0.39165	0.37848	0.36783	0.35894	0.35135	0.34475	0.33892	0.33373
0.20	0.57926	0.50892	0.47263	0.44894	0.43168	0.41825	0.40734	0.39822	0.39040	0.38359	0.37758	0.37220
0.30	0.61791	0.54934	0.51341	0.48976	0.47241	0.45886	0.44782	0.43855	0.43059	0.42364	0.41749	0.41198
0.40	0.65542	0.58925	0.55405	0.53068	0.51344	0.49991	0.48884	0.47953	0.47151	0.46450	0.45827	0.45269
0.50	0.69146	0.62825	0.59412	0.57127	0.55431	0.54095	0.52998	0.52072	0.51273	0.50572	0.49950	0.49390
0.60	0.72575	0.66597	0.63323	0.61112	0.59462	0.58155	0.57079	0.56168	0.55381	0.54689	0.54072	0.53517
0.70	0.75804	0.79209	0.67099	0.64982	0.63393	0.62130	0.61086	0.60200	0.59431	0.58754	0.58151	0.57607
0.80	0.78814	0.73631	0.70708	0.68703	0.67189	0.65980	0.64979	0.64124	0.63383	0.62728	0.62143	0.61615
0.90	0.91594	0.76840	0.74122	0.72241	0.70814	0.69670	0.69718	0.67905	0.67197	0.66570	0.66000	0.65502
1.00	0.84134	0.79918	0.77317	0.75572	0.74241	0.73169	0.72274	0.71509	0.70939	0.70246	0.69714	0.09232
1.10	0.86433	0.82554	0.80276	0.78674	0.77446	0.76452	0.75620	0.74905	0.74290	0.73725	0.73226	0.72773
1.20	0.88493	0.85042	0.82988	0.81533	0.80411	0.79500	0.78734	0.78075	0.77497	0.76982	0.76519	0.76098
1.30	0.90320	0.87281	0.85449	0.84141	0.83127	0.82300	0.81603	0.81001	0.80472	0.80000	0.79575	0.79188
1.40	0.91924	0.89275	0.87658	0.86494	0.85587	0.84845	0.84217	0.83674	0.83195	0.82767	0.82380	0.82028
1.50	0.93319	0.91033	0.89620	0.88596	0.87793	0.87134	0.86574	0.86089	0.85660	0.85276	0.84929	0.84611
1.60	0.94520	0.92568	0.91345	0.90453	0.89751	0.89171	0.88678	0.88248	0.87868	0.87527	0.87218	0.86936
1.70	0.95543	0.93893	0.92847	0.92078	0.91469	0.90965	0.90534	0.90159	0.89826	0.89526	0.99254	0.89005
1.80	0.96407	0.95025	0.94139	0.93483	0.92962	0.92528	0.92156	0.91931	0.91542	0.91282	0.91045	0.90829
1.90	0.97128	0.95984	0.95241	0.94687	0.94245	0.93875	0.93558	0.93280	0.93032	0.92808	0.92604	0.92417
2.00	0.97725	0.96786	0.96170	0.95708	0.95336	0.95025	0.94757	0.94521	0.94310	0.94120	0.93946	0.93786
2.10	0.98214	0.97451	0.96946	0.96563	0.96255	0.95995	0.95771	0.95573	0.95396	0.95236	0.95090	0.94955
2.20	0.98610	0.97997	0.97586	0.97273	0.97020	0.96906	0.96620	0.96456	0.96309	0.96176	0.96054	0.95941
2.30	0.98928	0.99440	0.98110	0.97857	0.97650	0.97476	0.97324	0.97199	0.97068	0.96958	0.96859	0.96764
2.40	0.99180	0.98796	0.98533	0.98331	0.98165	0.98024	0.97901	0.97791	0.97693	0.97603	0.97521	0.97445
2.50	0.99379	0.99080	0.98873	0.98712	0.98580	0.98467	0.98368	0.98281	0.98201	0.98129	0.98063	0.98001
2.60	0.99534	0.99303	0.99142	0.99015	0.98911	0.98822	0.98744	0.98674	0.98611	0.98553	0.98500	0.98451
2.70	0.99653	0.99477	0.99352	0.99254	0.99173	0.99103	0.99042	0.98987	0.98937	0.98892	0.98850	0.98811
2.80	0.99744	0.99611	0.99516	0.99441	0.99378	0.99324	0.99276	0.99234	0.99195	0.99159	0.99127	0.99096
2.90	0.99813	0.99714	0.99642	0.99585	0.99537	0.99495	0.99459	0.99426	0.99396	0.99368	0.99343	0.99319
3.00	0.99865	0.99791	0.99737	0.99694	0.99658	0.99627	0.99599	0.99574	0.99551	0.99530	0.99510	0.99492
3.10	0.99903	0.99849	0.99809	0.99777	0.99750	0.99727	0.99706	0.99697	0.99669	0.99654	0.99639	0.99625
3.20	0.99931	0.99892	0.99863	0.99839	0.99819	0.99802	0.99786	0.99772	0.99759	0.99747	0.99736	0.99726
3.30	0.99952	0.99923	0.99902	0.99885	0.99870	0.99857	0.99846	0.99836	0.99826	0.99817	0.99809	0.99801
3.40	0.99966	0.99946	0.99931	0.99919	0.99908	0.99899	0.99890	0.99883	0.99876	0.99869	0.99863	0.99858
3.50	0.99977	0.99963	0.99952	0.99943	0.99935	0.99929	0.99923	0.99917	0.99912	0.99907	0.99903	0.99899

附表 34 两个交叠符号秩统计量之间相关上限 ρ 界值表

n	p_U^n	n	p_U^n
1	0.333	26	0.488
2	0.389	27	0.488
3	0.416	28	0.488
4	0.433	29	0.489
5	0.444	30	0.489
6	0.452	31	0.490
7	0.458	32	0.490
8	0.463	33	0.490
9	0.467	34	0.490
10	0.470	35	0.491
11	0.472	36	0.491
12	0.474	37	0.491
13	0.476	38	0.491
14	0.478	39	0.492
15	0.479	40	0.492
16	0.480	41	0.492
17	0.481	42	0.492
18	0.482	43	0.492
19	0.483	44	0.493
20	0.484	45	0.493
21	0.485	46	0.493
22	0.485	47	0.493
23	0.486	48	0.493
24	0.487	49	0.493
25	0.487	50	0.493

附表 35　Wilcoxon-Nemenyi-Mcdonald-Thompson
双侧所有处理组多重比较临界值表

	$k=3$			$k=4$	
n	r_α	α	n	r_α	α
3	6	0.028	2	6	0.083
4	7	0.042	3	8	0.049
	8	0.005		9	0.007
5	8	0.039	4	10	0.026
	9	0.008		11	0.005
6	9	0.029	5	11	0.037
	10	0.009		12	0.013
7	9	0.051	6	12	0.037
	10	0.023		13	0.018
	11	0.008		14	0.006
8	10	0.039	7	13	0.037
	11	0.018		14	0.020
	12	0.007		15	0.008
9	10	0.048	8	14	0.034
	11	0.026		15	0.019
	12	0.013		16	0.009
10	11	0.037	9	15	0.032
	12	0.019		17	0.010
	13	0.010	10	15	0.046
11	11	0.049		16	0.029
	12	0.028		18	0.010
	14	0.008	11	16	0.041
12	12	0.038		17	0.026
	13	0.022		19	0.009
	14	0.012	12	17	0.038
13	12	0.049		18	0.023
	13	0.030		20	0.008
	15	0.009	13	18	0.032
14	13	0.038		19	0.021
	14	0.023		21	0.008
	16	0.007	14	18	0.042
15	13	0.047		19	0.028
	14	0.028		21	0.011
	16	0.010	15	19	0.037
				20	0.024
				22	0.010

续附表 35　Wilcoxon-Nemenyi-Mcdonald-Thompson
双侧所有处理组多重比较临界值表

	k＝5			k＝6	
n	r_α	α	n	r_α	α
2	8	0.050	2	10	0.033
3	10	0.067	3	13	0.030
	11	0.018		14	0.008
	12	0.002	4	15	0.047
4	12	0.054		16	0.018
	13	0.020		17	0.006
	14	0.006	5	17	0.047
5	14	0.040		18	0.022
	16	0.006		19	0.010
6	15	0.049	6	19	0.040
	16	0.028		20	0.021
	17	0.013		21	0.010
7	16	0.052	7	20	0.049
	17	0.033		21	0.032
	19	0.009		23	0.010
8	18	0.036	8	22	0.039
	19	0.022		23	0.026
	20	0.012		25	0.008
9	19	0.037	9	23	0.043
	20	0.024		24	0.030
	22	0.008		26	0.012
10	20	0.038	10	24	0.047
	21	0.025		26	0.023
	23	0.009		28	0.009
11	21	0.038	11	26	0.036
	22	0.025		27	0.026
	24	0.010		29	0.012
12	22	0.038	12	27	0.039
	23	0.025		28	0.028
	25	0.011		31	0.009
13	23	0.035	13	28	0.039
	24	0.024		29	0.028
	26	0.011		32	0.010
14	24	0.034	14	29	0.040
	25	0.024		30	0.030
	27	0.011		33	0.011
15	24	0.045	15	30	0.040
	26	0.022		32	0.023
	28	0.010		34	0.012

续附表 35　Wilcoxon-Nemenyi-Mcdonald-Thompson
双侧所有处理组多重比较临界值表

$k=7$				$k=8$		
n	r_α	α		n	r_α	α
2	12	0.024		2	14	0.018
3	15	0.048		3	17	0.067
	16	0.016			18	0.027
4	18	0.040			19	0.009
	20	0.007		4	21	0.036
5	20	0.052			23	0.007
	21	0.028		5	23	0.057
	22	0.014			24	0.034
6	22	0.050			26	0.009
	23	0.032		6	26	0.045
	25	0.009			27	0.027
7	24	0.047			29	0.009
	25	0.032		7	28	0.048
	27	0.011			29	0.032
8	26	0.041			31	0.012
	27	0.030		8	30	0.046
	29	0.011			31	0.033
9	27	0.050			34	0.009
	29	0.026		9	32	0.043
	31	0.011			33	0.032
10	29	0.042			36	0.010
	30	0.031		10	34	0.040
	33	0.010			35	0.031
11	30	0.049			38	0.010
	32	0.027			35	0.048
	35	0.009			37	0.028
12	32	0.040			40	0.010
	33	0.030		12	37	0.042
	36	0.011			39	0.026
13	33	0.043			42	0.010
	35	0.025		13	39	0.039
	38	0.009			40	0.030
14	34	0.047			44	0.009
	36	0.028		14	40	0.042
	39	0.011			42	0.027
15	36	0.038			45	0.012
	37	0.030		15	42	0.037
	41	0.009			43	0.030
					47	0.011

续附表 35　Wilcoxon-Nemenyi-Mcdonald-Thompson
双侧所有处理组多重比较临界值表

	$k=9$			$k=10$	
n	r_a	α	n	r_a	α
2	15	0.069	2	17	0.056
	16	0.014		18	0.011
3	20	0.041	3	22	0.057
	22	0.005		23	0.026
4	23	0.064		24	0.010
	24	0.034	4	26	0.060
	26	0.008		27	0.033
5	27	0.040		29	0.009
	28	0.023	5	30	0.047
	29	0.013		31	0.029
6	29	0.058		33	0.010
	30	0.038	6	33	0.051
	33	0.008		34	0.033
7	32	0.046		37	0.008
	33	0.032	7	36	0.047
	36	0.008		37	0.033
8	34	0.049		40	0.010
	36	0.026	8	38	0.052
	38	0.012		40	0.031
9	36	0.050		43	0.010
	38	0.030	9	41	0.046
	41	0.010		43	0.027
10	38	0.050		46	0.009
	40	0.031	10	43	0.047
	43	0.011		45	0.030
11	40	0.048		49	0.009
	42	0.030	11	45	0.049
	46	0.009		47	0.032
12	42	0.046		51	0.010
	44	0.029	12	48	0.040
	48	0.009		50	0.027
13	44	0.042		54	0.009
	46	0.027	13	50	0.039
	50	0.009		52	0.026
14	46	0.041		56	0.009
	48	0.026	14	52	0.039
	52	0.009		54	0.026
15	47	0.046		58	0.010
	50	0.025	15	53	0.045
	54	0.009		56	0.026
				60	0.010

续附表 35　Wilcoxon-Nemenyi-Mcdonald-Thompson
双侧所有处理组多重比较临界值表

	$k=11$			$k=12$	
n	r_α	α	n	r_α	α
2	19	0.045	2	21	0.038
	20	0.009		22	0.008
3	25	0.038	3	27	0.053
	27	0.007		28	0.027
4	29	0.057		29	0.012
	30	0.033	4	32	0.055
	32	0.010		33	0.033
5	33	0.055		35	0.011
	34	0.035	5	37	0.042
	37	0.008		38	0.027
6	37	0.045		40	0.011
	38	0.030	6	40	0.059
	41	0.008		42	0.028
7	40	0.049		45	0.008
	41	0.035	7	44	0.050
	44	0.011		46	0.026
8	43	0.046		49	0.009
	44	0.035	8	47	0.050
	48	0.009		49	0.030
9	46	0.043		52	0.011
	47	0.034	9	50	0.048
	51	0.009		52	0.032
10	48	0.047		56	0.010
	50	0.031	10	53	0.047
	54	0.009		55	0.032
11	51	0.040		59	0.010
	53	0.027	11	56	0.043
	57	0.009		58	0.029
12	53	0.043		62	0.011
	55	0.029	12	58	0.048
	59	0.011		61	0.027
13	55	0.046		65	0.011
	57	0.031	13	61	0.043
	62	0.010		63	0.030
14	57	0.045		68	0.010
	60	0.026	14	63	0.046
	64	0.011		66	0.027
15	59	0.046		71	0.009
	62	0.027	15	66	0.040
	67	0.009		68	0.028
				73	0.011

续附表 35 Wilcoxon-Nemenyi-Mcdonald-Thompson
双侧所有处理组多重比较临界值表

	$k=13$				$k=14$	
n	r_α	α		n	r_α	α
2	23	0.032		2	25	0.027
	24	0.006			26	0.005
3	30	0.038		3	32	0.052
	32	0.009			33	0.028
4	35	0.054			35	0.006
	36	0.033		4	38	0.053
	38	0.012			39	0.034
5	40	0.049			41	0.013
	41	0.033		5	43	0.057
	44	0.009			45	0.027
6	44	0.054			47	0.012
	46	0.027		6	48	0.050
	49	0.009			50	0.026
7	48	0.051			53	0.009
	50	0.028		7	52	0.053
	53	0.010			54	0.030
8	52	0.046			57	0.012
	53	0.035		8	56	0.051
	57	0.010			58	0.031
9	55	0.048			62	0.010
	57	0.030		9	60	0.047
	61	0.010			62	0.029
10	58	0.047			66	0.010
	60	0.032		10	63	0.048
	65	0.009			65	0.033
11	61	0.046			70	0.010
	63	0.032		11	66	0.049
	68	0.010			69	0.029
12	64	0.045			74	0.009
	66	0.032		12	69	0.048
	71	0.010			72	0.030
13	67	0.041			77	0.010
	69	0.030		13	72	0.047
	74	0.011			75	0.030
14	69	0.046			80	0.011
	72	0.028		14	75	0.045
	77	0.010			78	0.028
15	72	0.040			84	0.009
	74	0.030		15	78	0.043
	80	0.010			81	0.028
					87	0.010

续附表 35 Wilcoxon-Nemenyi-Mcdonald-Thompson
双侧所有处理组多重比较临界值表

n	r_α	α	n	r_α	α
	$k=15$			$k=15$	
2	26	0.071	9	64	0.052
	27	0.024		67	0.028
	28	0.005		71	0.011
3	35	0.039	10	68	0.049
	37	0.010		71	0.028
4	41	0.053		75	0.011
	42	0.035	11	72	0.043
	45	0.008		74	0.032
5	47	0.046		79	0.011
	48	0.033	12	75	0.045
	51	0.010		78	0.028
6	52	0.047		83	0.010
	53	0.035	13	78	0.046
	57	0.009		81	0.030
7	56	0.055		87	0.009
	58	0.032	14	81	0.046
	62	0.010		84	0.030
8	60	0.056		90	0.010
	63	0.027	15	84	0.043
	67	0.009		87	0.029
				94	0.009

附表 36　Nemenyi-Wilcoxon-Wilcox-Miller 单侧多个处理组与一个对照组多重比较临界值表

$k=3$								
n	r_α^*	α	n	r_α^*	α	n	r_α^*	α
2	3	0.2222	9	7	0.1096	13	8	0.1239
	4	0.0556		8	0.0692		9	0.0839
				9	0.0392		10	0.0554
3	4	0.1482		10	0.0212		11	0.0353
	5	0.0648		11	0.0106		12	0.0209
	6	0.0093		12	0.0046		13	0.0120
				13	0.0018		14	0.0065
4	5	0.1019		14	0.0006		15	0.0033
	6	0.0463		15	0.0002		16	0.0016
	7	0.0139					17	0.0007
	8	0.0015	10	7	0.1265		18	0.0003
				8	0.0837		19	0.0001
5	5	0.1407		9	0.0504			
	6	0.0697		10	0.0292	14	8	0.1361
	7	0.0337		11	0.0159		9	0.0946
	8	0.0131		12	0.0078		10	0.0643
	9	0.0028		13	0.0036		11	0.0424
	10	0.0003		14	0.0015		12	0.0261
				15	0.0005		13	0.0156
6	5	0.1712		16	0.0002		14	0.0090
	6	0.0992					15	0.0048
	7	0.0524	11	7	0.1424		16	0.0025
	8	0.0251		8	0.0977		17	0.0012
	9	0.0101		9	0.0617		18	0.0005
	10	0.0031		10	0.0377		19	0.0002
	11	0.0006		11	0.0219		20	0.0001
				12	0.0116			
7	6	0.1223		13	0.0058	15	9	0.1050
	7	0.0728		14	0.0027		10	0.0732
	8	0.0398		15	0.0011		11	0.0496
	9	0.0183		16	0.0004		12	0.0317
	10	0.0078		17	0.0001		13	0.0197
	11	0.0028					14	0.0118
	12	0.0007	12	8	0.1111		15	0.0066
	13	0.0001		9	0.0729		16	0.0035
				10	0.0464		17	0.0019
8	6	0.1454		11	0.0284		18	0.0009
	7	0.0914		12	0.0160		19	0.0004
	8	0.0544		13	0.0087		20	0.0002
	9	0.0286		14	0.0044		21	0.0001
	10	0.0139		15	0.0021			
	11	0.0061		16	0.0009			
	12	0.0023		17	0.0003			
	13	0.0007		18	0.0001			
	14	0.0002						

续附表 36　Nemenyi-Wilcoxon-Wilcox-Miller 单侧多个处理组
与一个对照组多重比较临界值表

	k=3			k=4			k=5	
n	r_α^*	α	n	r_α^*	α	n	r_α^*	α
16	9	0.1151	2	4	0.2292	2	6	0.1217
	10	0.0820		5	0.0938		7	0.0467
	11	0.0569		6	0.0208		8	0.0100
	12	0.0374						
	13	0.0240	3	6	0.1046	3	7	0.1421
	14	0.0149		7	0.0460		8	0.0808
	15	0.0087		8	0.0122		9	0.0385
	16	0.0050		9	0.0017		10	0.0137
	17	0.0027					11	0.0035
	18	0.0014	4	6	0.1566		12	0.0005
	19	0.0007		7	0.0918			
	20	0.0003		8	0.0481	4	8	0.1386
	21	0.0001		9	0.0205		9	0.0872
	22	0.0001		10	0.0065		10	0.0504
				11	0.0013		11	0.0258
17	9	0.1248		12	0.0001		12	0.0114
	10	0.0906					13	0.0041
	11	0.0642	5	7	0.1334		14	0.0011
	12	0.0432		8	0.0804		15	0.0002
	13	0.0285		9	0.0446			
	14	0.0183		10	0.0222	5	9	0.1321
	15	0.0111		11	0.0095		10	0.0872
	16	0.0065		12	0.0032		11	0.0542
	17	0.0037		13	0.0008		12	0.0315
	18	0.0020		14	0.0001		13	0.0168
	19	0.0010	6	8	0.1129		14	0.0081
	20	0.0005		9	0.0701		15	0.0034
	21	0.0002		10	0.0404		16	0.0012
	22	0.0001		11	0.0215		17	0.0004
				12	0.0103		18	0.0001
18	9	0.1342		13	0.0044	6	10	0.1233
	10	0.0990		14	0.0015		11	0.0842
	11	0.0715		15	0.0004		12	0.0548
	12	0.0492		16	0.0001		13	0.0339
	13	0.0332					14	0.0198
	14	0.0218	7	8	0.1424		15	0.0108
	15	0.0137		9	0.0952		16	0.0054
	16	0.0083		10	0.0604		17	0.0025
	17	0.0049		11	0.0360		18	0.0010
	18	0.0028		12	0.0200		19	0.0004
	19	0.0015		13	0.0103		20	0.0001
	20	0.0008		14	0.0048	7	11	0.1136
	21	0.0004		15	0.0020		12	0.0795
	22	0.0002		16	0.0007		13	0.0535
	23	0.0001		17	0.0002		14	0.0345
				18	0.0001		15	0.0212
			8	9	0.1194		16	0.0124
				10	0.0805		17	0.0089
				11	0.0517		18	0.0036
				12	0.0315		19	0.0017
				13	0.0181		20	0.0008
				14	0.0098		21	0.0003
				15	0.0049		22	0.0001
				16	0.0023			
				17	0.0010			
				18	0.0004			
				19	0.0001			

续附表 36　Nemenyi-Wilcoxon-Wilcox-Miller 单侧多个处理组
与一个对照组多重比较临界值表

$k=5$			$k=6$			$k=6$		
n	r_α^*	α	n	r_α^*	α	n	r_α^*	α
8	12	0.1040	2	7	0.1438	5	11	0.1324
	13	0.0741		8	0.0713		12	0.0931
	14	0.0510		9	0.0264		13	0.0627
	15	0.0339		10	0.0056		14	0.0402
	16	0.0217					15	0.0245
	17	0.0133	3	9	0.1139		16	0.0140
	18	0.0078		10	0.0673		17	0.0074
	19	0.0044		11	0.0348		18	0.0036
	20	0.0023		12	0.0148		19	0.0016
	21	0.0012		13	0.0051		20	0.0006
	22	0.0005		14	0.0013		21	0.0002
	23	0.0002		15	0.0002		22	0.0001
	24	0.0001	4	10	0.1274	6	12	0.1324
				11	0.0847		13	0.0965
				12	0.0529		14	0.0680
				13	0.0306		15	0.0462
				14	0.0160		16	0.0302
				15	0.0075		17	0.0189
				16	0.0030		18	0.0113
				17	0.0010		19	0.0064
				18	0.0003		20	0.0034
				19	0.0001		21	0.0017
							22	0.0008
							23	0.0003
							24	0.0001

附表 37 随机区组设计资料具有相同重复数的 Mack-Skillings 统计量临界值表

$k=2,n=2$	$k=2,n=4$	$k=3,n=2$	$k=3,n=4$
$c=2$	$c=3$	$c=4$	$c=5$
$ms_{0.0556}=4.800$	$ms_{0.1018}=3.048$	$ms_{0.1004}=4.635$	$ms_{0.0996}=4.580$
	$ms_{0.0623}=3.857$	$ms_{0.0494}=5.846$	$ms_{0.0496}=5.955$
$c=3$	$ms_{0.0099}=6.857$	$ms_{0.0099}=8.481$	$ms_{0.0101}=9.155$
$ms_{0.0900}=3.429$			
$ms_{0.0400}=4.667$	$c=4$	$c=5$	$k=3,n=5$
$ms_{0.0150}=6.095$	$ms_{0.0971}=3.000$	$ms_{0.0996}=4.530$	$c=2$
	$ms_{0.0502}=4.083$	$ms_{0.0496}=5.880$	$ms_{0.0960}=4.629$
$c=4$	$ms_{0.0100}=6.750$	$ms_{0.0099}=8.310$	$ms_{0.0515}=5.886$
$ms_{0.0820}=3.375$			$ms_{0.0099}=8.629$
$ms_{0.0502}=4.167$	$c=5$	$k=3,n=3$	
$ms_{0.0074}=7.042$	$ms_{0.0847}=3.153$	$c=2$	$c=3$
	$ms_{0.0525}=3.938$	$ms_{0.1068}=4.667$	$ms_{0.1010}=4.604$
$c=5$	$ms_{0.0094}=6.818$	$ms_{0.0467}=6.000$	$ms_{0.0502}=5.920$
$ms_{0.0894}=3.142$		$ms_{0.0092}=8.667$	$ms_{0.0099}=8.871$
$ms_{0.0441}=4.276$	$k=2,n=5$		
$ms_{0.0122}=6.305$	$c=2$	$c=3$	$c=4$
	$ms_{0.1188}=3.000$	$ms_{0.1001}=4.622$	$ms_{0.1007}=4.669$
$k=2,n=3$	$ms_{0.0543}=4.320$	$ms_{0.0483}=5.896$	$ms_{0.0506}=5.977$
$c=2$	$ms_{0.0067}=7.680$	$ms_{0.0100}=8.622$	$ms_{0.0099}=8.746$
$ms_{0.1204}=3.200$			
$ms_{0.0370}=5.000$	$c=3$	$c=4$	$c=5$
$ms_{0.0093}=7.200$	$ms_{0.1190}=2.752$	$ms_{0.0986}=4.654$	$ms_{0.1002}=4.572$
	$ms_{0.0495}=4.200$	$ms_{0.0497}=5.936$	$ms_{0.0500}=5.844$
$c=3$	$ms_{0.0095}=6.943$	$ms_{0.0102}=8.705$	$ms_{0.0100}=8.572$
$ms_{0.0768}=3.571$			
$ms_{0.0410}=4.587$	$c=4$	$c=5$	$k=4,n=2$
$ms_{0.0088}=7.000$	$ms_{0.1049}=2.817$	$ms_{0.1000}=4.587$	$c=2$
	$ms_{0.0444}=4.267$	$ms_{0.0503}=5.927$	$ms_{0.1057}=6.083$
$c=4$	$ms_{0.0106}=6.667$	$ms_{0.0101}=8.880$	$ms_{0.0509}=7.250$
$ms_{0.1142}=2.778$			$ms_{0.0101}=9.250$
$ms_{0.0539}=4.000$	$c=5$	$k=3,n=4$	
$ms_{0.0078}=7.111$	$ms_{0.0927}=2.987$	$c=2$	$c=3$
	$ms_{0.0491}=4.034$	$ms_{0.0969}=4.571$	$ms_{0.0995}=6.128$
$c=5$	$ms_{0.0107}=6.600$	$ms_{0.0498}=5.786$	$ms_{0.0502}=7.615$
$ms_{0.0914}=3.058$		$ms_{0.0093}=8.643$	$ms_{0.0100}=10.128$
$ms_{0.0526}=3.960$	$k=3,n=2$		
$ms_{0.0097}=6.724$	$c=2$	$c=3$	$c=4$
	$ms_{0.0859}=5.143$	$ms_{0.1006}=4.622$	$ms_{0.0994}=6.243$
$k=2,n=4$	$ms_{0.0556}=5.571$	$ms_{0.0504}=5.956$	$ms_{0.0500}=7.577$
$c=2$	$ms_{0.0111}=7.429$	$ms_{0.0102}=8.822$	$ms_{0.0099}=10.511$
$ms_{0.0787}=3.750$			
$ms_{0.0293}=5.400$	$c=3$	$c=4$	$c=5$
$ms_{0.0077}=7.350$	$ms_{0.1028}=4.578$	$ms_{0.1011}=4.625$	$ms_{0.0997}=6.160$
	$ms_{0.0519}=5.733$	$ms_{0.0503}=5.894$	$ms_{0.0501}=7.686$
	$ms_{0.0105}=8.133$	$ms_{0.0100}=8.577$	$ms_{0.0100}=10.360$

续附表 37　随机区组设计资料具有相同重复数的 Mack-Skillings 统计量临界值表

$k=4, n=3$	$k=4, n=5$	$k=5, n=2$	$k=5, n=4$
$c=2$	$c=2$	$c=5$	$c=3$
$ms_{0.1005}=6.167$	$ms_{0.0995}=6.267$	$ms_{0.1000}=7.617$	$ms_{0.0998}=7.700$
$ms_{0.0496}=7.444$	$ms_{0.0500}=7.733$	$ms_{0.0500}=9.338$	$ms_{0.0501}=9.200$
$ms_{0.0103}=10.056$	$ms_{0.0099}=10.767$	$ms_{0.0100}=12.373$	$ms_{0.0099}=12.492$
$c=3$	$c=3$	$k=5, n=3$	$c=4$
$ms_{0.0998}=6.231$	$ms_{0.1002}=6.179$	$c=2$	$ms_{0.1001}=7.761$
$ms_{0.0501}=7.479$	$ms_{0.0499}=7.779$	$ms_{0.1013}=7.527$	$ms_{0.0500}=9.354$
$ms_{0.0099}=10.573$	$ms_{0.0100}=10.672$	$ms_{0.0497}=9.018$	$ms_{0.0100}=12.896$
$c=4$	$c=4$	$ms_{0.0099}=11.745$	$c=5$
$ms_{0.0999}=6.265$	$ms_{0.0997}=6.287$	$c=3$	$ms_{0.0999}=7.782$
$ms_{0.0500}=7.757$	$ms_{0.0500}=7.747$	$ms_{0.1000}=7.633$	$ms_{0.0500}=9.404$
$ms_{0.0099}=10.949$	$ms_{0.0099}=10.566$	$ms_{0.0501}=9.089$	$ms_{0.0100}=12.958$
$c=5$	$c=5$	$ms_{0.0100}=12.256$	$k=5, n=5$
$ms_{0.1000}=6.211$	$ms_{0.0999}=6.147$	$c=4$	$c=2$
$ms_{0.0500}=7.750$	$ms_{0.0499}=7.583$	$ms_{0.1001}=7.776$	$ms_{0.1003}=7.702$
$ms_{0.0100}=10.947$	$ms_{0.0100}=10.822$	$ms_{0.0499}=9.300$	$ms_{0.0499}=9.251$
$k=4, n=4$	$k=5, n=2$	$ms_{0.0100}=12.871$	$ms_{0.0099}=12.327$
$c=2$	$c=2$	$c=5$	$c=3$
$ms_{0.0998}=6.250$	$ms_{0.0998}=7.418$	$ms_{0.1000}=7.714$	$ms_{0.1002}=7.673$
$ms_{0.0500}=7.625$	$ms_{0.0495}=8.727$	$ms_{0.0500}=9.263$	$ms_{0.0500}=9.347$
$ms_{0.0099}=10.792$	$ms_{0.0100}=10.964$	$ms_{0.0100}=12.736$	$ms_{0.0100}=12.847$
$c=3$	$c=3$	$k=5, n=4$	$c=4$
$ms_{0.0999}=6.231$	$ms_{0.0993}=7.500$	$c=2$	$ms_{0.1000}=7.746$
$ms_{0.0502}=7.667$	$ms_{0.0502}=8.967$	$ms_{0.0996}=7.500$	$ms_{0.0500}=9.317$
$ms_{0.0100}=10.628$	$ms_{0.0100}=11.783$	$ms_{0.0500}=8.918$	$ms_{0.0100}=12.789$
$c=4$	$c=4$	$ms_{0.0100}=12.300$	$c=5$
$ms_{0.1002}=6.325$	$ms_{0.1000}=7.664$		$ms_{0.1000}=7.704$
$ms_{0.0499}=7.737$	$ms_{0.0500}=9.036$		$ms_{0.0500}=9.250$
$ms_{0.0100}=11.068$	$ms_{0.0100}=12.336$		$ms_{0.0100}=12.719$
$c=5$			
$ms_{0.0998}=6.243$			
$ms_{0.0500}=7.717$			
$ms_{0.0100}=11.169$			

附表 38-1　F 分布界值表（方差分析用，P=0.05）

分母的自由度 n_2	分子的自由度，n_1											
	1	2	3	4	5	6	7	8	9	10	11	12
1	161.4476	199.5000	215.7073	224.5832	230.1619	233.9860	236.7684	238.8827	240.5433	241.8817	242.9835	243.9060
2	18.5128	19.0000	19.1643	19.2468	19.2964	19.3295	19.3532	19.3710	19.3848	19.3959	19.4050	19.4125
3	10.1280	9.5521	9.2766	9.1172	9.0135	8.9406	8.8867	8.8452	8.8123	8.7855	8.7633	8.7446
4	7.7086	6.9443	6.5914	6.3882	6.2561	6.1631	6.0942	6.0410	5.9988	5.9644	5.9358	5.9117
5	6.6079	5.7861	5.4095	5.1922	5.0503	4.9503	4.8759	4.8183	4.7725	4.7351	4.7040	4.6777
6	5.9874	5.1433	4.7571	4.5337	4.3874	4.2839	4.2067	4.1468	4.0990	4.0600	4.0274	3.9999
7	5.5914	4.7374	4.3468	4.1203	3.9715	3.8660	3.7870	3.7257	3.6767	3.6365	3.6030	3.5747
8	5.3177	4.4590	4.0662	3.8379	3.6875	3.5806	3.5005	3.4381	3.3881	3.3472	3.3130	3.2839
9	5.1174	4.2565	3.8625	3.6331	3.4817	3.3738	3.2927	3.2296	3.1789	3.1373	3.1025	3.0729
10	4.9646	4.1028	3.7083	3.4780	3.3258	3.2172	3.1355	3.0717	3.0204	2.9782	2.9430	2.9130
11	4.8443	3.9823	3.5874	3.3567	3.2039	3.0946	3.0123	2.9480	2.8962	2.8536	2.8179	2.7876
12	4.7472	3.8853	3.4903	3.2592	3.1059	2.9961	2.9134	2.8486	2.7964	2.7534	2.7173	2.6866
13	4.6672	3.8056	3.4105	3.1791	3.0254	2.9153	2.8321	2.7669	2.7144	2.6710	2.6347	2.6037
14	4.6001	3.7389	3.3439	3.1122	2.9582	2.8477	2.7642	2.6987	2.6458	2.6022	2.5655	2.5342
15	4.5431	3.6823	3.2874	3.0556	2.9013	2.7905	2.7066	2.6408	2.5876	2.5437	2.5068	2.4753
16	4.4940	3.6337	3.2389	3.0069	2.8524	2.7413	2.6572	2.5911	2.5377	2.4935	2.4564	2.4247
17	4.4513	3.5915	3.1968	2.9647	2.8100	2.6987	2.6143	2.5480	2.4943	2.4499	2.4126	2.3807
18	4.4139	3.5546	3.1599	2.9277	2.7729	2.6613	2.5767	2.5102	2.4563	2.4117	2.3742	2.3421
19	4.3807	3.5219	3.1274	2.8951	2.7401	2.6283	2.5435	2.4768	2.4227	2.3779	2.3402	2.3080
20	4.3512	3.4928	3.0984	2.8661	2.7109	2.5990	2.5140	2.4471	2.3928	2.3479	2.3100	2.2776
21	4.3248	3.4668	3.0725	2.8401	2.6848	2.5727	2.4876	2.4205	2.3660	2.3210	2.2829	2.2504
22	4.3009	3.4434	3.0491	2.8167	2.6613	2.5491	2.4638	2.3965	2.3419	2.2967	2.2585	2.2258
23	4.2793	3.4221	3.0280	2.7955	2.6400	2.5277	2.4422	2.3748	2.3201	2.2747	2.2364	2.2036
24	4.2597	3.4028	3.0088	2.7763	2.6207	2.5082	2.4226	2.3551	2.3002	2.2547	2.2163	2.1834
25	4.2417	3.3852	2.9912	2.7587	2.6030	2.4904	2.4047	2.3371	2.2821	2.2365	2.1979	2.1649
26	4.2252	3.3690	2.9752	2.7426	2.5868	2.4741	2.3883	2.3205	2.2655	2.2197	2.1811	2.1479
27	4.2100	3.3541	2.9604	2.7278	2.5719	2.4591	2.3732	2.3053	2.2501	2.2043	2.1655	2.1323
28	4.1960	3.3404	2.9467	2.7141	2.5581	2.4453	2.3593	2.2913	2.2360	2.1900	2.1512	2.1179
29	4.1830	3.3277	2.9340	2.7014	2.5454	2.4324	2.3463	2.2783	2.2229	2.1768	2.1379	2.1045
30	4.1709	3.3158	2.9223	2.6896	2.5336	2.4205	2.3343	2.2662	2.2107	2.1646	2.1256	2.0921
31	4.1596	3.3048	2.9113	2.6787	2.5225	2.4094	2.3232	2.2549	2.1994	2.1532	2.1141	2.0805
32	4.1491	3.2945	2.9011	2.6684	2.5123	2.3991	2.3127	2.2444	2.1888	2.1425	2.1033	2.0697
33	4.1393	3.2849	2.8916	2.6589	2.5026	2.3894	2.3030	2.2346	2.1789	2.1325	2.0933	2.0595
34	4.1300	3.2759	2.8826	2.6499	2.4936	2.3803	2.2938	2.2253	2.1696	2.1231	2.0838	2.0500
35	4.1213	3.2674	2.8742	2.6415	2.4851	2.3718	2.2852	2.2167	2.1608	2.1143	2.0750	2.0411
36	4.1132	3.2594	2.8663	2.6335	2.4772	2.3638	2.2771	2.2085	2.1526	2.1061	2.0666	2.0327
37	4.1055	3.2519	2.8588	2.6261	2.4696	2.3562	2.2695	2.2008	2.1449	2.0982	2.0587	2.0248
38	4.0982	3.2448	2.8517	2.6190	2.4625	2.3490	2.2623	2.1936	2.1375	2.0909	2.0513	2.0173
39	4.0913	3.2381	2.8451	2.6123	2.4558	2.3423	2.2555	2.1867	2.1306	2.0839	2.0443	2.0102
40	4.0847	3.2317	2.8387	2.6060	2.4495	2.3359	2.2490	2.1802	2.1240	2.0772	2.0376	2.0035
42	4.0727	3.2199	2.8270	2.5943	2.4377	2.3240	2.2371	2.1681	2.1119	2.0650	2.0252	1.9910
44	4.0617	3.2093	2.8165	2.5837	2.4270	2.3133	2.2263	2.1572	2.1009	2.0539	2.0140	1.9797
46	4.0517	3.1996	2.8068	2.5740	2.4174	2.3035	2.2164	2.1473	2.0909	2.0438	2.0039	1.9695
48	4.0427	3.1907	2.7981	2.5652	2.4085	2.2946	2.2074	2.1382	2.0817	2.0346	1.9946	1.9601
50	4.0343	3.1826	2.7900	2.5572	2.4004	2.2864	2.1992	2.1299	2.0734	2.0261	1.9861	1.9515

续附表 38-1　F 分布界值表（方差分析用，$P=0.05$）

分母的自由度 n_2	分子的自由度，n_1											
	14	16	20	24	30	40	50	75	100	200	500	∞
1	245.3640	246.4639	248.0131	249.0518	250.0951	251.1432	251.7742	252.6180	253.0411	253.6770	254.0593	254.3132
2	19.4244	19.4333	19.4458	19.4541	19.4624	19.4707	19.4757	19.4824	19.4857	19.4907	19.4937	19.4957
3	8.7149	8.6923	8.6602	8.6385	8.6166	8.5944	8.5810	8.5630	8.5539	8.5402	8.5320	8.5265
4	5.8733	5.8441	5.8025	5.7744	5.7459	5.7170	5.6995	5.6759	5.6641	5.6461	5.6353	5.6281
5	4.6358	4.6038	4.5581	4.5272	4.4957	4.4638	4.4444	4.4183	4.4051	4.3851	4.3731	4.3650
6	3.9559	3.9223	3.8742	3.8415	3.8082	3.7743	3.7537	3.7258	3.7117	3.6904	3.6775	3.6689
7	3.5292	3.4944	3.4445	3.4105	3.3758	3.3404	3.3189	3.2897	3.2749	3.2525	3.2389	3.2298
8	3.2374	3.2016	3.1503	3.1152	3.0794	3.0428	3.0204	2.9901	2.9747	2.9513	2.9371	2.9276
9	3.0255	2.9890	2.9365	2.9005	2.8637	2.8259	2.8028	2.7715	2.7556	2.7313	2.7166	2.7067
10	2.8647	2.8276	2.7740	2.7372	2.6996	2.6609	2.6371	2.6048	2.5884	2.5634	2.5481	2.5379
11	2.7386	2.7009	2.6464	2.6090	2.5705	2.5309	2.5066	2.4734	2.4566	2.4308	2.4151	2.4045
12	2.6371	2.5989	2.5436	2.5055	2.4663	2.4259	2.4010	2.3671	2.3498	2.3233	2.3071	2.2963
13	2.5536	2.5149	2.4589	2.4202	2.3803	2.3392	2.3138	2.2791	2.2614	2.2343	2.2176	2.2065
14	2.4837	2.4446	2.3879	2.3487	2.3082	2.2664	2.2405	2.2051	2.1870	2.1592	2.1422	2.1308
15	2.4244	2.3849	2.3275	2.2878	2.2468	2.2043	2.1780	2.1419	2.1234	2.0950	2.0776	2.0659
16	2.3733	2.3335	2.2756	2.2354	2.1938	2.1507	2.1240	2.0873	2.0685	2.0395	2.0217	2.0097
17	2.3290	2.2888	2.2304	2.1898	2.1477	2.1040	2.0769	2.0396	2.0204	1.9909	1.9727	1.9604
18	2.2900	2.2496	2.1906	2.1497	2.1071	2.0629	2.0354	1.9975	1.9780	1.9479	1.9294	1.9169
19	2.2556	2.2149	2.1555	2.1141	2.0712	2.0264	1.9986	1.9601	1.9403	1.9097	1.8909	1.8781
20	2.2250	2.1840	2.1242	2.0825	2.0391	1.9938	1.9656	1.9267	1.9066	1.8755	1.8562	1.8432
21	2.1975	2.1563	2.0960	2.0540	2.0102	1.9645	1.9360	1.8965	1.8761	1.8446	1.8250	1.8118
22	2.1727	2.1313	2.0707	2.0283	1.9842	1.9380	1.9092	1.8692	1.8486	1.8165	1.7966	1.7832
23	2.1502	2.1086	2.0476	2.0050	1.9605	1.9139	1.8848	1.8444	1.8234	1.7909	1.7708	1.7571
24	2.1298	2.0880	2.0267	1.9838	1.9390	1.8920	1.8625	1.8217	1.8005	1.7675	1.7470	1.7331
25	2.1111	2.0691	2.0075	1.9643	1.9192	1.8718	1.8421	1.8008	1.7794	1.7460	1.7252	1.7111
26	2.0939	2.0518	1.9898	1.9464	1.9010	1.8533	1.8233	1.7816	1.7599	1.7261	1.7050	1.6907
27	2.0781	2.0358	1.9736	1.9299	1.8842	1.8361	1.8059	1.7638	1.7419	1.7077	1.6863	1.6718
28	2.0635	2.0210	1.9586	1.9147	1.8687	1.8203	1.7898	1.7473	1.7251	1.6905	1.6689	1.6542
29	2.0500	2.0073	1.9446	1.9005	1.8543	1.8055	1.7748	1.7320	1.7096	1.6746	1.6527	1.6377
30	2.0374	1.9946	1.9317	1.8874	1.8409	1.7918	1.7609	1.7176	1.6950	1.6597	1.6375	1.6223
31	2.0257	1.9828	1.9196	1.8751	1.8283	1.7790	1.7478	1.7043	1.6814	1.6457	1.6233	1.6079
32	2.0147	1.9717	1.9083	1.8636	1.8166	1.7670	1.7356	1.6917	1.6687	1.6326	1.6099	1.5943
33	2.0045	1.9613	1.8977	1.8528	1.8056	1.7557	1.7241	1.6799	1.6567	1.6202	1.5973	1.5816
34	1.9949	1.9516	1.8877	1.8427	1.7953	1.7451	1.7134	1.6688	1.6454	1.6086	1.5854	1.5695
35	1.9858	1.9424	1.8784	1.8332	1.7856	1.7351	1.7032	1.6583	1.6347	1.5976	1.5742	1.5581
36	1.9773	1.9338	1.8696	1.8242	1.7764	1.7257	1.6936	1.6484	1.6246	1.5872	1.5635	1.5472
37	1.9692	1.9256	1.8612	1.8157	1.7678	1.7168	1.6845	1.6390	1.6151	1.5773	1.5534	1.5370
38	1.9616	1.9179	1.8534	1.8077	1.7596	1.7084	1.6759	1.6301	1.6060	1.5679	1.5438	1.5272
39	1.9545	1.9107	1.8459	1.8001	1.7518	1.7004	1.6678	1.6217	1.5974	1.5590	1.5347	1.5179
40	1.9476	1.9037	1.8389	1.7929	1.7444	1.6928	1.6600	1.6137	1.5892	1.5505	1.5260	1.5090
42	1.9350	1.8910	1.8258	1.7796	1.7308	1.6787	1.6456	1.5988	1.5740	1.5347	1.5097	1.4924
44	1.9236	1.8794	1.8139	1.7675	1.7184	1.6659	1.6325	1.5852	1.5601	1.5203	1.4948	1.4772
46	1.9132	1.8688	1.8031	1.7564	1.7070	1.6542	1.6206	1.5728	1.5474	1.5070	1.4812	1.4632
48	1.9037	1.8592	1.7932	1.7464	1.6967	1.6435	1.6096	1.5614	1.5357	1.4948	1.4686	1.4503
50	1.8949	1.8503	1.7841	1.7371	1.6872	1.6337	1.5995	1.5508	1.5249	1.4835	1.4569	1.4384

续附表 38－1　F 分布界值表（方差分析用，$P=0.05$）

分母的自由度 n_2	分子的自由度，n_1											
	1	2	3	4	5	6	7	8	9	10	11	12
60	4.0012	3.1504	2.7581	2.5252	2.3683	2.2541	2.1665	2.0970	2.0401	1.9926	1.9522	1.9174
70	3.9778	3.1277	2.7355	2.5027	2.3456	2.2312	2.1435	2.0737	2.0166	1.9689	1.9283	1.8932
80	3.9604	3.1108	2.7188	2.4859	2.3287	2.2142	2.1263	2.0564	1.9991	1.9512	1.9105	1.8753
90	3.9469	3.0977	2.7058	2.4729	2.3157	2.2011	2.1131	2.0430	1.9856	1.9376	1.8967	1.8613
100	3.9361	3.0873	2.6955	2.4626	2.3053	2.1906	2.1025	2.0323	1.9748	1.9267	1.8857	1.8503
110	3.9274	3.0788	2.6871	2.4542	2.2969	2.1821	2.0939	2.0236	1.9661	1.9178	1.8767	1.8412
120	3.9201	3.0718	2.6802	2.4472	2.2899	2.1750	2.0868	2.0164	1.9588	1.9105	1.8693	1.8337
130	3.9140	3.0658	2.6743	2.4414	2.2839	2.1690	2.0807	2.0103	1.9526	1.9042	1.8630	1.8273
140	3.9087	3.0608	2.6693	2.4363	2.2789	2.1639	2.0756	2.0051	1.9473	1.8989	1.8576	1.8219
150	3.9042	3.0564	2.6649	2.4320	2.2745	2.1595	2.0711	2.0006	1.9428	1.8943	1.8530	1.8172
160	3.9002	3.0525	2.6611	2.4282	2.2707	2.1557	2.0672	1.9967	1.9388	1.8903	1.8489	1.8131
170	3.8967	3.0491	2.6578	2.4248	2.2673	2.1523	2.0638	1.9932	1.9353	1.8868	1.8453	1.8095
180	3.8936	3.0461	2.6548	2.4218	2.2643	2.1492	2.0608	1.9901	1.9322	1.8836	1.8422	1.8063
190	3.8909	3.0435	2.6521	2.4192	2.2616	2.1466	2.0580	1.9874	1.9294	1.8808	1.8393	1.8034
200	3.8884	3.0411	2.6498	2.4168	2.2592	2.1441	2.0556	1.9849	1.9269	1.8783	1.8368	1.8008
210	3.8861	3.0389	2.6476	2.4146	2.2571	2.1419	2.0534	1.9827	1.9247	1.8760	1.8345	1.7985
220	3.8841	3.0369	2.6456	2.4127	2.2551	2.1400	2.0514	1.9807	1.9226	1.8739	1.8324	1.7964
230	3.8822	3.0351	2.6438	2.4109	2.2533	2.1381	2.0495	1.9788	1.9207	1.8720	1.8304	1.7944
240	3.8805	3.0334	2.6422	2.4093	2.2516	2.1365	2.0479	1.9771	1.9190	1.8703	1.8287	1.7927
250	3.8789	3.0319	2.6407	2.4078	2.2501	2.1350	2.0463	1.9756	1.9174	1.8687	1.8271	1.7910
260	3.8775	3.0305	2.6393	2.4064	2.2487	2.1335	2.0449	1.9741	1.9160	1.8672	1.8256	1.7895
270	3.8761	3.0292	2.6380	2.4051	2.2474	2.1322	2.0436	1.9728	1.9146	1.8659	1.8242	1.7881
280	3.8749	3.0280	2.6368	2.4039	2.2462	2.1310	2.0424	1.9715	1.9134	1.8646	1.8229	1.7869
290	3.8737	3.0269	2.6357	2.4028	2.2451	2.1299	2.0412	1.9704	1.9122	1.8634	1.8218	1.7857
300	3.8726	3.0258	2.6347	2.4017	2.2441	2.1289	2.0402	1.9693	1.9112	1.8623	1.8206	1.7845
310	3.8716	3.0249	2.6337	2.4008	2.2431	2.1279	2.0392	1.9683	1.9101	1.8613	1.8196	1.7835
320	3.8707	3.0240	2.6328	2.3999	2.2422	2.1269	2.0382	1.9674	1.9092	1.8603	1.8186	1.7825
330	3.8698	3.0231	2.6320	2.3990	2.2413	2.1261	2.0374	1.9665	1.9083	1.8594	1.8177	1.7816
340	3.8690	3.0223	2.6312	2.3982	2.2405	2.1253	2.0365	1.9657	1.9075	1.8586	1.8169	1.7807
350	3.8682	3.0215	2.6304	2.3975	2.2398	2.1245	2.0358	1.9649	1.9067	1.8578	1.8161	1.7799
360	3.8674	3.0208	2.6297	2.3967	2.2391	2.1238	2.0350	1.9641	1.9059	1.8570	1.8153	1.7791
370	3.8667	3.0201	2.6290	2.3961	2.2384	2.1231	2.0343	1.9634	1.9052	1.8563	1.8146	1.7784
380	3.8660	3.0195	2.6284	2.3954	2.2377	2.1224	2.0337	1.9628	1.9045	1.8556	1.8139	1.7777
390	3.8654	3.0189	2.6278	2.3948	2.2371	2.1218	2.0331	1.9622	1.9039	1.8550	1.8132	1.7770
400	3.8648	3.0183	2.6272	2.3942	2.2366	2.1212	2.0325	1.9616	1.9033	1.8544	1.8126	1.7764
420	3.8637	3.0172	2.6261	2.3932	2.2355	2.1202	2.0314	1.9605	1.9022	1.8533	1.8115	1.7753
440	3.8627	3.0162	2.6252	2.3922	2.2345	2.1192	2.0304	1.9594	1.9012	1.8522	1.8104	1.7742
460	3.8618	3.0153	2.6243	2.3913	2.2336	2.1183	2.0295	1.9585	1.9002	1.8513	1.8095	1.7732
480	3.8609	3.0145	2.6235	2.3905	2.2328	2.1175	2.0286	1.9577	1.8994	1.8504	1.8086	1.7724
500	3.8601	3.0138	2.6227	2.3898	2.2320	2.1167	2.0279	1.9569	1.8986	1.8496	1.8078	1.7715
600	3.8570	3.0107	2.6198	2.3868	2.2290	2.1137	2.0248	1.9538	1.8955	1.8465	1.8046	1.7683
700	3.8548	3.0086	2.6176	2.3847	2.2269	2.1115	2.0226	1.9516	1.8932	1.8442	1.8023	1.7660
800	3.8531	3.0070	2.6160	2.3831	2.2253	2.1099	2.0210	1.9500	1.8916	1.8425	1.8006	1.7643
900	3.8518	3.0057	2.6148	2.3818	2.2240	2.1086	2.0197	1.9487	1.8903	1.8412	1.7993	1.7629
1000	3.8508	3.0047	2.6138	2.3808	2.2231	2.1076	2.0187	1.9476	1.8892	1.8402	1.7982	1.7618
∞	3.8416	2.9958	2.6050	2.3720	2.2142	2.0987	2.0097	1.9385	1.8800	1.8308	1.7887	1.7523

续附表 38-1 F 分布界值表（方差分析用，$P=0.05$）

分母的自由度 n_2	分子的自由度，n_1											
	14	16	20	24	30	40	50	75	100	200	500	∞
60	1.8602	1.8151	1.7480	1.7001	1.6491	1.5943	1.5590	1.5085	1.4814	1.4377	1.4093	1.3894
70	1.8357	1.7902	1.7223	1.6738	1.6220	1.5661	1.5300	1.4779	1.4498	1.4042	1.3743	1.3530
80	1.8174	1.7716	1.7032	1.6542	1.6017	1.5449	1.5081	1.4548	1.4259	1.3786	1.3472	1.3248
90	1.8032	1.7571	1.6883	1.6389	1.5859	1.5284	1.4910	1.4366	1.4070	1.3582	1.3256	1.3021
100	1.7919	1.7456	1.6764	1.6267	1.5733	1.5151	1.4772	1.4220	1.3917	1.3416	1.3079	1.2833
110	1.7827	1.7363	1.6667	1.6167	1.5630	1.5043	1.4660	1.4099	1.3791	1.3279	1.2931	1.2675
120	1.7750	1.7285	1.6587	1.6084	1.5543	1.4952	1.4565	1.3998	1.3685	1.3162	1.2804	1.2540
130	1.7686	1.7219	1.6519	1.6014	1.5470	1.4875	1.4485	1.3912	1.3595	1.3062	1.2695	1.2422
140	1.7630	1.7162	1.6460	1.5954	1.5408	1.4809	1.4416	1.3838	1.3517	1.2975	1.2600	1.2319
150	1.7582	1.7113	1.6410	1.5902	1.5354	1.4752	1.4357	1.3773	1.3448	1.2899	1.2516	1.2227
160	1.7540	1.7071	1.6366	1.5856	1.5306	1.4702	1.4304	1.3716	1.3388	1.2832	1.2442	1.2145
170	1.7504	1.7033	1.6327	1.5816	1.5264	1.4657	1.4258	1.3666	1.3335	1.2772	1.2375	1.2071
180	1.7471	1.7000	1.6292	1.5780	1.5227	1.4618	1.4217	1.3621	1.3288	1.2718	1.2315	1.2004
190	1.7441	1.6970	1.6261	1.5748	1.5194	1.4583	1.4180	1.3581	1.3245	1.2670	1.2260	1.1943
200	1.7415	1.6943	1.6233	1.5720	1.5164	1.4551	1.4146	1.3545	1.3206	1.2626	1.2211	1.1887
210	1.7391	1.6919	1.6208	1.5694	1.5136	1.4522	1.4116	1.3512	1.3171	1.2586	1.2165	1.1835
220	1.7370	1.6897	1.6185	1.5670	1.5112	1.4496	1.4088	1.3482	1.3139	1.2549	1.2123	1.1787
230	1.7350	1.6876	1.6164	1.5648	1.5089	1.4472	1.4063	1.3454	1.3110	1.2515	1.2084	1.1743
240	1.7332	1.6858	1.6145	1.5628	1.5069	1.4450	1.4040	1.3429	1.3083	1.2484	1.2049	1.1701
250	1.7315	1.6841	1.6127	1.5610	1.5049	1.4430	1.4019	1.3405	1.3058	1.2456	1.2015	1.1663
260	1.7300	1.6825	1.6111	1.5593	1.5032	1.4411	1.3999	1.3384	1.3035	1.2429	1.1985	1.1627
270	1.7285	1.6811	1.6096	1.5578	1.5016	1.4394	1.3981	1.3364	1.3014	1.2404	1.1956	1.1593
280	1.7272	1.6797	1.6082	1.5563	1.5001	1.4378	1.3964	1.3345	1.2994	1.2381	1.1929	1.1561
290	1.7260	1.6785	1.6069	1.5550	1.4986	1.4363	1.3948	1.3328	1.2975	1.2359	1.1903	1.1530
300	1.7249	1.6773	1.6057	1.5537	1.4973	1.4349	1.3934	1.3312	1.2958	1.2339	1.1879	1.1502
310	1.7238	1.6762	1.6045	1.5526	1.4961	1.4336	1.3920	1.3296	1.2942	1.2320	1.1857	1.1475
320	1.7228	1.6752	1.6035	1.5515	1.4949	1.4323	1.3907	1.3282	1.2926	1.2302	1.1835	1.1449
330	1.7218	1.6742	1.6025	1.5504	1.4939	1.4312	1.3895	1.3269	1.2912	1.2285	1.1815	1.1424
340	1.7209	1.6733	1.6015	1.5494	1.4928	1.4301	1.3883	1.3256	1.2898	1.2269	1.1796	1.1401
350	1.7201	1.6725	1.6006	1.5485	1.4919	1.4291	1.3873	1.3244	1.2885	1.2254	1.1778	1.1379
360	1.7193	1.6717	1.5998	1.5477	1.4910	1.4281	1.3862	1.3233	1.2873	1.2239	1.1761	1.1358
370	1.7186	1.6709	1.5990	1.5468	1.4901	1.4272	1.3853	1.3222	1.2862	1.2226	1.1745	1.1337
380	1.7179	1.6702	1.5983	1.5461	1.4893	1.4263	1.3844	1.3212	1.2851	1.2213	1.1729	1.1318
390	1.7172	1.6695	1.5976	1.5453	1.4885	1.4255	1.3835	1.3202	1.2840	1.2200	1.1714	1.1299
400	1.7166	1.6688	1.5969	1.5446	1.4878	1.4247	1.3827	1.3193	1.2831	1.2189	1.1700	1.1281
420	1.7154	1.6676	1.5956	1.5433	1.4864	1.4232	1.3811	1.3176	1.2812	1.2167	1.1673	1.1248
440	1.7143	1.6665	1.5945	1.5421	1.4852	1.4219	1.3797	1.3161	1.2796	1.2147	1.1649	1.1216
460	1.7133	1.6655	1.5934	1.5411	1.4841	1.4207	1.3784	1.3147	1.2780	1.2128	1.1627	1.1187
480	1.7124	1.6646	1.5925	1.5401	1.4830	1.4196	1.3773	1.3134	1.2766	1.2111	1.1606	1.1160
500	1.7116	1.6638	1.5916	1.5392	1.4821	1.4186	1.3762	1.3122	1.2753	1.2096	1.1587	1.1135
600	1.7083	1.6604	1.5881	1.5355	1.4782	1.4145	1.3719	1.3073	1.2701	1.2033	1.1508	1.1029
700	1.7059	1.6580	1.5856	1.5329	1.4755	1.4116	1.3688	1.3039	1.2664	1.1987	1.1450	1.0947
800	1.7041	1.6562	1.5837	1.5310	1.4735	1.4094	1.3665	1.3013	1.2635	1.1953	1.1406	1.0882
900	1.7028	1.6548	1.5822	1.5294	1.4719	1.4077	1.3647	1.2993	1.2613	1.1925	1.1371	1.0829
1000	1.7017	1.6536	1.5811	1.5282	1.4706	1.4063	1.3632	1.2976	1.2596	1.1903	1.1342	1.0784
∞	1.6919	1.6436	1.5706	1.5174	1.4592	1.3941	1.3502	1.2830	1.2436	1.1702	1.1066	1.0105

附表 38-2　F 分布界值表（方差分析用，P=0.01）

分母的自由度 n_2	分子的自由度，n_1											
	1	2	3	4	5	6	7	8	9	10	11	12
1	4052.1807	4999.5000	5403.3520	5624.5833	5763.6496	5858.9861	5928.3557	5981.0703	6022.4732	6055.8467	6083.3168	6106.3207
2	98.5025	99.0000	99.1662	99.2494	99.2993	99.3326	99.3564	99.3742	99.3881	99.3992	99.4083	99.4159
3	34.1162	30.8165	29.4567	28.7099	28.2371	27.9107	27.6717	27.4892	27.3452	27.2287	27.1326	27.0518
4	21.1977	18.0000	16.6944	15.9770	15.5219	15.2069	14.9758	14.7989	14.6591	14.5459	14.4523	14.3736
5	16.2582	13.2739	12.0600	11.3919	10.9670	10.6723	10.4555	10.2893	10.1578	10.0510	9.9626	9.8883
6	13.7450	10.9248	9.7795	9.1483	8.7459	8.4661	8.2600	8.1017	7.9761	7.8741	7.7896	7.7183
7	12.2464	9.5466	8.4513	7.8466	7.4604	7.1914	6.9928	6.8400	6.7188	6.6201	6.5382	6.4691
8	11.2586	8.6491	7.5910	7.0061	6.6318	6.3707	6.1776	6.0289	5.9106	5.8143	5.7343	5.6667
9	10.5614	8.0215	6.9919	6.4221	6.0569	5.8018	5.6129	5.4671	5.3511	5.2565	5.1779	5.1114
10	10.0443	7.5594	6.5523	5.9943	5.6363	5.3858	5.2001	5.0567	4.9424	4.8491	4.7715	4.7059
11	9.6460	7.2057	6.2167	5.6683	5.3160	5.0692	4.8861	4.7445	4.6315	4.5393	4.4624	4.3974
12	9.3302	6.9266	5.9525	5.4120	5.0643	4.8206	4.6395	4.4994	4.3875	4.2961	4.2198	4.1553
13	9.0738	6.7010	5.7394	5.2053	4.8616	4.6204	4.4410	4.3021	4.1911	4.1003	4.0245	3.9603
14	8.8616	6.5149	5.5639	5.0354	4.6950	4.4558	4.2779	4.1399	4.0297	3.9394	3.8640	3.8001
15	8.6831	6.3589	5.4170	4.8932	4.5556	4.3183	4.1415	4.0045	3.8948	3.8049	3.7299	3.6662
16	8.5310	6.2262	5.2922	4.7726	4.4374	4.2016	4.0259	3.8896	3.7804	3.6909	3.6162	3.5527
17	8.3997	6.1121	5.1850	4.6690	4.3359	4.1015	3.9267	3.7910	3.6822	3.5931	3.5185	3.4552
18	8.2854	6.0129	5.0919	4.5790	4.2479	4.0146	3.8406	3.7054	3.5971	3.5082	3.4338	3.3706
19	8.1849	5.9259	5.0103	4.5003	4.1708	3.9386	3.7653	3.6305	3.5225	3.4338	3.3596	3.2965
20	8.0960	5.8489	4.9382	4.4307	4.1027	3.8714	3.6987	3.5644	3.4567	3.3682	3.2941	3.2311
21	8.0166	5.7804	4.8740	4.3688	4.0421	3.8117	3.6396	3.5056	3.3981	3.3098	3.2359	3.1730
22	7.9454	5.7190	4.8166	4.3134	3.9880	3.7583	3.5867	3.4530	3.3458	3.2576	3.1837	3.1209
23	7.8811	5.6637	4.7649	4.2636	3.9392	3.7102	3.5390	3.4057	3.2986	3.2106	3.1368	3.0740
24	7.8229	5.6136	4.7181	4.2184	3.8951	3.6667	3.4959	3.3629	3.2560	3.1681	3.0944	3.0316
25	7.7698	5.5680	4.6755	4.1774	3.8550	3.6272	3.4568	3.3239	3.2172	3.1294	3.0558	2.9931
26	7.7213	5.5263	4.6366	4.1400	3.8183	3.5911	3.4210	3.2884	3.1818	3.0941	3.0205	2.9578
27	7.6767	5.4881	4.6009	4.1056	3.7848	3.5580	3.3882	3.2558	3.1494	3.0618	2.9882	2.9256
28	7.6356	5.4529	4.5681	4.0740	3.7539	3.5276	3.3581	3.2259	3.1195	3.0320	2.9585	2.8959
29	7.5977	5.4204	4.5378	4.0449	3.7254	3.4995	3.3303	3.1982	3.0920	3.0045	2.9311	2.8685
30	7.5625	5.3903	4.5097	4.0179	3.6990	3.4735	3.3045	3.1726	3.0665	2.9791	2.9057	2.8431
31	7.5298	5.3624	4.4837	3.9928	3.6745	3.4493	3.2806	3.1489	3.0428	2.9555	2.8821	2.8195
32	7.4993	5.3363	4.4594	3.9695	3.6517	3.4269	3.2583	3.1267	3.0208	2.9335	2.8602	2.7976
33	7.4708	5.3120	4.4368	3.9477	3.6305	3.4059	3.2376	3.1061	3.0003	2.9130	2.8397	2.7771
34	7.4441	5.2893	4.4156	3.9273	3.6106	3.3863	3.2182	3.0868	2.9810	2.8938	2.8205	2.7580
35	7.4191	5.2679	4.3957	3.9082	3.5919	3.3679	3.2000	3.0687	2.9630	2.8758	2.8026	2.7400
36	7.3956	5.2479	4.3771	3.8903	3.5744	3.3507	3.1829	3.0517	2.9461	2.8589	2.7857	2.7232
37	7.3734	5.2290	4.3595	3.8734	3.5579	3.3344	3.1668	3.0357	2.9302	2.8431	2.7698	2.7073
38	7.3525	5.2112	4.3430	3.8575	3.5424	3.3191	3.1516	3.0207	2.9151	2.8281	2.7549	2.6923
39	7.3328	5.1944	4.3274	3.8425	3.5277	3.3047	3.1373	3.0064	2.9010	2.8139	2.7407	2.6782
40	7.3141	5.1785	4.3126	3.8283	3.5138	3.2910	3.1238	2.9930	2.8876	2.8005	2.7274	2.6648
42	7.2796	5.1491	4.2853	3.8021	3.4882	3.2658	3.0988	2.9681	2.8628	2.7758	2.7027	2.6402
44	7.2484	5.1226	4.2606	3.7784	3.4651	3.2430	3.0762	2.9457	2.8405	2.7536	2.6804	2.6179
46	7.2200	5.0986	4.2383	3.7570	3.4442	3.2224	3.0558	2.9254	2.8203	2.7334	2.6602	2.5977
48	7.1942	5.0767	4.2180	3.7374	3.4251	3.2036	3.0372	2.9069	2.8018	2.7150	2.6418	2.5793
50	7.1706	5.0566	4.1993	3.7195	3.4077	3.1864	3.0202	2.8900	2.7850	2.6981	2.6250	2.5625

续附表 38-2　**F 分布界值表**（方差分析用，$P=0.01$）

分母的自由度 n_2	分子的自由度，n_1											
	14	16	20	24	30	40	50	75	100	200	500	∞
1	6142.6740	6170.1012	6208.7302	6234.6309	6260.6486	6286.7821	6302.5172	6323.5610	6334.1100	6349.9672	6359.5007	6365.8326
2	99.4278	99.4367	99.4492	99.4575	99.4658	99.4742	99.4792	99.4858	99.4892	99.4942	99.4972	99.4992
3	26.9238	26.8269	26.6898	26.5975	26.5045	26.4108	26.3542	26.2784	26.2402	26.1828	26.1483	26.1253
4	14.2486	14.1539	14.0196	13.9291	13.8377	13.7454	13.6896	13.6147	13.5770	13.5202	13.4859	13.4632
5	9.7700	9.6802	9.5526	9.4665	9.3793	9.2912	9.2378	9.1660	9.1299	9.0754	9.0424	9.0205
6	7.6049	7.5186	7.3958	7.3127	7.2285	7.1432	7.0915	7.0218	6.9867	6.9336	6.9015	6.8801
7	6.3590	6.2750	6.1554	6.0743	5.9920	5.9084	5.8577	5.7892	5.7547	5.7024	5.6707	5.6496
8	5.5589	5.4766	5.3591	5.2793	5.1981	5.1156	5.0654	4.9976	4.9633	4.9114	4.8799	4.8589
9	5.0052	4.9240	4.8080	4.7290	4.6486	4.5666	4.5167	4.4492	4.4150	4.3631	4.3317	4.3107
10	4.6008	4.5204	4.4054	4.3269	4.2469	4.1653	4.1155	4.0479	4.0137	3.9617	3.9302	3.9091
11	4.2932	4.2134	4.0990	4.0209	3.9411	3.8596	3.8097	3.7421	3.7077	3.6555	3.6238	3.6025
12	4.0518	3.9724	3.8584	3.7805	3.7008	3.6192	3.5692	3.5014	3.4668	3.4143	3.3823	3.3609
13	3.8573	3.7783	3.6646	3.5868	3.5070	3.4253	3.3752	3.3070	3.2723	3.2194	3.1871	3.1655
14	3.6975	3.6187	3.5052	3.4274	3.3476	3.2656	3.2153	3.1468	3.1118	3.0585	3.0260	3.0041
15	3.5639	3.4852	3.3719	3.2940	3.2141	3.1319	3.0814	3.0124	2.9772	2.9235	2.8906	2.8685
16	3.4506	3.3720	3.2587	3.1808	3.1007	3.0182	2.9675	2.8981	2.8627	2.8084	2.7752	2.7529
17	3.3533	3.2748	3.1615	3.0835	3.0032	2.9205	2.8694	2.7996	2.7639	2.7092	2.6757	2.6531
18	3.2689	3.1904	3.0771	2.9990	2.9185	2.8354	2.7841	2.7139	2.6779	2.6227	2.5889	2.5661
19	3.1949	3.1165	3.0031	2.9249	2.8442	2.7608	2.7093	2.6386	2.6023	2.5467	2.5124	2.4894
20	3.1296	3.0512	2.9377	2.8594	2.7785	2.6947	2.6430	2.5718	2.5353	2.4792	2.4446	2.4213
21	3.0715	2.9931	2.8796	2.8010	2.7200	2.6359	2.5838	2.5123	2.4755	2.4189	2.3840	2.3604
22	3.0195	2.9411	2.8274	2.7488	2.6675	2.5831	2.5308	2.4588	2.4217	2.3646	2.3294	2.3056
23	2.9727	2.8943	2.7805	2.7017	2.6202	2.5355	2.4829	2.4105	2.3732	2.3156	2.2800	2.2560
24	2.9303	2.8519	2.7380	2.6591	2.5773	2.4923	2.4395	2.3667	2.3291	2.2710	2.2351	2.2108
25	2.8917	2.8133	2.6993	2.6203	2.5383	2.4530	2.3999	2.3267	2.2888	2.2303	2.1941	2.1695
26	2.8566	2.7781	2.6640	2.5848	2.5026	2.4170	2.3637	2.2900	2.2519	2.1930	2.1564	2.1316
27	2.8243	2.7458	2.6316	2.5522	2.4699	2.3840	2.3304	2.2564	2.2180	2.1586	2.1217	2.0966
28	2.7946	2.7160	2.6017	2.5223	2.4397	2.3535	2.2997	2.2253	2.1867	2.1268	2.0896	2.0643
29	2.7672	2.6886	2.5742	2.4946	2.4118	2.3253	2.2714	2.1965	2.1577	2.0974	2.0598	2.0343
30	2.7418	2.6632	2.5487	2.4689	2.3860	2.2992	2.2450	2.1698	2.1307	2.0700	2.0321	2.0064
31	2.7182	2.6396	2.5249	2.4451	2.3619	2.2749	2.2205	2.1449	2.1056	2.0444	2.0063	1.9803
32	2.6963	2.6176	2.5029	2.4229	2.3395	2.2523	2.1976	2.1217	2.0821	2.0206	1.9821	1.9559
33	2.6758	2.5971	2.4822	2.4021	2.3186	2.2311	2.1762	2.0999	2.0602	1.9982	1.9594	1.9330
34	2.6566	2.5779	2.4629	2.3827	2.2990	2.2112	2.1562	2.0795	2.0396	1.9772	1.9381	1.9114
35	2.6387	2.5599	2.4448	2.3645	2.2806	2.1926	2.1374	2.0604	2.0202	1.9574	1.9180	1.8911
36	2.6218	2.5430	2.4278	2.3473	2.2633	2.1751	2.1197	2.0423	2.0019	1.9387	1.8991	1.8720
37	2.6059	2.5270	2.4118	2.3312	2.2470	2.1585	2.1030	2.0253	1.9847	1.9211	1.8812	1.8538
38	2.5909	2.5120	2.3967	2.3160	2.2317	2.1430	2.0872	2.0092	1.9684	1.9045	1.8642	1.8366
39	2.5768	2.4978	2.3824	2.3016	2.2171	2.1282	2.0723	1.9940	1.9530	1.8887	1.8481	1.8203
40	2.5634	2.4844	2.3689	2.2880	2.2034	2.1142	2.0581	1.9795	1.9383	1.8737	1.8329	1.8048
42	2.5387	2.4596	2.3439	2.2629	2.1780	2.0884	2.0319	1.9528	1.9112	1.8458	1.8045	1.7760
44	2.5164	2.4373	2.3214	2.2401	2.1550	2.0650	2.0083	1.9285	1.8866	1.8205	1.7786	1.7498
46	2.4962	2.4170	2.3009	2.2195	2.1341	2.0438	1.9867	1.9065	1.8642	1.7974	1.7550	1.7258
48	2.4777	2.3985	2.2823	2.2007	2.1150	2.0244	1.9670	1.8862	1.8436	1.7762	1.7333	1.7037
50	2.4609	2.3816	2.2652	2.1835	2.0976	2.0066	1.9490	1.8677	1.8248	1.7567	1.7133	1.6833

续附表 38-2　**F 分布界值表**（方差分析用，$P=0.01$）

分母的自由度 n_2	分子的自由度，n_1											
	1	2	3	4	5	6	7	8	9	10	11	12
60	7.0771	4.9774	4.1259	3.6490	3.3389	3.1187	2.9530	2.8233	2.7185	2.6318	2.5587	2.4961
70	7.0114	4.9219	4.0744	3.5996	3.2907	3.0712	2.9060	2.7765	2.6719	2.5852	2.5122	2.4496
80	6.9627	4.8807	4.0363	3.5631	3.2550	3.0361	2.8713	2.7420	2.6374	2.5508	2.4777	2.4151
90	6.9251	4.8491	4.0070	3.5350	3.2276	3.0091	2.8445	2.7154	2.6109	2.5243	2.4513	2.3886
100	6.8953	4.8239	3.9837	3.5127	3.2059	2.9877	2.8233	2.6943	2.5898	2.5033	2.4302	2.3676
110	6.8710	4.8035	3.9648	3.4946	3.1882	2.9703	2.8061	2.6771	2.5727	2.4862	2.4132	2.3505
120	6.8509	4.7865	3.9491	3.4795	3.1735	2.9559	2.7918	2.6629	2.5586	2.4721	2.3990	2.3363
130	6.8339	4.7722	3.9359	3.4669	3.1612	2.9437	2.7797	2.6509	2.5466	2.4602	2.3871	2.3244
140	6.8194	4.7600	3.9246	3.4561	3.1507	2.9333	2.7695	2.6407	2.5365	2.4500	2.3769	2.3142
150	6.8069	4.7495	3.9149	3.4467	3.1416	2.9244	2.7606	2.6319	2.5277	2.4412	2.3681	2.3053
160	6.7960	4.7403	3.9064	3.4386	3.1336	2.9166	2.7528	2.6242	2.5200	2.4335	2.3604	2.2977
170	6.7863	4.7322	3.8989	3.4314	3.1267	2.9097	2.7460	2.6174	2.5132	2.4268	2.3537	2.2909
180	6.7778	4.7250	3.8923	3.4251	3.1205	2.9036	2.7400	2.6114	2.5072	2.4208	2.3477	2.2849
190	6.7702	4.7186	3.8863	3.4194	3.1149	2.8982	2.7346	2.6061	2.5019	2.4154	2.3423	2.2795
200	6.7633	4.7129	3.8810	3.4143	3.1100	2.8933	2.7298	2.6012	2.4971	2.4106	2.3375	2.2747
210	6.7571	4.7077	3.8762	3.4097	3.1055	2.8888	2.7254	2.5969	2.4927	2.4063	2.3332	2.2704
220	6.7515	4.7029	3.8719	3.4055	3.1014	2.8848	2.7214	2.5929	2.4888	2.4023	2.3292	2.2664
230	6.7463	4.6986	3.8679	3.4017	3.0977	2.8812	2.7178	2.5893	2.4852	2.3988	2.3256	2.2628
240	6.7417	4.6947	3.8642	3.3982	3.0943	2.8778	2.7145	2.5860	2.4819	2.3955	2.3223	2.2595
250	6.7373	4.6911	3.8609	3.3950	3.0912	2.8748	2.7114	2.5830	2.4789	2.3925	2.3193	2.2565
260	6.7334	4.6877	3.8578	3.3921	3.0883	2.8719	2.7086	2.5802	2.4761	2.3897	2.3165	2.2537
270	6.7297	4.6846	3.8549	3.3893	3.0856	2.8693	2.7060	2.5776	2.4735	2.3871	2.3140	2.2511
280	6.7263	4.6817	3.8523	3.3868	3.0832	2.8669	2.7036	2.5752	2.4711	2.3847	2.3116	2.2487
290	6.7231	4.6791	3.8498	3.3845	3.0809	2.8646	2.7014	2.5730	2.4689	2.3825	2.3093	2.2465
300	6.7201	4.6766	3.8475	3.3823	3.0787	2.8625	2.6993	2.5709	2.4668	2.3804	2.3073	2.2444
310	6.7173	4.6743	3.8454	3.3802	3.0767	2.8605	2.6973	2.5690	2.4649	2.3785	2.3053	2.2425
320	6.7147	4.6721	3.8434	3.3783	3.0748	2.8587	2.6955	2.5671	2.4631	2.3766	2.3035	2.2407
330	6.7123	4.6700	3.8415	3.3765	3.0731	2.8569	2.6938	2.5654	2.4614	2.3749	2.3018	2.2389
340	6.7100	4.6681	3.8397	3.3748	3.0714	2.8553	2.6922	2.5638	2.4598	2.3733	2.3002	2.2373
350	6.7078	4.6663	3.8380	3.3732	3.0699	2.8538	2.6906	2.5623	2.4582	2.3718	2.2987	2.2358
360	6.7058	4.6646	3.8364	3.3716	3.0684	2.8523	2.6892	2.5609	2.4568	2.3704	2.2973	2.2344
370	6.7039	4.6630	3.8350	3.3702	3.0670	2.8509	2.6878	2.5595	2.4555	2.3690	2.2959	2.2330
380	6.7020	4.6614	3.8335	3.3689	3.0657	2.8496	2.6865	2.5582	2.4542	2.3678	2.2946	2.2318
390	6.7003	4.6600	3.8322	3.3676	3.0644	2.8484	2.6853	2.5570	2.4530	2.3666	2.2934	2.2305
400	6.6987	4.6586	3.8309	3.3664	3.0632	2.8472	2.6842	2.5559	2.4518	2.3654	2.2923	2.2294
420	6.6956	4.6560	3.8286	3.3641	3.0610	2.8451	2.6820	2.5537	2.4497	2.3633	2.2901	2.2272
440	6.6928	4.6537	3.8264	3.3620	3.0590	2.8431	2.6801	2.5518	2.4478	2.3613	2.2882	2.2253
460	6.6903	4.6516	3.8244	3.3602	3.0572	2.8413	2.6783	2.5500	2.4460	2.3596	2.2864	2.2235
480	6.6880	4.6496	3.8226	3.3584	3.0555	2.8396	2.6766	2.5484	2.4444	2.3579	2.2848	2.2219
500	6.6858	4.6478	3.8210	3.3569	3.0540	2.8381	2.6751	2.5469	2.4429	2.3565	2.2833	2.2204
600	6.6773	4.6407	3.8144	3.3505	3.0478	2.8321	2.6691	2.5409	2.4369	2.3505	2.2773	2.2144
700	6.6712	4.6356	3.8097	3.3460	3.0434	2.8277	2.6649	2.5367	2.4327	2.3463	2.2731	2.2102
800	6.6667	4.6318	3.8062	3.3427	3.0401	2.8245	2.6617	2.5335	2.4295	2.3431	2.2699	2.2070
900	6.6631	4.6288	3.8034	3.3400	3.0376	2.8220	2.6592	2.5310	2.4270	2.3406	2.2674	2.2045
1000	6.6603	4.6264	3.8012	3.3380	3.0355	2.8200	2.6572	2.5290	2.4250	2.3386	2.2655	2.2025
∞	6.6351	4.6054	3.7818	3.3194	3.0174	2.8022	2.6395	2.5115	2.4075	2.3211	2.2479	2.1849

续附表 38-2　F 分布界值表（方差分析用，$P=0.01$）

分母的自由度 n_2	分子的自由度，n_1											
	14	16	20	24	30	40	50	75	100	200	500	∞
60	2.3943	2.3148	2.1978	2.1154	2.0285	1.9360	1.8772	1.7937	1.7493	1.6784	1.6327	1.6008
70	2.3477	2.2679	2.1504	2.0674	1.9797	1.8861	1.8263	1.7410	1.6954	1.6220	1.5743	1.5406
80	2.3131	2.2332	2.1153	2.0318	1.9435	1.8489	1.7883	1.7015	1.6548	1.5792	1.5296	1.4944
90	2.2865	2.2064	2.0882	2.0044	1.9155	1.8201	1.7588	1.6707	1.6231	1.5456	1.4943	1.4576
100	2.2654	2.1852	2.0666	1.9826	1.8933	1.7972	1.7353	1.6461	1.5977	1.5184	1.4656	1.4274
110	2.2482	2.1679	2.0491	1.9648	1.8751	1.7784	1.7160	1.6258	1.5767	1.4960	1.4417	1.4022
120	2.2339	2.1536	2.0346	1.9500	1.8600	1.7628	1.7000	1.6090	1.5592	1.4770	1.4215	1.3807
130	2.2219	2.1415	2.0223	1.9376	1.8473	1.7497	1.6865	1.5946	1.5443	1.4609	1.4041	1.3622
140	2.2117	2.1312	2.0119	1.9269	1.8364	1.7384	1.6748	1.5823	1.5315	1.4469	1.3890	1.3459
150	2.2028	2.1223	2.0028	1.9177	1.8270	1.7286	1.6648	1.5716	1.5204	1.4347	1.3757	1.3316
160	2.1951	2.1145	1.9949	1.9097	1.8187	1.7201	1.6559	1.5623	1.5106	1.4240	1.3640	1.3188
170	2.1883	2.1076	1.9879	1.9026	1.8115	1.7125	1.6482	1.5540	1.5020	1.4144	1.3535	1.3073
180	2.1823	2.1016	1.9818	1.8963	1.8050	1.7059	1.6413	1.5466	1.4942	1.4059	1.3440	1.2969
190	2.1769	2.0961	1.9763	1.8907	1.7993	1.6999	1.6351	1.5400	1.4873	1.3982	1.3355	1.2874
200	2.1721	2.0913	1.9713	1.8857	1.7941	1.6945	1.6295	1.5341	1.4811	1.3912	1.3277	1.2788
210	2.1677	2.0869	1.9668	1.8811	1.7894	1.6896	1.6244	1.5287	1.4754	1.3848	1.3206	1.2709
220	2.1637	2.0829	1.9628	1.8770	1.7851	1.6852	1.6199	1.5238	1.4702	1.3790	1.3141	1.2636
230	2.1601	2.0792	1.9590	1.8732	1.7813	1.6811	1.6157	1.5193	1.4655	1.3737	1.3081	1.2567
240	2.1568	2.0759	1.9556	1.8697	1.7777	1.6774	1.6118	1.5151	1.4611	1.3688	1.3026	1.2504
250	2.1537	2.0728	1.9525	1.8665	1.7744	1.6740	1.6083	1.5113	1.4571	1.3643	1.2974	1.2445
260	2.1509	2.0700	1.9496	1.8636	1.7714	1.6709	1.6050	1.5078	1.4534	1.3601	1.2926	1.2390
270	2.1483	2.0674	1.9470	1.8609	1.7686	1.6680	1.6020	1.5046	1.4500	1.3562	1.2882	1.2338
280	2.1459	2.0649	1.9445	1.8584	1.7660	1.6653	1.5992	1.5016	1.4468	1.3525	1.2840	1.2289
290	2.1437	2.0627	1.9422	1.8560	1.7636	1.6627	1.5966	1.4987	1.4438	1.3491	1.2801	1.2243
300	2.1416	2.0606	1.9401	1.8538	1.7614	1.6604	1.5942	1.4961	1.4410	1.3459	1.2764	1.2200
310	2.1396	2.0586	1.9380	1.8518	1.7593	1.6582	1.5919	1.4936	1.4384	1.3430	1.2729	1.2159
320	2.1378	2.0567	1.9362	1.8499	1.7573	1.6561	1.5897	1.4913	1.4360	1.3401	1.2697	1.2120
330	2.1361	2.0550	1.9344	1.8481	1.7555	1.6542	1.5877	1.4892	1.4337	1.3375	1.2666	1.2083
340	2.1344	2.0534	1.9327	1.8464	1.7537	1.6524	1.5858	1.4871	1.4315	1.3350	1.2637	1.2048
350	2.1329	2.0518	1.9312	1.8448	1.7521	1.6507	1.5840	1.4852	1.4295	1.3326	1.2609	1.2014
360	2.1315	2.0504	1.9297	1.8433	1.7505	1.6490	1.5824	1.4834	1.4275	1.3304	1.2582	1.1982
370	2.1301	2.0490	1.9283	1.8419	1.7490	1.6475	1.5808	1.4816	1.4257	1.3283	1.2557	1.1952
380	2.1288	2.0477	1.9270	1.8405	1.7477	1.6461	1.5792	1.4800	1.4239	1.3262	1.2534	1.1923
390	2.1276	2.0465	1.9257	1.8392	1.7463	1.6447	1.5778	1.4784	1.4223	1.3243	1.2511	1.1895
400	2.1264	2.0453	1.9245	1.8380	1.7451	1.6434	1.5764	1.4770	1.4207	1.3225	1.2489	1.1868
420	2.1243	2.0431	1.9223	1.8358	1.7428	1.6409	1.5739	1.4742	1.4178	1.3191	1.2449	1.1817
440	2.1223	2.0412	1.9203	1.8337	1.7406	1.6387	1.5716	1.4717	1.4151	1.3160	1.2412	1.1770
460	2.1205	2.0394	1.9185	1.8318	1.7387	1.6367	1.5695	1.4694	1.4127	1.3131	1.2377	1.1727
480	2.1189	2.0377	1.9168	1.8301	1.7370	1.6349	1.5676	1.4673	1.4105	1.3105	1.2346	1.1687
500	2.1174	2.0362	1.9152	1.8285	1.7353	1.6332	1.5658	1.4654	1.4084	1.3081	1.2317	1.1649
600	2.1114	2.0301	1.9091	1.8222	1.7288	1.6263	1.5587	1.4577	1.4001	1.2983	1.2198	1.1491
700	2.1071	2.0258	1.9047	1.8177	1.7242	1.6215	1.5536	1.4521	1.3942	1.2913	1.2110	1.1370
800	2.1039	2.0226	1.9013	1.8144	1.7207	1.6178	1.5498	1.4480	1.3897	1.2860	1.2043	1.1274
900	2.1014	2.0201	1.8988	1.8117	1.7180	1.6150	1.5468	1.4447	1.3863	1.2818	1.1990	1.1196
1000	2.0994	2.0180	1.8967	1.8096	1.7158	1.6127	1.5445	1.4421	1.3835	1.2784	1.1947	1.1130
∞	2.0817	2.0002	1.8785	1.7910	1.6966	1.5925	1.5233	1.4188	1.3583	1.2475	1.1535	1.0148

附表 38-3 F 分布界值表（方差齐性检验用，双侧 $P = 0.05$）

分子的自由度, n_1

分母的自由度 n_2	1	2	3	4	5	6	7	8	9	10	12	15	20	30	60	∞
1	647.7890	799.5000	864.1630	899.5833	921.8479	937.1111	948.2169	956.6562	963.2846	968.6274	976.7079	984.8668	993.1028	1001.4144	1009.8001	1018.2532
2	38.5063	39.0000	39.1655	39.2484	39.2982	39.3315	39.3552	39.3730	39.3869	39.3980	39.4146	39.4313	39.4479	39.4646	39.4812	39.4979
3	17.4434	16.0441	15.4392	15.1010	14.8848	14.7347	14.6244	14.5399	14.4731	14.4189	14.3366	14.2527	14.1674	14.0805	13.9921	13.9021
4	12.2179	10.6491	9.9792	9.6045	9.3645	9.1973	9.0741	8.9796	8.9047	8.8439	8.7512	8.6565	8.5599	8.4613	8.3604	8.2574
5	10.0070	8.4336	7.7636	7.3879	7.1464	6.9777	6.8531	6.7572	6.6811	6.6192	6.5245	6.4277	6.3286	6.2269	6.1225	6.0154
6	8.8131	7.2599	6.5988	6.2272	5.9876	5.8198	5.6955	5.5996	5.5234	5.4613	5.3662	5.2687	5.1684	5.0652	4.9589	4.8492
7	8.0727	6.5415	5.8898	5.5226	5.2852	5.1186	4.9949	4.8993	4.8232	4.7611	4.6658	4.5678	4.4667	4.3624	4.2544	4.1424
8	7.5709	6.0595	5.4160	5.0526	4.8173	4.6517	4.5286	4.4333	4.3572	4.2951	4.1997	4.1012	3.9995	3.8940	3.7844	3.6702
9	7.2093	5.7147	5.0781	4.7181	4.4844	4.3197	4.1970	4.1020	4.0260	3.9639	3.8682	3.7694	3.6669	3.5604	3.4493	3.3329
10	6.9367	5.4564	4.8256	4.4683	4.2361	4.0721	3.9498	3.8549	3.7790	3.7168	3.6209	3.5217	3.4185	3.3110	3.1984	3.0799
11	6.7241	5.2559	4.6300	4.2751	4.0440	3.8807	3.7586	3.6638	3.5879	3.5257	3.4296	3.3299	3.2261	3.1176	3.0035	2.8829
12	6.5538	5.0959	4.4742	4.1212	3.8911	3.7283	3.6065	3.5118	3.4358	3.3736	3.2773	3.1772	3.0728	2.9633	2.8478	2.7250
13	6.4143	4.9653	4.3472	3.9959	3.7667	3.6043	3.4827	3.3880	3.3120	3.2497	3.1532	3.0527	2.9477	2.8372	2.7204	2.5955
14	6.2979	4.8567	4.2417	3.8919	3.6634	3.5014	3.3799	3.2853	3.2093	3.1469	3.0502	2.9493	2.8437	2.7324	2.6142	2.4873
15	6.1995	4.7650	4.1528	3.8043	3.5764	3.4147	3.2934	3.1987	3.1227	3.0602	2.9633	2.8621	2.7559	2.6437	2.5242	2.3954
16	6.1151	4.6867	4.0768	3.7294	3.5021	3.3406	3.2194	3.1248	3.0488	2.9862	2.8890	2.7875	2.6808	2.5678	2.4471	2.3163
17	6.0420	4.6189	4.0112	3.6648	3.4379	3.2767	3.1556	3.0610	2.9849	2.9222	2.8249	2.7230	2.6158	2.5020	2.3801	2.2475

续附表 38-3　F 分布界值表（方差齐性检验用，双侧 $P=0.05$）

分子的自由度, n_1

分母的自由度 n_2	1	2	3	4	5	6	7	8	9	10	12	15	20	30	60	∞
18	5.9781	4.5597	3.9539	3.6083	3.3820	3.2209	3.0999	3.0053	2.9291	2.8664	2.7689	2.6667	2.5590	2.4445	2.3214	2.1870
19	5.9216	4.5075	3.9034	3.5587	3.3327	3.1718	3.0509	2.9563	2.8801	2.8172	2.7196	2.6171	2.5089	2.3937	2.2696	2.1334
20	5.8715	4.4613	3.8587	3.5147	3.2891	3.1283	3.0074	2.9128	2.8365	2.7737	2.6758	2.5731	2.4645	2.3486	2.2234	2.0854
21	5.8266	4.4199	3.8188	3.4754	3.2501	3.0895	2.9686	2.8740	2.7977	2.7348	2.6368	2.5338	2.4247	2.3082	2.1819	2.0423
22	5.7863	4.3828	3.7829	3.4401	3.2151	3.0546	2.9338	2.8392	2.7628	2.6998	2.6017	2.4984	2.3890	2.2718	2.1446	2.0033
23	5.7498	4.3492	3.7505	3.4083	3.1835	3.0232	2.9023	2.8077	2.7313	2.6682	2.5699	2.4665	2.3567	2.2389	2.1107	1.9678
24	5.7166	4.3187	3.7211	3.3794	3.1548	2.9946	2.8738	2.7791	2.7027	2.6396	2.5411	2.4374	2.3273	2.2090	2.0799	1.9354
25	5.6864	4.2909	3.6943	3.3530	3.1287	2.9685	2.8478	2.7531	2.6766	2.6135	2.5149	2.4110	2.3005	2.1816	2.0516	1.9056
26	5.6586	4.2655	3.6697	3.3289	3.1048	2.9447	2.8240	2.7293	2.6528	2.5896	2.4908	2.3867	2.2759	2.1565	2.0257	1.8782
27	5.6331	4.2421	3.6472	3.3067	3.0828	2.9228	2.8021	2.7074	2.6309	2.5676	2.4688	2.3644	2.2533	2.1334	2.0018	1.8528
28	5.6096	4.2205	3.6264	3.2863	3.0626	2.9027	2.7820	2.6872	2.6106	2.5473	2.4484	2.3438	2.2324	2.1121	1.9797	1.8292
29	5.5878	4.2006	3.6072	3.2674	3.0438	2.8840	2.7633	2.6686	2.5919	2.5286	2.4295	2.3248	2.2131	2.0923	1.9591	1.8073
30	5.5675	4.1821	3.5894	3.2499	3.0265	2.8667	2.7460	2.6513	2.5746	2.5112	2.4120	2.3072	2.1952	2.0739	1.9400	1.7868
40	5.4239	4.0510	3.4633	3.1261	2.9037	2.7444	2.6238	2.5289	2.4519	2.3882	2.2882	2.1819	2.0677	1.9429	1.8028	1.6372
60	5.2856	3.9253	3.3425	3.0077	2.7863	2.6274	2.5068	2.4117	2.3344	2.2702	2.1692	2.0613	1.9445	1.8152	1.6668	1.4823
120	5.1523	3.8046	3.2269	2.8943	2.6740	2.5154	2.3948	2.2994	2.2217	2.1570	2.0548	1.9450	1.8249	1.6899	1.5299	1.3106
∞	5.0240	3.6890	3.1163	2.7859	2.5666	2.4084	2.2877	2.1919	2.1138	2.0484	1.9449	1.8327	1.7086	1.5661	1.3885	1.0125

附表 39　M 界值表(配伍比较的秩和检验用)

$P=0.05$

配伍组	处理组数，k													
数 b	2	3	4	5	6	7	8	9	10	11	12	13	14	15
2	—	—	20	38	64	96	138	192	258	336	429	538	664	808
3	—	18	37	64	104	158	225	311	416	542	691	865	1063	1292
4	—	26	52	89	144	217	311	429	574	747	950	1189	1460	1770
5	—	32	65	113	183	277	396	547	731	950	1210	1512	1859	2254
6	18	42	76	137	222	326	482	664	887	1155	1469	1831	2253	2738
7	24.5	50	92	167	272	412	591	815	1086	1410	1791	2233	2740	3316
8	32	50	105	190	310	471	676	931	1241	1612	2047	2552	2871	3790
9	24.5	56	118	214	349	529	760	1047	1396	1813	2302	2871	3523	4264
10	32	62	131	238	388	588	845	1164	1551	2014	2558	3189	3914	4737
11	40.5	66	144	261	427	647	929	1280	1706	2216	2814	3508	4305	5211
12	32	72	157	285	465	706	1013	1396	1862	2417	3070	3827	4697	5685
13	40.5	78	170	309	504	764	1098	1512	2017	2618	3326	4146	5088	6159
14	50	84	183	333	543	823	1182	1629	2172	2820	3581	4465	5479	6632
15	40.5	90	196	356	582	882	1267	1745	2327	3021	3837	4784	5871	7106

附表 40　q 界值表(Newman-Kauls 法用)

上行：$P=0.05$　　下行：$P=0.01$

自由度 (ν)	比较的两组之间包括的组数(含比较组)a								
	2	3	4	5	6	7	8	9	10
5	3.64	4.60	5.22	5.67	6.03	6.33	6.58	6.80	6.99
	5.70	6.98	7.80	8.42	8.91	9.32	9.67	9.97	10.24
6	3.46	4.34	4.90	5.30	5.63	5.90	6.12	6.32	6.49
	5.24	6.33	7.03	7.56	7.97	8.32	8.61	8.87	9.10
7	3.34	4.16	4.68	5.06	5.36	5.61	5.82	6.00	6.16
	4.95	5.92	6.54	7.01	7.37	7.68	7.94	8.17	8.37
8	3.26	4.04	4.53	4.89	5.17	5.40	5.60	5.77	5.92
	4.75	5.64	6.20	6.62	6.96	7.24	7.47	7.68	7.86
9	3.20	3.95	4.41	4.76	5.02	5.24	5.43	5.59	5.74
	4.60	5.43	5.96	6.35	6.66	6.91	7.13	7.33	7.49
10	3.15	3.88	4.33	4.65	4.91	5.12	5.30	5.46	5.60
	4.48	5.27	5.77	6.14	6.43	6.67	6.87	7.05	7.21
12	3.08	3.77	4.20	4.51	4.75	4.95	5.12	5.27	5.39
	4.32	5.05	5.50	5.84	6.10	6.32	6.51	6.67	6.81
14	3.03	3.70	4.11	4.41	4.64	4.83	4.99	5.13	5.25
	4.21	4.89	5.32	5.63	5.88	6.08	6.26	6.41	6.54
16	3.00	3.65	4.05	4.33	4.56	4.74	4.90	5.03	5.15
	4.13	4.79	5.19	5.49	5.72	5.92	6.08	6.22	6.35
18	2.97	3.61	4.00	4.28	4.49	4.67	4.82	4.96	5.07
	4.07	4.70	5.09	5.38	5.60	5.79	5.94	6.08	6.20
20	2.95	3.58	3.96	4.23	4.45	4.62	4.77	4.90	5.01
	4.02	4.64	5.02	5.29	5.51	5.69	5.84	5.97	6.09
24	2.92	3.53	3.90	4.17	4.37	4.54	4.68	4.81	4.92
	3.96	4.54	4.91	5.17	5.37	5.54	5.69	5.81	5.92
30	2.89	3.49	3.85	4.10	4.30	4.46	4.60	4.72	4.82
	3.89	4.45	4.80	5.05	5.24	5.40	5.54	5.65	5.76
40	2.86	3.44	3.79	4.04	4.23	4.39	4.52	4.63	4.73
	3.82	4.37	4.70	4.93	5.11	5.26	5.39	5.50	5.60
60	2.83	3.40	3.74	3.98	4.16	4.31	4.44	4.55	4.65
	3.76	4.28	4.59	4.82	4.99	5.13	5.25	5.36	5.45
120	2.80	3.36	3.68	3.92	4.10	4.24	4.36	4.47	4.56
	3.70	4.20	4.50	4.71	4.87	5.01	5.12	5.21	5.30
∞	2.77	3.31	3.63	3.86	4.03	4.17	4.29	4.39	4.47
	3.64	4.12	4.40	4.60	4.76	4.88	4.99	5.08	5.16

附表 41　Kendall W 一致性系数表

$k=3$

W	P	W	P	W	P	W	P	W	P
b=2		b=6		b=8		b=10		b=11	
0.000	1.000	0.250	0.252	0.391	0.047	0.010	0.974	0.298	0.043
0.250	0.833	0.333	0.184	0.422	0.038	0.030	0.830	0.306	0.037
0.750	0.500	0.361	0.142	0.438	0.030	0.040	0.710	0.322	0.027
1.000	0.167	0.444	0.072	0.484	0.018	0.070	0.601	0.355	0.019
		0.528	0.052	0.562	0.010	0.090	0.436	0.397	0.013
b=3		0.583	0.029	0.578	0.008	0.120	0.368	0.405	0.011
W	P	0.694	0.012	0.609	0.005	0.130	0.316	0.430	0.007
0.000	1.000	0.750	0.008	0.672	0.002	0.160	0.222	0.471	0.005
0.111	0.944	0.778	0.006	0.750	0.001	0.190	0.187	0.504	0.003
0.333	0.528	0.861	0.002	0.766	0.001	0.210	0.135	0.521	0.002
0.444	0.361	1.000	0.000	0.812	0.000	0.250	0.092	0.529	0.002
0.778	0.104			0.891	0.000	0.270	0.078	0.554	0.001
1.000	0.028	b=7		1.000	0.000	0.280	0.066	0.603	0.001
		W	P			0.310	0.046	0.620	0.000
b=4		0.000	1.000	b=9		0.360	0.030	.	.
W	P	0.020	0.964	W	P	0.370	0.026	.	.
0.000	1.000	0.061	0.768	0.000	1.000	0.390	0.018	1.000	0.000
0.062	0.931	0.082	0.620	0.012	0.971	0.430	0.012	b=12	
0.188	0.653	0.143	0.486	0.037	0.814	0.480	0.007	W	P
0.250	0.431	0.184	0.305	0.049	0.685	0.490	0.006	0.000	1.000
0.438	0.273	0.245	0.237	0.086	0.569	0.520	0.003	0.007	0.978
0.562	0.125	0.265	0.192	0.111	0.398	0.570	0.002	0.021	0.856
0.750	0.069	0.326	0.112	0.148	0.328	0.610	0.001	0.028	0.751
0.812	0.042	0.388	0.085	0.160	0.278	0.630	0.001	0.049	0.654
1.000	0.005	0.429	0.051	0.198	0.187	0.640	0.001		
		0.510	0.027	0.235	0.154	0.670	0.000	0.062	0.500
b=5		0.551	0.021	0.259	0.107	.	.	0.083	0.434
W	P	0.571	0.016	0.309	0.069	.	.	0.090	0.383
0.000	1.000	0.633	0.008	0.333	0.057	.	.	0.111	0.287
0.040	0.954	0.735	0.004	0.346	0.048	1.000	0.000	0.132	0.249
0.120	0.691	0.755	0.003	0.383	0.031			0.146	0.191
0.160	0.522	0.796	0.001	0.444	0.019	b=11		0.174	0.141
0.280	0.367	0.878	0.000	0.457	0.016	W	P	0.188	0.123
0.360	0.182	1.000	0.000	0.482	0.010	0.000	1.000	0.194	0.106
0.480	0.124			0.531	0.006	0.008	0.976	0.215	0.080
0.520	0.093	b=8		0.593	0.004	0.025	0.844	0.250	0.058
0.640	0.039	W	P	0.605	0.003	0.033	0.732	0.257	0.050
0.760	0.024	0.000	1.000	0.642	0.001	0.058	0.629	0.271	0.038
0.840	0.008	0.016	0.967	0.704	0.001	0.074	0.470	0.299	0.028
1.000	0.001	0.047	0.794	0.753	0.000	0.099	0.403	0.333	0.019
		0.062	0.654	.	.	0.107	0.351	0.340	0.017
b=6		0.109	0.531	.	.	0.132	0.256	0.361	0.011
W	P	0.141	0.355	.	.	0.157	0.219	0.396	0.008
0.000	1.000	0.188	0.285	1.000	0.000	0.174	0.163	0.424	0.005
0.028	0.956	0.203	0.236			0.207	0.116	0.438	0.004
0.083	0.740	0.250	0.149	b=10		0.223	0.100	0.444	0.004
0.111	0.570	0.297	0.120	W	P	0.231	0.087	0.465	0.002
0.194	0.430	0.328	0.079	0.000	1.000	0.256	0.062		

续附表 41　Kendall W 一致性系数表

$k=3$

$b=12$		$b=13$		$b=14$		$b=14$		$b=15$	
W	P	W	P	W	P	W	P	W	P
0.507	0.002	0.219	0.064	0.020	0.781	0.429	0.002	0.191	0.059
0.521	0.001	0.231	0.050	0.036	0.694	0.464	0.001	0.213	0.047
0.528	0.001	0.254	0.038	0.046	0.551	0.474	0.001	0.218	0.043
0.549	0.001	0.284	0.027	0.061	0.489	0.495	0.000	0.231	0.030
0.562	0.001	0.290	0.025	0.066	0.438	.	.	0.253	0.022
0.583	0.000	0.308	0.016	0.082	0.344	.	.	0.271	0.018
.	.	0.337	0.012	0.097	0.305	.	.	0.280	0.015
.	.	0.361	0.008	0.107	0.242	1.000	0.000	0.284	0.011
.	.	0.373	0.007	0.128	0.188	$b=15$		0.298	0.010
1.000	0.000	0.379	0.006	0.138	0.167	W	P	0.324	0.007
		0.396	0.004	0.143	0.150	0.000	1.000	0.333	0.005
$b=13$		0.432	0.003	0.158	0.117	0.004	0.982	0.338	0.005
W	P	0.444	0.002	0.184	0.089	0.013	0.882	0.351	0.004
0.000	1.000	0.450	0.002	0.189	0.079	0,018	0.794	0.360	0.004
0.006	0.980	0.467	0.001	0.199	0.063	0.031	0.711	0.373	0.003
0.018	0.866	0.479	0.001	0.219	0.049	0.040	0.573	0.404	0.002
0.024	0.767	0.497	0.001	0.245	0.038	0.053	0.513	0.413	0.001
0.041	0.657	0.538	0.001	0.250	0.033	0.058	0.463	0.431	0.001
0.053	0.527	0.550	0.000	0.265	0.023	0.071	0.369	0.444	0.001
0.071	0.463	.	.	0.291	0.018	0.084	0.330	0.458	0.001
0.077	0.412	.	.	0.311	0.011	0.093	0.267	0.480	0.000
0.095	0.316	.	.	0.321	0.010	0.111	0.211	.	.
0.112	0.278	1.000	0.000	0.327	0.009	0.120	0.189	.	.
0.124	0.217	$b=14$		0.342	0.007	0.124	0.170	.	.
0.148	0.165	W	P	0.372	0.005	0.138	0.136	1.000	0.000
0.160	0.145	0.000	1.000	0.383	0.003	0.160	0.106		
0.166	0.129	0.005	0.981	0.388	0.003	0.164	0.096		
0.183	0.098	0.015	0.874	0.403	0.003	0.173	0.077		
0.213	0.073			0.413	0.002				

$k=4$

$b=2$		$b=3$		$b=3$		$b=4$		$b=4$	
W	P	W	P	W	P	W	P	W	P
0.000	1.000	0.022	1.000	0.644	0.161	0.050	0.930	0.325	0.321
0.100	0.958	0.067	0.958	0.733	0.075	0.075	0.898	0.375	0.237
0.200	0.833	0.111	0.910	0.778	0.054	0.100	0.794	0.400	0.199
0.300	0.792	0.200	0.727	0.822	0.026	0.125	0.753	0.425	0.188
0.400	0.625	0.244	0.615	0.911	0.017	0.150	0.680	0.450	0.159
0.500	0.542	0.289	0.524	1.000	0.002	0.175	0.651	0.475	0.141
0.600	0.458	0.378	0.446			0.200	0.528	0.500	0.106
0.700	0.375	0.422	0.328	$b=4$		0.225	0.513	0.525	0.093
0.800	0.208	0.467	0.293	W	P	0.250	0.432	0.550	0.077
0.900	0.167	0.556	0.207	0.000	1.000	0.275	0.390	0.575	0.069
1.000	0.042	0.600	0.182	0.025	0.992	0.300	0.352	0.600	0.058

续附表 41　Kendall W 一致性系数表

k=4

b=4		b=5		b=6		b=7		b=8	
W	P	W	P	W	P	W	P	W	P
0.625	0.054	0.776	0.002	0.456	0.033	0.208	0.239	0.000	0.000
0.650	0.036	0.792	0.001	0.467	0.031	0.216	0.216	0.006	0.998
0.675	0.035	0.808	0.001	0.478	0.027	0.233	0.188	0.012	0.967
0.700	0.020	0.840	0.000	0.489	0.021	0.241	0.182	0.019	0.957
0.725	0.013	.	.	0.500	0.021	0.249	0.163	0.025	0.914
0.775	0.011	.	.	0.522	0.017	0.265	0.150	0.031	0.890
0.800	0.006	.	.	0.533	0.015	0.273	0.122	0.038	0.853
0.825	0.005	1.000	0.000	0.544	0.015	0.282	0.118	0.044	0.842
0.850	0.002	b=6		0.556	0.011	0.298	0.101	0.050	0.764
0.900	0.002	W	P	0.567	0.010	0.306	0.093	0.056	0.754
0.925	0.001	0.000	0.000	0.578	0.009	0.314	0.081	0.082	0.709
1.000	0.000	0.011	0.996	0.589	0.008	0.331	0.073	0.069	0.677
b=5		0.022	0.952	0.600	0.006	0.339	0.062	0.075	0.660
W	P	0.033	0.938	0.611	0.006	0.347	0.058	0.081	0.637
0.008	1.000	0.044	0.878	0.633	0.004	0.363	0.051	0.094	0.557
0.024	0.974	0.056	0.843	0.644	0.003	0.371	0.040	0.100	0.509
0.040	0.944	0.067	0.797	0.656	0.003	0.380	0.037	0.106	0.500
0.072	0.857	0.078	0.779	0.667	0.002	0.396	0.034	0.112	0.471
0.088	0.769	0.089	0.676	0.678	0.002	0.404	0.032	0.119	0.453
0.104	0.710	0.100	0.666	0.700	0.001	0.412	0.030	0.125	0.404
0.136	0.652	0.111	0.608	0.711	0.001	0.429	0.024	0.131	0.390
0.152	0.563	0.122	0.566	0.722	0.001	0.437	0.021	0.137	0.384
0.168	0.520	0.133	0.541	0.733	0.001	0.445	0.018	0.144	0.348
0.200	0.443	0.144	0.517	0.744	0.001	0.461	0.016	0.156	0.325
0.216	0.406	0.167	0.427	0.756	0.000	0.469	0.014	0.162	0.297
0.232	0.368	0.178	0.385	.	.	0.478	0.013	0.169	0.283
0.264	0.301	0.189	0.374	.	.	0.494	0.009	0.175	0.247
0.280	0.266	0.200	0.337	.	.	0.502	0.008	0.181	0.231
0.296	0.232	0.211	0.321	1.000	0.000	0.510	0.008	0.194	0.217
0.328	0.213	0.222	0.274	b=7		0.527	0.007	0.200	0.185
0.344	0.162	0.233	0.259	W	P	0.535	0.006	0.206	0.182
0.360	0.151	0.244	0.232	0.004	1.000	0.543	0.004	0.212	0.162
0.392	0.119	0.256	0.221	0.012	0.984	0.559	0.004	0.219	0.155
0.408	0.102	0.267	0.193	0.020	0.964	0.567	0.003	0.225	0.153
0.424	0.089	0.278	0.190	0.037	0.905	0.576	0.003	0.231	0.144
0.456	0.071	0.289	0.162	0.045	0.846	0.592	0.003	0.238	0.122
0.472	0.067	0.300	0.154	0.053	0.795	0.600	0.002	0.244	0.120
0.488	0.057	0.311	0.127	0.069	0.754	0.608	0.002	0.250	0.112
0.520	0.049	0.322	0.113	0.078	0.678	0.624	0.001	0.256	0.106
0.536	0.033	0.344	0.109	0.086	0.652	0.633	0.001	0.262	0.098
0.552	0.032	0.356	0.088	0.102	0.596	0.641	0.001	0.269	0.091
0.584	0.024	0.367	0.087	0.110	0.584	0.657	0.001	0.281	0.077
0.600	0.021	0.378	0.073	0.118	0.533	0.665	0.001	0.294	0.067
0.616	0.015	0.389	0.067	0.135	0.460	0.673	0.001	0.300	0.062
0.848	0.011	0.400	0.063	0.143	0.420	0.690	0.000	0.306	0.061
0.664	0.009	0.411	0.058	0.151	0.378	.	.	0.312	0.052
0.680	0.008	0.422	0.043	0.167	0.358	.	.	0.319	0.049
0.712	0.006	0.433	0.041	0.176	0.306	.	.	0.325	0.046
0.728	0.003	0.444	0.036	0.184	0.300	1.000	0.000	0.331	0.043
0.744	0.002			0.200	0.284			0.338	0.038

续附表 41　Kendall W 一致性系数表

k=4				k=5					
b=8		b=8		b=3		b=3		b=3	
W	P	W	P	W	P	W	P	W	P
0.344	0.037	0.500	0.004	0.000	1.000	0.333	0.475	0.687	0.063
0.356	0.031	0.506	0.004	0.022	1.000	0.356	0.432	0.689	0.056
0.362	0.028	0.512	0.003	0.044	0.988	0.378	0.406	0.711	0.045
0.369	0.026	0.519	0.003	0.067	0.972	0.400	0.347	0.733	0.038
0.375	0.023	0.525	0.002	0.089	0.941	0.422	0.326	0.756	0.028
0.381	0.021	0.531	0.002	0.111	0.914	0.444	0.291	0.778	0.026
0.394	0.019	0.538	0.002	0.133	0.845	0.467	0.253	0.800	0.017
0.400	0.015	0.544	0.002	0.156	0.831	0.489	0.238	0.822	0.015
0.406	0.015	0.550	0.002	0.178	0.768	0.511	0.213	0.844	0.068
0.412	0.013	0.556	0.002	0.200	0.720	0.533	0.172	0.867	0.005
0.419	0.013	0.562	0.001	0.222	0.682	0.556	0.163	0.889	0.004
0.425	0.011	0.569	0.001	0.244	0.649	0.578	0.127	0.911	0.003
0.431	0.010	0.575	0.001	0.267	0.595	0.600	0.117	0.956	0.001
0.438	0.009	0.581	0.001	0.289	0.559	0.622	0.096	1.000	0.000
0.444	0.008	0.594	0.001	0.311	0.493	0.644	0.080		
0.450	0.008	0.606	0.001						
0.456	0.008	0.612	0.000						
0.462	0.007	.	.						
0.469	0.007	.	.						
0.475	0.006								

附表 42　Kendall 偏秩相关系数分位数估计值表

单侧分位数

n	1−α=0.75	0.80	0.85	0.90	0.925	0.950	0.975	0.98	0.99	0.996	0.999
3	0.500	1.000	—	1.000	1.000	1.000	1.000	1.000	1.000	1.000	1.000
4	0.4472	0.5000	—	0.7071	0.7071	0.7071	1.000	1.000	1.000	1.000	1.000
5	0.3333	0.4082	0.4286	0.5345	0.6124	0.6667	0.8018	0.8165	0.8165	1.000	1.000
6	0.2773	0.3273	0.3889	0.4725	0.5330	0.6001	0.6667	0.7222	0.7638	0.8660	1.000
7	0.233	0.282	—	0.421	0.475	0.527	0.617	0.632	0.712	0.761	0.901
8	0.206	0.254	—	0.382	0.430	0.484	0.565	0.580	0.648	0.713	0.807
9	0.187	0.230	—	0.347	0.391	0.443	0.515	0.542	0.602	0.660	0.757
10	0.170	0.215	—	0.325	0.365	0.413	0.480	0.504	0.562	0.614	0.716
11	0.162	0.202	—	0.305	0.343	0.387	0.453	0.475	0.530	0.581	0.677
12	0.153	0.190	—	0.288	0.322	0.465	0.430	0.451	0.505	0.548	0.643
13	0.145	0.180	—	0.273	0.305	0.347	0.410	0.428	0.481	0.527	0.616
14	0.137	0.172	—	0.260	0.293	0.331	0.391	0.408	0.458	0.503	0.590
15	0.133	0.166	0.204	0.251	0.280	0.319	0.377	0.394	0.442	0.485	0.570
16	0.125	0.157	—	0.240	0.267	0.305	0.361	0.377	0.423	0.466	0.349
17	0.121	0.151	—	0.231	0.258	0.294	0.348	0.363	0.410	0.450	0.532
18	0.117	0.147	—	0.222	0.250	0.284	0.336	0.351	0.395	0.434	0.514
19	0.114	0.141	—	0.215	0.241	0.275	0.326	0.340	0.382	0.421	0.498
20	0.111	0.139	0.170	0.210	0.236	0.268	0.318	0.332	0.374	0.412	0.488
25	0.098	0.122	0.149	0.185	0.207	0.236	0.279	0.293	0.329	0.363	0.430
30	0.088	0.110	0.135	0.157	0.187	0.213	0.253	0.264	0.298	0.329	0.390
35	0.081	0.101	0.124	0.153	0.171	0.196	0.232	0.243	0.274	0.303	0.351
40	0.075	0.094	0.115	0.142	0.159	0.182	0.216	0.226	0.255	0.262	0.335
45	0.071	0.088	0.108	0.133	0.150	0.171	0.203	0.212	0.240	0.265	0.316
50	0.067	0.083	0.102	0.126	0.141	0.161	0.192	0.201	0.225	0.250	0.298
60	0.060	0.075	0.093	0.114	0.128	0.147	0.174	0.182	0.206	0.227	0.270
70	0.056	0.070	0.086	0.106	0.119	0.135	0.160	0.168	0.190	0.210	0.251
80	0.052	0.085	0.080	0.098	0.110	0.126	0.150	0.157	0.178	0.197	0.235
90	0.049	0.081	0.075	0.092	0.104	0.119	0.141	0.148	0.167	0.185	0.221

附表 43　Spearman 统计量临界值表

n	α=0.10	0.05	0.025	0.01	0.005	0.0025	0.001	0.0005
4	1.000	1.000						
5	0.800	0.900	1.000	1.000				
6	0.657	0.829	0.886	0.943	1.000	1.000		
7	0.571	0.714	0.786	0.893	0.929	0.964	1.000	1.000
8	0.524	0.643	0.738	0.833	0.881	0.905	0.952	0.976
9	0.483	0.600	0.700	0.783	0.833	0.867	0.917	0.933
10	0.455	0.564	0.648	0.745	0.794	0.830	0.879	0.903
11	0.427	0.536	0.618	0.709	0.755	0.800	0.845	0.873
12	0.406	0.503	0.587	0.678	0.727	0.769	0.818	0.846
13	0.385	0.484	0.560	0.648	0.703	0.747	0.791	0.824
14	0.367	0.464	0.538	0.626	0.679	0.723	0.771	0.802
15	0.354	0.446	0.521	0.604	0.654	0.700	0.750	0.779
16	0.341	0.429	0.503	0.582	0.635	0.679	0.729	0.762
17	0.328	0.414	0.485	0.566	0.615	0.662	0.713	0.748
18	0.317	0.401	0.472	0.550	0.600	0.643	0.695	0.728
19	0.309	0.391	0.460	0.535	0.584	0.628	0.677	0.712
20	0.299	0.380	0.447	0.520	0.570	0.612	0.662	0.696
21	0.292	0.370	0.435	0.508	0.556	0.599	0.648	0.681
22	0.284	0.361	0.425	0.496	0.544	0.586	0.634	0.667
23	0.278	0.353	0.415	0.486	0.532	0.573	0.622	0.654
24	0.271	0.344	0.406	0.476	0.521	0.562	0.610	0.642
25	0.265	0.337	0.398	0.466	0.511	0.551	0.598	0.630
26	0.259	0.331	0.390	0.457	0.501	0.541	0.587	0.619
27	0.255	0.324	0.382	0.448	0.191	0.531	0.577	0.608
28	0.250	0.317	0.375	0.440	0.483	0.522	0.567	0.598
29	0.245	0.312	0.368	0.433	0.475	0.513	0.558	0.589
30	0.240	0.306	0.362	0.425	0.467	0.504	0.549	0.580
31	0.236	0.301	0.356	0.418	0.459	0.496	0.541	0.571
32	0.232	0.296	0.350	0.412	0.452	0.489	0.533	0.563
33	0.229	0.291	0.345	0.405	0.446	0.482	0.525	0.554
34	0.225	0.287	0.340	0.399	0.439	0.475	0.517	0.547
35	0.222	0.283	0.335	0.394	0.433	0.468	0.510	0.539
36	0.219	0.279	0.330	0.388	0.427	0.462	0.504	0.533
37	0.216	0.275	0.325	0.383	0.421	0.456	0.497	0.526
38	0.212	0.271	0.321	0.378	0.415	0.450	0.491	0.519
39	0.210	0.267	0.317	0.373	0.410	0.444	0.485	0.513
40	0.207	0.264	0.313	0.368	0.405	0.439	0.479	0.507
41	0.204	0.261	0.309	0.364	0.400	0.433	0.473	0.501
42	0.202	0.257	0.305	0.359	0.395	0.428	0.468	0.495
43	0.199	0.254	0.301	0.355	0.391	0.423	0.463	0.490
44	0.197	0.251	0.298	0.351	0.386	0.419	0.458	0.484
45	0.194	0.248	0.294	0.347	0.382	0.414	0.453	0.479
46	0.192	0.246	0.291	0.343	0.378	0.410	0.448	0.474
47	0.190	0.243	0.288	0.340	0.374	0.405	0.443	0.469
48	0.188	0.240	0.285	0.336	0.370	0.401	0.439	0.465
49	0.186	0.238	0.282	0.333	0.366	0.397	0.434	0.460
50	0.184	0.235	0.279	0.329	0.363	0.393	0.430	0.456

附表 44　Kendall K 统计量上侧概率表

x	n								
	4	5	8	9	12	13	16	17	20
0	0.625	0.592	0.548	0.540	0.527	0.524	0.518	0.516	0.513
2	0.375	0.408	0.452	0.460	0.473	0.476	0.482	0.484	0.487
4	0.167	0.242	0.360	0.381	0.420	0.429	0.447	0.452	0.462
6	0.042	0.117	0.274	0.306	0.369	0.383	0.412	0.420	0.436
8		0.042	0.199	0.238	0.319	0.338	0.378	0.388	0.411
10		0.008	0.138	0.179	0.273	0.295	0.345	0.358	0.387
12			0.089	0.130	0.230	0.255	0.313	0.328	0.362
14			0.054	0.090	0.190	0.218	0.282	0.299	0.339
16			0.031	0.060	0.155	0.184	0.253	0.271	0.315
18			0.016	0.038	0.125	0.153	0.225	0.245	0.293
20			0.007	0.022	0.098	0.126	0.199	0.220	0.271
22			0.002	0.012	0.076	0.102	0.175	0.196	0.250
24			0.001	0.006	0.058	0.082	0.153	0.174	0.230
26			0.000	0.003	0.043	0.064	0.133	0.154	0.211
28				0.001	0.031	0.050	0.114	0.135	0.193
30				0.000	0.022	0.038	0.097	0.118	0.176
32					0.016	0.029	0.083	0.102	0.159
34					0.010	0.021	0.070	0.088	0.144
36					0.007	0.015	0.058	0.076	0.130
38					0.004	0.011	0.048	0.064	0.117
40					0.003	0.007	0.039	0.054	0.104
42					0.002	0.005	0.032	0.046	0.093
44					0.001	0.003	0.026	0.038	0.082
46					0.000	0.002	0.021	0.032	0.073
48						0.001	0.016	0.026	0.064
50						0.001	0.013	0.021	0.056
52						0.000	0.010	0.017	0.049
54							0.008	0.014	0.043
56							0.006	0.011	0.037
58							0.004	0.009	0.032
60							0.003	0.007	0.027
62							0.002	0.005	0.023
64							0.002	0.004	0.020
66							0.001	0.003	0.017
68							0.001	0.002	0.014
70							0.001	0.002	0.012
72							0.000	0.001	0.010
74								0.001	0.008
76								0.001	0.007
78								0.000	0.006
80									0.005
82									0.004
84									0.003
86									0.002
88									0.002

附表 45 Watson's U^2 临界值表

n_1	n_2	P 0.50	0.20	0.10	0.05	0.02	0.01	0.005	0.002	0.001
4	4	0.1172	0.1875							
4	5	0.0815	0.2037	0.2037						
4	6	0.0875	0.1333	0.2167	0.2167					
4	7	0.0844	0.1299	0.1688	0.2273					
4	8	0.0903	0.1319	0.1632	0.2361					
4	9	0.0855	0.1282	0.1752	0.2436	0.2436				
4	10	0.0804	0.1232	0.1571	0.2018	0.2500				
4	11	0.0828	0.1253	0.1556	0.1949	0.2556				
4	12	0.0781	0.1302	0.1563	0.2031	0.2604	0.2604			
4	13	0.0792	0.1244	0.1538	0.1855	0.2647	0.2647			
4	14	0.0780	0.1227	0.1534	0.1931	0.2298	0.2685			
4	15	0.0789	0.1228	0.1561	0.1807	0.2228	0.2719	0.2719		
4	16	0.0781	0.1250	0.1531	0.1836	0.2281	0.2750	0.2750		
4	17	0.0775	0.1223	0.1531	0.1839	0.2330	0.2778	0.2778		
4	18	0.0764	0.1212	0.1490	0.1818	0.2197	0.2481	0.2803		
4	19	0.0755	0.1213	0.1533	0.1796	0.2220	0.2517	0.2826		
4	20	0.0764	0.1201	0.1535	0.1842	0.2264	0.2451	0.2847		
4	21	0.0752	0.1200	0.1514	0.1819	0.2143	0.2486	0.2867	0.2367	
4	22	0.0756	0.1211	0.1508	0.1523	0.2185	0.2517	0.2885	0.2885	
4	23	0.0751	0.1194	0.1508	0.1814	0.2177	0.2394	0.2636	0.2901	
4	24	0.0755	0.1202	0.1499	0.1797	0.2184	0.2411	0.2660	0.2917	
4	25	0.0752	0.1200	0.1497	0.1814	0.2152	0.2441	0.2600	0.2931	
4	26	0.0752	0.1191	0.1486	0.1816	0.2175	0.2396	0.2624	0.2944	
4	27	0.0753	0.1189	0.1505	0.1786	0.2151	0.2360	0.2646	0.2957	0.2957
4	28	0.0748	0.1203	0.1496	0.1775	0.2165	0.2388	0.2667	0.2969	0.2969
4	29	0.0749	0.1198	0.1491	0.1794	0.2165	0.2369	0.2557	0.2980	0.2980
4	30	0.0745	0.1196	0.1193	0.1797	0.2140	0.2395	0.2578	0.2990	0.2990
5	5	0.0890	0.1610	0.2250	0.2250					
5	6	0.0848	0.1333	0.1818	0.2424					
5	7	0.0855	0.1284	0.1712	0.1998	0.2569				
5	8	0.0846	0.1308	0.1654	0.2154	0.2692				
5	9	0.0798	0.1242	0.1591	0.1909	0.2798	0.2798			
5	10	0.0836	0.1236	0.1609	0.1956	0.2409	0.2889	0.2889		
5	11	0.0810	0.1241	0.1560	0.1901	0.2287	0.2909	0.2969		
5	12	0.0784	0.1235	0.1549	0.1863	0.2255	0.2608	0.3039		
5	13	0.0777	0.1256	0.1563	0.1837	0.2298	0.2692	0.3102		
5	14	0.0782	0.1218	0.1534	0.1820	0.2211	0.2571	0.2767	0.3158	
5	15	0.0782	0.1235	0.1515	0.1835	0.2248	0.2515	0.2835	0.3208	
5	16	0.0766	0.1206	0.1552	0.1325	0.2230	0.2552	0.2897	0.3254	
5	17	0.0761	0.1199	0.1520	0.1820	0.2205	0.2472	0.2782	0.3295	0.3295
5	18	0.0763	0.1208	0.1536	0.1797	0.2164	0.2464	0.9715	0.3333	0.3333
5	19	0.0754	0.1201	0.1517	0.1824	0.2193	0.2526	0.2745	0.3052	0.3368
5	20	0.0760	0.1216	0.1520	0.1824	0.2200	0.2416	0.2664	0.3096	0.3400
5	21	0.0755	0.1195	0.1510	0.1810	0.2206	0.2448	0.1712	0.2990	0.3429
5	22	0.0756	0.1201	0.1524	0.1820	0.2191	0.2426	0.2689	0.3033	0.3457
5	23	0.0755	0.1196	0.1513	0.1811	0.2178	0.2451	0.2737	0.2960	0.3209
5	24	0.0747	0.1195	0.1511	0.1810	0.2190	0.2437	0.9736	0.2983	0.3241
5	25	0.0754	0.1197	0.1517	0.1810	0.2168	0.2461	0.2674	0.3021	0.3279
5	26	0.0749	0.1186	0.1514	0.1806	0.2189	0.2447	0.2675	0.2943	0.3176
5	27	0.0748	0.1193	0.1508	0.1804	0.2165	0.2443	0.2674	0.2975	0.3207
5	28	0.0746	0.1188	0.1512	0.1802	0.2170	0.2417	0.2694	0.2937	0.3136
5	29	0.0743	0.1189	0.1510	0.1802	0.2171	0.2443	0.2666	0.2970	0.3153
5	30	0.0743	0.1189	0.1512	0.1802	0.2160	0.2419	0.2678	0.2979	0.3181

续附表 45　Watson's U^2 临界值表

n_1	n_2	P								
		0.50	0.20	0.10	0.05	0.02	0.01	0.005	0.002	0.001
6	6	0.0880	0.1319	0.1713	0.2060	0.2639				
6	7	0.0806	0.1209	0.1538	0.1941	0.2821	0.2821			
6	8	0.0833	0.1265	0.1607	0.1964	0.2455	0.2976	0.2976		
6	9	0.0815	0.1259	0.1556	0.1926	0.2321	0.2617	0.3111		
6	10	0.0771	0.1260	0.1563	0.1896	0.2313	0.2479	0.3229	0.3229	
6	11	0.0784	0.1212	0.1569	0.1872	0.2246	0.2620	0.2888	0.3333	
6	12	0.0802	0.1242	0.1551	0.1829	0.2261	0.2593	0.2747	0.3426	0.3426
6	13	0.0769	0.1215	0.1538	0.1849	0.2213	0.2497	0.2780	0.3509	0.3509
6	14	0.0768	0.1220	0.1536	0.1839	0.2250	0.2506	0.2821	0.3196	0.3583
6	15	0.0762	0.1217	0.1524	0.1852	0.2201	0.2487	0.2730	0.3058	0.3651
6	16	0.0758	0.1212	0.1534	0.1823	0.2235	0.2500	0.2789	0.3073	0.3357
6	17	0.0750	0.1211	0.1526	0.1833	0.2199	0.2472	0.2745	0.3129	0.3427
6	18	0.0760	0.1211	0.1535	0.1840	0.2199	0.2461	0.2739	0.2998	0.3295
6	19	0.0751	0.1200	0.1523	0.1832	0.2204	0.2498	0.2744	0.3060	0.3298
6	20	0.0747	0.1196	0.1526	0.1824	0.2196	0.2490	0.2734	0.3077	0.3333
6	21	0.0758	0.1205	0.1523	0.1834	0.2205	0.2475	0.2734	0.3057	0.3369
6	22	0.0749	0.1204	0.1518	0.1824	0.2202	0.2473	0.2752	0.3036	0.3260
7	7	0.0791	0.1345	0.1578	0.1986	0.2511	0.3036	0.3036		
7	8	0.0794	0.1198	0.1556	0.1817	0.2246	0.2722	0.3222		
7	9	0.0786	0.1223	0.1560	0.1818	0.2215	0.2552	0.2909	0.3385	
7	10	0.0773	0.1227	0.1546	0.1866	0.2269	0.2622	0.2773	0.3529	0.3529
7	11	0.0771	0.1219	0.1551	0.1839	0.2214	0.2532	0.2806	0.3225	0.3657
7	12	0.0764	0.1216	0.1541	0.1855	0.2256	0.2519	0.2757	0.3083	0.3772
7	13	0.0765	0.1216	0.1545	0.1842	0.2227	0.2523	0.2776	0.3150	0.3479
7	14	0.0761	0.1228	0.1568	0.1840	0.2248	0.2530	0.2744	0.3210	0.3337
7	15	0.0754	0.1213	0.1525	0.1845	0.2235	0.2503	0.2780	0.3118	0.3378
7	16	0.0753	0.1203	0.1530	0.1848	0.2236	0.2508	0.2772	0.3113	0.3432
7	17	0.0749	0.1204	0.1526	0.1827	0.2227	0.2500	0.2752	0.3109	0.3340
7	18	0.0749	0.1200	0.1524	0.1841	0.2235	0.2502	0.2768	0.3117	0.3346
7	20	0.0743	0.1198	0.1526	0.1832	0.2219	0.2499	0.2780	0.3081	0.3330
8	8	0.0781	0.1250	0.1563	0.1836	0.2256	0.2500	0.2959	0.3428	
8	9	0.0784	0.1225	0.1552	0.1863	0.2255	0.2582	0.2827	0.3627	0.3627
8	10	0.0775	0.1220	0.1546	0.1852	0.2220	0.2491	0.2796	0.3359	0.3796
8	11	0.0766	0.1220	0.1543	0.1842	0.2249	0.2524	0.2799	0.3194	0.3529
8	12	0.0766	0.1208	0.1557	0.1854	0.2229	0.2521	0.2807	0.3167	0.3396
8	13	0.0754	0.1212	0.1532	0.1853	0.2237	0.2531	0.2778	0.3135	0.3446
8	14	0.0751	0.1205	0.1530	0.1855	0.2224	0.2516	0.2796	0.3137	0.2381
8	15	0.0746	0.1210	0.1536	0.1855	0.2232	0.2507	0.2783	0.3130	0.3341
8	16	0.0761	0.1220	0.1542	0.1854	0.2222	0.2531	0.2795	0.3156	0.3417
9	9	0.0770	0.1250	0.1552	0.1867	0.2251	0.2663	0.2855	0.3404	0.3843
9	10	0.0760	0.1216	0.1544	0.1860	0.2257	0.2538	0.2865	0.3205	0.3614
9	11	0.0764	0.1208	0.1542	0.1845	0.2249	0.2552	0.2814	0.3168	0.3410
9	12	0.0767	0.1217	0.1543	0.1852	0.2257	0.2540	0.2804	0.3157	0.3395
9	13	0.0755	0.1205	0.1532	0.1850	0.2247	0.2526	0.2798	0.3187	0.3389
9	14	0.0752	0.1201	0.1532	0.1843	0.2243	0.2526	0.2809	0.3168	0.3409
9	15	0.0757	0.1201	0.1535	0.1850	0.2245	0.2541	0.2831	0.3152	0.3393
10	10	0.0750	0.1225	0.1545	0.1850	0.2250	0.2545	0.2825	0.3170	0.3450
10	11	0.0756	0.1215	0.1544	0.1856	0.2237	0.2548	0.2791	0.3172	0.3405
10	12	0.0758	0.1212	0.1534	0.1848	0.2246	0.2545	0.2818	0.3155	0.3409
10	13	0.0749	0.1204	0.1532	0.1853	0.2254	0.2542	0.2816	0.3184	0.3452
∞	∞	0.0710	0.1167	0.1518	0.1869	0.2333	0.2684	0.3035	0.3500	0.3851

附表 46　Shapiro-Wilk 检验系数表

i	$n=2$	3	4	5	6	7	8	9	10	11	12	13	14	15	16	17	18	19	20	21	22	23	24	25
1	0.7071	0.7071	0.6872	0.6646	0.6431	0.6233	0.6052	0.5888	0.5739	0.5601	0.5475	0.5359	0.5251	0.5150	0.5056	0.4968	0.4886	0.4808	0.4734	0.4643	0.4590	0.4542	0.4493	0.4450
2		0.0000	0.1667	0.2413	0.2806	0.3031	0.3164	0.3244	0.3291	0.3315	3.3325	0.3325	0.3318	0.3306	0.3290	0.3273	0.3253	0.3232	0.3211	0.3185	0.3156	0.3126	0.3098	0.3069
3				0.0000	0.0875	0.1401	0.1743	0.1976	0.2141	0.2260	2.2347	0.2412	0.2460	0.2495	0.2521	0.2540	0.2553	0.2561	0.2565	0.2578	0.2571	0.2563	0.2554	0.2543
4						0.0000	0.0561	0.0947	0.1224	0.1429	0.1586	0.1707	0.1802	0.1878	0.1939	0.1988	0.2027	0.2059	0.2085	0.2119	0.2131	0.2139	0.2145	0.2148
5								0.0000	0.0399	0.0695	0.0922	0.1099	0.1240	0.1353	0.1447	0.1524	0.1587	0.1641	0.1686	0.1736	0.1764	0.1787	0.1807	0.1822
6										0.0000	0.0303	0.0539	0.0727	0.0880	0.1005	0.1109	0.1197	0.1271	0.1334	0.1399	0.1443	0.1480	0.1512	0.1539
7												0.0000	0.0240	0.0433	0.0593	0.0725	0.0837	0.0932	0.1013	0.1092	0.1150	0.1201	0.1245	0.1283
8														0.0000	0.0196	0.0359	0.0496	0.0612	0.0711	0.0804	0.0878	0.0941	0.0997	0.1046
9																0.0000	0.0163	0.0303	0.0422	0.0530	0.0618	0.0696	0.0764	0.0823
10																		0.0000	0.0140	0.0263	0.0368	0.0459	0.0539	0.0610
11																				0.0000	0.0122	0.0228	0.0321	0.0403
12																						0.0000	0.0107	0.0200
13																								0.0000
14																								
15																								

续附表 46　Shapiro-Wilk 检验系数表

i	n=26	27	28	29	30	31	32	33	34	35	36	37	38	39	40	41	42	43	44	45	46	47	48	49	50
1	0.4407	0.4366	0.4328	0.4291	0.4254	0.4220	0.4188	0.4150	0.4127	0.4096	0.4068	0.4040	0.4015	0.3989	0.3964	0.3940	0.3917	0.3894	0.3872	0.3850	0.3830	0.3808	0.3789	0.3770	0.3751
2	0.3043	0.3018	0.2992	0.2968	0.2944	0.2921	0.2898	0.2870	0.2854	0.2834	0.2813	0.2794	0.2774	0.2755	0.2737	0.2718	0.2701	0.2684	0.2667	0.2651	0.2635	0.2620	0.2604	0.2589	0.2574
3	0.2533	0.2522	0.2510	0.2499	0.2483	0.2475	0.2462	0.2451	0.2439	0.2427	0.2415	0.2403	0.2391	0.2380	0.2368	0.2357	0.2345	0.2334	0.2323	0.2313	0.2302	0.2291	0.2281	0.2271	0.2260
4	0.2151	0.2152	0.2151	0.2150	0.2148	0.2145	0.2141	0.2137	0.2132	0.2127	0.2121	0.2116	0.2110	0.2104	0.2098	0.2091	0.2085	0.2078	0.2072	0.2065	0.2058	0.2052	0.2045	0.2038	0.2032
5	0.1836	0.1848	0.1857	0.1864	0.1870	0.1874	0.1878	0.1880	0.1882	0.1883	0.1883	0.1883	0.1881	0.1880	0.1878	0.1876	0.1847	0.1871	0.1868	0.1865	0.1862	0.1859	0.1855	0.1851	0.1847
6	0.1563	0.1584	0.1601	0.1616	0.1630	0.1641	0.1651	0.1660	0.1667	0.1673	0.1678	0.1683	0.1686	0.1689	0.1691	0.1693	0.1694	0.1695	0.1695	0.1695	0.1695	0.1695	0.1693	0.1692	0.1691
7	0.1316	0.1346	0.1372	0.1395	0.1415	0.1432	0.1449	0.1463	0.1475	0.1487	0.1496	0.1505	0.1513	0.1520	0.1526	0.1531	0.1535	0.1539	0.1542	0.1545	0.1548	0.1550	0.1551	0.1553	0.1554
8	0.1089	0.1128	0.1162	0.1192	0.1219	0.1243	0.1265	0.1284	0.1301	0.1317	0.1331	0.1344	0.1356	0.1366	0.1376	0.1384	0.1392	0.1398	0.1405	0.1410	0.1415	0.1420	0.1423	0.1427	0.1430
9	0.0876	0.0923	0.0965	0.1002	0.1036	0.1066	0.1093	0.1118	0.1140	0.1160	0.1179	0.1196	0.1211	0.1225	0.1237	0.1249	0.1259	0.1269	0.1278	0.1286	0.1293	0.1300	0.1306	0.1342	0.1317
10	0.0672	0.0728	0.0778	0.0822	0.0862	0.0899	0.0931	0.0961	0.0988	0.1013	0.1036	0.1056	0.1075	0.1092	0.1108	0.1123	0.1136	0.1149	0.1160	0.1170	0.1180	0.1189	0.1197	0.1205	0.1212
11	0.0476	0.0540	0.0598	0.0650	0.0697	0.0739	0.0777	0.0812	0.0844	0.0873	0.0900	0.0924	0.0947	0.0967	0.0986	0.1004	0.1020	0.1035	0.1049	0.1062	0.1073	0.1085	0.1095	0.1105	0.1113
12	0.0284	0.0358	0.0424	0.0483	0.0537	0.0585	0.0629	0.0669	0.0706	0.0739	0.0770	0.0798	0.0824	0.0848	0.0870	0.0891	0.0909	0.0927	0.0943	0.0959	0.0972	0.0986	0.0998	0.1010	0.1020
13	0.0094	0.0178	0.0253	0.0320	0.0381	0.0435	0.0485	0.0530	0.0572	0.0610	0.0645	0.0677	0.0706	0.0733	0.0759	0.0782	0.0804	0.0824	0.0842	0.0860	0.0876	0.0892	0.0906	0.0919	0.0932
14	—	0.0000	0.0084	0.0159	0.0227	0.0289	0.0344	0.0395	0.0441	0.0484	0.0523	0.0559	0.0592	0.0622	0.651	0.0677	0.0701	0.0724	0.0745	0.0765	0.0783	0.0801	0.0817	0.0832	0.0846
15	—	—	—	0.0000	0.0076	0.0144	0.0206	0.0262	0.0314	0.0361	0.0404	0.0444	0.0481	0.0515	0.0546	0.0575	0.0602	0.0628	0.0651	0.0673	0.0694	0.0713	0.0731	0.0748	0.0764
16	—	—	—	—	—	0.0000	0.0068	0.0131	0.0187	0.0239	0.0287	0.0331	0.0372	0.0409	0.0444	0.0476	0.0506	0.0534	0.0560	0.0584	0.0607	0.0628	0.0648	0.0667	0.0685
17	—	—	—	—	—	—	—	0.0000	0.0062	0.0119	0.0172	0.0220	0.0264	0.0305	0.0343	0.0379	0.0411	0.0442	0.0471	0.0497	0.0522	0.0546	0.0568	0.0588	0.0608
18	—	—	—	—	—	—	—	—	—	0.0000	0.0057	0.0110	0.0158	0.0203	0.0244	0.0283	0.0318	0.0352	0.0383	0.0412	0.0439	0.0465	0.0489	0.0511	0.0532
19	—	—	—	—	—	—	—	—	—	—	—	0.0000	0.0053	0.0101	0.0146	0.0188	0.0227	0.0263	0.0296	0.0328	0.0357	0.0385	0.0411	0.0436	0.0459
20	—	—	—	—	—	—	—	—	—	—	—	—	—	0.0000	0.0049	0.0094	0.0136	0.0175	0.0211	0.0245	0.0277	0.0307	0.0335	0.0361	0.0386
21	—	—	—	—	—	—	—	—	—	—	—	—	—	—	—	0.0000	0.0045	0.0087	0.0126	0.0163	0.0197	0.0229	0.0259	0.0288	0.0314
22	—	—	—	—	—	—	—	—	—	—	—	—	—	—	—	—	—	0.0000	0.0042	0.0081	0.0118	0.0153	0.0185	0.0215	0.0244
23	—	—	—	—	—	—	—	—	—	—	—	—	—	—	—	—	—	—	—	0.0000	0.0039	0.0076	0.0111	0.0143	0.0174
24	—	—	—	—	—	—	—	—	—	—	—	—	—	—	—	—	—	—	—	—	—	0.0000	0.0037	0.0071	0.0104
25	—	—	—	—	—	—	—	—	—	—	—	—	—	—	—	—	—	—	—	—	—	—	—	0.0000	0.0035

附表 47 Shapiro-Wilk 检验统计量分位数表

n	$P=0.01$	0.02	0.05	0.10	0.50	0.90	0.95	0.98	0.99
3	0.753	0.756	0.767	0.789	0.959	0.998	0.999	1.000	1.000
4	0.687	0.707	0.748	0.792	0.935	0.987	0.992	0.996	0.997
5	0.686	0.715	0.762	0.806	0.927	0.979	0.986	0.991	0.993
6	0.713	0.743	0.788	0.826	0.927	0.974	0.981	0.986	0.989
7	0.730	0.760	0.803	0.838	0.928	0.972	0.979	0.985	0.988
8	0.749	0.778	0.818	0.851	0.932	0.972	0.978	0.984	0.987
9	0.764	0.791	0.829	0.859	0.935	0.972	0.978	0.984	0.986
10	0.781	0.806	0.842	0.869	0.938	0.972	0.978	0.983	0.986
11	0.792	0.817	0.850	0.876	0.940	0.973	0.979	0.984	0.986
12	0.805	0.828	0.859	0.883	0.943	0.973	0.979	0.984	0.986
13	0.814	0.837	0.866	0.889	0.945	0.974	0.979	0.984	0.986
14	0.825	0.846	0.874	0.895	0.947	0.975	0.980	0.984	0.986
15	0.835	0.855	0.881	0.901	0.950	0.975	0.980	0.984	0.987
16	0.844	0.863	0.887	0.906	0.952	0.976	0.981	0.985	0.987
17	0.851	0.869	0.892	0.910	0.954	0.977	0.981	0.985	0.987
18	0.858	0.874	0.897	0.914	0.956	0.978	0.982	0.986	0.988
19	0.863	0.879	0.901	0.917	0.957	0.978	0.982	0.986	0.988
20	0.868	0.884	0.905	0.920	0.959	0.979	0.983	0.986	0.988
21	0.873	0.888	0.908	0.923	0.960	0.980	0.983	0.987	0.989
22	0.878	0.892	0.911	0.926	0.961	0.980	0.984	0.987	0.989
23	0.881	0.895	0.914	0.928	0.962	0.981	0.984	0.987	0.989
24	0.884	0.898	0.916	0.930	0.963	0.981	0.984	0.987	0.989
25	0.888	0.901	0.918	0.931	0.964	0.981	0.985	0.988	0.989
26	0.891	0.904	0.920	0.933	0.965	0.982	0.985	0.988	0.989
27	0.894	0.906	0.923	0.935	0.965	0.982	0.985	0.988	0.990
28	0.896	0.908	0.924	0.936	0.966	0.982	0.985	0.988	0.990
29	0.898	0.910	0.926	0.937	0.966	0.982	0.985	0.988	0.990
30	0.900	0.912	0.927	0.939	0.967	0.983	0.985	0.988	0.990
31	0.902	0.914	0.929	0.940	0.967	0.983	0.986	0.988	0.990
32	0.904	0.915	0.930	0.941	0.968	0.983	0.986	0.988	0.990
33	0.906	0.917	0.931	0.942	0.968	0.983	0.986	0.989	0.990
34	0.908	0.919	0.933	0.943	0.969	0.983	0.986	0.989	0.990
35	0.910	0.920	0.934	0.944	0.969	0.984	0.986	0.989	0.990
36	0.912	0.922	0.935	0.945	0.970	0.984	0.986	0.989	0.990
37	0.914	0.924	0.936	0.946	0.970	0.984	0.987	0.989	0.990
38	0.916	0.925	0.938	0.947	0.971	0.984	0.987	0.989	0.990
39	0.917	0.927	0.939	0.948	0.971	0.984	0.987	0.989	0.991
40	0.919	0.928	0.940	0.949	0.972	0.985	0.987	0.989	0.991
41	0.920	0.929	0.941	0.950	0.972	0.985	0.987	0.989	0.991
42	0.922	0.930	0.942	0.951	0.972	0.985	0.987	0.989	0.991
43	0.923	0.932	0.943	0.951	0.973	0.985	0.987	0.990	0.991
44	0.924	0.993	0.944	0.952	0.973	0.985	0.987	0.990	0.991
45	0.926	0.934	0.945	0.953	0.973	0.985	0.988	0.990	0.991
46	0.927	0.935	0.945	0.953	0.974	0.985	0.988	0.990	0.991
47	0.928	0.936	0.946	0.954	0.974	0.985	0.988	0.990	0.991
48	0.929	0.937	0.947	0.954	0.974	0.985	0.988	0.990	0.991
49	0.929	0.937	0.974	0.955	0.974	0.985	0.988	0.990	0.991
50	0.930	0.938	0.947	0.955	0.974	0.985	0.988	0.990	0.991

附表 48　指数分布的 Lilliefors 检验统计量分位数表

n	$P=0.05$	0.10	0.20	0.30	0.50	0.70	0.80	0.90	0.95	0.99
2	0.3127	0.3200	0.3337	0.3617	0.4337	0.5034	0.5507	0.5934	0.6133	0.6284
3	0.2299	0.2544	0.2899	0.3166	0.3645	0.4122	0.4508	0.5111	0.5508	0.6003
4	0.2072	0.2281	0.2545	0.2766	0.3163	0.3685	0.4007	0.4442	0.4844	0.5574
5	0.1884	0.2052	0.2290	0.2483	0.2877	0.3317	0.3603	0.4045	0.4420	0.5127
6	0.1726	0.1882	0.2102	0.2290	0.2645	0.3045	0.3320	0.3732	0.4085	0.4748
7	0.1604	0.1750	0.1961	0.2136	0.2458	0.2838	0.3098	0.3481	0.3811	0.4459
8	0.1506	0.1646	0.1845	0.2006	0.2309	0.2671	0.2914	0.3274	0.3590	0.4208
9	0.1426	0.1561	0.1746	0.1897	0.2186	0.2529	0.2758	0.3101	0.3404	0.3995
10	0.1359	0.1486	0.1661	0.1805	0.2082	0.2407	0.2626	0.2955	0.3244	0.3813
12	0.1249	0.1364	0.1524	0.1657	0.1912	0.2209	0.2411	0.2714	0.2981	0.3511
14	0.1162	0.1268	0.1418	0.1542	0.1778	0.2054	0.2242	0.2525	0.2774	0.3272
16	0.1091	0.1191	0.1332	0.1448	0.1669	0.1929	0.2105	0.2371	0.2606	0.3076
18	0.1032	0.1127	0.1260	0.1369	0.1578	0.1824	0.1990	0.2242	0.2465	0.2911
20	0.0982	0.1073	0.1199	0.1303	0.1501	0.1735	0.1893	0.2132	0.2345	0.2771
22	0.0939	0.1025	0.1146	0.1245	0.1434	0.1657	0.1809	0.2038	0.2241	0.2649
24	0.0901	0.0984	0.1099	0.1195	0.1376	0.1590	0.1735	0.1954	0.2150	0.2542
26	0.0868	0.0947	0.1058	0.1150	0.1324	0.1530	0.1670	0.1881	0.2069	0.2447
28	0.0838	0.0914	0.1021	0.1110	0.1278	0.1477	0.1611	0.1815	0.1997	0.2362
30	0.0811	0.0885	0.0988	0.1074	0.1236	0.1428	0.1559	0.1756	0.1932	0.2286
35	0.0754	0.0822	0.0918	0.0997	0.1148	0.1326	0.1447	0.1630	0.1793	0.2123
40	0.0707	0.0771	0.0861	0.0935	0.1077	0.1243	0.1356	0.1528	0.1681	0.1990
45	0.0668	0.0729	0.0814	0.0884	0.1017	0.1174	0.1281	0.1443	0.1588	0.1880
50	0.0636	0.0693	0.0774	0.0840	0.0966	0.1116	0.1217	0.1371	0.1509	0.1787
60	0.0582	0.0635	0.0708	0.0769	0.0885	0.1021	0.1114	0.1255	0.1381	0.1635
70	0.0541	0.0589	0.0658	0.0714	0.0821	0.0946	0.1033	0.1164	0.1281	0.1517
80	0.0507	0.0553	0.0616	0.0669	0.0769	0.0887	0.0968	0.1090	0.1200	0.1421
90	0.0479	0.0522	0.0582	0.0632	0.0726	0.0838	0.0914	0.1029	0.1132	0.1341
100	0.0455	0.0496	0.0553	0.0600	0.0690	0.0796	0.0868	0.0977	0.1075	0.1274
$n>100$ 时的近似值	$\dfrac{0.4550}{\sqrt{n}}$	$\dfrac{0.4959}{\sqrt{n}}$	$\dfrac{0.5530}{\sqrt{n}}$	$\dfrac{0.6000}{\sqrt{n}}$	$\dfrac{0.6898}{\sqrt{n}}$	$\dfrac{0.7957}{\sqrt{n}}$	$\dfrac{0.8678}{\sqrt{n}}$	$\dfrac{0.9773}{\sqrt{n}}$	$\dfrac{1.0753}{\sqrt{n}}$	$\dfrac{1.2743}{\sqrt{n}}$

（高　永　徐天和　程　琮）

附录二 英汉医学统计学词汇

A

alternative hypothesis 备择假设

approximation for large sample size 大样本近似

Arisari-Bradley test Ansari_Bradley 检验

arithmetic mean 算术均数,均数

asymptotic relative efficiency 渐进相对效率

B

balanced incomplete block design 平衡不完全区组设计

Birmbaum-Hall test Birnbaum_Hall 检验

block design 区组设计

Bowker's test Bowker 检验

C

cell probability 单元概率

Chi-square test χ^2 检验

Cochran test Cochran 检验

coefficient of variation,CV 变异系数

Cohen's kappa test for the degree of agreement Cohen kappa 一致性检验

common coefficient of variation 共变异系数

completely randomized design 完全随机设计

concordant 一致性的

confidence band 可信带

confidence coefficient 可信系数

confidence interval 可信区间,置信区间

contingency coefficient 列联系数

contingency table 列联表

contrast estimation 对照估计

correlation 相关

Cox-Staurt trend test Cox-Staurt 趋势检验

critical value 临界值

cumulative distribution function 累积分布函数

D

density function(probability function) 密度函数(概率函数)

dichotomous data 二项分类资料

discordant 不一致性的

dispersion test 变异度检验

distribution function 分布函数

Doksum test Doksum 检验

Durbin test Durbin 检验

E

efficiency of test 检验效率

empirical distribution function 经验分布函数

etimation of parameter 参数估计

exact distribution 确切分布

exact moment 精确矩

exact test 精确检验

expected normal scores test 期望正态计分检验

extreme reaction 极端反应

F

finite population 有限总体

Fligner-Policello robust rank test Fligner-Policello 稳健秩检验

Fligner-Wolfe test for treatments versus a control　多个处理组与一个对照组比较的 Fligner-Wolfe 检验

frequency　频数

Friedman test　Friedman 检验

G

goodness of fit　拟合适度

goodness-of-fit test　拟合适度检验

H

Hayter-Stone one-sided all-treatments multiple comparisons　单侧 Hayter-Stone 所有处理组多重比较

Hollander test　Hollander 检验

Hollander test for ordered alternatives　Hollander 顺序效应检验

homogeneity　齐性

homogeneity of coefficients of variation　变异系数齐性

hypothesis test　假设检验

I

incomplete block design　不完全区组设计

independence　独立性

independence model　独立模型

independent sample　独立样本

inferencial statistics　推断统计学

infinite population　无限总体

interval estimation　区间估计

interval scale　区间尺度

J

Jacobian determinant　雅可比行列式

joint distribution　联合分布

Jonckheere-Terpstra test　Jonckheere-Terpstra 检验

K

Kendall's W coefficient of concordance

Kendall W 一致性系数

Kendall's coefficient of concordance　Kendall 一致性系数

kendall's rank correlation　Kendall 秩相关

kernel estimation　核估计

Klotz test　Klotz 检验

Kolmogorov test　柯尔莫戈罗夫检验

Kolmogorov-Smirnov one sample statistic　Kolmogorov-Smirnov 单样本统计量

Kolmogorov-Smirnov two samples test　两样本检验

Kruskal-Wallis test　Kruskal-Wallis 检验

K-sample comparisons　K 个样本比较

L

least-squares estimation　最小二乘估计

Lilliefors' test　Lilliefor 检验

limit distribution　极限分布

Log-linear model　对数线性模型

M

Mack-Skillings test　Mack-Skillings 检验

Mack-Wolfe test for umbrella alternatives　伞形效应的 Mack-Wolfe 检验

Mann-Whitney U test　Mann-Whitney U 检验

marginal distribution　边际分布

matched-pairs test　配对检验

McNemar test　McNemar 检验

measures of dependence　相关测度

measures scales　测量尺度

median　中位数

Miller test for two-sample dispersion　两样本离散度的 Miller 检验

mode　众数

monotonic regression　单调回归

Moses test　Moses 检验

multiple comparison　两两比较

multiple comparisons 多重比较

multiple comparisons based on pairwise rankings 基于成组秩的两两比较

multiple regression 多元回归

Multiway table 多维表

N

natrual order 自然顺序

Nemenyi-Damico-Wolfe one-sided treatments versus control multiple comparisons 多个处理组与一个对照组的 Nemenyi-Damico-Wolfe 多重比较

Nemenyi-Wilcoxon-Wilcox-Miller multiple comparisons Nemenyi-Wilcoxon-Wilcox-Miller 多重比较

nonparametric estimation 非参数估计

nonparametric regression 非参数回归

nonparametric statistics 非参数统计

normal approximation 正态逼近

normal scores 正态计分

normal scores test 正态计分检验

null hypothesis 无效假设

O

one-sample data 单样本资料

one-sample problem 单样本问题

one-sample test 单侧检验

order statistic 次序统计量

ordered contingency table 有序列联表

ordered effects 顺序效应

ordered treatment effects 顺序处理组效应

ordinal scale 顺序尺度

P

Page test Page 检验

paired comparison 配对比较

paired data 配对资料

parameter 参数

partial rank correlation 偏秩相关

partioning chi-square 分割 χ^2

perfect direct correlation 完全正相关

perfect inverse correlation 完全负相关

pitman's asymptotic relative effect Pitman 渐进相对效率

point estimation 点估计

pooled coefficient of variation 合并变异系数

population 总体

power of test 检验效能

probability density 概率密度

probability of concordance 一致性概率

probability of discordance 不一致性概率

Q

Quade test Quade 检验

quantile 分位数

quartile 四分位数

R

random sample 随机样本

random variable 随机变量

randomized block design 随机区组设计

randomized complete block design 随机化完全区组设计

randomness 随机性

range 极差

range analysis 极差分析

rank 秩次

rank correlation 等级相关, 秩相关

rank transformation test 秩转换检验

rank-weighted sum of absolute residuals 绝对剩余以秩计权和

rapid test for variance 快速方差检验

ratio scale 比例尺度

regression analysis 回归分析

related sample　相关样本

relative efficiency　相对效率

reverse natural order　反自然顺序

Ridit analysis　Ridit 分析

robustness　稳健性

row-column dependence　行列相关

run　游程

run test　游程检验

runs test of nominal-scale categories on a circle　圆形分布分类数据的游程检验

S

saturated model　饱和模型

Siegel-Tukey test　Siegel-Tukey 检验

sign test　符号检验

signed rank test　符号秩检验

significance level　显著性水平

simple regression　简单回归

slope　斜率

Smirnov test　Smirnov 检验

Spearman test for independence Spearman 独立性检验

square table　平方表

squared ranks test　平方秩检验

statistic　统计量

statistical method for small sample size 小样统计方法

sum of ranks　秩和

T

target population　目标总体

test against ordered alternatives　对立秩次检验

test for median　中位数检验

test for normality　正态性检验

test for the degree of agreement　一致性检验

test for the exponential distribution　指数分布检验

test of symmetry　对称检验

Theil test for the slope of the regression line　回归线斜率的 Theil 检验

three-samples analysis of variance by CPD　三因素 CPD 方差分析

three-samples comparisons　三样本比较

tolerance interval　容忍区间

tolerance limit　容忍限

two-samples　两样本

two-samples comparison　两样本比较

two-sided test　双侧检验

two-way analysis of variance by CPD　双因素 CPD 方差分析

two-way analysis of variance by ranks 双因素秩方差分析

U

uniform distribution　均匀分布

V

Van der Waerden test　Van der Waerden 检验

variance　方差

von Newmann trend test　von Newmann 趋势检验

W

Wald-Wolfowitz run test　Wald-Wolfowitz 游程检验

Watson's Test　Watson 检验

weighted median　加权中位数

Wilcoxon test　Wilcoxon 检验

Wilcoxon-Nemenyi-Mcdonald-Thompson multiple comparisons　Wilcoxon-Nemenyi-Mcdonald-Thompson 多重比较

附录三　　汉英医学统计学词汇

Ansari-Bradley 检验　Arisari-Bradley test

Birnbaum-Hall 检验　Birmbaum-Hall test

Bowker 检验　Bowker's test

Cochran 检验　Cochran test

Cohen kappa 一致性检验　Cohen's kappa test for the degree of agreement

Cox-Staurt 趋势检验　Cox-Staurt trend test

Doksum 检验　Doksum test

Durbin 检验　Durbin test

Fligner-Policello 稳健秩检验　Fligner-Policello robust rank test

Friedman 检验　Friedman test

Hollander 检验　Hollander test

Hollander 顺序效应检验　Hollander test for ordered alternatives

Jonckheere-Terpstra 检验　Jonckheere-Terpstra test

Kendall W 一致性系数　Kendall's W coefficient of concordance

Kendall 一致性系数　Kendall's coefficient of concordance

Kendall 秩相关　kendall's rank correlation

Klotz 检验　Klotz test

Kolmogorov-Smirnov 单样本统计量　Kolmogorov-Smirnov one sample statistic

Kruskal-Wallis 检验　Kruskal-Wallis test

K 个样本比较　K-sample comparisons

Lilliefor 检验　Lilliefors' test

Mack-Skillings 检验　Mack-Skillings test

Mann-Whitney U 检验　Mann-Whitney U test

McNemar 检验　McNemar test

Moses 检验　Moses test

Nemenyi-Wilcoxon-Wilcox-Miller 多重比较　Nemenyi-Wilcoxon-Wilcox-Miller multiple comparisons

Page 检验　Page test

Pitman 渐进相对效率　pitman's asymptotic relative effect

Quade 检验　Quade test

Ridit 分析　Ridit analysis

Siegel-Tukey 检验　Siegel-Tukey test

Smirnov 检验　Smirnov test

Spearman 独立性检验　Spearman test for independence

Van der Waerden 检验　Van der Waerden test

Von Newmann 趋势检验　von Newmann trend test

Wald-Wolfowitz 游程检验　Wald-Wolfowitz run test

Watson 检验　Watson's Test

Wilcoxon-Nemenyi-Mcdonald-Thompson 多重比较　Wilcoxon-Nemenyi-Mcdonald-Thompson multiple comparisons

Wilcoxon 检验　Wilcoxon test

一　画

一致性的　concordant

一致性检验　test for the degree of agreement

一致性概率　probability of concordance

二 画

二项分类资料　dichotomous data

三 画

三因素 CPD 方差分析　three-samples a-nalysis of variance by CPD

三样本比较　three-samples comparisons

大样本近似　approximation for large sample size

小样统计方法　statistical method for small sample size

四 画

不一致性的　discordant

不一致性概率　probability of discordance

不完全区组设计　incomplete block design

中位数　median

中位数检验　test for median

分布函数　distribution function

分位数　quantile

分割 χ^2　partioning chi-square

区间尺度　interval scale

区间估计　interval estimation

区组设计　block design

双因素 CPD 方差分析　two-way analysis of variance by CPD

双因素秩方差分析　two-way analysis of variance by ranks

双侧检验　two-sided test

反自然顺序　reverse natural order

方差　variance

无限总体　infinite population

无效假设　null hypothesis

五 画

比例尺度　ratio scale

加权中位数　weighted median

χ^2 检验　Chi-square test

可信区间,置信区间　confidence interval

可信系数　confidence coefficient

可信带　confidence band

四分位数　quartile

对立秩次检验　test against ordered alternatives

对称检验　test of symmetry

对数线性模型　Log-linear model

对照估计　contrast estimation

平方表　square table

平方秩检验　squared ranks test

平衡不完全区组设计　balanced incomplete block design

正态计分　normal scores

正态计分检验　normal scores test

正态性检验　test for normality

正态逼近　normal approximation

目标总体　target population

边际分布　marginal distribution

六 画

众数　mode

伞形效应的 Mack-Wolfe 检验　Mack-Wolfe test for umbrella alternatives

共变异系数　common coefficient of variation

列联系数　contingency coefficient

列联表　contingency table

合并变异系数　pooled coefficient of variation

回归分析　regression analysis

回归线斜率的 Theil 检验　Theil test for the slope of the regression line

多个处理组与一个对照组比较的 Fligner-Wolfe 检验　Fligner-Wolfe test for treatments versus a control

多个处理组与一个对照组的 Nemenyi-

Damico-Wolfe 多重比较　Nemenyi-Damico-Wolfe one-sided treatments versus control multiple comparisons

多元回归　multiple regression

多重比较　multiple comparisons

多维表　Multiway table

有序列联表　ordered contingency table

有限总体　finite population

次序统计量　order statistic

自然顺序　natrual order

行列相关　row-column dependence

齐性　homogeneity

七　画

两两比较　multiple comparison

两样本　two-samples

两样本比较　two-samples comparison

两样本离散度的 Miller 检验　Miller test for two-sample dispersion

两样本检验　Kolmogorov-Smirnov two samples test

均匀分布　uniform distribution

完全正相关　perfect direct correlation

完全负相关　perfect inverse correlation

完全随机设计　completely randomized design

快速方差检验　rapid test for variance

拟合适度　goodness of fit

拟合适度检验　goodness-of-fit test

极限分布　limit distribution

极差　range

极差分析　range analysis

极端反应　extreme reaction

八　画

单元概率　cell probability

单侧 Hayter-Stone 所有处理组多重比较　Hayter-Stone one-sided all-treat-ments multiple comparisons

单侧检验　one-sample test

单样本问题　one-sample problem

单样本资料　one-sample data

单调回归　monotonic regression

参数　parameter

参数估计　etimation of parameter

备择假设　alternative hypothesis

经验分布函数　empirical distribution function

非参数回归　nonparametric regression

非参数估计　nonparametric estimation

非参数统计　nonparametric statistics

饱和模型　saturated model

九　画

临界值　critical value

变异系数　coefficient of variation,CV

变异系数齐性　homogeneity of coefficients of variation

变异度检验　dispersion test

总体　population

指数分布检验　test for the exponential distribution

显著性水平　significance level

柯尔莫戈罗夫检验　Kolmogorov test

测量尺度　measures scales

点估计　point estimation

独立性　independence

独立样本　independent sample

独立模型　independence model

相对效率　relative efficiency

相关　correlation

相关测度　measures of dependence

相关样本　related sample

绝对剩余以秩计权和　rank-weighted sum of absolute residuals

统计量　statistic

顺序尺度　ordinal scale

顺序处理组效应　ordered treatment effects

顺序效应　ordered effects

十　画

圆形分布分类数据的游程检验　runs test of nominal-scale categories on a circle

容忍区间　tolerance interval

容忍限　tolerance limit

核估计　kernel estimation

秩次　rank

秩和　sum of ranks

秩转换检验　rank transformation test

配对比较　paired comparison

配对资料　paired data

配对检验　matched-pairs test

十一画

假设检验　hypothesis test

偏秩相关　partial rank correlation

基于成组秩的两两比较　multiple comparisons based on pairwise rankings

密度函数(概率函数)　density function (probability function)

推断统计学　inferencial statistics

斜率　slope

检验效能　power of test

检验效率　efficiency of test

渐进相对效率　asymptotic relative efficiency

符号秩检验　signed rank test

符号检验　sign test

累积分布函数　cumulative distribution function

随机化完全区组设计　randomized complete block design

随机区组设计　randomized block design

随机性　randomness

随机变量　random variable

随机样本　random sample

十二画

最小二乘估计　least-squares estimation

期望正态计分检验　expected normal scores test

游程　run

游程检验　run test

确切分布　exact distribution

等级相关,秩相关　rank correlation

联合分布　joint distribution

雅可比行列式　Jacobian determinant

十三画

概率密度　probability density

简单回归　simple regression

频数　frequency

十四画

稳健性　robustness

算术均数,均数　arithmetic mean

精确矩　exact moment

精确检验　exact test

(张　风·张中文)

本书词条索引